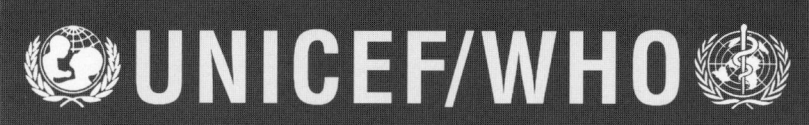

赤ちゃんとお母さんにやさしい
母乳育児支援ガイド
ベーシック・コース

「母乳育児成功のための10ヵ条」の実践

BFHI 2009 翻訳編集委員会

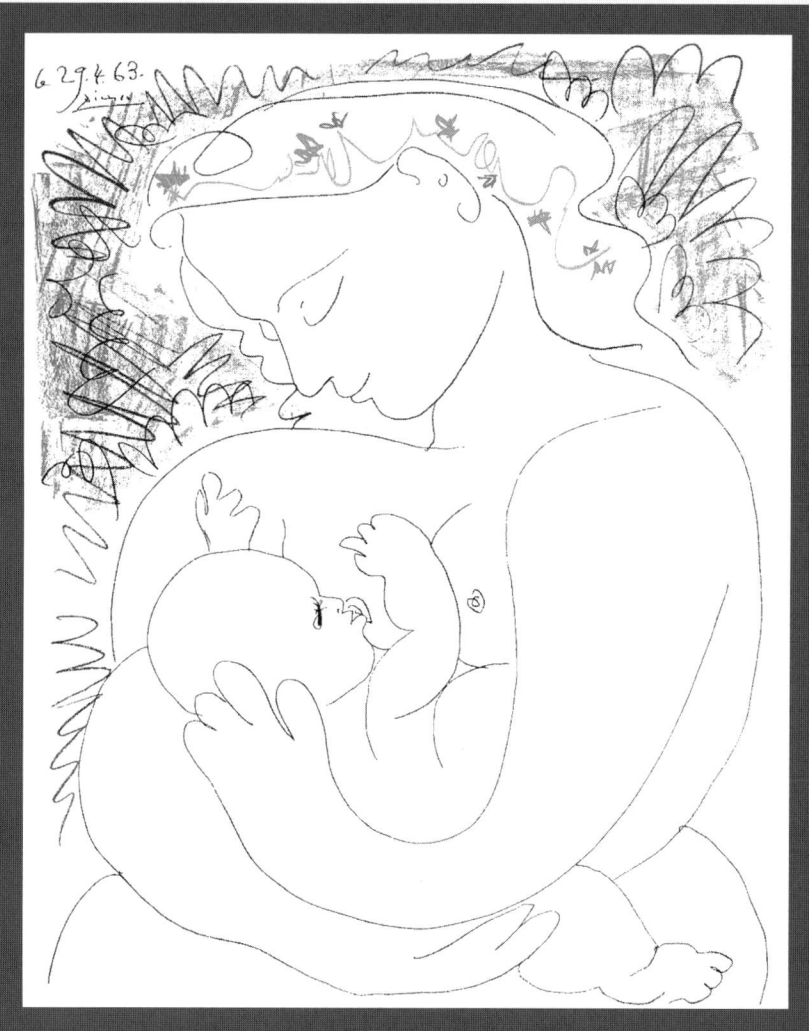

BABY-FRIENDLY HOSPITAL INITIATIVE
Revised, Updated and Expanded for Integrated Care
2009

医学書院

本書に掲載されている資料・付録および，ケース・スタディとして掲載されているケースの例示は，保健医療福祉領域での実践に広くお役立ていただくために，下記の用途に限り，許諾申請の必要なくコピーならびに電子的保存などの複製利用を許諾いたします．但し，資料・付録以外の複製ならびに下記用途以外の利用は，その限りではありません．その都度，許諾申請が必要となりますのでご留意ください．

- 許諾申請不要の用途：非営利，ならびに①保健医療福祉等の実践での活用，②行政機関での利用，③教育・研究での利用

Authorized translation of the original English language edition,
BABY-FRIENDLY HOSPITAL INITIATIVE: Revised, Updated and Expanded for Integrated Care (Section 1.3, Section 3, and Section 4)
Copyright © United Nations Children's Fund

This publication reflects the views of the author and does not necessarily reflect the policies of the United Nations Children's Fund.
The publisher is responsible for the Japanese translation ; it is not an official UN translation.

表紙の絵　PABLO PICASSO：Maternité (1963)
© 2009―Succession Pablo Picasso―SPDA (JAPAN)

© First Japanese edition 2009 by IGAKU-SHOIN Ltd., Tokyo
Printed and bound in Japan

UNICEF/WHO
赤ちゃんとお母さんにやさしい
母乳育児支援ガイド　ベーシック・コース
「母乳育児成功のための10ヵ条」の実践

発　行	2009年11月15日	第1版第1刷
	2020年2月1日	第1版第4刷

翻訳者　BFHI 2009翻訳編集委員会
発行者　株式会社　医学書院
　　　　代表取締役　金原　俊
　　　　〒113-8719　東京都文京区本郷1-28-23
　　　　電話　03-3817-5600（社内案内）
印刷・製本　アイワード

本書の複製権・翻訳権・上映権・譲渡権・貸与権・公衆送信権（送信可能化権を含む）は株式会社医学書院が保有します．

ISBN 978-4-260-00790-0

JCOPY　〈出版者著作権管理機構　委託出版物〉
本書の無断複製は著作権法上での例外を除き禁じられています．複製される場合は，そのつど事前に，出版者著作権管理機構（電話 03-5244-5088，FAX 03-5244-5089，info@jcopy.or.jp）の許諾を得てください．

●編集委員会メンバー(以下，氏名の並びは50音順)
　編集委員長　堀内　　勁　聖マリアンナ医科大学小児科学教室名誉教授
　　　　　　　井村　真澄　日本赤十字看護大学大学院国際保健助産学専攻教授
　　　　　　　堺　　武男　さかいたけお赤ちゃんこどもクリニック院長(宮城県仙台市)
　　　　　　　関　　和男　横浜市立大学附属市民総合医療センター総合周産期母子医療センター部長，
　　　　　　　　　　　　　准教授
　　　　　　　中村　和恵　国立病院機構岡山医療センター新生児科
　　　　　　　水野　克己　昭和大学医学部小児科学講座主任教授

●翻訳メンバー
　　　　　　　佐藤　和夫　国立病院機構九州医療センター小児科医長
　　　　　　　堺　　武男　さかいたけお赤ちゃんこどもクリニック院長(宮城県仙台市)
　　　　　　　瀬尾　智子　緑の森こどもクリニック小児科医師
　　　　　　　関　　和男　横浜市立大学附属市民総合医療センター総合周産期母子医療センター部長，
　　　　　　　　　　　　　准教授
　　　　　　　中村　和恵　国立病院機構岡山医療センター新生児科
　　　　　　　林　　時仲　北海道療育園園長
　　　　　　　堀内　　勁　聖マリアンナ医科大学小児科学教室名誉教授
　　　　　　　本郷　寛子　ラ・レーチェ・リーグ　コミュニケーション技術学習会
　　　　　　　　　　　　　ファシリテーター・トレーナー
　　　　　　　本田　義信　いわき市医療センター未熟児・新生児科主任部長

●翻訳校閲
　　　　　　　瀬尾　智子　緑の森こどもクリニック小児科医師
　　　　　　　本郷　寛子　ラ・レーチェ・リーグ　コミュニケーション技術学習会
　　　　　　　　　　　　　ファシリテーター・トレーナー

●写真撮影・提供協力
　　　　　　　大山　牧子　神奈川県立こども医療センター地域保健推進部長
　　　　　　　金森あかね　あかね医院院長(愛知県豊田市)
　　　　　　　水井　雅子　さたけ産婦人科(富山県富山市)・みずい母乳育児相談室

●本書の構成

> ■本書の原典である"UNICEF/WHO: BABY-FRIENDLY HOSPITAL INITIATIVE (BFHI): Revised, Updated and Expanded for Integrated Care"は次のように構成されている．
>   セクション1：背景と実施
>   セクション2：BFHIの強化と維持：方針決定者のためのコース
>   セクション3：「赤ちゃんにやさしい病院」における母乳育児の推進と支援—産科スタッフのための20時間コース
>   セクション4：病院の自己査定とモニタリング
>   セクション5：外部アセスメントと再アセスメント(非公開)
>
> ■日本語版である「ベーシック・コース」(本書)と「アドバンス・コース」(続刊)の目次構成は次のようになる(掲載順序も下記の通り)．
>   ベーシック・コース
>   ・セクション3 (3.1-3.3を全文掲載)
>   ・セクション1.3 (「セクション1」は5章で構成されている．そのうちの[1.3：「赤ちゃんにやさしい病院運動」(BFHI)のための世界共通評価基準]のみをこのコースに重複掲載)
>   ・セクション4 (4.1・4.2の2章からなるが，いずれも「ベーシック」と「アドバンス」の両コースに関連しているため全文重複掲載)
>   アドバンス・コース
>   ・セクション1 (1.1-1.5を全文掲載．1.3は「ベーシック」にも掲載)
>   ・セクション2 (全文掲載)
>   ・セクション4 (全文重複掲載)

発刊に寄せて

　世界で一番自然なことのひとつであるように見えるかもしれませんが，母乳で育てること，とりわけ母乳だけで育てることは，始めるのも続けるのもなかなかたいへんなことです．それでも，母乳育児は，いくつもの，とても大きな効果をもたらします．乳幼児の健康と栄養状態が向上し，母と子のきずなを強め，ミレニアム開発目標の達成につながります．

　WHO・UNICEF による BFHI 改訂ガイドラインの日本語版である本書が広く行き渡り，よく知られるようになるための関係者の皆様の取り組みを，ユニセフ東京事務所は高く評価します．それによって，日本における母乳育児推進と支援の方法が，より系統的で包括的なものになるであろうと考えられるからです．

　先進工業国では人工栄養が健康や衛生上の大きなリスクを意味するとはいえないかもしれませんし，開発途上国のように家計への大きな負担ではないかもしれませんが，母乳だけで育てることを支持する論拠は証明されており，また，普遍的なものでもあります．

　1990 年に，「母乳育児を保護，推進，支援するイノチェンティ宣言」により，国際的な協議項目が提示され，達成すべき行動目標が高く設定されました．イノチェンティ宣言は，その後，第 45 回世界保健総会および UNICEF の執行理事会で承認されました．国レベルで母乳育児推進を実行する能力を確立し，さまざまな支援を引き出すために，翌年の 1991 年に BFHI が始動しました．

　ほかの国と同様に日本でも，BFHI は産科施設とケアの実践において望ましい変化をもたらしているだけでなく，強力なネットワークとパートナーシップの形成につながっています．私たち UNICEF 一同は，BFHI の唱道者，専門家，協力者など多くの皆様のたゆみない努力が実りあるものになるように願っています．皆様の働きによって BFHI が広がり，それがすべての子どもがもっている，最適な栄養とケアを受ける権利の実現にとり，大きな力となるのです．そして，そのことによって，どの子も授かった命を生き，その潜在能力を最大限に開花させる可能性が拡大することを願ってやみません．

2009 年 10 月

功刀純子　June Kunugi

国際連合児童基金(ユニセフ)東京事務所代表
Director, UNICEF Tokyo Office

日本語版 序

　母乳で育てること，とりわけ母乳だけで育てることは，ミレニアム開発目標のうちで，子どもの生存に関する項目を達成するために中心的な役割を担っています．赤ちゃんにやさしい病院運動(Baby-Friendly Hospital Initiative：BFHI)は，病院，保健サービス，そして親が協力して，赤ちゃんが人生の最良のスタートを切れるように保証するための世界規模の運動です．そして，BFHIは，母乳育児を保護，推進，支援するような実践が行われることを目指しています．

　イノチェンティ宣言の呼びかけに応えてBFHIが始動した1990年代のはじめには，国家レベルで母乳育児支援活動に本気で取り組む国はほんの少ししかありませんでした．しかし，19年近くもWHOが支持し，UNICEFが国レベルでの実施を支援してきた結果，今日では，ほとんどの国で母乳育児や乳幼児栄養に関する専門機関やBFHI調整団体ができ，病院のアセスメントを行って，国内で少なくとも1つの「赤ちゃんにやさしい」施設を認定しています．

　2002年にWHO/UNICEFが出した「乳幼児の栄養に関する世界的な運動戦略」は，更新された支援内容を緊急に呼びかけていますが，その中には，生後6か月間は母乳だけで育てること，月齢に合わせて適切な内容の補完食を与えながら母乳育児を2年かそれ以上続けることが含まれています．「世界的な運動戦略」の9つの実行目標のうち少なくとも6つは，直接にBFHIと結びついているのです．

　BFHIによって母乳だけで育てる割合が増え，それが健康状態と生存率の改善に反映されてきました．この進歩をもとにしつつ，各国の経験によってBFHIが整理され，教材も改訂されました．新しい教材セットは，WHOとUNICEFのすべての教材を1つにまとめたもので，新しい研究や経験を反映し，BFHIの「評価基準」をHIV/AIDSに配慮して再考し，「母乳代用品の使用が許容される医学的理由」を改訂し，「母乳代用品のマーケティングに関する国際規準」を強化し，「お母さんにやさしいケア」のための項目を追加し，そして，モニタリングとアセスメントの詳しい手引きを載せています．

改訂版のBFHI教材セットは，5つのセクションから成っています．

セクション1　背景と実施

　セクション1は，改訂されたプロセスと，持続性，統合性についての手引きです．また，BFHIが広がりを見せ，ある程度の持続性をもって社会に受け入れられなければならないことを認識した上で，国や保健医療施設や地域の状況に応じてさらに加えることのできる複数のオプションについての手引きを提供しています．セクション1は，以下のサブセクションに分かれています．(1)国と病院レベルでの実施；(2) BFHIの「世界共通評価基準」；(3)「母乳代用品のマーケティングに関する国際規準」のコンプライアンス；(4)「赤ちゃんにやさしい」拡大と統合のオプション；(5)情報源，参考文献，ウェブサイト，です．

セクション2　BFHIの強化と維持：方針決定者のためのコース

　セクション2は，WHOの"Protecting breastfeeding in health facilities: a short course for administrators and policy-makers"コースを改編したものです．セクション2は，病院の方針

日本語版　序

決定者(院長，経営者，部門の責任者など)や政策決定者に，BFHIとそのよい影響に注目してもらうために用いることもできますし，「10ヵ条」を推進し維持することへの公的な支持を得るために使うこともできます．配付資料とパワーポイントのスライドがついた8つのセッションとコースガイドから成りますが，HIV有病率の高い地域で用いるための2つのセッションと教材も含まれています．

セクション3　「赤ちゃんにやさしい病院」における母乳育児の推進と支援
　　　　　　　産科スタッフのための20時間コース

この「20時間コース」は，施設がそのスタッフの知識とスキルを向上させて，「10ヵ条」と「国際規準」を充分に実行できるようにするための教程です．この「20時間コース」は「18時間コース」に代わるものです．ファシリテーターのためのガイドライン，各セッションのアウトライン，そしてパワーポイントのスライドから成っていますが，臨床スタッフ以外の職員と話し合うための項目や内容も提案されています．

セクション4　病院の自己査定とモニタリング

セクション4は，病院管理者とスタッフが，はじめは自分たちの施設が外部アセスメントを受ける準備ができているかどうかを決めるのに使うことができます．いったん「赤ちゃんにやさしい」と認定されたら「10ヵ条」を引き続き守っているかどうかをモニタリングするために使います．このセクションには，自己査定ツールとガイドライン，およびモニタリングのためのツールが含まれています．

セクション5　外部アセスメントと再アセスメント

セクション5は，病院が「世界共通評価基準」を満たし，「10ヵ条」をすべて実行しているかどうかを，外部アセスメント委員がはじめにアセスメントするためのガイドラインとツールです．その後，定期的に必要な水準を維持しているかどうかを再アセスメントするためにも使われます．このセクションには，アセスメント委員のための手引き，その委員が病院を外部アセスメントするためのツール，アセスメント委員をトレーニングするためのパワーポイント，外部からの再アセスメントをするためのガイドラインとツール，および結果を分析するためのコンピュータ・アプリケーションが含まれています．このセクションは一般に配布するためのものではなく，BFHIのアセスメントと再アセスメントを執行するアセスメント委員が入手できるようになっています．

BFHIは母乳育児の実践に極めて大きな影響をもたらしてきました．今までのBFHIの実施を通して各国が得た経験を生かし，乳児栄養法に関する新しい研究結果と勧告を反映させたツールとコース，つまり，「赤ちゃんにやさしい」と評価される評価基準に沿って病院の実践を変えるためのツールとコースが，ここにできあがったのです．

各国政府は，保健・栄養・子どもの生存・母親の健康にかかわる全職員が，充分な情報を得て，BFHIの再活性化の助けになるような環境を積極的に活用できるように保証すべきでしょう．また，BFHIを含めた最適な乳幼児の栄養法を保護・推進・支援するための基本的な内容

を，施設で働くか地域で働くかの区別なくすべての保健医療従事者のカリキュラムに組み入れるべきです．さらに，BFHI は子どもの生存に主要な役割を演じていること，そして，HIV/AIDS に関してはいっそうその役割が重要であることを認識するべきです．

　WHO と UNICEF は，BFHI の「世界共通評価基準」が確実に，充分に実施されるようになるために，そしてすでに始まっている進歩を続けるために，この新しい教材セットを使っていただくことを強く推奨しています．
　「乳幼児の栄養に関する世界的な運動戦略」を実行することは乳幼児の健康状態と生存率を改善し，さらに前進するための1つの方法です．ひいてはそれがミレニアム開発目標を達成するための着実な一歩となるのです．

　2009 年 6 月

ランダ　J. サーデー　Randa Jarudi Saadeh

世界保健機関
World Health Organization
サイエンティスト，栄養健康開発部門
Scientist, Nutrition for Health and Development

まえがき

　先進国の経済発展が乳幼児死亡に悪影響を強く及ぼしたものに，人工乳の不必要なマーケティングがあります．その事実がさまざまな調査・報告で確認されてきました．その対策としてWHOが取り組んだのが母乳育児推進です．1989年には，母乳育児の保護と推進にかかわる産科施設の役割として，産科施設が取り組むべき「母乳育児成功のための10ヵ条」が発表されました．わが国でもこの指針に則り母乳育児推進を行っている施設に対して，「赤ちゃんにやさしい病院」の認定がUNICEFとの取り決めにより「日本母乳の会」によりなされており，2009年には61施設となっております．

　その根拠となる「母乳育児成功のための10ヵ条のエビデンス」(1998年)と，実際に産科施設が「10ヵ条」に取り組むための具体的教育内容を示したガイドライン「18時間コース」がUNICEF/WHOにより出されました(1993年)．

　今回この18時間コースが大幅に改訂され"Baby-Friendly Hospital Initiative (BFHI): Revised, Updated and Expanded for Integrated Care"として公開されました．UNICEF東京事務所のコーディネートのもとに，さまざまな場で母乳育児推進を行ってきた保健医療従事者が協力してこの内容を翻訳いたしました．広く母子保健担当者に「母乳育児成功のための10ヵ条」に基づく実践を行っていただくことが目的です．実際に厚生労働省の調査では妊婦の9割以上が母乳育児を希望しているのに，出産1か月の時点で，母乳で育てている母親の割合は4割強でしかないことが明らかにされています．「健やか親子21」の課題2でも産後1か月の母乳育児率の向上があげられています．そのための世界共通のシステマティックな取り組み方が本書には示されています．

　今回の改訂でBFHI(赤ちゃんにやさしい病院運動)は次のような構成となりました．第1部(Section1)には，国や行政単位の意思決定を行う上での方策，同様に病院単位での方策，「世界共通評価基準」(BFHIのための世界共通評価基準)，「国際規準」(母乳代用品のマーケティングに関する国際規準：WHOコード)の遵守，そして赤ちゃんとお母さんにやさしい社会への取り組みがあげられています．第2部(Section2)は，その地域や病院の意思決定のキーパーソンが具体的にBaby-Friendly Hospitalとなるために何をなすべきかを学ぶコースです．約3日間のコースが示されています．第3部(Section3)は，産科施設の現場で対応する保健医療従事者の教育コースです(通常「20時間コース」と呼ばれています)．第4部(Section4)にはBaby-Friendly Hospitalを目指すための各施設が行う前評価(自己査定)のやり方と，自分たちの施設の状態をモニタリングする手段および指標が述べられています．第5部(Section5)は，実際にBaby-Friendly Hospitalを認定する際の評価内容であり，この第5部は非公開です

　これらの内容を大別すると，①地域や施設の現場で，親・家族を直接支援する保健医療従事者のための教育と実践にかかわるもの，②「赤ちゃんとお母さんにやさしい社会」の実現のために保健医療政策者や，病院管理者の教育や意思決定のプロセスへの取り組み方を示す内容，さらに，③「赤ちゃんにやさしい病院」を維持するためのモニタリング，に分けることができそうです．インターネットのウェブサイトでUNICEF，WHOのそれぞれが公開している内容であり，英文のテキストや図表・写真のすべてを誰もが閲覧し，プリントアウトすることもできます．しかし，その枚数の合計はA4判で800ページを越える膨大なものであるため，翻訳編集委員会で

BFHI 2009 翻訳編集委員会

討議した結果，2巻に分けて出版することにしました．

第1巻は，UNICEF/WHO　赤ちゃんとお母さんにやさしい母乳育児支援ガイド　ベーシック・コース「母乳育児成功のための10ヵ条」の実践

第2巻は，UNICEF/WHO　赤ちゃんとお母さんにやさしい母乳育児支援ガイド　アドバンス・コース「母乳育児成功のための10ヵ条」の推進

としました．

母乳育児支援に取り組む医師，助産師，看護師，栄養士，保育士，医学生，看護学生，栄養学科・保育学科の皆さんにはまず本書「ベーシック・コース」を教科書としてお読みになることをおすすめします．そして，その後に「アドバンス・コース」(2010年刊行予定)をお読みになり，赤ちゃんにやさしい病院と，赤ちゃんとお母さんにやさしい社会を策定していく仕組みを理解していただきたいと思います．さらにすべての医療・保健関係者，行政・政策決定者も両編を読んで，21世紀の母子保健はここから始まることの理解を共有していただければと考えます．

今回の改訂の特色のもう1つは，陣痛・分娩時の「お母さんにやさしいケア」が加わったこと，「母乳で育てない場合の支援」がオプション項目で示されていることです．前述した中に「赤ちゃんとお母さんにやさしい」という言葉が数箇所出てきたことに気づいた方がおられるかもしれませんが，それはこのことを表わしています．さらに，母乳代用品の使用が許容される医学的理由も具体的に示されています．特殊ミルクを使うべき先天性代謝疾患などの絶対的母乳禁忌，極低出生体重児などの母乳だけでは栄養が不足する場合，HIV感染のような恒久的に母乳を避けたほうが妥当かもしれない場合，特殊な感染症や母親の状態，あるいは特殊な薬剤の使用中などの一時的に母乳を避けたほうがよい場合などがあげられています．

しばしば，先進国では途上国と違って，感染症や栄養障害のリスクが低いという理由から，母乳育児推進の必要性が過小評価され，それほど熱心に取り組まれてきませんでした．しかし，先進国でのメタボリック症候群発症のメカニズム，親子関係のひずみから生じる心の問題などの解明が少しずつすすみ，あらためて母乳育児の意味がクローズアップされつつあります．

女性の生殖サイクルと母子の健康，受精からはじまるヒトの一生の健康のいしずえをきづくものが母乳育児であることを私たちが深く学び，またわが国の母子保健政策決定者や指導者が強く認識されることを願います．

2009年9月

堀内　勁

BFHI 2009 翻訳編集委員会委員長
聖マリアンナ医科大学小児科学教室

CONTENTS 目次

巻頭カラーグラフ……ⅩⅦ

SECTION 3 「赤ちゃんにやさしい病院」における母乳育児の推進と支援
産科スタッフのための 20 時間コース

SECTION 3.1 コースを教えるファシリテーターのためのガイドライン │3│
- コースの目的……3
- コースの時間……5
- コースを教えるための準備……6
- コースの教材……8
- コースの教え方……10
- HIV と乳児栄養法……12

付録 3.1-1　コース計画チェックリスト……13
付録 3.1-2　コースの時間割の例（3 日間コース）……16
付録 3.1-3　もっと情報がほしい場合の情報源……17
付録 3.1-4　布製乳房模型のつくり方……24
付録 3.1-5　学習アセスメント・ツール
　　　　　　コース修了時における参加者のアセスメント……25
付録 3.1-6　パワーポイント（スライド）の出典……26
付録 3.1-7　保健医療者でないスタッフへのオリエンテーション……28

SECTION 3.2 各セッションのアウトライン

welcome session 開会セッション │31│

SECTION 3.2 SESSION 1 赤ちゃんにやさしい病院運動
──「乳幼児の栄養に関する世界的な運動戦略」の一環として │33│
1. 「乳幼児の栄養に関する世界的な運動戦略」……34
2. 「赤ちゃんにやさしい病院運動」（BFHI）……35
3. HIV 感染率の高い地域における BFHI の重要性……36
4. この 20 時間コースでどのように保健医療施設を支援できるのか……36
5. 「世界的な運動戦略」を，他の活動とどのように連動させていくかを検討する……39

セッション❶のまとめ……40

資料 3.2-1 ①
　　母乳育児成功のための 10 ヵ条──WHO/UNICEF 共同声明（1989）……42

SECTION 3.2 SESSION 2 コミュニケーション・スキル │43│
1. コミュニケーション・スキル……44
- 話を聴き，相手について知るためのスキル……45
- 自信をもたせて支援するスキル……51

・その後のフォローアップや継続的な支援を手配する……56
2. コミュニケーション・スキルの演習……56
セッション❷のまとめ……57
資料 3.2-2 ① コミュニケーション・スキル・ワークシート（回答例なし）……58
資料 3.2-2 ② コミュニケーション・スキル・ワークシート（回答例を含む）……61
資料 3.2-2 ③ セッション 2　ロールプレイング台本……64

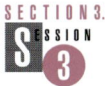
妊娠中の母乳育児の推進（第 3 条）　|69|
1. 妊娠中の女性との母乳育児についての話し合い……72
2. 出産前の乳房と乳頭の手入れについて……77
3. 特別の配慮を必要とする女性……78
4. HIV 陽性の女性との出産前の話し合い……79
5. 妊娠中の女性との母乳育児についての話し合い……81
セッション❸のまとめ……83
資料 3.2-3 ①（オプション）
　　　　　出産前チェックリスト—乳児の栄養法（授乳）……84
セッション❸の追加情報……85

母乳育児の保護　|99|
1. 乳児の栄養の実践におけるマーケティングの影響……100
2. 「母乳代用品のマーケティングに関する国際規準」……102
3. 保健医療従事者はマーケティングから乳児と
　 その家族をどう守ることができるか……105
4. 災害などの緊急事態における寄付……106
5. 実際のマーケティングへの対応方法……107
セッション❹のまとめ……110

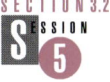
出産での実践と母乳育児（第 4 条）　|113|
1. 早期の母乳育児を支援する陣痛・分娩時の実践……114
2. 早期接触の重要性……118
3. 母乳育児開始への支援……121
4. 帝王切開後の母乳育児を支援する方法……122
5. BFHI の実践と母乳で育てない女性……125
セッション❺のまとめ……126
セッション❺の追加情報……127
資料 3.2-5 ①（オプション）　分娩時の実践チェックリスト……129

赤ちゃんが 乳房から乳汁を飲みとる仕組みについて　|131|
1. 乳汁分泌に関与する乳房の各部位……132
2. 乳汁の産生……133

目次

　　3. 乳汁を飲みとるときに赤ちゃんが果たす役割……136
　　4.　乳房のケア……140
　　セッション❻のまとめ……141

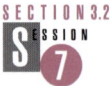
SECTION 3.2
SESSION ❼ 直接授乳を援助する（第5条）　|143|
　　1. 授乳姿勢（赤ちゃんの抱き方）……144
　　2. 直接授乳のアセスメント……146
　　3. 授乳姿勢と吸着のポイントを見分ける……147
　　4. 赤ちゃんの抱き方と吸わせ方を母親が学べるように援助する……153
　　5. いつ直接授乳を援助するか……159
　　6. 小グループで「母親役」を支援する練習をする……160
　　7.　乳房への吸着がむずかしい赤ちゃん……160
　　セッション❼のまとめ……163
　　　資料 3.2-7 ①　直接授乳の姿勢……165
　　　資料 3.2-7 ②　直接授乳観察用紙……166
　　　資料 3.2-7 ③　赤ちゃんの抱き方についての母親への支援……167

clinical practice 1　臨床実習 1　授乳の観察と援助　|169|
　　1. 臨床実習の説明……169
　　2. 臨床実習の実際（ファシリテーターのすること）……172
　　3. 臨床実習についての話し合い（進行役が留意する点）……173

SECTION 3.2
SESSION ❽ 母乳育児を支援するための具体的な方法（第6・7・8・9条）　|175|
　　1. 母子同室……176
　　2. 赤ちゃん主導の授乳……178
　　3. 眠りがちの赤ちゃんを起こす方法と,
　　　 泣いている赤ちゃんをなだめる方法……181
　　4. 不必要な補足を避ける……182
　　5. 哺乳びんや人工乳首の使用は避ける……184
　　6. 産後早期から授乳開始を阻むものを取り除くには
　　　 どうすればよいかを話し合う……185
　　セッション❽のまとめ……187
　　セッション❽の追加情報……188

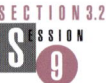
SECTION 3.2
SESSION ❾ 母乳の分泌　|191|
　　1.「母乳不足」についての心配……191
　　2. 赤ちゃんの正常な成長パターン……194
　　3. 母乳の摂取量と産生を改善する……195
　　4. ケース・スタディについての話し合い……197
　　セッション❾のまとめ……200

セッション❾の追加情報……202

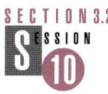
SECTION 3.2 SESSION 10　特別な援助が必要な赤ちゃん　|205|
1. 早産や低出生体重で生まれた赤ちゃん，病気の赤ちゃんへの母乳育児……206
2. 2人以上の赤ちゃんへの母乳育児……210
3. 臨床的にしばしば心配される合併症の予防と対処法……212
4. 母乳以外の食べ物を必要とする医学的な理由……214

セッション❿のまとめ……216

資料 3.2-10 ①　赤ちゃんは母乳代用品を必要としていますか……218
セッション❿の追加情報……219

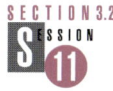
SECTION 3.2 SESSION 11　赤ちゃんが直接授乳できない場合（第5条）　|223|
1. 手による搾乳を習得する……224
2. 手による搾乳を学ぶための2人1組の演習……228
3. 他の母親からのもらい乳と母乳銀行……228
4. 搾母乳の飲ませ方……229

セッション⓫のまとめ……232

資料 3.2-11 ①　（母親用）　母乳の搾り方（搾乳）……234
資料 3.2-11 ②　カップ授乳……236
セッション⓫の追加情報……237
資料 3.2-11 ③　搾乳した母乳の保存方法……241

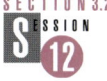
SECTION 3.2 SESSION 12　乳房と乳頭の形状・病変　|243|
1. 乳房と乳頭の観察……244
2. 乳房緊満，乳管閉塞，乳腺炎……246
・乳房緊満……246
・乳管閉塞と乳腺炎（乳房の炎症）……249
3. 乳頭痛……252
4. 小グループでの作業……256

セッション⓬のまとめ……257

資料 3.2-12 ①
　　小グループでの実習のための事例 [1]……260
　　小グループでの実習のための事例 [2]……261
　　小グループでの実習のための事例 [3]……262
セッション⓬の追加情報……263

clinical practice 2　臨床実習2　妊娠中の女性と話す　|271|
1. 臨床実習の説明……272
2. 臨床実習の実際（ファシリテーターのすること）……274

目次

3. 臨床実習についての話し合い（進行役が留意する点）……274

clinical practice 3　臨床実習3　手による搾乳とカップ授乳の観察　|275|

1. 臨床実習の説明—手による搾乳……276
2. 臨床実習の実際—手による搾乳（ファシリテーターのすること）……279
3. 臨床実習についての話し合い—手による搾乳（進行役が留意する点）……279
4. 臨床実習—カップ授乳の実演……280

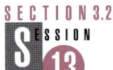
SECTION 3.2　SESSION 13　母体の健康に関することがら　|283|

1. 母乳育児をする女性の栄養のニーズ……284
2. 妊娠間隔をあけるのにどのように母乳育児が役立つでしょうか……285
3. 母親が病気のときの母乳育児の援助……286
4. 薬剤と母乳育児……289

セッション❸のまとめ……290

資料 3.2-13 ①　母親の病気と母乳育児……292
資料 3.2-13 ②　母乳育児と母親への薬剤投与（要約）……294

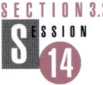
SECTION 3.2　SESSION 14　母親への継続的な支援（第10条）　|295|

1. 母親の退院準備を整える……296
2. 退院後のフォローアップと支援……299
3. 雇用されている女性の母乳育児継続のために……302
4. 2年以上，母乳育児を続けられるような援助……304
5. グループによる支援—クラスでの演習……305

セッション❹のまとめ……309

セッション❹の追加情報……311

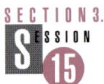
SECTION 3.2　SESSION 15　あなたの病院を「赤ちゃんにやさしく」するには　|313|

1. 「赤ちゃんにやさしい」実践とは何か……314
2. 「赤ちゃんにやさしい」アセスメントの過程……320
3. 「赤ちゃんにやさしい病院運動」を既存のプログラムに取り入れる……323

セッション❺のまとめ……325

病院の方針をアセスメントする（オプションの演習）……326

資料 3.2-15 ①　母乳育児と乳児栄養法に関する病院の方針チェックリスト……328
資料 3.2-15 ②　（分析の事例A）「ニコニコ病院」の母乳育児の方針……330
資料 3.2-15 ③　（分析の事例B）「スクスク病院」の母乳育児の方針……331

どのような計画が変化を進めるか—変化のための計画（オプションの演習）……333

資料 3.2-15 ④　BFHIプロジェクトのための行動計画の作成（母子同室を例として）……337

closing session　閉会セッション　|341|

SECTION 1 背景と実施

SECTION 1.3 「赤ちゃんにやさしい病院運動」（BFHI）のための世界共通評価基準 |345|

- 「10ヵ条」「国際規準」およびそのほかの項目を評価するための基準……345

    付録 1.3-1　母乳代用品の使用が許容される医学的理由……356

SECTION 4 病院の自己査定とモニタリング

SECTION 4.1 病院の自己査定のためのツール |363|

- 病院の自己査定ツールを用いて方針と実践をアセスメントする……363
- 自己査定の結果の分析……364
- 行動……365
- 外部アセスメントの準備……366

    資料 4.1-1　病院の自己査定のためのツール①
    　　　　　　自己査定質問票（病院のデータ・シート）……367
    資料 4.1-1　病院の自己査定のためのツール②　各条項のチェックシート/評価基準……369
    付録 4.1-1　母乳育児と乳児栄養法に関する病院の方針チェックリスト……386
    付録 4.1-2　母乳代用品のマーケティングに関する国際規準……388
    付録 4.1-3　HIVと乳児の栄養法についての勧告……389
    付録 4.1-4　母乳代用品の使用が許容される医学的理由……390（356）

SECTION 4.2 「赤ちゃんにやさしい病院」のモニタリングのためガイドラインとツール |391|

- 「赤ちゃんにやさしい病院運動」（BFHI）の
  モニタリングを国内で進めていくための手引き……391
- モニタリングと再アセスメントの理論的根拠……392
- モニタリングのための方法論……394
- BFHIのモニタリングを質の保証や病院機能評価制度へ統合する……398
- モニタリングのためのツールの見本……399

    付録 4.2-1　乳児の栄養法（授乳）記録およびレポート……403
    付録 4.2-2　スタッフのトレーニング記録およびレポート……407
    付録 4.2-3　BFHIのモニタリング・ツール……413
    付録 4.2-4　「赤ちゃんにやさしい病院運動」の再アセスメント・ツールと
    　　　　　　モニタリングへの利用の可能性……436

用語・訳語

以下のWHOの文書より，本書に関係のある用語を抜粋して訳した．
http://www.who.int/nutrition/publications/HIV_IF_guide_for_healthcare.pdf

母乳代用品
Breast-milk substitute
目的に合っているかどうかは別として，母乳に部分的あるいは全面的に代わるものとしてマーケティングされる，もしくは表示されるあらゆる食品のこと．

補完食
Complementary food
工場で生産されたものでも，地元で調理されたものであっても，母乳や母乳代用品を補う，あらゆる食べ物のこと．

母乳だけで育つこと
Exclusive breastfeeding
乳児が母乳だけを摂取し，たとえ水であっても他の液体や固形物を与えられていないこと．ただし，ビタミンやミネラルのサプリメントもしくは薬のシロップは例外とする．

置換栄養法
Replacement feeding
家族と同じ食事ですべての栄養が摂取できるようになる月齢まで，乳児に母乳を一切与えず，必要とする栄養が含まれた飲食物を与えること．
生後6ヵ月までは，置換栄養として，適切な母乳代用品を与えるべきである．生後6ヵ月を過ぎたら，適切な母乳代用品に加えて他の食物を補完食として与えるようにする．

訳語について

固有名詞を中心に本書で用いた訳語と原語を示し，適宜コメントを加えた．

赤ちゃんにやさしい病院
Baby-Friendly Hospital

赤ちゃんにやさしい病院運動
Baby-Friendly Hospital Initiative
BFHIと略して表記することも多い．

乳幼児の栄養に関する世界的な運動戦略
WHO/UNICEF Global Strategy for Infant and Young Child Feeding
「世界的な運動戦略」と略して表記することも多い．

母乳育児成功のための10ヵ条
Ten Steps to Successful Breastfeeding
「10ヵ条」と略して表記することも多い．

BFHI（赤ちゃんにやさしい病院運動）のための世界共通評価基準
The Global Criteria for BFHI
原文でもthe criteria, global criteriaの表記が多く，ほとんどの場合，「世界共通評価基準」「評価基準」と略して表記している．

受け入れられ，実行できる環境にあり，購入できる価格であって，持続可能であり，しかも安全である
acceptable, feasible, affordable, sustainable, and safe
原語の頭文字をとって，AFASSと略して表記する場合もある．

世界保健総会
World Health Assembly（WHA）

授乳姿勢と吸着
positioning and attachment
positioningは「抱き方」「体勢」，attachmentは「吸いつかせ方」と訳している箇所もある．また，アメリカ合衆国ではattachmentの代わりにlatch-onを用いて，positioning and latch-onという熟語がよく使われる．

病院の自己査定のためのツール
hospital self-appraisal tool
原文ではthe self-appraisal toolと表記されていることが多く，訳語もそれに合わせ「自己査定のためのツール」「自己査定ツール」としている．

母乳代用品のマーケティングに関する国際規準
The International Code of Marketing of Brest-milk Substitutes
「国際規準」と略して表記することも多い．

巻頭カラーグラフ

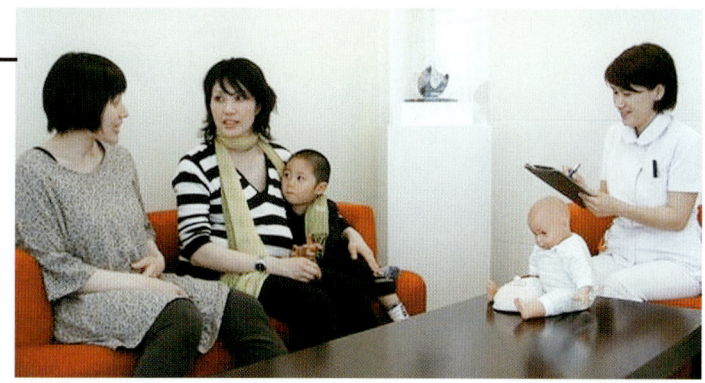

写真上より
図 3-1(4-1) 産前健診
スライド 5/2　肌と肌とのふれあい

　本書の原本（英文版）は冊子体ではなく，ウェッブ上で公開されている PDF データです．そして，Section 3.3: Slides for the course に対応しているのが，この巻頭グラフです．Section 3.3 は 51 枚のスライドで構成されており，実際のセッションでは Power-Point を使って参加者に供覧するようになっています．この原本は次のウェッブサイトからダウンロードできます．
　http://whqlibdoc.who.int/publications/2009/9789241594981_eng_slides.pdf

　翻訳書である本書は，個人で使用することを前提に出版した書籍であり，51 枚のスライドは，本文の説明にできるだけ近い位置で見られるよう，本文中にレイアウトしました．しかし，本文はカラー印刷ではないため，カラー写真の 27 枚を巻頭にまとめました．これが本欄です．原本との大きな違いがもう 1 つあります．モデルを日本人に代替できる場合は，場面設定を厳守した上で，日本人の写真を使っている点です．UNICEF/WHO では，例示や演習に出てくるモデルの名前をこのテキストを使用する地域に合うものに変えることを推奨しており，この流れに沿った変更です．
　また，本欄の写真には，原本のスライドとの対応関係が明確になるように，原本のスライド番号をそのまま付してあります．スライドの番号が不連続なのはそのためです．あらかじめご了解ください．
　最後になりましたが，日本版のモデルになってくださったお母様と赤ちゃんに深謝いたします．

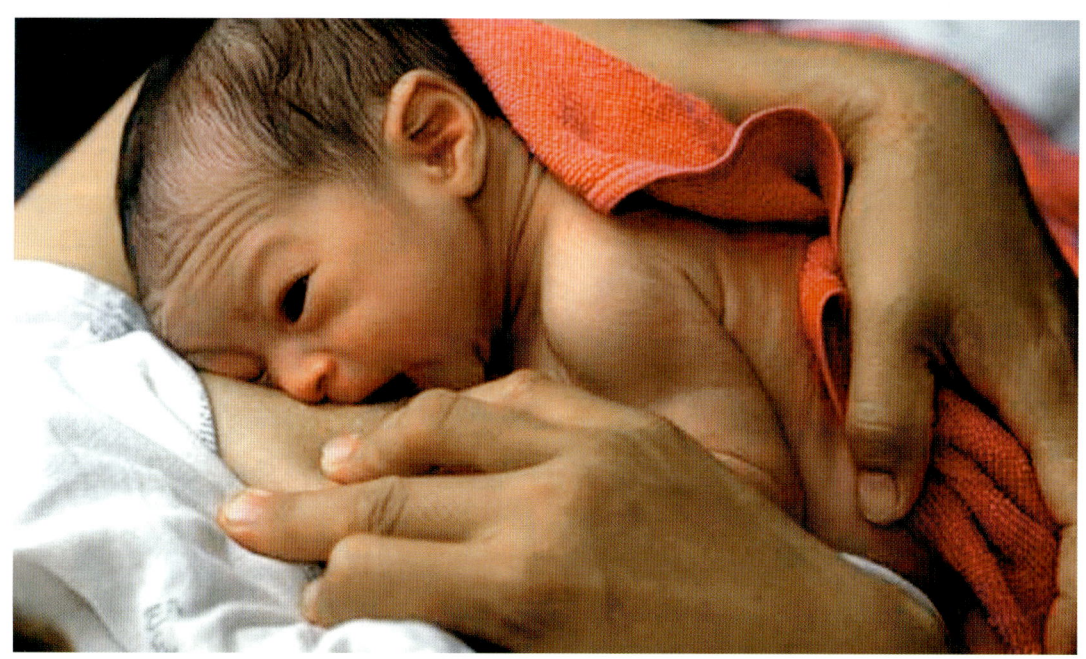

巻頭カラーグラフ

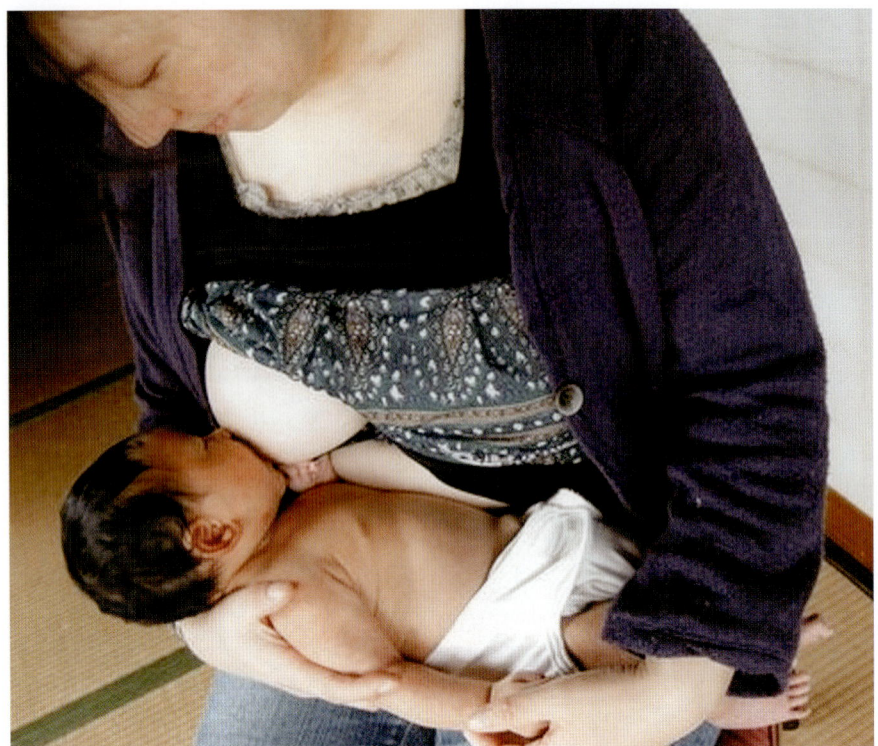

図 7-2
直接授乳観察用写真
（例示①）

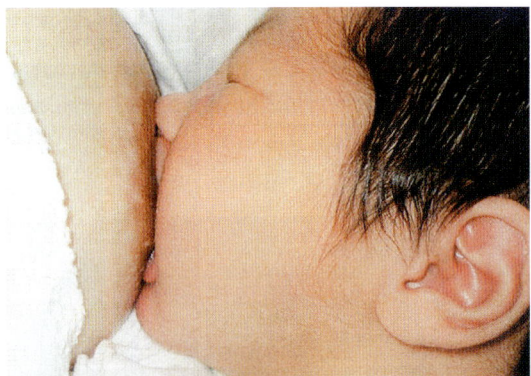

図 7-3
大きな口

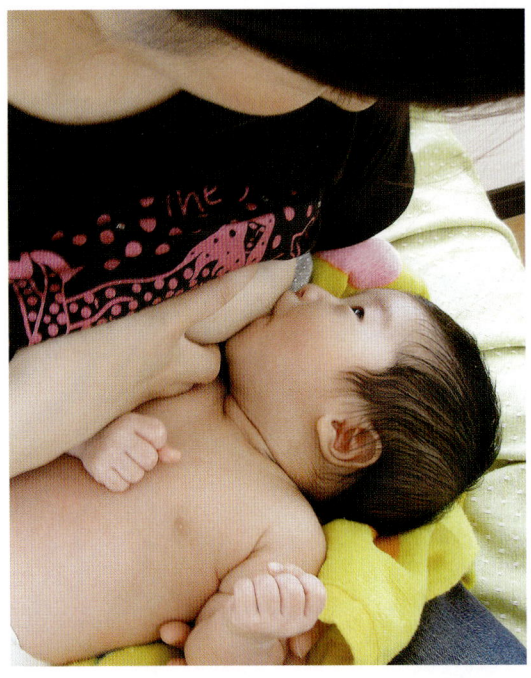
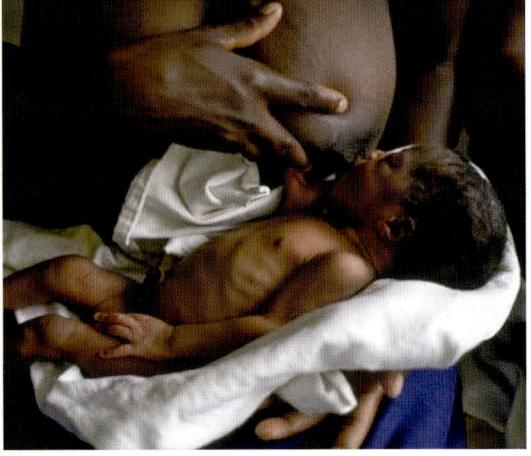

図 7-4（例示②↑）　スライド 7/6（例示③→）
直接授乳観察用写真

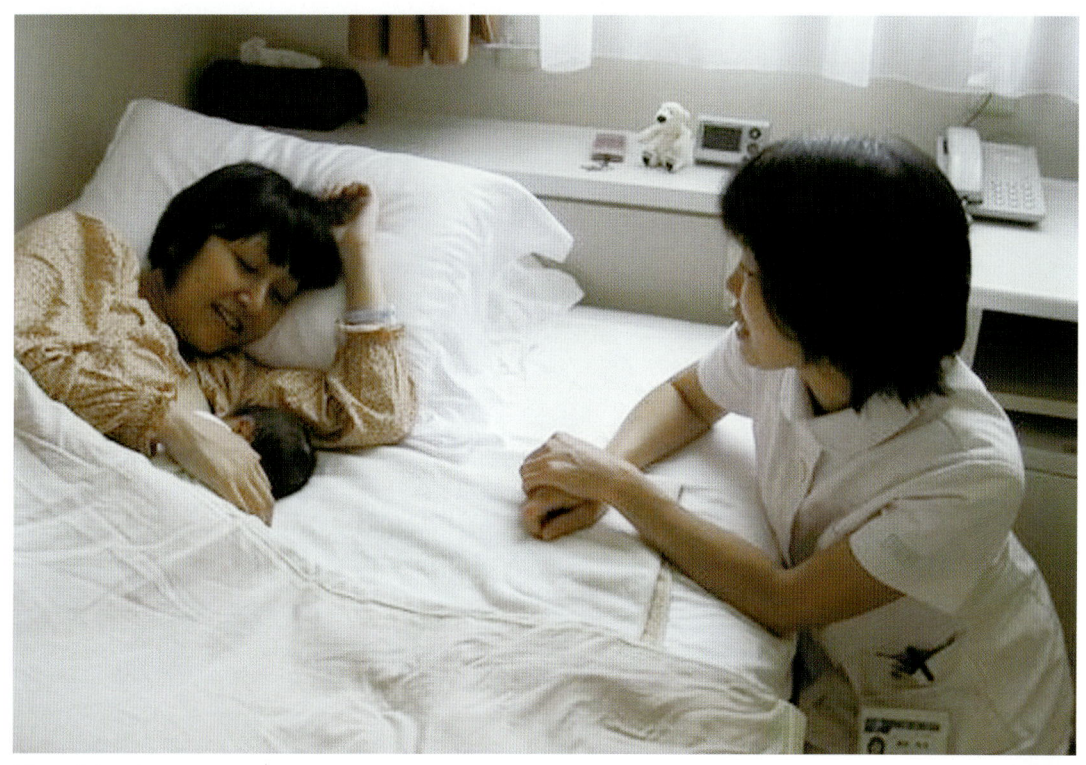

図 8-1(図 9-1)
母親が看護師に話しかけている

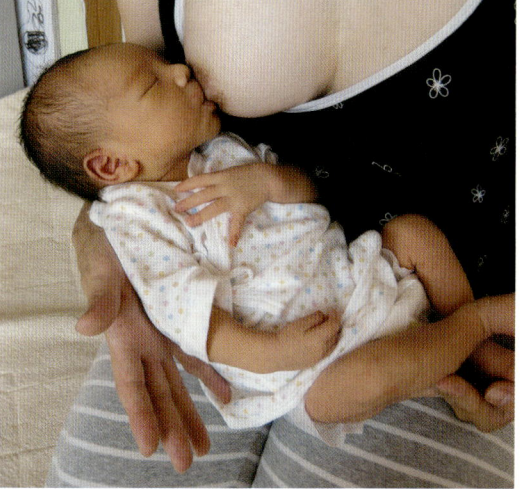

図 9-2
ケース・スタディ用写真

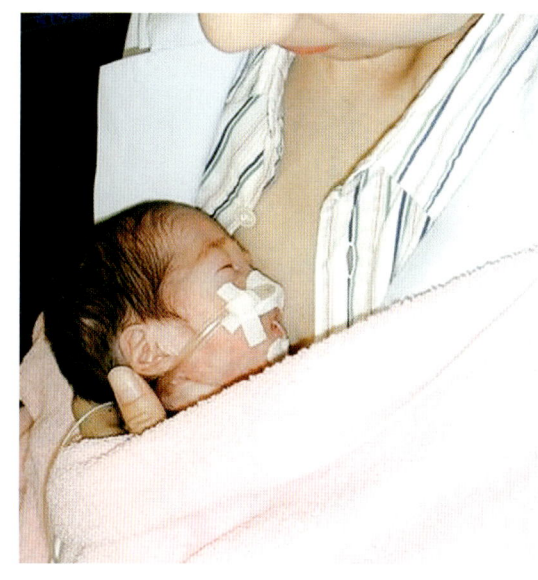
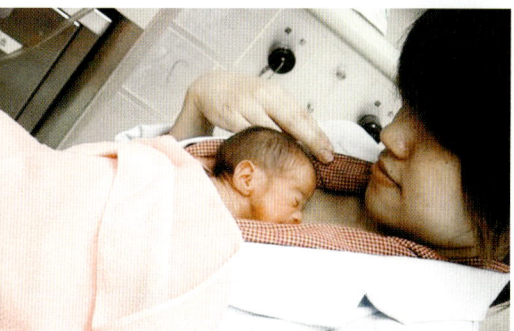

図 10-1(↑)　図 10-2(→)
カンガルー・マザー・ケア

巻頭カラーグラフ

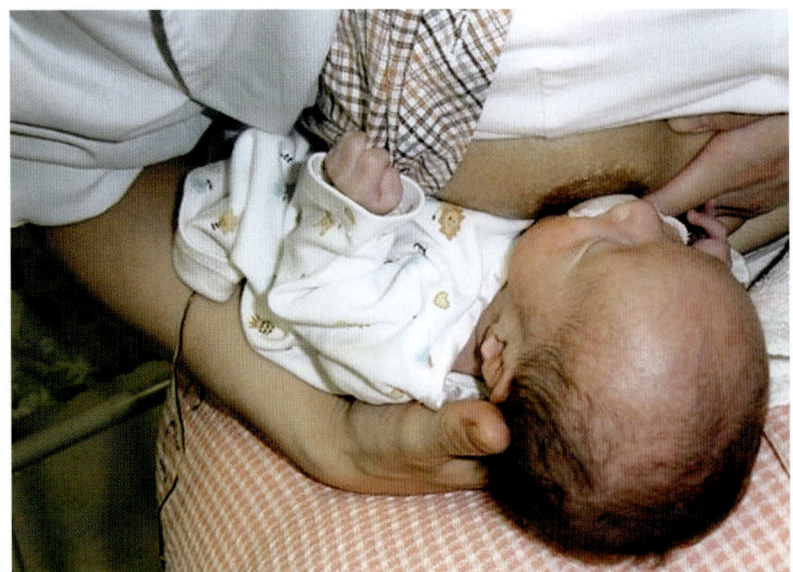

図10-3
早期産児の授乳姿勢のとり方

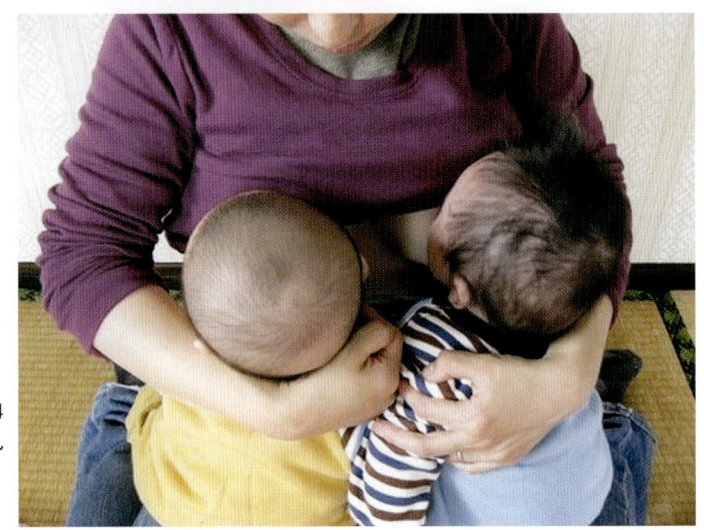

図10-4
双胎の赤ちゃんへの授乳

図10-5
ダンサー・ハンド・ポジションの手の位置

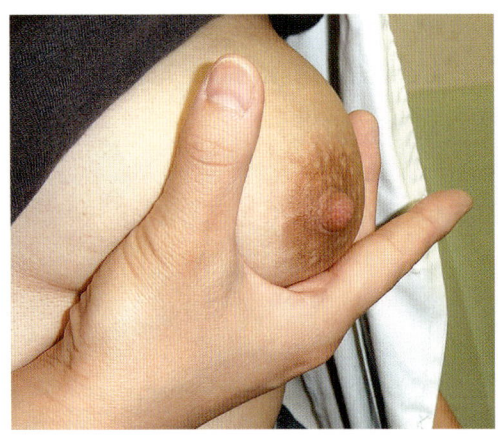
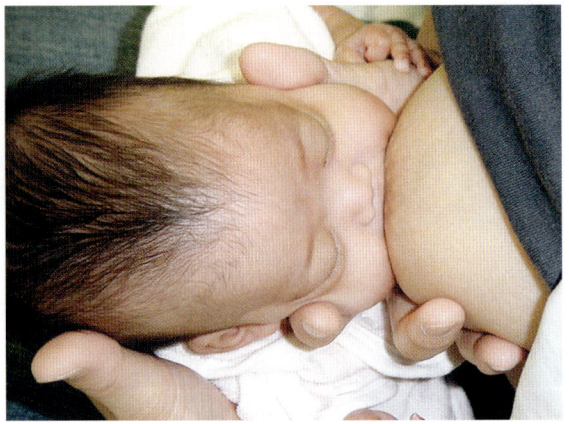

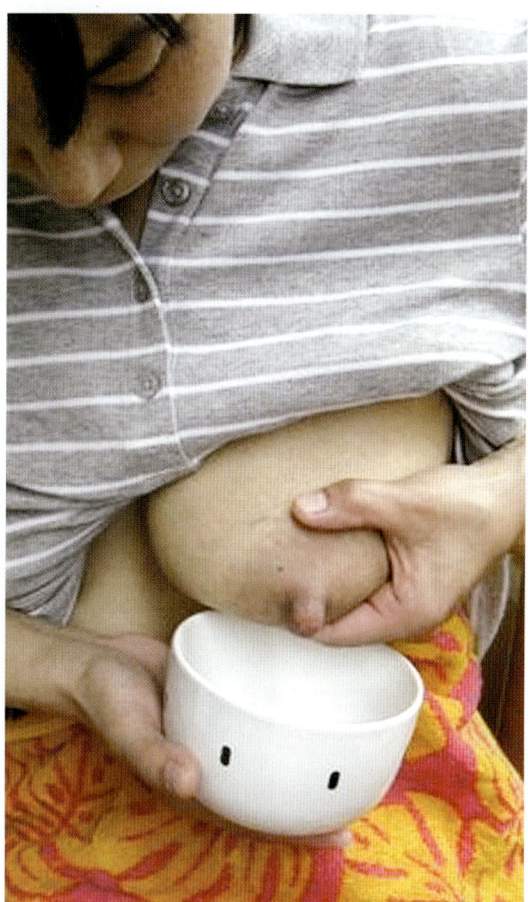

図 11-1
手による搾乳

図 11-2　カップ授乳

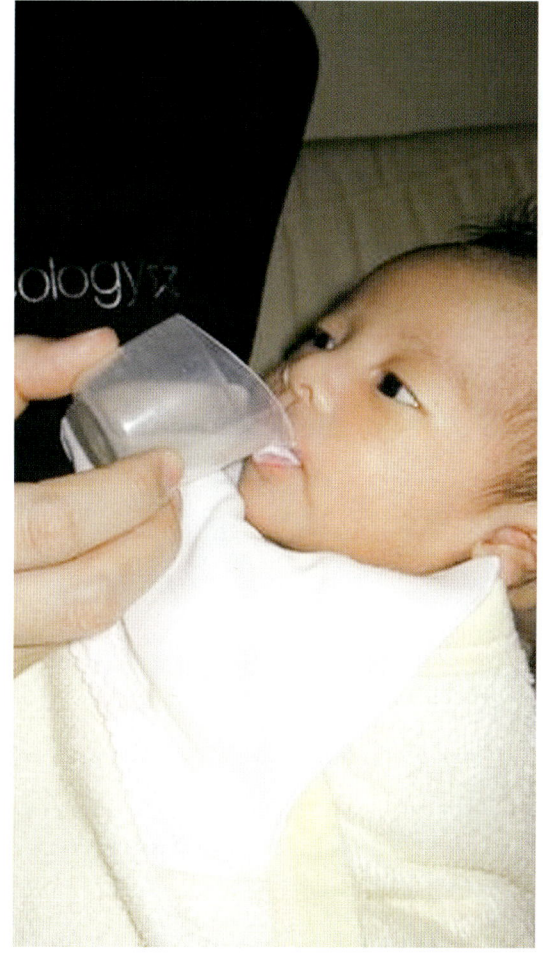

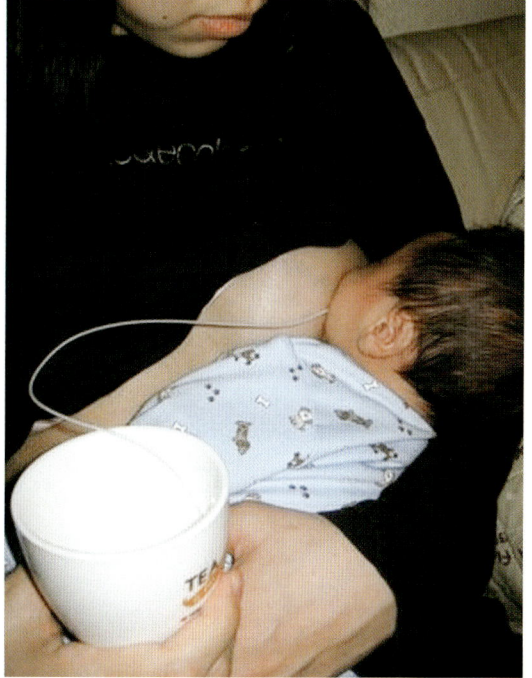

図 11-3
ナーシング・サプリメンターの使用による授乳

巻頭カラーグラフ

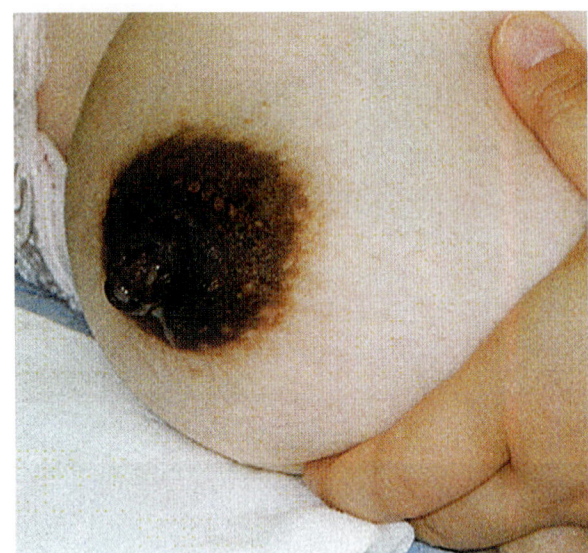

図12-2
乳汁が充満した乳房

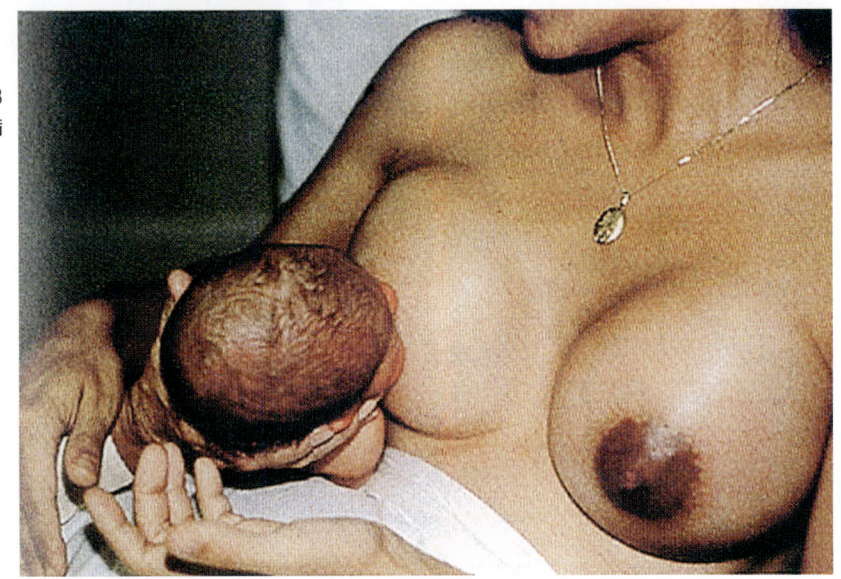

スライド 12/3
乳房緊満

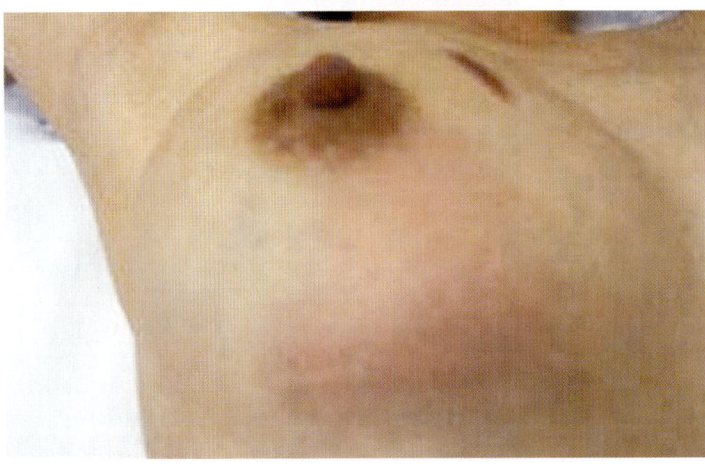

図12-4
乳腺炎

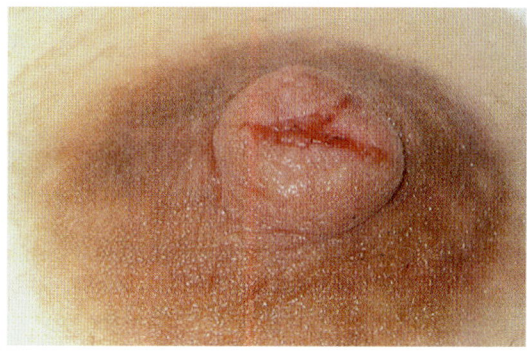

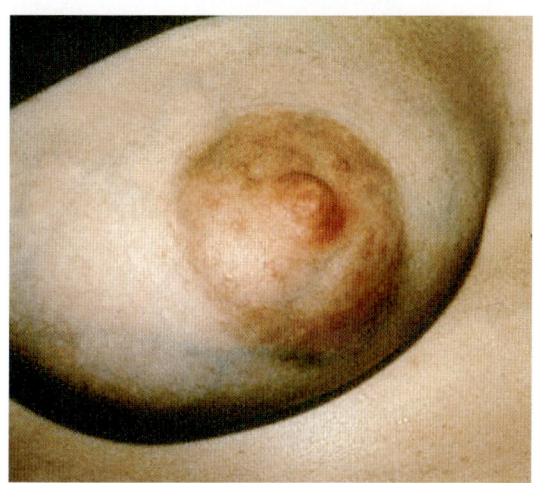

図 12-5
スライド　12/6
痛みのある乳頭

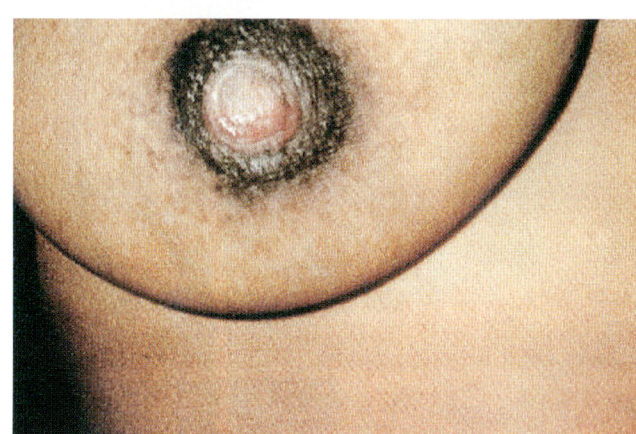

スライド 12/8・9
カンジダ感染

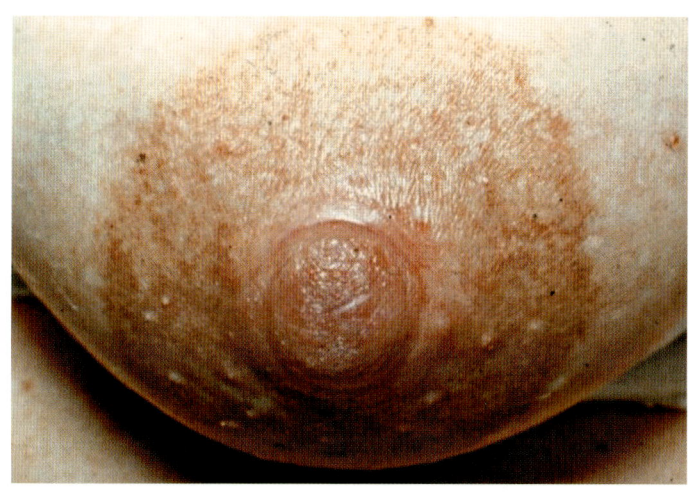

巻頭カラーグラフ

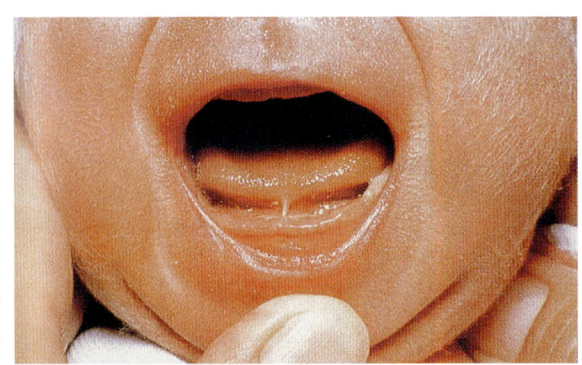

スライド 12/10
舌小帯短縮症

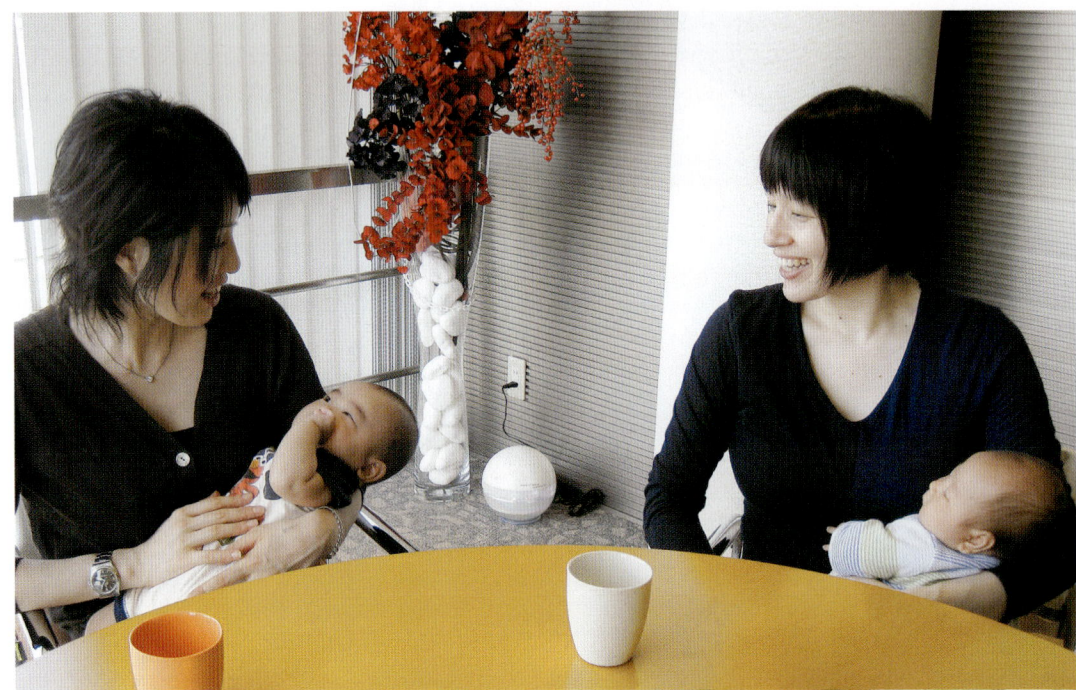

図 14-1
母親同士の支援

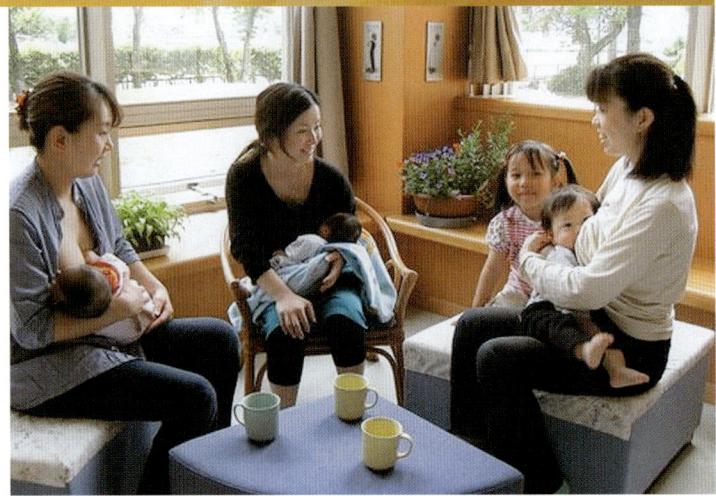

SECTION 3

「赤ちゃんにやさしい病院」における母乳育児の推進と支援
産科スタッフのための20時間コース

　この「20時間コース」は，施設がそのスタッフの知識とスキルを向上させて，「母乳育児成功のための10ヵ条」と「母乳代用品のマーケティングに関する国際規準」を充分に実行できるようにするための教程です．この「20時間コース」は「18時間コース」[訳注1]に代わるものです．ファシリテーターのためのガイドライン（セクション3.1），各セッションのアウトライン（セクション3.2），そしてパワーポイントのスライド（セクション3.3）[訳注2]から成っていますが，臨床スタッフ以外の職員と話し合うための項目や内容も提案されています．

[訳注1] 本書の前版に当たる書籍．原著「Breastfeeding Management and Promotion in a Baby-Friendly Hospital：an 18-hour course for maternity staff」は1993年の発行．2003年に『UNICEF/WHO 母乳育児支援ガイド』と題して，医学書院から翻訳出版された．改訂版である本書の発刊に伴い，現在は絶版．

[訳注2] 「巻頭カラーグラフ」でもふれられているが，本書の原典はウェブ上で公開されている英文テキストである．セクション3.3は画像と表で構成されるPDFファイル．パワーポイントを用いて，このデータをコース受講者に供覧するようになっている．本書ではこれらを，巻頭カラーグラフおよび本文中で示してある．

SECTION 3.1 コースを教えるファシリテーターのためのガイドライン

　前版である「18時間」コースは、広く利用され、多くの言語に翻訳されました．今回の改訂版は、母と子に寄り添う実践、ならびに、母親がHIVに感染しているといった状況について新しい知見を取り入れたものとなっています．これらは、経験のあるコース・ファシリテーター(進行役)のためのガイドラインであり、一語一句そのまま教えるために作成されたものではありません．このコースは、膨大な理論や研究結果を提供することが目的ではなく、毎日の実践の中で保健医療従事者が知識とスキルを適用することに焦点を合わせたものです．

このコースの要点
- 母乳育児は母親と赤ちゃんにとって大切なものである．
- ほとんどの母親と赤ちゃんは母乳育児ができる．
- 母乳で育てていない母親と赤ちゃんが健康でいるためには、特別な支援が必要である．
- 病院での実践が、赤ちゃんや母親にやさしいものであったり、逆にやさしくないものであったりする可能性がある．
- 「赤ちゃんにやさしい病院運動」は、よい実践を行う助けとなる．

コースの目的

　このコースの短期目標は：
- 「母乳育児成功のための10ヵ条」を実施することを通じ、病院が「赤ちゃんにやさしい」施設になるために必要な知識とスキルの基礎を病院スタッフに提供する一助になること．
- こうして変更された方針や実践を継続すること．

　このコースは、妊娠中の女性、母親、新生児にたずさわるスタッフに適したものです．スタッフとは、医師、助産師、看護師、看護助手、栄養士、ピア・サポーター(母親同士で支え合う支援者)やその他のスタッフを含んでいます．また、まだ実際に業務にかかわっていない学生に対し、将来仕事を始めたときに母乳育児を支援できる知識とスキルがもてるよう、準備期間中のトレーニングに使

うことにも適しています．病院は，特定の項目を選んで短期のスタッフ教育を行うために，このコースの一部を使うことも可能です．

　このコースそのものは病院を変えるものではありませんが，基本的な母乳育児の支援方法の共通基盤を提供し，ひいてはそれが変化の礎となるでしょう．そして，女性や子どもにたずさわる保健医療従事者は，病院の管理者，方針作成者，行政職とともに，最適な乳児栄養法を支援するような適切な方針を長期にわたって確実に実施するという，より大きな仕事を担うことになるでしょう．

　このコースを修了することで，参加者は以下のことができるようになるでしょう：
・妊娠中の女性，母親，同僚とコミュニケーション・スキルを使って話をする．
・「母乳育児成功のための10ヵ条」を実践し「母乳代用品のマーケティングに関する国際規準」を守る．
・妊娠中の女性と，母乳育児の大切さについて話し，母乳育児を始めるのに助けとなる実践の概要を説明する．
・肌と肌とのふれあいや授乳の早期開始を促す．
・母親が，授乳姿勢や吸いつかせ方の技術，手による搾乳の技術を習得できるように助ける．
・退院後にどうしたら母乳育児の支援を見つけられるかを母親と話し合う．
・母乳で育てていない女性と話し合う必要があることがらをあげる．また，乳児栄養法についてさらなる援助が必要な場合は，その概要を説明し，誰に相談したらよいのかを知っている．
・どういう実践内容が母乳育児を支援するものなのか，またどういう実践内容が母乳育児を阻害するものなのかを明らかにする．
・同僚と協力して，母乳育児の障壁となるものを明らかにし，そうした壁を乗り越える方法をさがす．

　以下は，このコースの目的ではありません：コースを教えるトレーナーをトレーニングする，産科医療施設を退院したあとの乳児栄養への継続的な支援に関するトレーニングを提供する，母乳育児上の困難に出会ったときに援助するスペシャリストをトレーニングする，HIV陽性の女性を対象とした乳児栄養のカウンセラーをトレーニングする，方針の発案にたずさわる管理者や関係者をトレーニングする．

　この短期コースよりもさらに充分なトレーニングを提供する保健医療従事者のための特別なコースには，以下のようなものがあります：
・*Breastfeeding Counselling: a training course*, WHO/UNICEF (1993)
・*HIV and Infant Feeding Counselling: a training course*, WHO, UNICEF, UNAIDS (2000)
・*Infant Feeding in Emergencies*, Emergency Nutrition Network (ENN) in conjunction with WHO/UNICEF (2003)
・*Integrated Infant Feeding Counselling: a training course*, WHO/UNICEF (2005)

- *Strengthening and sustaining the Baby-friendly Hospital Initiative: A course for decision-makers* [訳注]

臨床的なケアにはかかわらないスタッフも中にはいるかもしれませんが，そうしたスタッフも，なぜ母乳育児が大切なのかや，どうやって母乳育児を支援できるのかについてもっと知ることは有益でしょう．付録3.1-7(p.28)の15-20分ほどのセッションは，臨床にかかわらないスタッフのオリエンテーションとして使うことができます．また，新しく着任したスタッフが全20時間コースの参加を待機している期間にもオリエンテーションとして使えるでしょう．

コースの時間

いくつかの理由に基づいて，このコースを20時間に設定しました．このコースのような集中的な研修を院内で行うと，業務が必然的に中断することになります．この20時間は，3日間の集中コースで行ってもよいですし，分割してもっと長い期間で学ぶこともできます．どちらにしても，その施設で最も適した方法で利用してください．母親と赤ちゃんを直接ケアする病院スタッフ全員が，このコースに参加するようにしましょう．日勤，夜勤を問わず，スタッフ全員がこのコースを受講できるように，同じ施設の中で繰り返すことを想定して，短くしてあります．

20時間のコースのテキストには，必須項目の大半が記載されています．15時間半にわたる教室での学習は，ディスカッションや2人1組になっての演習を含んだ，スキルを中心としたトレーニングに焦点を合わせています．4時間半の臨床実習は，実際に妊娠中の女性や出産したばかりの女性にかかわります．必要に応じて，開会式や閉会式をしてもよいでしょう．ただし，そうした時間や休憩時間は20時間の時間数には含んでいません．参加者が，教室から，母親と接することができる場所に移動する必要がある場合は，さらに時間が必要でしょう．

それぞれのセッションの中で，1つひとつの項目にどのくらい時間がかかるのかの目安も示しています．この時間配分は，中心となる教材を学ぶためのだいたいの目安ですが，その項目に関連してさらに話し合いをしたり，議論をしたりするとしたら，もう少し余計に時間が要るでしょう．また，演習のためにも余分に時間が必要でしょう．セッションとセッションの間に長めの休み時間が取れない場合は，合間にストレッチ運動ができるくらいの5分ほどの休憩を取りましょう．

コースを最後まで学んだ場合，参加者は，毎日の仕事の中で，学習したこととスキルをどのように使えばよいかがはっきりとわかるはずです．実行計画を作成するための情報に関しては最後のセッションに出てきます．とはいえ，変化をもたらしそれを維持するために必要な細かい計画を作成するには，もう少し時間が必要となるでしょう．

[訳注] Section 2 を指す．続刊の「アドバンス・コース」に収録予定．

20時間以上を費やすことが可能なら，ある項目についてはさらに深く学習したり，ディスカッションの時間を多くとることもできます．また，ロールプレイングを増やせば，参加者は大いに得るところがあるでしょう．

知識と経験の豊かな病院スタッフのスーパーバイズ[訳注]の下での臨床的な学習は，その後も続いていくでしょう．こうした継続的な臨床実習が，母乳で育てる母親と赤ちゃんへのケアを継続的に提供するためにも，「母乳育児成功のための10ヵ条」の確実な実践のためにも，不可欠です．

コースを教えるための準備

コースの全体計画チェックリストは付録3.1-1(p.13)を参照．

ファシリテーターを選ぶ

ファシリテーターになるのは，母乳育児と(出産過程を含めた)「赤ちゃんにやさしい」保健医療ケア実践に詳しい人がよいでしょう．また，教えるスキルや学習を支援する技術に長けている人がよいでしょう．コースを教えるファシリテーターが複数いる場合，少なくともそのうちの1人は母乳育児についてよく知っていて，参加者からの質問に答えたり，さらに参考になる資料を見つけたりすることができる必要があります．ファシリテーターの人数は，参加者の数とコースの方法によって違います．このコースに参加することだけで，ファシリテーターになる資格ができるわけではありません．

このコースを3日間の集中コースとして提供する場合は，1人の進行役のファシリテーターが1日最大で3つまでしかセッションを受け持たないようにしましょう．ファシリテーターは，少なくとも1セッションごとに交代するようにします．1つのセッションを2人以上のファシリテーターで担当して項目ごとに交代することで学びも広がります．どのファシリテーターも少なくとも毎日1時間は講義を受け持つようにしましょう．院内研修でよくあるように，1日に1つのセッションずつ行っていく場合は，1人で全部の講義をしてもよいでしょう．

臨床実習を通して効果的に学習し，かつ母子の安全を守るためにも，実習をスーパーバイズするだけの充分な人数のファシリテーターが必要です．病棟やクリニックに熟練したスタッフがすでにいて，手伝えるような場合は，その人にファシリテーターとして加わってもらってもよいでしょう．理想的にはそれぞれのファシリテーターが臨床実習中は4人の参加者をスーパーバイズできることが望ましく，多くても6人以内の参加者をスーパーバイズできるようにしましょう．コースを1つの施設内で一時期に短いセッションで何度も行う場合は，仕事の業務に支障のないようなときに，1人のファシリテーターが6人以内の小グループを受け持ってもよいでしょう．

[訳注] supervise：見守って，必要に応じて助言する．

臨床実習の必要条件

　コースには，少なくとも4時間半の臨床実習時間が組み込まれています．ファシリテーターは，それぞれの臨床実習が一番うまくできるような方法をあらかじめ病院の管理部門や産科スタッフと話し合っておく必要があります．該当するセッションをよく読んで，自分の施設ではどのように行うのが効果的なのかを考えておきましょう．

　ファシリテーターは，参加者が話したり観察したり援助したりするのにふさわしい母親を病院スタッフが選ぶのを手伝う必要もあります．この臨床実習に関しては，産科棟の責任者である医師か助産師・看護師がファシリテーターと協力して行うこともできます．

　このコースは，産科棟内で実習ができるように，院内研修として主に使われることを念頭に置いています．臨床実習はトレーニングの本質的な部分であり，少なくとも割り当てられた3つの実習は行いましょう．新しい援助方法がルーチンとして行われるようになるために，コースの参加者は引き続きスーパーバイズを受けながら臨床実習を続けることが必要となるでしょう．

時間割の準備

　臨床実習に最適な時間を考えて，産科棟やクリニック訪問の時間に合わせて教室でのセッションを組み立てましょう．参加者が多いようだったら分けて，一方が妊娠中の女性と話しているときに，他の参加者のグループは直接授乳や「手での搾乳」を援助するということもできるかもしれません．臨床実習を行う前にその項目の講義で知識を得るようにしましょう．例えば，「早期接触や母子同室などの母乳育児を助けるような実践方法について妊娠中の女性と話す」といった臨床実習をするときは，それよりも前に，そうした内容についてのセッションを網羅することが必要となるでしょう．

　ファシリテーターの人数や特定のスキルについても考慮する必要があります．時間割を決めるには，ファシリテーターの分担がはじめは過重で，その後はすることがない，ということがないように，担当するファシリテーターを代えたり，項目を移動するようなことも必要でしょう．

　また，いつ器具が使えるかとか，いつ昼食時間にするか，臨床実習への移動時間についても考える必要があります．時間割の一例として付録3.1-2(p.16)を参照ください．

教室の準備

　コースでは，以下のように教室を用意しましょう：
・クラス全員に充分なだけの大きさの教室．

- 個別演習ができるように椅子や机を動かせること．
- 教室の前方に黒板，もしくはホワイトボードか，大きなフリップチャート（めくって書き込む紙）を置いて，板書ができるようにする．
- 壁かボードに教材を掲示する．
- パワーポイントのプロジェクター，延長コード，スクリーンか白い壁，もしくはカラーのOHPをすぐ使えるようにする．
- プロジェクターを置いたり，展示用の教材を置いたりする机や，ファシリテーター用の机を2，3台．
- すぐに部屋を暗くできるように[訳注]アレンジしておく．

コースの教材

ファシリテーター用の教材

- 各々の項目について網羅すべき点とイラストが書かれたセッションの概要．
- 写真やイラストの入ったパワーポイント．パワーポイントが使えない場合は，パワーポイントの中身をカラー印刷した物やOHP用の透明シート．
- 付録3.1-3(p.17)：もっと情報が欲しい場合の情報源（さらに情報や資料が載っているウェブサイトなど）．
- セクション4.1（病院の自己査定ツールを含む）．

そのほかの補助教材

- 新生児から生後数か月の大きさの赤ちゃん人形（買うかつくる）．参加者3，4人を1つのグループとして，各グループに少なくとも1体は必要．
- 布製の乳房模型．つくり方は付録3.1-4(p.24)を参照．3，4人に少なくとも1つは必要．

それぞれのレッスンを1，2ページにまとめたものを「参加者のマニュアル」として使ってもよい．参加者は，それ以上のものは特に必要としない．

セッションの概要

各セッションのはじめのページに書かれていること
- そのセッションの学習目標．これには番号がふってあり，セクションの見出しに対応している．
- セッションの所要時間．
- ファシリテーターがそのセッションで必要とする教材や準備事項．

[訳注] 電源の近くの人に頼むなど．

・ファシリテーターが読んでおくべき参考書のリスト．リストに載っているものは，特別な場合を除き，インターネットからダウンロードができる．ウェブサイトの詳細は付録3.1-3(p.17)参照．そのセッションで必要となる教材はそれぞれの国のUNICEF事務所かWHO事務所から取り寄せてください．

学習項目

それぞれの見出しの後に項目があげてあります．見出しの左に番号が打ってあって，セッションの目的の番号に対応しています．見出しの右には講義時間の目安が書かれています．

知識の確認

「知識の確認」はそれぞれのセッションの末尾についています．参加者は(ペアやグループでやってもよいのですが)，自習時間にやるように言われるかもしれません．うまくいっていないような課題があるときには，ファシリテーターが復習を行うこともあるでしょう．時間に余裕がある場合，ファシリテーターの裁量で，講義の知識の確認をディスカッションの題目にしてもかまいません．セッションを準備する段階で，ファシリテーターはこの「知識の確認」を予習して答えを用意しておきましょう．その回答は通常は，そのセッションのテキストの中に書かれています．

セッションのまとめ

各セッションの末尾には要点を短くまとめてあります．この要点をセッションの開始時に配布して，参加者が参照したり必要ならメモをとったりできるようにしてもよいでしょう．まとめはコピーしてコース外で使ってもかまいません．

追加情報

各セッションの主要な教材は，参加者の大多数の実務状況に対応するように合わせて考えられています．ファシリテーターは，質問に答えるためや，もう少し深く理解できるようにするために追加情報が欲しいこともあるでしょう．この追加情報を教える時間はセッションの時間には含んでいません．

学習のアセスメント

学習アセスメント・ツールは付録3.1-5(p.25)に含まれています．これは，習熟度テストとして使ってもよいですし，参加者が知識やスキルを高め続ける助けとして使ってもよいですし，他の施設から来た新しいスタッフが充分な知識とスキルをもっているかどうかをチェックするために使うこともできます．このアセスメント・ツールは，参加者が自身のアセスメントに使うだけでなく，ファシリテーターが手を加えて，参加者の学習効果をアセスメントするために使うことも

できます.

コースの教え方

参加型のファシリテーション

セッションの概要は，それぞれの課題に含まれている要点を示しています．ファシリテーターが，講義として一語一語すべての要点を読み上げるのではなく，参加型を使うほうがよいでしょう．

- ファシリテーターは，参加者を課題に導入していくような質問をしてもよいでしょう．例えば「出産での実践内容がどのように母乳育児に影響するでしょうか」．先に参加者に意見を求めてから，その項目のテキストにある要点を話す．
- ファシリテーターは，参加者が一緒に考えられるような経験を尋ねてもよい．「この地域の女性は，産前のどの時期に赤ちゃんの栄養法について話し合いをしていますか」
- 要点を先に話してから質問をしてもよいかもしれない．「こうした実践内容は，この施設ではどのように役立つと思いますか」
- 参加者が理論と実践を結びつけるように助ける．「あるお母さんが，乳頭が痛いと相談してきたとき，どのようなところに気をつけて赤ちゃんが母乳を飲んでいる様子を見ますか」
- 参加者に写真（絵）で学習してもらい，それについて参加者に意見を求めたときは，考える時間を与えてしばらく黙っておく．

時間がかぎられていることを心に留め，学んでいる項目に関係していて，短く，かつグループに役立つディスカッションになるようにしましょう．あまりないようなまれな事例について長時間を費やすのではなく，ほとんどの女性に当てはまる項目を網羅するように集中しましょう．参加者がさらに情報を求めてきたら，参考文献を調べるように言い，（前述したような）さらに専門家向けのコースに参加するように促しましょう．

ディスカッション

ディスカッションは，参加者が互いに自分の考えを分かち合ったり質問をしたりする機会です．ファシリテーターはディスカッションを誘導し，参加者がわき道にそれないようにする必要があるでしょう．1人の参加者ばかりが話を独占するようなことがあれば，ファシリテーターが介入する必要があります．また，ファシリテーターが話を独占してしまうと，講義か質疑応答であって，もはやディスカッションではありません．

少人数のグループで話し合いをすると，参加者が自分の意見や経験を話す機会

をもつことができます．こうした少人数でのディスカッションは，単に事実を分かち合うだけではなく，参加者の姿勢そのものを変えるためにもとても大切です．ファシリテーターは，グループを回って，話されている情報が赤ちゃんにやさしい実践を支持しているかどうかを確認しましょう．一般に，特にすべてのグループが同じことについて話し合っているときは，グループからそれぞれ報告をしてもらうのに時間を費やすのはやめましょう．

それぞれのグループから，要点や質問をまとめるレポーター1人を出し，皆が見えるように大きなカードか紙に書いて見せてもらいましょう．ファシリテーターは，コースを進めながら関連情報を提供し，あがってきた質問を話し合ってもよいでしょう．

▎2人1組での演習

2人1組で演習をすることで，参加者はお互いにカウンセリング・スキルを練習することができます．参加者に自由に相手を決めてもらってもよいですし，違う相手と組める機会をつくるように参加者の順番を入れ替えてもよいでしょう．誰かが1人残った場合は，ファシリテーターが相手になりましょう．2人1組で実習する以外に，ケース・スタディでもこの方法が使えます．

▎ロールプレイング

ファシリテーターがロールプレイング/実演を学習教材として用いる場合は，レッスン前にあらかじめロールプレイングについての一般的な予行演習をしておきましょう．あるいは，参加者の中からあらかじめ選んだ人に，ファシリテーターと一緒にロールプレイング/実演をやってもらえるように頼んでおくこともできます．ロールプレイング/実演は，あらたまったものではなく，数分で終わる小さなドラマのようなものです．ロールプレイング/実演は，ディスカッションのきっかけとなったり，ある種のやりとりの見本になったりしますし，ケース・スタディを導入することで，それから参加者同士でロールプレイングを行うこともできます．

ロールプレイング/実演はコース全体の中の数か所で行うように提案されています．とはいえ，各々のファシリテーターが自分の教えるスキルや才能を用いて創造的な方法で教材を示すことが望まれます．ロールプレイングを楽しみ，できるだけ多くの人が参加できる機会を与えるようにしましょう．

▎ケース・スタディ

ケース・スタディは，参加者がディスカッションをしたり，それをもとにしてロールプレイングをしたりするための状況を示すものです．参加者はそれぞれの

国や文化あるいは施設の状況に合うようにアレンジできます．名前やキャラクターの細かい所は簡単に変えられます．ケース・スタディをする時間がなかったら，参加者がそれをもとにした宿題をやるようにしてもよいでしょう．

書式（定型用紙）

いくつかのセッションで実習用に書式（定型用紙）を使います．それぞれ使うセッションの末尾に載せてあります．必要枚数をコピーして参加者全員に行きわたるようにしましょう．またコピーしてコース外で実際の臨床の場で使ってもかまいません．

イラスト

イラストを示すのにパワーポイントが使えない場合は，OHPの透明シートやフリップチャートに書いて使いましょう．

写真とイラスト

パワーポイントを使わずに項目を呈示することもできますが，パワーポイントの使用が可能なら役立ちます．ファシリテーターは，参加者が写真の何を見たらよいのかを説明しましょう．参加者に教室の前まで出て来てもらい，写真で何がわかるのかを指摘してもらってもよいでしょう．その時間帯にプロジェクターが利用できない場合は，項目のスケジュールを前後に入れ替えてもかまいません．パワーポイントが使えない場合は，参加者全員が一緒に見ることができるように写真をカラー印刷してもよいでしょう．

HIVと乳児栄養法

妊娠中の女性のHIV感染率が高い地域で，かつHIVの母子感染の知識があまりないような参加者にこのコースを教える場合，HIVに関連している次のような補足情報を追加のレッスンとして提供してもよいでしょう．*HIV and Infant Feeding Counselling: a training course*, UNAIDS/WHO/UNICEF(2000)や*Integrated Infant Feeding Counselling: a training course*, WHO/UNICEF(2005)．これらからは，以下の情報が得られます：
・HIVの基礎知識と母子感染予防
・HIV検査とカウンセリング
・地域で入手できる適切な置換栄養法について
・置換栄養法が一般に広まる危険性

> 付録 3.1-1

コース計画チェックリスト

はじめに準備すること

1. 臨床実習を行う保健医療施設を訪問する．
   - 妊娠中の女性や産後の女性と話すことができる時間を確認する．1回の実習で複数の施設を訪問する計画がある場合は，同時期に利用できるのかどうかを確認することが大切である．それぞれの参加者が少なくとも1人の妊娠中の女性と1人の母乳育児中の女性と話す必要がある．例えば，12人の参加者がいるコースだったら，充分に女性と話すためには，少なくとも産前健診や，出産前の入院棟もしくは女性が待機中の施設で少なくとも20人の妊娠中の女性が必要である．というのは，あまり話をしたくない女性もいるからである．
2. 教室をさがす．理想的には同じ場所で臨床実習ができるところがよい．以下が可能かどうかを確認する：
   - 教室から，臨床実習の場所へ簡単に行けること．
   - セッションの参加者全員とファシリテーターが充分に座れる広さの教室．開会式や閉会式の招待客が座れるスペースを含む．4人の参加者と1人のファシリテーターを1グループとし，1テーブルを割り当てる．
   - 参加者が参加するコースの前にファシリテーターが準備をする日には，充分な広さの教室が必要．
   - 適度な明るさと換気のあること．教室には大きな紙が掲示できる壁があること．
   - 1グループに少なくとも1台のテーブルがあり，それ以外に教材用のテーブルがあること．
   - 大きな音や音楽など気が散るようなものが聞こえないこと．
   - 飲み物や軽食などの準備．
   - コース中，事務をする人のいる空間があること．
   - 用具や器具・備品が安全に保管できる場所．必要なら鍵がかけられること．
   - 適切な場所を見つけたら，書面で予約をし，コースの少し前に予約の確認をし，さらにコース直前に確認をすること．
   - 臨床施設と臨床実習の訪問時間の確認をとること．
   - 参加者やファシリテーターが臨床実習をする場所まで移動する交通機関の確認．
3. コースの正確な日程を決め，時間割を作成する．
   - コースのスケジュールを決める．例えば，連日で全部のコースをするのか，1週間に1日ずつするのか．
   - ファシリテーターが準備をするために1日をあてる．
   - 参加者がコースを受けるために3日をあてる．
   - ファシリテーターの準備日やコース実施日だけではなく，コースの責任者は，ファシリテーターの準備日の前に1，2日確保する．
   - 臨床実習の場所が教室と別だった場合は，臨床実習の場所への行き帰りに必要な時間も見込んでおく．

前ページよりつづく

- ・理想的には，講義時間が1日に6時間半を超えないこと．それに加えて食事や休憩時間を考えること．
- ・臨床実習の時間，教室での講義の時間，食事や休憩時間を考えてコースの時間割を決める．
- ・参加者が遠方から来る場合は，4日間の集中コースであれば，初日の開始は遅めにし，4日目は早めに終えるようにしてもよい．
- ・時間割には開会式・閉会式の時間も含まれているので，公式な開会式・閉会式を行う場合には，さらに時間をとる必要がある．

4. 必要なら参加者やファシリテーターの宿泊先を選ぶ．コースを行う場所と違うところに泊まる場合は，以下のことを確認する：
   - ・コースを行う場所の行き帰りの交通機関
   - ・コースの時間割に合った食事のサービス
   - ・適切な宿泊先が見つかったら書面で予約をし，コースの少し前に予約の確認をし，コース直前にもう一度確認をする．
5. ファシリテーターを選び来てもらう．以下のことが必要である：
   - ・ファシリテーターはコースをファシリテート(進行)することに長けていて，母乳育児と「赤ちゃんにやさしい」保健医療実践に明るいこと．
   - ・ファシリテーターが，コースの準備日も含めて全コースにすすんで参加できること．
   - ・ファシリテーターは，少なくともコースの3週間前に教材を受け取り，それらを読んで準備をする．
   - ・臨床実習訪問には，4人の参加者に少なくとも1人のファシリテーターがいる．病棟やクリニックに充分な知識とスキルをもったスタッフがいて手伝えそうなら，その人にファシリテーターを頼んでもよい．
6. 適切な参加者を特定し，以下のことを書いた招待状を送る：
   - ・トレーニングの目的とこのコースの内容
   - ・参加者が到着すべき時間と解散時間
   - ・時間までに到着し，全コースに参加することが必須であること
   - ・宿泊，食事，料金などの事務的連絡
7. ファシリテーター，コース責任者，参加者に必要な書類を送る手配をする．
8. 教材，器具，用具などをコースを行う場所に送る手配をする．
9. 必要なら開会式や閉会式に外部のゲストを招待する．

コースが始まる1週間前にしておくこと

10. 次のことを確認する：
    - ・ファシリテーターと参加者全員の宿泊先
    - ・教室の手配
    - ・宿泊先から教室，臨床実習の場所の行き帰りの交通機関
    - ・臨床実習の場所と，その施設のスタッフが訪問を把握していること
    - ・食事と軽食・飲み物
    - ・閉会式と開会式に関係者を招待する場合に，それらのゲストが出席できるかどうかの確認
    - ・コースの修了証(該当する場合)．グループの写真を撮る場合は閉会式までにプリントをしてお

前ページよりつづく

  く．（オプション）
  ・コース用の教材の準備やコピー（例えば，時間割，参加者やファシリテーターのアドレス表）
11．必要に応じて，ホテル，空港，駅もしくはバスの停留所などでファシリテーターや参加者を出迎える用意をする．
12．コースの教材，用具，器具・備品などが用意できているか，コースを行う場所に送る手配が整っているかを確認する．

コース実施中にすること

13．受付をしたあと，4人ずつの参加者に1人のファシリテーターを割り当てる．誰もが見えるところに名前のリストを貼る．
14．参加者，ファシリテーター，コース責任者の名前と住所の書かれたコース名簿をすべての参加者とファシリテーターに配る．
15．希望があるようなら，写真を撮る手配をする．
16．参加者1人ひとりにコース修了証を用意する．
17．必要に応じて，ファシリテーターや参加者のために，飛行機，列車，バスの予約や駅までの車の手配を再確認したり変更したりする．
18．コースの時間を使わず，日当の支払いや移動や宿泊の手配に時間をあてる．

そのほかチェックする必要があれば記しておく：

備品リスト

・パワーポイント用のプロジェクターとパソコン，延長コード，スクリーンか白い壁，もしくはカラーのOHP用のシートが作成できる機器とOHPプロジェクター
・新生児から生後数か月の大きさの赤ちゃん人形（買うかつくる）．3，4人に少なくとも1体は必要
・布製の乳房模型．つくり方は付録3.1-4(p.24)を参照．3，4人に少なくとも1つは必要
・参加者とファシリテーター用のペン，鉛筆，消しゴム，紙
・黒板，ホワイトボードかフリップチャート（とチョークかマーカー）
・フリップチャートの紙，壁に貼るための道具，マーカー

SECTION 3.1

> 付録 3.1-2
>
> ## コースの時間割の例（3日間コース）

　主要な教程に要する時間を示す．ただし，追加情報のセッションやオプションの実習は含まない．臨床実習の時間をまず手配し，その実習の前後に教室のセッションを合わせるようにして組むようにする．

1日目		
8.30- 8.45	開始（公式の開会式を行う場合はさらに時間をとる）	15分
8.45- 9.15	セッション1：赤ちゃんにやさしい病院運動―「世界的な運動戦略」の一環として	30分
9.15-10.15	セッション2：コミュニケーション・スキル	60分
10.15-10.30	休憩	15分
10.30-12.00	セッション3：妊娠中の母乳育児の推進―第3条	90分
12.00-12.45	セッション4：母乳育児の保護	45分
12.45- 1.45	休憩	60分
1.45- 3.00	セッション5：出産の実践と母乳育児―第4条	75分
3.00- 3.15	休憩	15分
3.15- 4.00	セッション6：赤ちゃんが乳房から乳汁を飲みとる仕組みについて	45分
4.00- 4.30	セッション7：直接授乳を援助する―第5条1～3項	30分
4.30- 4.45	今日のまとめ　質疑	15分
第2日目		
8.30- 9.30	セッション7：直接授乳を援助する―第5条4～7項	60分
9.30-10.00	休憩（臨床実習への移動時間が必要ならさらに時間をとる）	30分
10.00-12.00	臨床実習1　授乳の観察と援助	120分
12.00- 1.00	セッション8：母乳育児を支援するための具体的な方法―第6・7・8・9条	60分
1.00- 2.00	休憩	60分
2.00- 2.45	セッション9：母乳の分泌	45分
2.45- 3.30	セッション10：特別な援助が必要な赤ちゃん	45分
3.30- 3.45	休憩	15分
3.45- 4.45	セッション11：赤ちゃんが直接授乳できない場合―第5条	60分
4.45- 5.00	今日のまとめ　質疑	15分
第3日目		
8.30- 9.30	セッション12：乳房と乳頭の形状・病変	60分
9.30-10.30	臨床実習2：妊娠中の女性と話す	60分
10.30-11.15	休憩（臨床実習への移動時間が必要ならさらに時間をとる）	45分
11.15-12.45	臨床実習3：手による搾乳とカップ授乳の観察	90分
12.45- 1.45	休憩	60分
1.45- 2.30	セッション13：母親の健康に関することがら	45分
2.30- 3.45	セッション14：母親への継続的な支援―第10条	75分
3.45- 3.55	休憩	10分
3.55- 4.30	セッション15：あなたの病院を「赤ちゃんにやさしく」するには	35分
4.30- 4.45	今日のまとめ　質疑応答	15分
4.45- 5.00	閉会（公式の閉会式を行う場合はさらに時間をとる）	15分

付録 3.1-3
もっと情報が欲しい場合の情報源

インターネットのサイト
　インターネットのウェブサイトは変更が多いのでご注意ください．BFHIとか「赤ちゃんにやさしい」とか「母乳育児」というキーワードで検索をして，サイトの中の情報源や発行物やリンクを見てみましょう．

　PDFファイルを開かずにダウンロードするには，マウスを右クリックして，わかりやすいファイル名で「名前をつけて保存」します．

　Adobe Readerは，PDFを読むための無料ソフトで，PDFファイルが置いてあるさまざまなサイト，もしくは，www.adobe.com からダウンロードできます．

国連児童基金（UNICEF）本部
　各国のUNICEF事務所に問い合わせれば，さらに教材が手に入るかもしれません．「イノチェンティ宣言」や「乳幼児の栄養に関する世界的な運動戦略」の目標を実践しようとしている国に対する乳幼児の栄養を支援するためのUNICEFの資料，もしくは「赤ちゃんにやさしい病院運動」全体に関するUNICEFの資料について，さらに詳しい情報は，以下のサイトを参照ください．最新の教材をダウンロードできます．

　http://www.unicef.org/nutrition/index_breastfeeding.html

世界保健機関（WHO）本部
　地域の事務所[訳注]に問い合わせれば，さらに教材があるかもしれません．特に断りがない場合は，以下のサイトから書類がダウンロードできます．

健康と発達のための栄養　Nutrition for Health and Development（NHD）
　World Health Organization, 20Avenue Appia, 1211 Geneva 27, Switzerland Fax: ＋41-22 971 4156, e-mail: nutrition@who.int

　http://www.who.int/nutrition/publications/intantfeeding/en/index.html

児童と思春期の健康と発達部門
Department of Child and Adolescent Health and Development（CAH）
　World Health Organization
　20 Avenue Appia, 1211 Geneva 27 Switzerland
　Fax: ＋41-22 791 4853 Email: cah@who.int
　http://www.who.int/child_adolescent_health/documents/en/

WHO/UNICEF. *Global Strategy for Infant and Young Child Feeding*. Geneva, World Health Organization. 2002. Available in English, Arabic, Chinese, French, Russian, Spanish.

[訳注] 日本はフィリピンにある西太平洋地域事務所の管轄下にある．

SECTION 3.1

前ページよりつづく

邦訳『乳幼児の栄養に関する世界的な運動戦略』日本ラクテーション・コンサルタント協会訳・発行

WHO/LINKAGES. *Infant and Young Child Feeding. A tool for assessing national practices, policies and programmes*. Geneva, World Health Organization. 2003.

International Code of Marketing of Breast-milk Substitutes. Geneva, World Health Organization, 1981. Available in English and French.

The International Code of Marketing of Breast-milk Substitutes. A common review and evaluation framework. 1996. Geneva, World Health Organization, 1996.

The International Code of Marketing of Breast-milk Substitutes: summary of action taken by WHO Member States and other interested parties, 1994-1998. 1998.

Infant formula and related trade issues in the context of the International Code paper. Geneva, World Health Organization.

Follow-up formula in the context of the International Code paper. Geneva, World Health Organization.

The Innocenti Declaration: Progress and achievements, Parts I, II and III. Weekly Epidemiological Record, 1998, 73(5): 25-32, 73(13): 91-94 and 73(19): 139-144.

Diet, Nutrition and the Prevention of Chronic Diseases. Report of a Joint WHO/FAO Expert Consultation. Geneva, World Health Organization Technical Report Series, No.916

Nutrient requirements for people living with HIV/AIDS. Report of a technical consultation. World Health Organization, Geneva, 13-15 May 2003.

Feeding and Nutrition of Infants and Young Children. Guidelines for the WHO European Region, with Emphasis on the Former Soviet Countries. WHO Regional Publications, European Series No.87. http://www.euro.who.int/Information Sources/Publications/Catalogue/20010914_21#Feeding_feeding

Infant Feeding in Emergencies. (English and Russian) WHO European Office 1997 http://www.euro.who.int/ocument/e56303.pdf

WHO/UNICEF. *Implementing the Global Strategy for Infant and Young Child Feeding: Report of a technical meeting, Geneva, 3-5 February 2003*. Geneva, World Health Organization, 2003.

Evidence for the Ten Steps to Successful Breastfeeding. Geneva, World Health Organization, 1999. Available in English, French and Spanish

邦訳『母乳育児成功のための10ヵ条のエビデンス』日本母乳の会訳・発行

Butte, NF; Lopez-Alarcon MG and Garza C. *Nutrient adequacy of exclusive breastfeeding for the term infant during the first six months of life*. Geneva, World Health Organization, 2002.

The optimal duration of exclusive breastfeeding. Report of an expert consultation. Geneva, World Health Organization, 2001.

Kramer MS, Kakuma R and WHO. *The optimal duration of exclusive breastfeeding. A systematic review*. Geneva, World Health Organization, 2001.

Complementary feeding: Report of the Global Consultation, and Summary of Guiding Principles for complementary feeding of the breastfed child. Geneva, World Health Organization, 2003.

Guiding principles for complementary feeding of the breastfed child WHO, PAHO, *2004.*

Available in English, French and Spanish.
Complementary feeding of young children in developing countries: A review of current scientific knowledge. Geneva, World Health Organization, 1998.
WHO/UNICEF. *Breastfeeding and maternal medication: Recommendations for drugs in the eleventh WHO model list of essential drugs*. Geneva, World Health Organization, 2002.
Breastfeeding and maternal tuberculosis UPDATE, N 23 February 1998. Geneva, World Health Organization, 1998.
Breastfeeding and the use of water and teas UPDATE, N 9 November 1997. Geneva, World Health Organization, 1997.
Not enough milk UPDATE, No.21 March 1996. Geneva, World Health Organization, 1996.
Hepatitis B and breastfeeding UPDATE, No.22 November 1996. Geneva, World Health Organization, 1996.
Persistent diarrhoea and breastfeeding. Geneva, World Health Organization, 1997.
Mastitis. Causes and management. Geneva, World Health Organization, 2000. Available in English, Bahasa, French, Russian, Spanish.
Relactation. A review of experience and recommendations for practice. Geneva, World Health Organization, 1998. Available in English, French, Spanish.
Hypoglycemia of the newborn. Review of the literature. Geneva, World Health Organization, 1997.
WHO/UNICEF. *Breastfeeding counselling: A training course*. Geneva, World Health Organization, 1993. Available in English, French, Russian, Spanish.
HIV and Infant Feeding: Framework for Priority Action. Geneva, World Health Organization, 2003. Available in Chinese, English, French, Portuguese, Spanish.
HIV transmission through breastfeeding. A review of available evidence. Geneva, World Health Organization, 2004.
WHO, UNICEF, UNAIDS and UNFPA HIV and Infant Feeding. Guidelines for decision-makers. Geneva, World Health Organization, 2004. Available in English, French, Spanish.
WHO, UNICEF, UNAIDS and UNFPA HIV and Infant Feeding. A guide for health-care managers and supervisors. Geneva, World Health Organization, 2004. Available in English, French, Spanish.
Thomas E, Piwoz E, WHO. HIV and infant feeding counselling tools. Geneva, World Health Organization, 2005.

リプロダクティブヘルス（性と生殖に関する健康）と研究部門
Department of Reproductive Health and Research（RHR）

World Health Organization
1211 Geneva 27, Switzerland
Fax:＋41 22 791 4189 Email: reproductivehealth@who.int
http://www.who.int/reproductive-health/publications/index.html

Pregnancy, childbirth, postpartum and newborn care - a guide for essential practice. Geneva,

前ページよりつづく

World Health Organization, 2006.
Kangaroo Mother Care - a practical guide. Geneva, World Health Organization, 2003. Available in English, French, Spanish.
邦訳『カンガルー・マザー・ケア実践ガイド』日本ラクテーション・コンサルタント協会訳・発行
Health aspects of maternity leave and maternity protection. Geneva, World Health Organization, 2000.
Statement on the effect of breastfeeding on mortality of HIV-infected women, 7 June, 2001. Geneva, World Health Organization, 2001.

世界中の BFHI

Australia http://www.bfhi.org.au/
Canada (English and French) http://www.breastfeedingcanada.ca/
Belgium: http://www.vbbb.be/
France http://www.coordination-allaitement.org/L%27IHAB.htm
Germany http://www.stillfreundlicheskrankenhaus.de/home.html
Ireland http://www.ihph.ie/babyfriendlyinitiative/inde.htm
Italy: http://www.mami.org/
Netherlands http://www.borstvoeding.nl/default.asp
Swizerland: http://www.allaiter.ch/
New Zealand http://www.babyfriendly.org.nz/
United Kingdom http://www.babyfriendly.org.uk/
USA http://www.babyfriendlyusa.org/

WHO- Western Pacific Region
http://www.wpro.who.int/health_topics/infant_and_young_child_feeding/general_info.htm
WHO European Office http://www.euro.who.int/nutrition/Infant/20020730_1
Statistics on BFHI worldwide March 2002
http://www.unicef.org/nutrition/files/nutrition_statusbfhi.pdf

その他の団体（プロトコルや方針をもっている団体もある）

母乳育児医学アカデミー　Academy of Breastfeeding Medicine（ABM）は，母乳育児を推進，保護，支援する医師の世界的組織．
　http://www.bfmed.org
　以下についての ABM の臨床指針（プロトコル）がある：
　・低血糖
　　邦訳：http://www.jalc-net.jp/dl/Hypogycemia_Japanese.pdf
　・退院
　・母乳で育てられている健康な正期産児の補足のための病院内での診療指針

前ページよりつづく

  邦訳：http://www.jale-net.jp/3_Japanese.pdf
- 乳腺炎
 邦訳：http://www.jalc-net.jp/mastitis.pdf
- 周産期の母乳育児援助
- 添い寝と母乳育児
- モデルとなる病院の方針
- 母乳の保存についての情報
- 乳汁分泌促進物質
- 少し早く生まれた赤ちゃんの母乳育児援助
 邦訳：http://www.jalc-net.jp/dl/ABM10Final.pdf
- 新生児の舌小帯短縮症
- 母乳で育つ早産児の退院の手引き
 邦訳：http://www.jalc-net.jp/dl/ABM12.pdf

妊娠・出産サービスを改善する連合 Coalition for Improving Maternity Services（CIMS）は，1996年設立．多くの個人と90,000人以上の会員からなる50以上の団体の協働チーム．使命は，出産の結果の改善，費用の削減につながる，妊娠・出産のウェルネスモデルを推進すること．
 http://www.motherfriendly.org/

コクラン共同計画 The Cochrane Collaboration は，保健医療ケアの効果について最新で正確な情報を世界中ですぐに利用できるようにつくられた国際的な非営利の独立機関．保健医療の介入のシステマティック・レビューをして普及し，保健医療ケアに関連する対照臨床試験その他の研究でのエビデンスの追究を推進している．母乳育児に関連するレビューも載っている．
 http://www.cochrane.org/

災害時栄養ネットワーク Emergency Nutrition Network（ENN），以下の活動によって，災害時の食糧と栄養への介入の効果を改善することを目的とする．災害時に，食糧・栄養部門で活動するスタッフ相互が，現場レベルの経験を支援する公の場を提供すること．食糧・栄養部門で活動する人道的援助団体が培ってきた経験知を補足し，さらに充実させること．現場スタッフがそれぞれ活動に関連する最新の研究や評価の成果に常に通じているようはからうことを学者や研究者に，現場レベルの経験，優先順位，制約などの情報を提供し，結果として，より実地に即した研究課題につなげること．
 http://www.ennonline.net/

欧州連合母乳育児推進計画 European Union Project on Promotion of Breastfeeding in Europe
 ヨーロッパにおける母乳育児の保護，推進，支援：行動計画案．European Commission, Directorate Public Health and Risk Assessment, Luxembourg, 2004. 多くのヨーロッパ語で利用できる．
 http://europa.eu.int/comm/health/ph_projects/2002/promotion/promotion_2002_18_en.htm

前ページよりつづく

乳児用食品国際行動ネットワーク　the International Baby Food Action Network (IBFAN)

乳幼児の疾病率や死亡率を減らすために世界中で活動している公益グループから成る．IBFANの目的は，母乳育児と最適な乳児栄養法を保護し，推進し，支援することで，乳幼児，母親や家族の健康を改善することにある．発行物には，邦訳『乳幼児の健康を守るために：WHO「国際規準」実践ハンドブック：保健医療従事者のための「母乳代用品のマーケティングに関する国際規準」入門』(NPO法人日本ラクテーション・コンサルタント協会訳・発行)や *The Code Handbook: A Guide to Implementing the International Code of Marketing of Breastmilk Substitutes* がある．(ダウンロードできないものもある)

http://www.ibfan.org/site2005/pages/index2.php?iui=1

ラクテーション・コンサルタント資格試験国際評議会　International Board of Lactation Consultant Examiners (IBLCE)

は，国際認定ラクテーション・コンサルタント (IBCLC) を認定する団体で，国際的に認知されている試験を世界中で毎年行っている．

http://www.iblce.org/

国際ラクテーション・コンサルタント協会　International Lactation Consultant Association (ILCA)

は，国際認定ラクテーション・コンサルタント (IBCLC) や，母乳育児をしている家族を支援するその他の保健医療専門家のための職能団体．ビジョン(将来的展望)は，母乳育児支援の専門家の世界的なネットワークである．ミッション(使命)は，(母乳育児相談)の専門性を高めることである．

http://www.ilca.org

サイトには以下の教材がある．

Clinical Guideline for the Establishment of Exclusive Breastfeeding (2005)
邦訳『母乳だけで育てるための臨床ガイドライン』NPO法人日本ラクテーション・コンサルタント協会訳・発行

カンガルー・マザー・ケア　Kangaroo Mother Care

ウェブサイトからは，カンガルー・マザー・ケアを支える研究やこれを実践している経験に関しての情報源がダウンロードできる．

http://www.kangaroomothercare.com/

ラ・レーチェ・リーグ・インターナショナル　La Leche League International (LLLI)

は，母親が母親を支援するボランティア団体．教材，翻訳，世界中のグループのリンクは，ウェブサイトを参照のこと．

http://www.llli.org/
ラ・レーチェ・リーグ日本支部　http://www.llljapan.org/

リンケージ　LINKAGES

は，USAID (アメリカ合衆国国際開発庁) の資金を受けて，母乳育児や補完食，母親の栄養，(母乳育児をしている女性が産後に使う現代的な避妊法である) 授乳性無月経法などについて，さまざまな組織に専門的な情報や援助やトレーニングを提供しているプログラム．

前ページよりつづく

http://www.linkagesproject.org/
Exclusive Breastfeeding: The Only Water Source Young Infants Need - Frequently Asked Questions. Languages Available: English (2004), French (2004), Spanish, Portuguese (2002)
Community-Based Strategies for Breastfeeding Promotion and Support in Developing Countries. Languages Available: English (2004)
Infant Feeding Options in the Context of HIV. Languages Available: English (2004)
Mother-to-Mother Support for Breastfeeding- Frequently Asked Questions. Languages Available: English (2004), French (1999), Spanish (1999)

世界母乳育児行動連盟　World Alliance for Breastfeeding Action（WABA）は，1991年2月14日に設立．WABAは，すべての子どもと母親の権利である母乳育児の権利を保護し，推進し，支援したいと願っている団体や個人の世界規模のネットワークである．
http://www.waba.org.my/

ウェルスタート・インターナショナル　Wellstart International のミッション（使命）は，妊娠から離乳完了までの乳児と母親の最適な健康と栄養を推進し，保護し，支援している保健医療従事者の知識，スキル，能力を高めることである．
www.wellstart.org/

英文雑誌の参考文献の検索のヒント

保健・医療系の大学や教育機関，あるいは各国で保健・医療を管轄している省庁やNGO組織の図書館では，参考文献を探す助けになるだろう．
Medline（National Library of Medicine）の文献検索も役立つ．
http://www.ncbi.nlm.nih.gov/site/entrez/
EMBASE: http://www.embase.com/
Googleには無料で講読ができる研究者向けの文献検索サイトがある．
http://scholar.google.com/
出版社のウェブサイトに行くと，ほとんどの雑誌の文献検索ができる．そこで要旨を読めるし，無料で文献全部を読んだりコピーしたりすることができる場合もある．例えば，Journal of Human Lactation を参照されたい：
http://jhl.sagepub.com/

国のUNICEF事務所やWHO事務所で，さまざまな団体や，国の機関をはじめ有用な情報の入手先を教えてもらえるはずである．
また，あなたの所属する団体がこのリストに掲載されるのを希望するなら，UNICEFの栄養部門の次のアドレスに連絡するとよい．
pdpimas@unicef.org

SECTION 3.1

> 付録 3.1-4
> # 布製乳房模型のつくり方

2つの靴下を使う：1つは，薄い茶色などの乳房の外側を示す肌色のもの，もう1つは白色で乳房の内部を示すようにする．

肌色の靴下
靴下のかかとの周りを直径約4 cmの円を描くように縫う（巾着縫い）．直径1.5 cmの円を突出させて，紙か何かを詰め，「乳首」を作る．乳首の根元を何針か縫って，詰め物がずれないようにする．フェルトペンで乳首の周りに乳輪を描く．

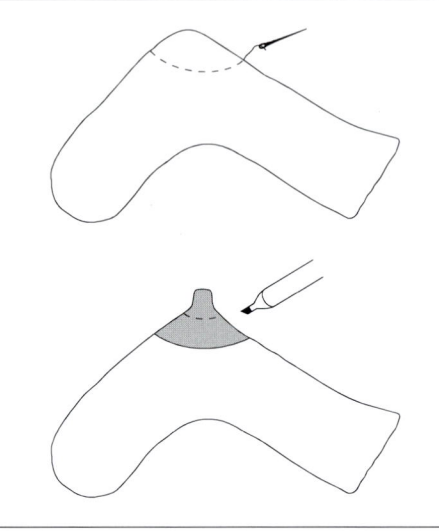

白色の靴下
靴下のかかとのところに，フェルトペンで乳房の簡単な構造を描く：乳腺房，乳管，乳管口など．主乳管が乳輪のところにあることを確認すること．

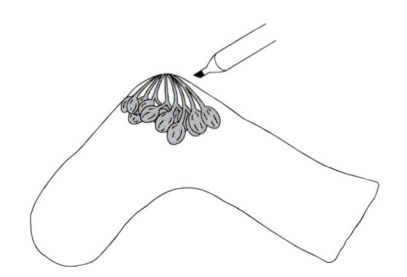

2つの靴下を1つにする
白色の靴下のかかとのところに何か軟らかいものを詰める．靴下の両端をもって，かかとのところが乳房の大きさになるようにする．いろいろな形の乳房があってよい．肌色の靴下を引っ張って，乳房の形にした白色の靴下にかぶせ，乳頭の部分が乳管口の上にくるようにする．

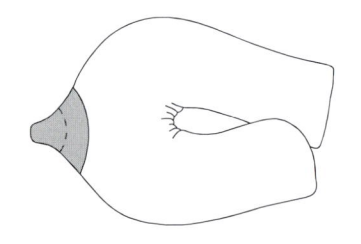

2つの乳房をつくる：乳房が2つできたら，服の上からつけて，授乳姿勢や吸着の実演に使うこともできる．古いナイロンストッキングで胸のまわりに固定する．手による搾乳の適切な指の位置やマッサージを示すときにも使える．

付録 3.1-5

学習アセスメント・ツール

コースの修了時における参加者のアセスメント

以下の質問にお答えください．今後このコースの改善に役立たせていただきます．

1. このコースの終了にあたって，以下のことがどのくらいできるようになったと思えるか，当てはまる欄に〇印をつけてください．

	できない	一部できる	十分にできる
少なくとも以下のことを妊娠中の女性と話し合う： 　なぜ母乳育児が赤ちゃんにとって大切なのかの理由を2つ 　なぜ母乳育児が母親にとって大切なのかの理由を2つ 　母乳育児の開始を支援する実践内容を4つ			
母親と赤ちゃんが以下のことができるように援助する： 　生後すぐの肌と肌とのふれあい 　早期授乳の開始			
母親が以下の技術を習得するのを助ける： 　授乳するときの赤ちゃんの授乳姿勢と吸着のさせ方 　手による搾乳			
産科施設を退院した後，赤ちゃんへの授乳の支援をどうやって見つけたらよいかを母親と話し合う．			
母乳育児をしていない女性と何を話し合う必要があるかを述べ，さらに，この女性が赤ちゃんに授乳するのに，今後は彼女が誰に相談したらよいのかを紹介できる（あなたが HIV 乳児栄養カウンセリングのトレーニングを受けていない場合）．			
あなたの施設で行われている，母乳育児を支援する実践内容と母乳育児を阻害する実践内容を明らかにする．			
同僚と協力して母乳育児の障害を明らかにし，こうした障害を乗り越える方法をさがす．			
「母乳育児成功のための10ヵ条」に従う．			
「母乳代用品のマーケティングに関する国際規準」を守る．			

2. このコースを評価するとしたら，全体として：　とてもよい　よい　よくない
3. 教材の教育的水準は：　　　　　　　　　　　簡単すぎる　適切　難しすぎる
4. 参加者の自己評価
　　このコースの学習課題は私にとって：　　　　多すぎる　適切　少なすぎる
　　私がこのコースで学んだことは：　　　　　　とても多い　まあまあ　非常に少ない
5. このコースで学んだことの中で，妊娠中の女性，初めて子どもをもった女性や新生児にたずさわるにあたって，最も役に立つと思えるのは何ですか．

　_____
　_____

参考になるご意見をありがとうございます．そのほか，このトレーニングについて何でも感想や改善点などをご指摘ください．

SECTION 3.1

> **付録** 3.1-6
>
> # パワーポイント(スライド)の出典[訳注]
>
> Slide 3/1: Original illustration by Jenny Corkery, Dublin, Ireland
> Slide 5/1: ©UNICEF C107-2
> Slide 5/2: UNICEF/HQ92-0369/Roger Lemoyne, Thailand
> Slide 5/3: Dr Nils Bergman, Cape Town, South Africa
> Slide 6/1: Adapted from *Breastfeeding Counselling: a training course*, WHO/CHD/93.4, UNICEF/NUT/93.2
> Slide 6/2: *Breastfeeding Counselling: a training course*, WHO/CHD/93.4, UNICEF/NUT/93.2
> Slide 6/3: *Breastfeeding Counselling: a training course*, WHO/CHD/93.4, UNICEF/NUT/93.2
> Slide 6/4: *Breastfeeding Counselling: a training course*, WHO/CHD/93.4, UNICEF/NUT/93.2
> Slide 7/1: *Breastfeeding Counselling: a training course*, WHO/CHD/93.4, UNICEF/NUT/93.2
> Slide 7/2: *adapted from Integrated Infant Feeding Counselling: a training course*, WHO/UNICEF (2005)
> Slide 7/3: ©UNICEF C107-5
> Slide 7/4: ©UNICEF C107-7
> Slide 7/5: ©UNICEF C107-9
> Slide 7/6: UNICEF/HQ91-0168/Betty Press, Kenya
> Slide 8/1: Original illustration by Jenny Corkery, Dublin, Ireland
> Slide 9/2: *Breastfeeding Counselling: a training course*, WHO/CHD/93.4, UNICEF/NUT/93.2
> Slide 10/1: Dr Nils Bergman, Cape Town, South Africa
> Slide 10/2: Dr Nils Bergman, Cape Town, South Africa
> Slide 10/3: UNICEF/HQ93-0287/Roger Lemoyne, China
> Slide 10/4: UNICEF/HQ92-0260/Lauren Goodsmith, Mauritania
> Slide 10/5: ©UNICEF C107-21
> Slide 10/6: Kay Hoover and Barbara Wilson-Clay, from *The Breastfeeding Atlas*
> Slide 11/1: ©UNICEF 910164F
> Slide 11/2: *Promoting breastfeeding in health facilities: A short course for administrators and policy makers* WHO/NUT/96.3, Wellstart International.
> Slide 11/3: Dr Ruskhana Haider, Dhaka, Bangladesh
> Slide 12/1: *Breastfeeding Counselling: a training course*, WHO/CHD/93.4, UNICEF/NUT/93.2
> Slide 12/2: ©UNICEF C107-19
> Slide 12/3: ©UNICEF C107-25
> Slide 12/4: ©UNICEF C107-39
> Slide 12/5: ©UNICEF C107-31

[訳注] 本書(日本版)では,UNICEFの許諾を得て,オリジナルのパワーポイントの図・写真の多くを日本のものと差し替えている.しかし,この原典のパワーポイントをダウンロードして使う読者がいることが予想されるので,出典の一覧もそのまま転載した.

Slide 12/6: ©UNICEF C107-32

Slide 12/7: *Breastfeeding Counselling: a training course*, WHO/CHD/93.4, UNICEF/NUT/93.2

Slide 12/8: ©UNICEF C107-34

Slide 12/9: ©UNICEF C107-33

Slide 12/10: ©UNICEF C107-35

Slide 13/1: Institute for Reproductive Health, Georgetown, Washington, DC

Slide 14/1: Original illustration by Jenny Corkery, Dublin, Ireland

Slides 15/1-15/6: Originally developed by Genevieve Becker for BFHI in Ireland

SECTION 3.1

付録 3.1-7

保健医療者でないスタッフへのオリエンテーション

対象者
母乳育児の援助に関して臨床的な責任のないスタッフ．例えば，事務職，食事係，掃除係，検査室スタッフ，倉庫係，運搬係など．

所要時間
15-20 分

目的
このセッションで，参加者は次のことを習得する：
- 母乳育児・乳児栄養法の施設方針のコピーがどこにあるのかを示す．
- 母乳育児を支援するのがなぜ大切なのかの理由を2つあげる．
- 母乳育児を支援する施設における2つの実践をあげる．
- 施設方針を実践し，母乳育児を支援する助けとなるようなことで，自分たちができること，避けたほうがよいことを2つあげる．

要点
- 母乳育児は母と子の心身の健康にとって短期的にも長期的にも重要である．母乳だけで生後6か月間育てることが推奨されている．これは，母乳以外のいかなる食べ物も飲み物も与えないことである．生後6か月から母乳以外の食べ物を与え始めるが，母乳育児を続けることは依然として大切である．その重要性は1歳をすぎても変わらない．
- 母乳で育てていない母親と赤ちゃんは，健康でいるために特別な支援が必要である．
- ほとんどの女性は母乳で育てることができる．
- 妊娠中の女性や母親が赤ちゃんの栄養について質問してきたら，＿＿＿さん（その施設で母乳育児や乳児栄養法の担当の助産師，看護師，医師など）と話すように提案する．
- この保健医療施設は母乳育児を支援しようとしているので，皆さんが守るべき方針がある（これは，守秘義務，安全性，時間厳守などの他の方針と同じである）．この方針には，次のことがある：＿＿＿＿＿（産前の情報，母子同室，欲しがるときに欲しがるだけの授乳といった実践について話し合う）．
- 病院の業務は，赤ちゃんとお母さんにやさしい実践を助けたり，逆に阻害したりすることがある．「赤ちゃんにやさしい病院運動」(BFHI)を実施することは，よい実践をもたらす．

あなたのふだんの仕事の中で，このことは以下を意味する
- 保健医療施設の中では，人工乳，哺乳びん，人工乳首の宣伝やマーケティングは許されない．つまり，企業の名前の入ったペン，カレンダー，雑誌などの印刷物，試供品，人工乳関連製品をマーケティングするような器具，人工乳，哺乳びん，人工乳首やおしゃぶりに関連する企業からの贈り物などを含む．病棟，人目につく場所にある倉庫，返却口では，哺乳びんや人工乳の缶を見えるところに置いてはいけない．外から見える窓敷居にも気をつけて，病棟に積まれた哺乳びんや人工乳の缶を置かないようにする．両親が，こうした製品が病院に置いてあるのを見ると，病院がその使用を推奨していると思ってしまう．場合によっては，保健医療施設ではこうした製

前ページよりつづく

品が必要なこともあるが，特定のブランドを承認しているように思われるのは望ましくない．保健医療施設がマーケティングの的にならないようにあなたの助けが必要である．
・保健医療施設でこうした製品がマーケティングされているのを見たら，＿＿＿さんに連絡する（伝えたい主な点は，その製品の使用が良いか悪いかではなく，問題はマーケティングであるという点にある）．
・保健医療施設のすべての備品が，母乳育児は当たり前のことで赤ちゃんを育てるのに最適な方法だと，母乳育児が推進されていることを示す．
・患者であろうと，スタッフや見舞客であろうと，どの母親も母乳育児の支援が得られるようになる．どの母親も母乳を飲ませていることを理由に公共の場から離れるように言われるべきではない．子どもをもつスタッフは，（例えば，妊娠中に母乳育児に関する情報をもらったり，産前産後休業を取ったり，職場復帰をしてからは搾乳をする時間や場所があったり，スタッフ同士のサポートグループがあることなどによって）職場復帰した後も母乳育児を続ける支援を得られるようになる．産前産後休業に入る前に，上司とこのことについて話し合おう．
・仕事の場で，母乳育児中の母親と赤ちゃんに接することがあったら，応援しよう．例えば，笑顔を向けて，母親に水を1杯あげたり，席を譲ったりすることで，母親がしていることがすばらしいことだと態度で示すことができるだろう．
・あなたの受け持ち場が，産科や小児科であったら，施設の方針を支援するためにあなたがどうしたらよいかについて，もっと具体的な情報が提供されるだろう（例えば，母親が，人工乳が欲しいとあなたに言ってきたらどうするか，とか，困っている母親を見かけたり，分娩棟の実践内容について詳しく知りたかったらどうするかなど）．
・さらに情報が欲しい場合や，誰かに質問された場合は，＿＿＿＿＿＿＿（該当者の名前を記入）から情報をもらう．

参加者からの質疑に答える．

[注意]
　教室で理論を教えるようにではなく，手短に，堅苦しくならないように，参加者の仕事に関連したセッションをする．
　ここでの参加者は，どうやって母乳がつくられるか，どうやって赤ちゃんを抱いて飲ませたらよいか，彼らの仕事場の役割上「10ヵ条」や「国際規準」の詳細などは必要ない．個人的にもっと情報を知りたそうな場合は，あとで提供しよう．母乳育児の大切さやいかに支援的な実践をできるかについての詳しい情報は，このコースの主要なセッションに載っている．

SECTION 3.2　開会 SESSION

セッションの時間	**15分** 開会の挨拶や開会式を行うようなら，時間に余裕をもたせる．
教材	コースの時間割を用意し，参加者1人ひとりにそのコピーを渡すか，教室に掲示する．
コースに参加者を迎える	● 自己紹介をし，自分が呼んでほしい呼び名を伝える．自分以外のファシリテーターに，参加者に向かって自己紹介をしてもらう． ● 参加者に自己紹介をしてもらう．また，このコースで何を学びたいのかを述べてもらう．
コースの教育方法と時間割を説明する	● コースでは講義や話し合いに加え，ロールプレイング/実演も行います．グループワークもあります．妊娠中の女性や母乳育児をしている母親とかかわる場合には実習を行う予定です． ● このコースでは皆さんが，考えや意見を共有して，グループ全体で学んでいけるよう貢献することを期待しています． ● それぞれのセッションの終わりには，ディスカッションの時間を設けています．疑問を心にとどめておくと，理解できなくなりますので，セッションで明確にしたい点があれば，どうぞ遠慮なく質問してください． ● このコースは3日間にわたって行います[*1]．今日は〇〇まで学び，〇〇で休憩を入れる予定，明日は〇〇から始め，〇〇まで行く予定，といった具合に進めます． ―時間割を渡すか，掲示する場合には，教室のどこに貼るかを示しておく． ―コースを評価する用紙がある場合には，そのことを説明する． ―セッションでは携帯電話のスイッチを切るといったような約束事を守る． ―トイレや飲水場がどこにあるかなどの施設内の位置表示をし，安全に関するものについては目立つようにする． ―疑問をもったまま次のセッションに移らないように，尋ねるべきことがあればまとめておく．

[*1] このコースの形式にそって必要に応じて変えてよい．休み時間のとり方については，参加者と取り決めておくとよい．

SECTION 3.2

SESSION 1 赤ちゃんにやさしい[*2] 病院運動

「乳幼児の栄養に関する世界的な運動戦略」の一環として

セッションの目的　このセッションで，参加者は次のことを習得する．
1. WHO/UNICEF の「乳幼児の栄養に関する世界的な運動戦略」(以下，「世界的な運動戦略」)の目的を述べる─5分
2. 「赤ちゃんにやさしい病院運動(以下，BFHI)」の目的を概説する─5分
3. HIV の感染率が高い地域での BFHI の重要性を述べる─5分
4. 今回このコースが，それぞれの保健医療施設をどのように支援することができるかを説明する─10分
5. このコースが他の活動とどう連動するかを検討する─5分

　　　　　　　　　　　　　　　　　　　　　　　　　　　　　　　合計　30分

教材
- スライド 1/1：「世界的な運動戦略」(後述，図1-1参照)
- スライド 1/2：「赤ちゃんにやさしい病院運動」の目的(後述，図1-2参照)
- スライド 1/3：このコースの目的(後述，図1-3参照)
- 国や地域の以下のデータを示すスライドを用意する．
  - その地域や国で認定されている，「赤ちゃんにやさしい病院」の数と，その地域/国で生まれる赤ちゃんのうち，「赤ちゃんにやさしい病院」で生まれる割合．
  - 「世界的な運動戦略」を実施するための国家的プログラムの例．
- WHO/UNICEF の「乳幼児の栄養に関する世界的な運動戦略」の冊子[訳注]を示す．
- 国や地域の保健医療機関の母乳育児の方針の書類を示す．
- 「母乳育児成功のための10ヵ条」のポスターを示し，かつ/またはチラシを各出席者に渡す．

[*2] 「赤ちゃんにやさしい」「赤ちゃんにやさしい病院」という用語は UNICEF の登録商標である．そのため，UNICEF に正式に認定されているか，UNICEF の許可を得ていることを明示している場合のみ使用できる．
[訳注] 邦訳：NPO法人日本ラクテーション・コンサルタント協会訳・発行

SESSION 1

ファシリテーターのための追加資料

- *Global Strategy for Infant and Young Child Feeding.* Geneva, World Health Assembly, May 2002.
  邦訳『乳幼児の栄養に関する世界的な運動戦略』日本ラクテーション・コンサルタント協会訳・発行
- WHO. *Protecting, Promoting and Supporting Breastfeeding - The special role of maternity services.* A joint WHO/UNICEF Statement 1989.
  邦訳『だれでも知っておきたい母乳育児の保護・推進・支援—母乳育児成功のために』日本母乳の会訳・発行
- WHO. *Evidence for the Ten Steps to Successful Breastfeeding.* WHO/CHD/98.9
  邦訳『母乳育児成功のための10ヵ条のエビデンス』日本母乳の会訳・発行
- UNAIDS/UNICEF/WHO *HIV and Infant Feeding: Framework for Priority Action* (2003)
  　 HIV and Infant Feeding - Guidelines for decision-maker; (updated 2005)
  　 A guide for health care managers and supervisors; (updated 2005)
  　 A review of HIV transmission through breastfeeding. (updated 2007)

セッションの内容と開会の辞を適切に関連づける．

1 「乳幼児の栄養に関する世界的な運動戦略」　　5分

- 乳児期の不適切な栄養法により，毎日約5,500人の子どもたちが死亡しています．さらに，多くの子どもたちが乳児期の不適切な栄養法に起因する発育障害や低栄養，感染症や慢性疾患の増加という長期の影響に苦しんでいます．子どもの肥満が増えているのも母乳育児が行われていないことと関連しています．このように，乳幼児の栄養法を改善することは世界共通の課題です．

問いかけ：乳児の不適切な栄養法によって，家族や地域，保健医療施設にはどんな影響がありますか．

- 「乳幼児の栄養に関する世界的な運動戦略」(2002年)は，世界保健総会とUNICEFに支持されています．

—スライド1/1(図1-1)を示して読みあげる．

図1-1 「乳幼児の栄養に関する世界的な運動戦略」より

> 「世界的な運動戦略」の目的は，最適な栄養法を通じて，
> 乳幼児の栄養状態，成長発達，健康の改善，
> そしてその結果として生存率を改善することです．
> 「世界的な運動戦略」は生後 6 か月間は母乳だけで育てられること，
> その後，月齢に合わせて，充分な量の
> 安全で適切な栄養を含んだ補完食（いわゆる離乳食のこと）を
> 与えながら，母乳育児を 2 年かそれ以上続けることを支持しています．
> また，「世界的な運動戦略」は母親が充分な栄養をとること，
> 社会や地域でサポートされることを支持しています．

- この「世界的な運動戦略」は BFHI に取って代わるのではなく，むしろ BFHI を含む既存のプログラムの上に構築されるものです．

2 「赤ちゃんにやさしい病院運動」（BFHI） 5分

- BFHI は WHO と UNICEF による世界的な運動です．その目的は，母乳育児を当たり前のものとして支持する保健医療環境をつくり，すべての赤ちゃんに，人生が始まるにあたって最高のスタートが切れるようにすることです．
- BFHI は 1991 年に始まり，2007 年末には世界中で 20,000 以上の保健医療施設が「赤ちゃんにやさしい病院」として公式に認定されました．
- この運動は，世界共通のアセスメントと認定を行う手順も含んでいます．保健医療施設が，母乳育児を支援する実践を成し遂げている場合は，その功績を認めて認定し，一方でその施設が最適とはいえない実践をしている場合は，それを改善するように勧めます[*3]．

—その地域や国で赤ちゃんにやさしいと公式に認定された保健医療施設はいくつあるか，さらに，その国の出生数のどのくらいの割合を占めるのかを述べる．
—スライド 1/2（図1-2）を示して，読みあげる．

[*3] 自己査定と外部のアセスメントについては，セッション 15 で詳述．

図1-2 「赤ちゃんにやさしい病院運動」の目的

> 「赤ちゃんにやさしい病院運動」の目的は，
> 「母乳育児成功のための10ヵ条」を実施し，
> 保健医療施設への無料や低価格の母乳代用品の提供を
> なくすことにあります．

- BFHIでは，出生後6か月間は母乳のみで育て，2年間かそれ以上は母乳に補完食を加えながら母乳育児を続けていけるように，それに必要な技術を母親が獲得できる枠組みを提供しています．
- 「赤ちゃんにやさしい病院」は，説明を受けた上で母乳育児をしないと決定した母親が，赤ちゃんにできるだけ適切なケアができるよう援助します．
- 「世界的な運動戦略」はBFHIのさらなる推進，保健医療従事者へのトレーニングのカリキュラムに母乳育児支援を入れること，母乳育児に関するデータの改善を要求しています．

3 HIV感染率の高い地域におけるBFHIの重要性　（5分）

- 母親のHIV感染率の高い地域でのBFHIの果たす役割について，戸惑う人もいるでしょう．しかし，BFHIはそのような地域でさらに重要となっています．「赤ちゃんにやさしい病院」であり続けながら，HIV陽性の女性に特別な援助を提供することができます．
- WHOとUNICEFとUNAIDS(国連エイズ合同計画)の，HIVと乳児の栄養法に関する方針では，「母親は乳幼児の栄養法に関する充分な情報を得て，それに基づいた決定ができるようになる支援を受ける権利がある」と述べています[*4]．
- さらに，HIV陰性やHIV感染の有無が不明な女性のために，母乳育児の支援を継続することも重要です．母乳育児を介してのHIV母子感染のリスクだけを強調すると，母乳育児が依然としてほとんどの母子にとって最もよい選択であることが忘れられてしまうかもしれません．

4 この20時間コースでどのように保健医療施設を支援できるのか　（10分）

- このコースを通して，私たちは「10ヵ条」の意味と，いかにそれを実行するか，

[*4] この勧告については，後のセッションでさらに話し合う．

そして，保健医療施設を「赤ちゃんにやさしい」施設にするのがスタッフにとって重要であることを話し合います．このコースの後半では，母乳代用品のマーケティングに関する実践と，アセスメントのプロセスにどのようなものがあるかについても話します．

—「母乳育児成功のための10ヵ条」のポスターを示す．かつ/または，10ヵ条のチラシを配る．
—参加者に第1条を読んでもらう．

● 第1条は，方針をもつということです：
　母乳育児についての基本方針を文書にし，関係するすべての保健医療スタッフに周知徹底しましょう．
● この方針は次のように役立ちます：
・母子に効果的で一貫性のあるケア(援助)を保証する．
・測定可能な標準的な実践を提供する．
・実際の行動のうらづけとなる．
● 方針とは，治療のプロトコルでもないし，ケア(援助)の標準でもありません．"方針"とは，すべてのスタッフがそのプロトコルと標準に従うことに同意し，それに沿って行動するよう求められることを意味します．方針に従うか従わないかは，スタッフが個人的に判断するものではありません．これはワクチンを接種するかどうか，あるいは，出生証明書の記録をどう記述するかを個人が決められないことに似ています．特殊な状況で方針通りにできないときには，その理由を記録する必要があります．
● この方針は，「10ヵ条」と「国際規準」[訳注]を組み込んでおり，保健医療施設で「10ヵ条」をどう実施していくのかを含んでいます．

—保健医療施設の母乳育児や乳児の栄養の方針について，簡単にふれる．(このセッションの間だけではなく)コースを通して，出席者にこの方針を見てもらい，それをどう実施するかについて考えてもらう．
—第2条を示し，出席者に読んでもらう．

● 第2条はトレーニングについてです．
　この方針を実践するために，必要な技能を，すべての関係する保健医療スタッフにトレーニングしましょう．
● この方針は「10ヵ条」のすべてを支持し，トレーニングはそれらのすべての条項を実施する助けとなるものでなければなりません．このコースの目的は，皆さんが毎日実践している，母親や乳児をケア(援助)するための知識とスキルに自

[訳注] 母乳代用品のマーケティングに関する国際規準(以下，「国際規準」)．

信がもてるような一助となることです．

―スライド1/3（図1-3）を示し，読んでもらう．

図1-3　このコースの目的

> このコースの目的は，1人ひとりのスタッフが，
> 母親が早期から母乳だけで育てられるように
> 自信をもって支援できるようになること，
> そして，その施設が「赤ちゃんにやさしい」と
> 認められるように変わっていくことです．

- 私たちはこのコースを通して，10ヵ条の他の条項について，詳しく話し合っていきます．参加者の皆さんは，以下のことを学び，それを実践する機会を得るでしょう：
・コミュニケーション・スキルを使って，妊娠中の女性や母親，同僚と会話する．
・「母乳育児成功のための10ヵ条」を実行し，「母乳代用品のマーケティングに関する国際規準」を守る．
・母乳育児の大切さについて妊娠中の女性と話し合い，母乳育児開始の支援の方法について概説する．
・母と子が肌と肌とのふれあいをし，母乳育児の早期開始ができるようにする．
・母親が手による搾乳の方法や，赤ちゃんの抱き方，吸いつかせ方を学ぶのを援助する．
・母親が退院してから，母乳育児を支援してくれる人をどうやって見つけるかを母親と話し合う．
・母乳育児をしていない母親と話し合う必要がある事柄をあげる．また，乳児栄養法についてさらなる援助が必要な場合は，その概要を説明し，誰に相談したらよいのかを知る．
・母乳育児の助けとなる実践と，その妨げとなる実践を見極める．
・同僚と協働して母乳育児の妨げとなるものを明らかにし，それらを克服する方法を探す．
- このコースに参加することで，知識・スキルのレベルを上げ，さらに自信をもち，保健医療施設を通して一貫した情報と実践を提供できるようになるでしょう．
- このコースでは，「赤ちゃんにやさしい」実践の基礎を学びます．より専門的なコースもあります．さらに，皆さんの地域には，多くの情報をもっている人材もいます．

―地域の人材情報を提供する．

5 「世界的な運動戦略」を，他の活動とどのように連動させていくかを検討する　⏱5分

- 「世界的な運動戦略」は，母乳育児を推進し，保護し，支援するような国家の政策，法律，プログラムによって支えられ，働く女性の母性保護の権利を擁護します．

―時間が許せば，「世界的な運動戦略」を実行するプログラムや活動，例えば，国の乳児の栄養政策とその担当機関，「国際規準」，産前産後休業に関する法律，BFHI，母乳育児についての保健医療システム上のデータ収集，カリキュラムの改定点，地域活動，その他のプログラム，および政策と活動などついて，紹介したり，少し話し合ってもよい．

―何か質問がないか尋ねる．その後でこのセッションをまとめる．

SESSION 1 のまとめ

- 「乳幼児の栄養に関する世界的な運動戦略」は，子どもたちが最適な栄養を受ける助けとなるよう既存のプログラムを基盤とし，これによって子どもたちは，健康的な人生を始めることができる．

> 「世界的な運動戦略」の目的は，最適な栄養法を通じて，
> 乳幼児の栄養状態，成長発達，健康の改善，
> そしてその結果として生存率を改善することです．
> 「世界的な運動戦略」は生後6か月間は完全に母乳だけで育てられること，
> その後，月齢に合わせて，充分な量の，
> 安全で適切な栄養を含んだ補完食（いわゆる離乳食のこと）を
> 与えながら，母乳育児を2年かそれ以上続けることを支持しています．
> また，「世界的な運動戦略」は母親が充分な栄養をとれること，
> 社会や地域でサポートされることを支持しています．

- 「赤ちゃんにやさしい病院運動」は，「10ヵ条」と「母乳代用品のマーケティングに関する国際規準」を含んでおり，母乳育児を支持する保健医療施設の支援に役立っている．

> 「赤ちゃんにやさしい病院運動」の目的は，
> 「母乳育児成功のための10ヵ条」を実施し，
> 保健医療施設への無料や低価格の母乳代用品の提供を
> なくすことにあります．

- 母乳だけで育てることへの支援や，BFHIの継続がどの地域でも重要であり，HIVの感染率の高い地域でもそれは同じである．
- このコースの参加者は，自分の母乳育児支援のスキルに自信をもち，各自の保健医療施設でも，すぐれた実践が同様に行われるようになることを確信するに違いない．参加者のみなさんは以下のことを学び，それを実践する機会を得る：
・コミュニケーション・スキルを使って，妊娠中の女性や母親，同僚と会話する．
・「母乳育児成功のための10ヵ条」を実行し，「母乳代用品のマーケティングに関する国際規準」を守る．
・母乳育児の大切さについて妊娠中の女性と話し合い，母乳育児開始の支援の方法について概説する．
・肌と肌とのふれあい，母乳育児の早期開始を勧める．
・手による搾乳とならんで，赤ちゃんの抱き方と吸いつかせ方についても母親が

学べるよう助ける．
- 母親が退院してから，母乳育児を支援してくれる人をどうやって見つけるかを母親と話し合う．
- 母乳育児をしていない母親と話し合う必要があることがらをあげる．また，乳児栄養についてさらなる援助が必要な場合は，その概要を説明し，誰に相談したらよいのかを知っている．
- 母乳育児の助けとなる実践と，その妨げとなる実践を見極める．
- 同僚と協働して，母乳育児の妨げとなるものを明らかにし，それらを克服する方法を探す．

セッション ❶ の知識の確認

- 同僚があなたに，なぜこのコースが設けられているのか，あなたが援助している母子にとって，このコースがどのような助けになるのかと尋ねたら，あなたはどう答えますか．
  →

SESSION 1 まとめ

資料 3.2-1①

母乳育児成功のための10ヵ条
WHO/UNICEF 共同声明(1989)

- 産科医療や新生児ケアにかかわるすべての施設は以下の条項を守らなければなりません．

1. 母乳育児についての基本方針を文書にし，関係するすべての保健医療スタッフに周知徹底しましょう．
2. この方針を実践するのに必要な技能を，すべての関係する保健医療スタッフにトレーニングしましょう．
3. 妊娠した女性すべてに母乳育児の利点とその方法に関する情報を提供しましょう．
4. 産後30分以内に母乳育児が開始できるよう，母親を援助しましょう．
5. 母親に母乳育児のやり方を教え，母親と赤ちゃんが離れることが避けられない場合でも母乳分泌を維持できるような方法を教えましょう．
6. 医学的に必要でないかぎり，新生児には母乳以外の栄養や水分を与えないようにしましょう．
7. 母親と赤ちゃんが一緒にいられるように，終日，母子同室を実施しましょう．
8. 赤ちゃんが欲しがるときに欲しがるだけの授乳を勧めましょう．
9. 母乳で育てられている赤ちゃんに人工乳首やおしゃぶりを与えないようにしましょう．
10. 母乳育児を支援するグループづくりを後援し，産科施設の退院時に母親に紹介しましょう．

SECTION 3.2
SESSION 2 コミュニケーション・スキル

セッションの目的　このセッションで，参加者は次のことを習得する．
1. 相手の話を聴き，相手を知り，相手に自信をつけるためのコミュニケーション・スキルとはどのようなものかを明らかにする―30分
2. ワークシートを使ってこれらのスキルについての演習をする―30分

合計時間　60分

スキルの練習は別のセッションで行ってもかまわない．この練習を最初に行ってから時間が経っているなら，ワークシートを始める前にコミュニケーション・スキルの復習を簡単に行う．

教材
- ロールプレイングに使う人形1体
- 部屋の前方に椅子を2脚
- ロールプレイング用の台本のコピー：コピーして使いやすいようにセッションの末尾にまとめてある．
- コミュニケーション・スキルのリスト：「セッション②のまとめ」(p.57)に掲載してあるので，このセッションの最初から，壁かフリップチャートに掲示する．必要に応じて1つひとつを順番に見せていく．
- 「コミュニケーション・スキル・ワークシート」(回答なしのもの，p.58)のコピー：参加者の人数分を用意する．
- 「評価的な言葉」[訳注]の概念は，もう少しわかりやすく説明する必要があるかもしれない．「評価的な言葉」の使われ方に関する情報は，Breastfeeding Counselling: a training course, UNICEF/WHO, 1993 のセッション7，あるいは Infant and young child feeding counselling: an integrated course, WHO/UNICEF, 2006 のセッション5を参照のこと．

[訳注] 原語の judging words は，通常，人を判断したり評価したりするような言葉を指す．

ロールプレイングによる実演の準備	このセッションでの実演は非常に短時間のものである．ファシリテーターは，参加者が何に焦点を合わせたらよいのかを指摘しながら1つずつ実演をしていく．各実演後に，実演の中の要点を強調したりわかりやすく解説したりして説明していく． 非言語的コミュニケーションの実演は，参加者によく見えるように教室の前方で行う．セッションの前に，1人の参加者に，非言語的コミュニケーションの実演の手助けを頼んでおく． その他のロールプレイングによる実演の場合は，時間を短縮するため，参加者に前に出るように頼むのはやめる．お互いにとなりに座っている人に該当箇所を読みあげるロールプレイングの台本（資料3.2-2③，p.64）を配布する．各実演時に，適切なときに，自分の席から自分の台詞を大きな声で読み上げるように参加者に頼む．
ファシリテーターのための追加資料	・Session 7 and Session 11 in *Breastfeeding Counselling: a training course* WHO/UNICEF, (1993) ・Session 5 and Session 10 of *Infant and young child feeding counselling: an integrated course* WHO/UNICEF, (2006)

1 コミュニケーション・スキル　30分

- 保健医療従事者は，問題を探してそれを「直す」ようにトレーニングを受けていることがよくあります．よいコミュニケーションとは，女性自身の考え，信念，文化を尊重することです．相手の女性に向かって，保健医療従事者が「こうすべき」と思うことをするようにアドバイスしたり，特定のことをするように強く促したりすることではないのです．
- 保健医療従事者は，情報提供以上のことができる必要がある．母親が経験している困難の原因を母親自身がわかるように助け（原因分析），その問題を解決する助けになるような行動を提案することも，保健医療従事者の仕事の1つである．場合によっては直すべき問題が存在しないこともある．そういうとき，母親に必要なのは，あなたはよくやっている（うまく物事がいっている）と保健医療従事者に保証され，安心してもらうことなのである．
- コミュニケーション・スキルを使って以下のことをしましょう．
- 耳を傾けて，女性の考え，信じていること，知識量，行っていることを知る．
- 女性に自信をつけて，こちらが促したいと思うような適切な行動を褒める．
- 情報を提供する．

- ・何かを変える必要があるときは，その女性が変えてみようと思えるように提案する．
- ・その後のフォローアップを手配する．
- こうしたスキルは以下のことにも使えます：
- ・赤ちゃんにやさしい実践に変更することに抵抗を感じている同僚とのコミュニケーション
- ・その母親を支援している家族で，特にその赤ちゃんの栄養法に関して間違った影響を与えそうな人とのコミュニケーション
- ・赤ちゃんにやさしい職場を応援してくれそうな方針作成者とのコミュニケーション
- このコースではコミュニケーション・スキルの基礎を紹介しています．こうしたスキルは使えば使うほど自然にできるようになり，よりよいコミュニケーションがとれるようになっていきます．職場だけではなく，家で家族と話したり，友人と話したりするときにもこうしたコミュニケーション・スキルを使うこともできます．

話を聴き，相手について知るためのスキル

- コミュニケーションとは，言葉を通して行うこともその1つです．これは言語によるコミュニケーションです．同じように大切なのが，非言語的コミュニケーションです．私たちが適切にボディランゲージ[訳注]を使ったり，母親のボディランゲージを観察したりすることが大切なのです．
- ある母親が心地悪そうに座っていたり，他の人が聴いているのを気にして周りをきょろきょろ見ていたりして，赤ちゃんに授乳することに集中できていないことに，私たちが気づくことがあるかもしれません．私たちはそのときその母親から，とても理解に役立つ「非言語的コミュニケーション」を受け取っているのです．
- 母親が心地よく安心して座っているときに話しかけると，もっとあなたと話をしたいと思ってくれるかもしれません．

役に立つ非言語的コミュニケーションを使う

- 支援者の示す非言語的コミュニケーションが，その母親を落ちつかせて話をよく聴いてくれる助けになることがあります．

問いかけ：母親と話すときに，役に立つ非言語的コミュニケーションの方法にどんなものがありますか．

[訳注] 態度，表情，しぐさなど，体が表しているメッセージ．

- 母親と話し合うときに役立つ非言語的コミュニケーションの方法には以下のようなものがあります：
・母親と同じ目線の高さで，近くに座る．
・2人の間に机を挟んだり，手に紙の束を抱えていたりといったことはお互いの間に距離をつくることになるので，それを取り除く．
・母親に注意を傾け，他のことに気を取られないようにし，うなずいたり笑顔を向けたりなど相手の話を傾聴していることを態度で示す．
・急いだり，時計を見たりすることを避け，充分な時間をとる．
・ふさわしい方法で（母親の腕にあなたの手を置くというような），母親にふれる．母親の承諾なく，彼女の乳房や赤ちゃんにはふれない．

ロールプレイング1

このロールプレイングで，保健医療従事者役が，母親役に同じ言葉で挨拶するが，そのときさまざまな非言語的コミュニケーションで接するのを観察する．

1人の参加者が，母親役として赤ちゃん人形を授乳している格好で抱えて，皆の前で椅子に座ります．
ファシリテーターが保健医療従事者役をして同じ言葉を何度も言います．
「おはようございます．おっぱいの調子はどうですか？」
例えば：
・母親役の前に立って見下ろしながら
・質問をするとき自分の時計を見ながら
・前かがみでのぞきこんで，授乳に手を出しながら
（最初にあらかじめ，その母親役の参加者に，保健医療従事者役が手を出してふれることを話しておく）
・母親の脇に座りながら

非言語的コミュニケーションが，どのような違いを生むのかを話し合う．それぞれのやり方で挨拶をされたときにどのように感じたのかを母親役に尋ねる．他の参加者に，非言語的コミュニケーションについて，このロールプレイングから学んだことを尋ねる．

自由回答方式（オープン・クエスチョン）の質問を使う

- 母親の援助をしているとき，私たちは，困難があったとしたらその状況はどのようなものか，その母親はどんなことをやってみたのか，うまくいったのは何で，うまくいかなかったのは何なのかを知ろうとします．母親自身が自分の言葉で具体的に話せるような質問をすれば，支援者が細かく質問をする必要がな

くなります．
- 自由回答方式の質問がふつうは最も役立ちます．この方法を使うと母親から多くの情報を得ることができます．自由回答方式の質問はふつう「どのように？ 何を？ いつ？ どこで？ なぜ？」を使います．
  例：「どのように赤ちゃんに授乳をしていますか」
- 「閉じた質問」は，「はい」か「いいえ」の回答しか得られず，あまり多くの情報がもらえません．こういった質問は「あなたは～ですか？ あなたは～しましたか？ 赤ちゃんは～ですか？」という形で使われます．
  例「1人目の赤ちゃんは母乳で育てたのですか」
- その母親があまり話をしたくないように思えるかもしれません．その母親は間違った答えを言うのではないかと怖がっているかもしれません．「閉じた質問」は「正解」を求めるような質問に聞こえることもあるので，その母親はそれが本当のことであってもなくても，私たちが欲しいと思っているような答えを思い浮かべて答える可能性があります．

ロールプレイング2A

このロールプレイングでは，保健医療従事者が自由回答方式の質問をしているのか，「閉じた質問」をしているのかを見分け，その母親がどのように質問に答えるのかを観察する．

保健医療従事者	おはようございます．今日はあなたも赤ちゃんも元気ですか．
母親	はい，元気です．
保健医療従事者	困ったことがありますか．
母親	いいえ．
保健医療従事者	赤ちゃんは頻繁におっぱいを飲んでいますか．
母親	はい．

コメント：「閉じた質問」は，「はい」か「いいえ」の答えしかもらえませんでした．保健医療従事者は多くの情報を得ることができず，会話を続けるのがむずかしくなりました．
では，これを別の方法でやってみますので見てみましょう．

ロールプレイング2B

このロールプレイングでは，保健医療従事者が自由回答方式の質問をしているのか，「閉じた質問」をしているのかを見分け，その母親がどのように質問に答えるのかを観察する．

保健医療従事者	おはようございます．今日はあなたと赤ちゃんの調子はいかがですか．
母親	大丈夫です．
保健医療従事者	1日の授乳の様子を教えてください．
母親	頻繁に母乳をあげていて，夕方には1回哺乳びんで授乳をしています．
保健医療従事者	夕方に哺乳びんを使うことにしたのはどうしてなのですか．
母親	赤ちゃんが夜によく起きるので，母乳が足りていないようなのです．

コメント：保健医療従事者は自由回答方式の質問をしました．母親は自分の気持ちや具体的な状況を伝え，保健医療従事者は多くを知りました．

母親にもっと話すように促す
―関心を示して母親の言った言葉を反映するような応答をする

問いかけ：母親の言ったことに関心があることを示すにはどのような方法がありますか．

- 私たちは，うなずいたり，笑顔を向けたり，「うん．うん」「なるほど，それで？」というような相槌を打つことで，女性が言っていることに興味があることを示すことができます．母親の言ったことを繰り返したり，母親の言ったことを反映した言葉で応答したりすることで，私たちが話を聴いていて，もっと話すように母親に促しているのだということが伝わります．相手の言ったことと少し違う言葉を使うことで，単にオウム返しに言っているという印象がなくなります．
- 相手の言葉を反映するような応答をほかの応答方法と組み合わせて使うと役立ちます．例：「まあ」「本当に」「それで？」と言ったり，自由回答方式の質問をしたりします．

ロールプレイング3

このロールプレイングでは，保健医療従事者が母親の言うことを聴いている態度をどのような方法で示しているのかを観察する．また，こうした方法を使うことで，保健医療従事者は母親からさらに情報を得ることができるようになる．

保健医療従事者	おはようございます．お2人とも調子はいかがですか．
母親	くたくたです．赤ちゃんがよく起きたんです．
保健医療従事者	まあ，そうなの．（関心を示して）
母親	私の姉が，まだ赤ちゃんが夜起きるなんておかしい．私が赤ちゃんを甘やかしているんだと言うのです．

保健医療従事者	あなたが赤ちゃんを甘やかしていると，お姉さんはおっしゃるのですね．
母親	そうです．姉はいつも，私が赤ちゃんをどのように育てるのかについて，あれこれ意見を言います．
保健医療従事者	そう．（うなずく）
母親	私がどのように赤ちゃんを育てるのかを，そうやって姉がうるさく言ってくる理由がよくわからないんです．
保健医療従事者	へえ，それ，どういうことか，もう少し聞かせてください．

コメント：「まあ，そうなの」や「そう」という応答は，話を聴いていることを示しています．相手の言うことを反映して応答すると相手の言葉の意味をさらにわかりやすくする助けになります．赤ちゃんが夜に起きることが問題の中心ではないことがここではわかります．彼女が嫌なのは，お姉さんからの意見である可能性があります．

相手の気持ちを理解しようとしている態度を示して共感する

- 共感とは，私たちが母親の話に耳を傾け，気持ちを理解しようとしていることを示すことを意味します．私たちは母親の視点で状況を見ているのです．同情は共感とは違います．相手に同情するとき，私たちは，私たちの視点で状況を見ているのです．
- 母親の否定的な感情だけではなく，肯定的な感情にも共感すると役に立ちます．
- もっと事実を尋ねる必要があるかもしれませんが，それは相手がこの状況についてどのように感じているのかがわかってからにします．

ロールプレイング４Ａ

　このロールプレイングでは，保健医療従事者がどのように共感を示し，母親の気持ちを理解しようとしているかを観察する．

保健医療従事者	おはようございます．～さんと～ちゃん(子どもの名前)の調子はいかがですか．
母親	～ちゃん(子どもの名前)がここ数日母乳をよく飲んでくれないのです．どうしたらよいのかわかりません．
保健医療従事者	お気持ちはわかります．私の子どもたちが母乳をよく飲まなかったとき，私も心配しました．～さんがどのように感じられているのかが私にはよくわかりますよ．
母親	あなたのお子さんが飲まないときは，あなたはどのようにされるのですか．

コメント：何がわかりましたか．ここでは焦点が母親から保健医療従事者に移ってしまいました．これは共感ではありません．母親の気持ちに焦点を合わせなかったからです．

それでは次の例を見てみましょう．

ロールプレイング4B

このロールプレイングでは，保健医療従事者がどのように共感を示し，母親の気持ちを理解しようとしているかを観察する．

保健医療従事者	おはようございます．～さんと～ちゃん(子どもの名前)の調子はいかがですか．
母親	～ちゃん(子どもの名前)がここ数日母乳をよく飲んでくれないのです．どうしたらよいのかわかりません．
保健医療従事者	～ちゃんのことが心配なのですね．
母親	ええ，この子が母乳をよく飲まないと病気なのではないかと心配なのです．

コメント：この2番目の例では，母親が会話の焦点になっています．この保健医療従事者は，母親の気持ちをくんで，その気持ちを反映した応答をすることで，話をよく聴いていることを伝え，母親に共感を示しました．こうすることで母親はより自分の気持ちを話しやすくなり，保健医療従事者との会話が続くようになります．

評価的な言葉を避ける

- 評価的な言葉には「正しい，間違った，良い，悪い，上手，下手，足りている，足りていない問題」などがあります．こうした言葉を聞くと女性は，何か到達すべき水準があって自分の赤ちゃんが正常ではないかのように感じてしまうことがあります．
- 例えば，「赤ちゃんはよく母乳を飲みますか」という言葉は，母乳の飲み方には水準があり，その母親の赤ちゃんはその水準に到達していないかもしれないということを暗に示しています．そう言われた母親は，自分が母親として不適格だと判断されるように感じて，本当のことを言わないかもしれません．さらに，「よく飲んでいる」という意味が，母親と保健医療従事者の間で違うことを指しているかもしれません．こういうときは，自由回答方式の質問，例えば「赤ちゃんはどんな感じで母乳を飲んでいますか」とか「赤ちゃんが母乳を飲む様子を教えてください」という言い方をしたほうがもっと役立ちます．

ロールプレイング５Ａ
このロールプレイングでは，保健医療従事者は評価的な言葉を使っているか，それを避けているかを観察する．

保健医療従事者	おはようございます．赤ちゃんは，最後に体重を測ってから充分増えていましたか．
母親	えーと，よくわかりません．多分そうだと思います．
保健医療従事者	いいわ．赤ちゃんはちゃんと飲んでいますか．母乳はよく出ていますか．
母親	わかりません…．そうだといいんですけど，自信がありません．（心配そうに）

コメント：保健医療従事者は，母親から何も情報を得ていません．母親をとても不安にさせています．
では，次の例を見てみましょう．

ロールプレイング５Ｂ
このロールプレイングでは，保健医療従事者は評価的な言葉を使っているか，それを避けているかを観察する．

保健医療従事者	おはようございます．この１か月に赤ちゃんはどのくらい大きくなっていますか．成長曲線を見せてくださいますか．
母親	看護師さんは，１か月で１キロ増えていると言っていましたので，うれしいです．
保健医療従事者	赤ちゃんは必要な母乳の量を飲んでいることは明らかですね．

コメント：保健医療従事者は，母親を不安にさせずに知る必要のあることがらについて知りました．

自信をもたせて支援するスキル

- 私たちがコミュニケーション・スキルを使うことで，母親は自分自身をよく思い，自分がよい母親だと自信をもつことができます．自信があると，母親は自分で決めたことを実行することができ，他の人々からのプレッシャーをはねのけることができます．母親が自信をもてるように支援するために，私たちは次のことを行う必要があります．

母親の考えや感情を受け止める

- 私たちは母親に不賛同を示したりすることも，何も心配することはないと伝えたりすることもなく，彼女の考えや感情を受け入れることができます．母親の言うことを受け止めることは，彼女が正しいと同意することと同じではありません．彼女の言っていることをありのままに受け止めて，後で適正な情報を提供することができます．母親の言うことを受け止めることで，彼女は私たちを信頼し，もっと会話を続けたいと思うようになります．

ロールプレイング6A

このロールプレイングでは，保健医療従事者が母親の言っていることを受け止めているか，不賛同をしているか，賛同をしているのかどうかを観察する．

母親	母乳が足りないので，毎晩赤ちゃんに哺乳びんで人工乳をあげています．
保健医療従事者	絶対母乳は足りていますよ．赤ちゃんに人工乳を哺乳びんであげる必要はありませんよ．

コメント：この保健医療従事者は母親の気持ちを受け止めているでしょうか．保健医療従事者は，母親の言っていることに<u>不賛同を示したり，無視</u>したりしています．
では，次の例ではどうでしょうか．

ロールプレイング6B

このロールプレイングでは，保健医療従事者が母親の言っていることを受け止めているか，不賛同をしているか，賛同をしているのかどうかを観察する．

母親	母乳が足りないので，毎晩赤ちゃんに哺乳びんで人工乳をあげています．
保健医療従事者	そうですね．夜に人工乳を哺乳びんであげると，落ち着く赤ちゃんがいますよね．

コメント：この保健医療従事者は母親の気持ちを受け止めているでしょうか．保健医療従事者は，母親の間違った考えに<u>賛同</u>しています．賛同することは，母親と赤ちゃんの助けにはならないかもしれません．
次の例ではどうでしょうか．

ロールプレイング6C

このロールプレイングでは，保健医療従事者が母親の言っていることを受け止めているか，不賛同をしているか，賛同をしているのかどうかを観察する．

母親	母乳が足りないので，毎晩赤ちゃんに哺乳びんで人工乳をあげています．
保健医療従事者	そうなんですね．あなたは，夜，母乳が足りていないような気がするのですね．

コメント：この保健医療従事者は母親の考えや気持ちを受け止めているでしょうか．保健医療従事者は，母親の言うことを<u>受け止めています</u>が，賛同も不賛同もしていません．保健医療従事者は，母親を受け入れて彼女の視点を口で表現しています．こうすると母親は自分の言っていることを聴いてくれたと感じます．そのあと2人は夜の授乳についての話を続け，母乳の分泌についての正確な情報を話し合うことができます．

よい点を見つけ，言葉にして伝える

- 母親や赤ちゃんがうまくいっているところに気づいて褒めましょう．例えば赤ちゃんを吸いつかせるときに母親が赤ちゃんの口が大きく開くまで待っているのに気がついたらそれを彼女に言いましょう．あるいは，赤ちゃんが片方の乳房を飲み終えて，自ら口を離し，もう片方の乳房を飲む用意ができていると，指摘しましょう．

実際的な援助をする

- 母親が心地よいと，母乳の流れを助けることになります．母親は，喉が渇いていたり，お腹がすいていたり，もう1つクッションが欲しいかもしれませんし，手を洗いに行ったりトイレに行く間に誰かに赤ちゃんを抱いていて欲しいかもしれません．あるいは，母親が母乳育児をする上でより実際的な支援を必要としているかもしれません．例えば，搾乳の方法を覚えたいと思っているなどです．私たちが実際母親のニーズに合った支援を行うと，母親はリラックスしてもっと赤ちゃんに注意を傾けることができるでしょう．

母親にわかりやすい言葉を使って必要な情報を提供する

- 今の時点で母親が知る必要のあることを見つけましょう．
- 母親が理解できるような言葉を使いましょう．
- あまりにたくさんの情報を与えて，母親を圧倒させてはいけません．

こうしなさい,という指示ではなく提案する

- 選択肢を提供し,母親に役立つものを選んでもらいましょう.
- 母親に何かをすべきとか,何かをしなければいけないと言わないようにしましょう.
- 母親への提案は,状況に合った1つか2つだけにしぼりましょう.

ロールプレイング7A
　このロールプレイングでは,保健医療従事者が母親にわかりやすい言葉を使って,彼女に即した情報を提供しているかどうか,指示ではなく提案をしているかどうかを観察する.

保健医療従事者	おはようございます.何かお困りのことはありませんか.
母親	赤ちゃんが生まれたら母乳で育てたほうがよいのかわからないのです.赤ちゃんがHIVに感染するのではないかと心配なのです.
保健医療従事者	そうですね.こういう状況です.HIV陽性の母親の約5‐15%くらいが母乳育児によってウイルスを感染させます.でもその率は場所によっても違います.母親が最近になって感染していたり,ウイルス量が多かったり,AIDSの症状が出ていたら,もっと感染率は高くなります.母乳育児をしながら安全でないセックスをしたら,HIVに感染して赤ちゃんも感染する可能性が高くなります.ところが,母乳育児をしなかったら,赤ちゃんは,他の死にいたるような疾病,例えば消化器疾患とか呼吸器疾患にかかるリスクが高くなりますね.カウンセリングにいらっしゃるのが遅すぎますね.私があなただったら,こうしますね….
母親	まあ.

問いかけ:皆さんはこのコミュニケーションをどのように考えますか.この保健医療従事者は適切な量の情報を提供しているでしょうか.

コメント:この保健医療従事者は,多くの情報を与えすぎています.この時点で,この母親の状況に合ったものではありません.母親にはなじみのないような言葉を使っています.情報の一部は否定的に提供されており,批判しているように聞こえます.保健医療従事者は,母親が自分で決定することを助けるのではなく,何をすべきかを言っています.では,次の例を見てみましょう.

ロールプレイング7B(検査ができる場合)
　このロールプレイングでは,保健医療従事者が母親にわかりやすい言葉を使って彼女に合った情報を提供しているかどうか,指示ではなく提案をしているかどうかを観察する.

保健医療従事者	おはようございます．何かお困りのことはありませんか．
母親	赤ちゃんが生まれたら母乳で育てたほうがよいのかわからないのです．赤ちゃんがHIVに感染するのではないかと心配なのです．
保健医療従事者	あなたがHIV陽性だったら，赤ちゃんに感染する可能性はあります．HIV検査を受けたことはありますか．
母親	いいえ．どこで検査が受けられるのかわかりません．
保健医療従事者	赤ちゃんをどうやって育てるかを決める前に，HIVにかかっているかどうかを知るのが最善です．検査を受けるには誰と話せばよいのか詳しくお伝えすることができます．どうされますか．
母親	検査についてもっと知りたいと思います．

コメント：保健医療従事者は，この時点で母親に一番重要な情報を提供しました．つまり，栄養法を決める前にHIVにかかっているかどうか知るのが大切だ，という情報です．保健医療従事者は，簡単な言葉を使っており，その女性を評価するような言葉は使っていません．彼女にHIVカウンセリングと検査のサービスを紹介しました．

ロールプレイング7C（検査ができない場合）[訳注]

このロールプレイングでは，保健医療従事者が母親にわかりやすい言葉を使って彼女に合った情報を提供しているかどうか，指示ではなく提案をしているかどうかを観察する．

保健医療従事者	おはようございます．何かお困りのことはありませんか．
母親	赤ちゃんが生まれたら母乳で育てたほうがよいのかわからないのです．赤ちゃんがHIVに感染するのではないかと心配なのです．
保健医療従事者	あなたがHIV陽性だったら，赤ちゃんに感染する可能性はあります．HIVに実際にかかっているかどうかを確かめる検査はここでは受けられないのです．HIVにかかっているかどうかわからず，検査も受けられない場合は，母乳で赤ちゃんを育てることが勧められています．
母親	まあ，そうなんですか．知りませんでした．
保健医療従事者	そうなのです．母乳だけを与えて，他の食べ物も水も生後6か月間与えないことで，下痢症などの他の多くの病気から赤ちゃんを守ってくれます．

コメント：保健医療従事者はこの時点で一番重要で，この状況に合った情報を提供しています．つまり，母親がHIVに感染しているかどうかがわからなかったら母乳だけで育てることが勧められているという情報です．保健医療従事者は簡単な言葉を使っており，彼女を評価するような言葉は使っていません．この女性と保健医療従事者はコミュニケーションを続け，もっと情報を話し合うことができるでしょう．

[訳注] 日本では，保健所で無料で検査が受けられる．

その後のフォローアップや継続的な支援を手配する

- 話し合いが終わったとき，母親はまだ聞きたいことがあるのに時間がないということがよくあります．母親は他にも話したいことがあると思っているかもしれませんし，実際に行動に移すのが難しいと感じているかもしれません．以下のようなフォローアップや継続的な支援を手配することが大切です：
・彼女の家族や友人からどのような助けが得られるのか知っておく．
・私たちと今度はいつ会えるのか，もしくは電話で話せるのかを伝える．
・疑問点や質問があったら，私たちか他の人にぜひ助けを求めるように勧める．
・可能なら地域の支援グループを紹介する．
・必要ならもっと専門的なカウンセリングを紹介する．
- 多くの女性は自分がしたいようにできないし，私たちが提案したようにできないものです．その女性の家庭での状況を考慮して話し合う必要があります．家族，家計，時間，母親の健康，家庭や地域社会での慣習によって，母親ができることは左右されます．
- 重要！　私たちが母親の代わりに決めるべきではありませんし，私たちが最良と思うことを彼女にさせようとしてはいけません．私たちは彼女の話を聴いて，彼女に自信をつけて，彼女自身が自分と自分の赤ちゃんに最善なことを選べるようにするのです．

2 コミュニケーション・スキルの演習　　30分

　参加者に小グループもしくは2人組になってもらう．それぞれのグループがワークシート(資料3.2-2①, p.58)に書かれている課題をするように説明する．各質問には例が書いてあり，その後にグループで行う課題が書かれている．最初に例を読んで，参加者が何をしたらよいかを理解しているかどうか確認する．

　他のファシリテーターに，グループをまわって，参加者が課題やスキルを理解しているかを見てもらう．それぞれの小グループでは，ファシリテーターが，グループの準備ができ次第，他の例を説明してかまわない．参加者に，言葉を書くだけではなく，口にしてみるように頼む．

　ワークシートにかかる時間は25分ほどにする．

　最後にセッションをまとめ，質問に答える．それぞれの項目について，全部の答え合わせをする必要はない．

　この演習は，保健医療従事者が母親との新しいコミュニケーション方法を学ぶためのものであり，コミュニケーション・スキルの習得はこのコースの要である．

SESSION セッション❷ のまとめ

コミュニケーションは，話を聴くこと，自信をもたせることであり，情報を提供するだけではありません．

話を聴いて相手を知る

・役立つ非言語的コミュニケーションを使う．
・自由回答方式の質問をする．
・関心を示して，母親の言っていることを反映して応答する．
・彼女の感情を理解していることを示すように共感する．
・評価的な言葉を避ける．

自信をつけ，支援する

・母親が考えていること感じていることを受け止める．
・母親と赤ちゃんがよくやっている点を見つけ，言葉にして伝える．
・実際的な援助をする．
・わかりやすい言葉を使って状況に合った情報を少し提供する．
・指示ではなく，提案を1つか2つする．

フォローアップや母親の状況に合った支援を手配する

SESSION ❷ まとめ

| 資料 | 3.2-2① |

コミュニケーション・スキル・ワークシート
(回答例なし)

自由回答方式の質問
それぞれの「閉じた質問」を自由回答方式の「開かれた」質問に**変えて**書いてください．
【例】
「あなたは母乳で赤ちゃんを育てていますか」(閉じている)
→「あなたはどのように赤ちゃんに授乳していますか」(自由回答方式)
【次の質問を自由回答方式の質問に書き換えましょう】
「赤ちゃんは頻繁に母乳を飲みますか」→
「授乳に関して問題がありますか」→
「赤ちゃんの体重は増えていますか」→

母親の気持ちに共感する
以下の母親の言葉に対し，共感を示したり母親の気持ちに理解を示したりするような**応答を選ん**でください．
【例】
母親「私の赤ちゃんは夜の間ずっとおっぱいを飲むのです．疲れました」
　—「何回くらい飲むのですか」
　—「毎晩そうなのですか」
○—「本当に疲れているのですね」
【共感を示している応答を選んでください】
母親「私の母乳は薄いみたいです．質がよくないようです」
　—「母乳というのはいつでも薄く見えるんですよ」
　—「あなたは母乳の質を心配しているのですね」
　—「赤ちゃんの体重はどのくらいですか」
母親「私が HIV にかかっていたら母乳育児をするのは怖いわ」
　—「HIV を心配しているのですね」
　—「検査は受けましたか」
　—「じゃあ，代わりに人工乳を使いましょう」

評価的な言葉を避ける
評価的な言葉を避けて，それぞれの質問を書き直し，自由回答方式の質問をしてみましょう．
【例】
「赤ちゃんは上手に母乳を飲みますか」(評価的な言葉)
→「赤ちゃんの母乳を飲む様子はどうですか」(自由回答方式)

前ページよりつづく

【評価的な言葉を避けて以下の質問を変えましょう】
「赤ちゃんは夜によく泣きますか」→
「母乳育児に何か問題がありますか」→
「赤ちゃんの体重の増加はいいですか」→

母親の考えを受け止める

母親の言葉に対し，受け止めているか，間違った考えに賛同しているか，不賛同を示しているか，線で結びましょう．

【例】
母親「暑い日には赤ちゃんに水をあげています」

応答　　　　　　　　　　　　　　　　　　　　　　反応の仕方
「そんな必要はありません！ 母乳には充分水分が入って　・(間違った考えに)賛同
います」
「そうですね．暑いときには赤ちゃんも水が必要ですね」　・不賛同
「暑いときは赤ちゃんにも水が必要だと感じるのですね」→・受けとめている

【どのような応答なのか線で結びましょう】
母親「赤ちゃんが下痢をしています．だから，よくなるまで母乳は飲ませていません」

応答　　　　　　　　　　　　　　　　　　　　　　反応の仕方
「今は母乳はあげたくないのですね」　　　　　　　　　・(間違った考えに)賛同
「下痢をしているときに母乳をあげても
まったく安全ですよ」　　　　　　　　　　　　　　　・不賛同
「下痢のときは母乳をやめるのが一番です」　　　　　　・受けとめている

母親「初乳はよくないので，なくなるまで待つ必要があるのです」

応答　　　　　　　　　　　　　　　　　　　　　　反応の仕方
「初乳は赤ちゃんにとても大切ですよ」　　　　　　　　・(間違った考えに)賛同
「初乳は赤ちゃんによくないのではないかと
お考えなのですね」　　　　　　　　　　　　　　　　・不賛同
「1，2日もあれば初乳ではなくなりますよ」　　　　　・受けとめている

わかりやすい言葉を使って状況に合った情報を提供する

母親が簡単にわかる言葉を使って次の言い方を書き換えてください．

【例】
「射乳反射に気がついたら，オキシトシンというホルモンが働いているのがわかります」
わかりやすい言葉を使って：
→「赤ちゃんが乳房を吸うと反対の乳房から母乳がもれてくるかもしれません．これは，母乳がよく流れているサインなんです」

【簡単にわかる言葉を使って次の言い方を変えてください】
「完全母乳育児は赤ちゃんが生後6か月間に必要なすべての栄養素を供給します」
→

SESSION ❷ まとめ

前ページよりつづく

「母乳中の免疫グロブリンは赤ちゃんをウイルスやバクテリア感染から守ります」
→

指示ではなく提案をする
　次の指示を提案に書き換えましょう．
【例】
「赤ちゃんに水をあげてはいけません」〈指示〉
提案に変えましょう：
→「母乳だけをあげるということを考えたことはありますか」〈提案〉
【以下の指示を提案の形に変えましょう】
「赤ちゃんが充分乳房を口に入れられるように，赤ちゃんを引き寄せて抱いてください」〈指示〉
→

「もっと頻繁に飲ませなさい．そうすれば母乳の量が増えますよ」〈指示〉
→

「生後6か月を過ぎるまでどんな食べ物も赤ちゃんにあげてはいけません」〈指示〉
→

資料 3.2-2②

コミュニケーション・スキル・ワークシート
（回答例を含む）

自由回答方式の質問

それぞれの「閉じた質問」を自由回答方式の「開かれた」質問に**変えて書いてください**．

【例】
「あなたは母乳で赤ちゃんを育てて　　→　「あなたはどのように赤ちゃんに授乳して
いますか」（閉じている）　　　　　　　　いますか」（自由回答方式）

【次の質問を自由回答方式の質問に書き換えましょう】
赤ちゃんは頻繁に母乳を飲みますか．　→　いつ赤ちゃんに母乳をあげていますか．
授乳に関して問題がありますか．　　　→　授乳の調子はどうですか．
赤ちゃんの体重は増えていますか．　　→　赤ちゃんの体重はどうですか．

母親の気持ちに共感する

以下の母親の言葉に対し，共感を示したり母親の気持ちに理解を示したりするような**応答を選ん
でください**．

【例】
母親「私の赤ちゃんは夜の間ずっとおっぱいを飲むのです．疲れました」
　　　―「何回くらい飲むのですか」
　　　―「毎晩そうなのですか」
○―「本当に疲れているのですね」

【共感を示している応答を選んでください】
母親「私の母乳は薄いみたいです．質がよくないようです」
　　　―「母乳というのはいつでも薄く見えるんですよ」
（○）―「あなたは母乳の質を心配しているのですね」
　　　―「赤ちゃんの体重はどのくらいですか」
母親「私がHIVにかかっていたら母乳育児をするのは怖いわ」
（○）―「HIVを心配しているのですね」
　　　―「検査は受けましたか」
　　　―「じゃあ，代わりに人工乳を使いましょう」

評価的な言葉を避ける

評価的な言葉を避けて，それぞれの質問を**書き直し**，自由回答方式の質問をしてみましょう．
【例】
赤ちゃんは上手に母乳を飲みますか．　→　赤ちゃんの母乳を飲む様子はどうですか．

SESSION 2 まとめ

前ページよりつづく

【評価的な言葉を避けて以下の質問を変えましょう】

赤ちゃんは夜によく泣きますか. → 赤ちゃんは夜はどんな様子ですか.
母乳育児に何か問題がありますか. → 母乳育児はどんな調子ですか.
赤ちゃんの体重の増加はいいですか. → 赤ちゃんはどのくらい大きくなっていますか.

母親の考えを受けとめる

母親の言葉に対し，受けとめているか，間違った考えに賛同しているか，不賛同を示しているか，**線で結びましょう**.

【例】
母親「暑い日には赤ちゃんに水をあげています」

応答 / 反応の仕方

「そんな必要はありません！ 母乳には充分水分が入っています」 ・（間違った考えに）賛同
「そうですね．暑いときには赤ちゃんも水が必要ですね」 ・不賛同
「暑いときは赤ちゃんにも水が必要だと感じるのですね」 ・受けとめている

【どのような応答なのか線で結びましょう】
母親「赤ちゃんが下痢をしています．だから，よくなるまで母乳は飲ませていません」

応答 / 反応の仕方

「今は母乳はあげたくないのですね」 ・（間違った考えに）賛同
「下痢をしているときに母乳をあげてもまったく安全ですよ」 ・不賛同
「下痢のときは母乳をやめるのが一番です」 ・受けとめている

母親「初乳はよくないので，なくなるまで待つ必要があるのです」

応答 / 反応の仕方

「初乳は赤ちゃんにとても大切ですよ」 ・（間違った考えに）賛同
「初乳は赤ちゃんによくないのではないかとお考えなのですね」 ・不賛同
「1，2日もあれば初乳ではなくなりますよ」 ・受けとめている

わかりやすい言葉を使って状況に合った情報を提供する

母親が簡単にわかる言葉を使って次の言い方を**書き換えてください**.

【例】
「射乳反射に気がついたら，オキシトシンというホルモンが働いているのがわかります」
わかりやすい言葉を使って：
→「赤ちゃんが乳房を吸うと反対の乳房から母乳がもれてくるかもしれません．これは，母乳がよく流れているサインなんです」

【簡単にわかる言葉を使って次の言い方を変えてください】
「完全母乳育児は赤ちゃんが生後6か月間に必要なすべての栄養素を供給します」
→「最初の6か月間に母乳だけをあげていれば，赤ちゃんは健康に育ちます」

前ページよりつづく

「母乳中の免疫グロブリンは赤ちゃんをウイルスやバクテリア感染から守ります」
→「あなたの母乳は，赤ちゃんを病気から守ります」

指示ではなく提案をする
　次の指示を提案に書き**換えましょう**．
【例】
「赤ちゃんに水をあげてはいけません」〈指示〉
提案に変えましょう：
→「母乳だけをあげるということを考えたことはありますか」〈提案〉

【以下の指示を提案の形に変えましょう】
「赤ちゃんが充分乳房を口に入れられるように，赤ちゃんを引き寄せて抱いてください」〈指示〉
→「赤ちゃんがもっと乳房を口に入れられるように，赤ちゃんを引き寄せて抱いてはどうでしょうか」

「もっと頻繁に飲ませなさい．そうすれば母乳の量が増えますよ」〈指示〉
→「もう少し母乳をあげる回数を増やすことはできると思いますか．そうすると母乳がもっとつくられる助けになりますよ」

「生後6か月を過ぎるまでどんな食べ物も赤ちゃんにあげてはいけません」〈指示〉
→「ほとんどの赤ちゃんは，生後6か月を過ぎるまで，どんな食べ物も水も必要ありません．あなたもやってみようと思われますか」

| SESSION ❷ まとめ

| 資料 | 3.2-2 ③

セッション2　ロールプレイング台本

実演をするときに役割をする人に関連した部分を切って渡す．

ロールプレイング1

　1人の参加者が，母親役として赤ちゃん人形を授乳している格好で抱えて，皆の前で椅子に座ります．
　ファシリテーターが保健医療従事者役をして同じ言葉を何度も言います．
　「おはようございます．おっぱいの調子はどうですか？」
例えば：
・母親役の前に立って見下ろしながら
・質問をするとき自分の時計を見ながら
・前かがみでのぞきこんで，授乳に手を出しながら
　（最初にあらかじめ，その母親役の参加者に，保健医療従事者役が手を出して触れることを話しておく）
・母親の脇に座りながら

ロールプレイング2A

保健医療従事者	おはようございます．今日はあなたも赤ちゃんも元気ですか．
母親	はい，元気です．
保健医療従事者	困ったことがありますか．
母親	いいえ．
保健医療従事者	赤ちゃんはおっぱいを頻繁に飲んでいますか．
母親	はい．

ロールプレイング2B

保健医療従事者	おはようございます．今日はあなたと赤ちゃんの調子はいかがですか．
母親	大丈夫です．
保健医療従事者	どのように授乳しているのかを教えてください．
母親	頻繁に母乳をあげていて，夕方には1回哺乳びんで授乳をしています．
保健医療従事者	夕方に哺乳びんを使うことにしたのはどうしてなのですか．
母親	赤ちゃんが夜によく起きるので，母乳が足りていないようなのです．

前ページよりつづく

ロールプレイング3

保健医療従事者	おはようございます．お2人とも調子はいかがですか．
母親	くたくたです．赤ちゃんがよく起きたんです．
保健医療従事者	まあ，そうなの．（関心を示して）
母親	私の姉が，まだ赤ちゃんが夜起きるなんておかしい．私が赤ちゃんを甘やかしているんだと言うのです．
保健医療従事者	あなたが赤ちゃんを甘やかしていると，お姉さんはおっしゃるのですね．
母親	そうです．姉はいつも，私が赤ちゃんをどのように育てるのかについて，あれこれ意見を言います．
保健医療従事者	そう．（うなずく）
母親	私がどのように赤ちゃんを育てるのかを，そうやって姉がうるさく言ってくる理由がよくわからないんです．
保健医療従事者	へえ，それ，どういうことか，もう少し聞かせてください．

ロールプレイング4A

保健医療従事者	おはようございます．～さんと～ちゃん（子どもの名前）の調子はいかがですか．
母親	～ちゃん（子どもの名前）がここ数日母乳をよく飲んでくれないのです．どうしたらいいのかわかりません．
保健医療従事者	お気持ちはわかります．私の子どもたちが母乳をよく飲まなかったとき，私も心配しました．～さんがどのように感じられているのかが私にはよくわかりますよ．
母親	あなたのお子さんが飲まないときは，あなたはどのようにされるのですか．

ロールプレイング4B

保健医療従事者	おはようございます．～さんと～ちゃん（子どもの名前）の調子はいかがですか．
母親	～ちゃん（子どもの名前）がここ数日母乳をよく飲んでくれないのです．どうしたらいいのかわかりません．
保健医療従事者	～ちゃんのことが心配なのですね．
母親	ええ，この子が母乳をよく飲まないと病気なのではないかと心配なのです．

SESSION❷ まとめ

前ページよりつづく

ロールプレイング5 A

保健医療従事者	おはようございます．赤ちゃんは，最後に体重を量ってから充分増えていましたか．
母親	えーと，よくわかりません．多分そうだと思います．
保健医療従事者	いいわ．赤ちゃんはちゃんと飲んでいますか．母乳はよく出ていますか．
母親	わかりません…．そうだといいんですけど，自信がありません．（心配そうに）

ロールプレイング5 B

保健医療従事者	おはようございます．この1か月に赤ちゃんはどのくらい大きくなっていますか．成長曲線を見せてくださいますか．
母親	看護師さんは，1か月で1キロ増えていると言っていましたので，うれしいです．
保健医療従事者	赤ちゃんは必要な母乳の量を飲んでいることは明らかですね．

ロールプレイング6 A

母親	母乳が足りないので，毎晩赤ちゃんに哺乳びんで人工乳をあげています．
保健医療従事者	絶対母乳は足りていますよ．赤ちゃんに人工乳を哺乳びんであげる必要はありませんよ．

ロールプレイング6 B

母親	母乳が足りないので，毎晩赤ちゃんに哺乳びんで人工乳をあげています．
保健医療従事者	そうですね．夜，人工乳を哺乳びんであげると落ち着く赤ちゃんがいますよね．

ロールプレイング6 C

母親	母乳が足りないので，毎晩赤ちゃんに哺乳びんで人工乳をあげています．
保健医療従事者	そうなんですね．あなたは，夜，母乳が足りていないような気がするのですね．

ロールプレイング 7 A

保健医療従事者	おはようございます．何かお困りのことはありませんか．
母親	赤ちゃんが生まれたら母乳で育てたほうがよいのかわからないのです．赤ちゃんが HIV に感染するのではないかと心配なのです．
保健医療従事者	そうですね．こういう状況です．HIV 陽性の母親の約 5～15％ くらいが母乳育児によってウイルスを感染させます．でもその率は場所によっても違います．母親が最近になって感染していたり，ウイルス量が多かったり，AIDS の症状が出ていたら，もっと感染率は高くなります．母乳育児をしながら安全でないセックスをしたら，HIV に感染して赤ちゃんも感染する可能性が高くなります．ところが，母乳育児をしなかったら，赤ちゃんは，他の死にいたるような疾病，例えば消化器疾患とか呼吸器疾患にかかるリスクが高くなりますね．カウンセリングにいらっしゃるのが遅すぎますね．私があなただったら，こうしますね…．
母親	まあ．

ロールプレイング 7 B（検査ができる場合）

保健医療従事者	おはようございます．何かお困りのことはありませんか．
母親	赤ちゃんが生まれたら母乳で育てたほうがよいのかわからないのです．赤ちゃんが HIV に感染するのではないかと心配なのです．
保健医療従事者	あなたが HIV 陽性だったら，赤ちゃんに感染する可能性はあります．HIV 検査を受けたことはありますか．
母親	いいえ．どこで検査が受けられるのかわかりません．
保健医療従事者	赤ちゃんをどうやって育てるかを決める前に，HIV にかかっているかどうかを知るのが最善です．検査を受けるには誰と話せばいいのか詳しくお伝えすることができます．どうされますか．
母親	検査についてもっと知りたいと思います．

ロールプレイング 7 C（検査ができない場合）

保健医療従事者	おはようございます．何かお困りのことはありませんか．
母親	赤ちゃんが生まれたら母乳で育てたほうがよいのかわからないのです．赤ちゃんが HIV に感染するのではないかと心配なのです．
保健医療従事者	あなたが HIV 陽性だったら，赤ちゃんに感染する可能性はあります．HIV に実際にかかっているかどうかを確かめる検査はここでは受けられないのです．HIV にかかっているかどうかわからず，検査も受けられない場合は，母乳で赤ちゃんを育てることが勧められています．
母親	まあ，そうなんですか．知りませんでした．
保健医療従事者	そうなのです．母乳だけを与えて，他の食べ物も水も生後 6 か月間与えないことで，下痢症などのほかの多くの病気から赤ちゃんを守ってくれます．

SECTION 3.2

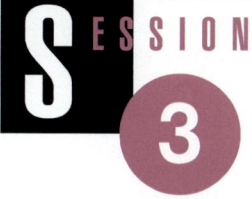

SESSION 3 妊娠中の母乳育児の推進（第3条）

セッションの目的　このセッションで，参加者は次のことを習得する．
1. 妊娠中の女性と話し合うべき情報の概略を説明する—20分
2. 母乳育児のために，妊娠中にどのような乳房の手入れが必要であり，どのようなことが効果的で，どのようなことが効果がないかを説明する—5分
3. 特別な配慮が必要な女性を明らかにする—5分
4. HIV陽性で妊娠中の女性と話し合うべき情報の概略を説明する—10分
5. 妊娠中の女性と母乳育児について話すときに用いるコミュニケーション・スキルを実践する—50分

合計時間　90分

教材
- スライド3/1：産前健診での母親（巻頭グラフXVII，後述，図3-1参照）
- スライド3/2：HIV陽性の母親への，赤ちゃんの授乳についての推奨（後述，図3-2参照）
- 可能であれば，産前健診での2人の母親の姿をポスターとして掲示し，セッションの間はそのまま示しておく．
- フリップチャートに次のように書く—受け入れられ（acceptable），実行できる環境にあり（feasible），購入できる価格であって（affordable），持続可能であり（sustainable），しかも安全（safe）である．これらの単語の頭文字をとってAFASSという．
- その地域で，HIVについてのカウンセリングと検査をどのように利用できるかについての情報
- HIV陽性がわかった女性に，赤ちゃんへの栄養法についてのカウンセリングがどのように提供されるかの情報
- 「出産前チェックリスト」—各参加者に1部ずつコピーを配る（オプション）．
- オプションとして：「母乳で育てない場合のコスト」—セッションの前に情報をつかんでおく．

ファシリテーターのための追加資料

- *The optimal duration of exclusive breastfeeding. Report of an expert consultation*. Geneva, WHO March 2001.
- *The optimal duration of exclusive breastfeeding, A systematic review*. WHO/FCH/CAH/01.23.
- Butte, N et al, (2001) *Nutrient Adequacy of Exclusive Breastfeeding for the Term Infant during the First Six Months of Life*. Geneva, WHO.
- *Diet, Nutrition and the Prevention of Chronic Diseases*. Report of a Joint WHO/FAO Expert Consultation. Geneva, WHO Technical Report Series, No.916.

HIV 関連資料

- *HIV and Infant Feeding Counselling: a training course* WHO/UNICEF/UNAIDS, 2000
- *Integrated Infant Feeding Counselling: a training course* WHO/UNICEF, 2005
- UNAIDS/UNICEF/WHO. *HIV and Infant Feeding: Framework for Priority Action (2003)*

    HIV and Infant Feeding - Guidelines for decision-maker; (updated 2003)
    A guide for health care managers and supervisors; (updated 2003)
    A review of HIV transmission through breastfeeding. (updated 2004)

- WHO/UNICEF/USAID. *HIV and infant counselling aids (2005)*
このツールを用いるカウンセラーは，以下のようなコースを通じて特別なトレーニングを受けておくべきである：

    WHO/UNICEF *Breastfeeding Counselling: A training course* and the WHO/UNICEF/USAID. *HIV and Infant Feeding Counselling: A training course*

または乳幼児の栄養法のカウンセリングコースを含んで新たにつくられたコース．これらは以下の内容からなる．

  - フリップチャート(ISBN92 4 159249 4)[訳注]．HIV 陽性の妊娠した女性と母親とのカウンセリングで用いるもの．
  - 持ち帰れる資料(チラシ)．カウンセラーは，母親の決定，母親への教育，そして自宅に帰ってから(カウンセリング)の内容を思い出すのに即した資料を用いるようにする．
  - カウンセリングカードよりも，さらに技術的で実際的かつ詳細な内容を提供できる参考となるガイド(ISBN92 4 159301 6)．カウンセラーはこれをハンドブックとして用いてもよい．

[訳注] ISBN は国際標準図書番号．この番号で，流通している書籍を特定することができる．

災害状況に関する補足情報
- *Guiding principles for feeding infants and young children during emergencies*. Department of Nutrition for Health and Development, WHO 2003.
- *Infant Feeding in Emergencies*. Nutrition Unit, WHO European Office 1997
- *Infant Feeding in Emergencies, Module1*, Emergency Nutrition Network http://www.ennonline.net

人工乳使用のリスクに関する補足情報
- *Guidelines for the safe preparation, storage and handling of powdered infant formula*. Food Safety, WHO (2007).
    - 保健医療施設における乳児用粉ミルクの調乳方法
    - 自宅での調乳の方法

はじめに

―裕美さんと郁子さんの紹介：スライド3/1(図3-1)またはポスターで，登場する母親たちを紹介する．

理論を毎日の実践に応用できることが大切です．したがって，このコースでは保健医療施設を訪れた裕美さんと郁子さんという2人の女性のストーリーを用います．裕美さんは1人目の，郁子さんは2人目の子を妊娠しています．私たちは裕美さんと郁子さんの妊娠と出産，そして出産後の数日間を追いかけ，そのとき

図3-1　産前健診での母親

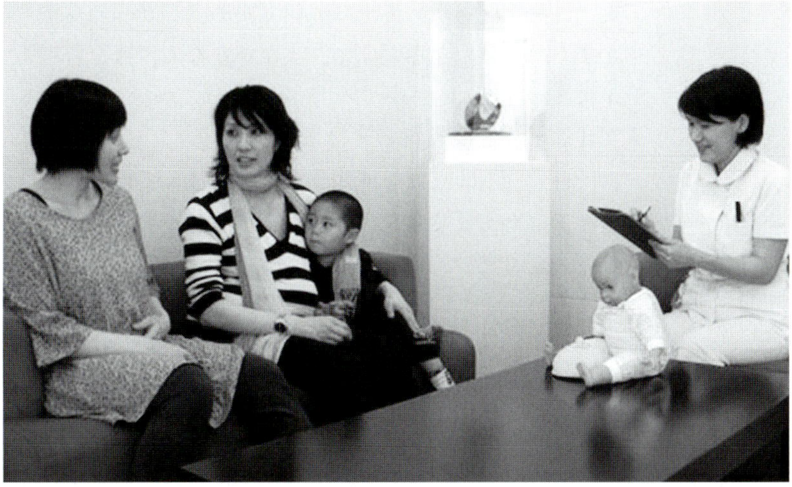

に2人が遭遇した状況と産科での実践を見ていきましょう．

　コースが進むにつれて，私たちが検討する情報と実践を，母親や赤ちゃんがどのように見ているかを考えていきましょう．

1 妊娠中の女性との母乳育児についての話し合い　20分

- 「母乳育児成功のため10ヵ条」の第3条には次のように述べられています：
  妊娠した女性すべてに母乳育児の利点と方法に関する情報を提供しましょう．
- 多くの文化では，女性たちは母乳育児をするものだと当然のように考えています．一方，母乳代用品が広く宣伝，販売促進されていて，ほとんどの女性が出産する前に母乳で育てるか否かを決めるような文化の社会もあります．保健医療従事者が，できるだけ早期から母乳育児教育を行い，母乳育児をするのに困難を伴うリスクのある母子を認識しておくことが大切です．
- 女性が，わが子への栄養法について，充分な情報に基づいた決断をするためには，以下のことが必要となります：

・<u>情報</u>　母乳育児の重要性と置換栄養(母乳代用品)を使うことのリスクに関する，正確で事実に基づいた情報．これは保健医療従事者の個人的な見解や乳業企業のマーケティングによる情報であってはならない．

・<u>理解</u>　それぞれの女性が置かれている個々の状況に応じた情報の理解．これは，その女性にとって，わかりやすい言葉で情報を提供することと，その女性の置かれている状況に即して情報を検討することを意味する．

・<u>自信</u>　女性が自信をもつこと．これは母乳だけで育てることができるという自信を女性がもてるようにすることを意味する．その女性が母乳で育てない場合，彼女の置かれた状況で，できるだけ安全な置換栄養法を見つけられるという自信が必要である．

・<u>支援</u>　女性自身が栄養法について決めることへの支援．これには，赤ちゃんにうまく授乳ができるように，またいかなる困難をも克服するよう支援することが含まれる．

- 女性は自分で決めたことは実行できると，自信をもつ必要があります．これは，自分たちは充分な情報や支援を提供している，と保健医療従事者が考えるだけでは不充分です．保健医療従事者は，その女性に提供している情報が支援のニーズに見合っているものかどうかを彼女と一緒に確認する必要があります．

　裕美さんと郁子さんは産前健診にきています．2人が診察を待っている間，看護師が妊娠中の女性たちに授乳について話すクラスがありました．裕美さんと郁子さんはその話の内容に耳を傾けます．

出産前クラス

問いかけ：赤ちゃんへの授乳についての出産前クラス（母乳育児クラス）では，どのようなことを要点とすればよいのでしょうか．

- 出産前クラスでは，以前に母乳で育てたことのある女性に母乳で育ててよかったと思う経験を語ってもらったり，他の人がなぜうまくいかないのかといった理由や，それを予防するためにはどうしたらよいのかについても話してもらったりします．
- 妊娠中の女性は，例えば人形などを使って母乳を与える際の抱き方をみせてもらうなどして，母乳育児の方法について，詳しい情報を提供してもらうこともできるでしょう．

―ファシリテーターは，出産前クラスで話すように，以下の情報を提供する．

なぜ母乳育児が大切なのか

- 母乳育児は子どものために，そして母親にも家族にとっても重要です．母乳育児は赤ちゃんの健康を守ります．母乳で育てられない子どもたちは，以下のような状態になりやすいのです：
- ・下痢や消化器系の感染，そして呼吸器感染のような感染症によって，病気や死に至ることもある．
- ・貧しい環境にいる場合，体重が増えず，充分に成長しない．
- ・飽食の環境では，体重が増えすぎ，後に心疾患のような問題を抱える．
- 母乳育児は母親にとって重要です．母乳で育てていない女性は以下のような状態になりやすいのです：
- ・貧血になったり，妊娠中についた体脂肪が落ちなかったりする．これは年をとってからの肥満につながるかもしれない．
- ・次の妊娠までの期間が短い．
- ・乳がんになりやすい．
- ・高齢になったときに，大腿骨頸部骨折を起こしやすい．
- そのほかにも：
- ・母乳はすぐに手に入る．何も購入する必要はなく，そのための準備や保管の必要もない．
- ・母乳育児は簡単である．道具も調乳も必要ない．
- ・母乳育児をしない場合には，家族は赤ちゃんのために人工乳を購入し，調乳のための時間を確保し，哺乳びんなどの器具を清潔にしておかなければならない．
- ・母乳育児をしない場合には，子どもが病気になって，親が仕事を休むことで，収入が低下することもある．
- 母乳には赤ちゃんの必要としているすべてが含まれています：

- 生後6か月間は母乳だけで育てることが強く推奨される．この期間，赤ちゃんはその他の水分，飲み物，食物は必要ない．
- 母乳育児は生後6か月以降，他の食物が赤ちゃんに与えられてからも引き続き重要である．
- 母親自身の母乳は自分の赤ちゃんのために特に適しており，1日ごとに，1か月ごとに，そして毎回の授乳ごとに赤ちゃんの発育の必要に応じて変化する．赤ちゃんはその家庭の味を母乳の風味を通して覚えていく．
- 母乳は唯一無二のもの．母乳は生きた液体であり，感染を積極的に防いでいる．人工乳は感染を防ぐ力をもってはいない．

母乳育児がうまくいく助けとなる実践

- 病院での実践が母乳育児をスムーズにいくように助けます．その実践内容には以下のようなものがあります：
- 陣痛の間は親しい人にそばにいてもらうようにする．そうすれば，もっと快適になり，落ち着いて自分らしく過ごせる．
- 鎮静作用のある鎮痛薬の使用とか帝王切開などの出産への医療介入は，医学的に必要でないかぎり避ける．
- 出産直後に肌と肌とのふれあいをすることにより，赤ちゃんをあたためたり，早い時期から母乳育児を始められるようになる．
- 赤ちゃんにとって安全なだけではなく，授乳しやすいように母子同室，母子同床にする．
- 赤ちゃんの空腹のサインを知り，規則授乳ではなく，赤ちゃんが欲しがるときに欲しがるだけの授乳をする．
- 頻繁に授乳すれば，それだけ母乳がよく出るようになる．
- 母乳以外のものを補足したり，哺乳びん，人工乳首を使わないで，母乳だけで育てる．
- どのような抱き方，吸いつかせ方で授乳するかを学ぶことが重要です．産科のスタッフが出産後に援助してくれます．ほとんどの女性は母乳育児ができるし，必要ならば助けてもらえます[*5]．

HIV検査の情報

- 妊娠したすべての女性は希望により，他の人に知られることなくHIVカウンセリングと検査を受けることができます．女性がHIVに感染していれば，妊娠中，分娩時，そして母乳育児期間中，赤ちゃんに感染するリスクがあります．妊娠している女性が，自分がHIV陽性だとわかれば，充分な情報を知った上での決断(意思決定)ができるでしょう．
- HIVに感染している女性から生まれた赤ちゃんの約5-15%(20人に1人から

[*5] これらの実践については，後述のセッションで詳しく検討する．

7人に1人）が母乳で育てられることでHIV陽性になると報告されています*6.このことは，HIV陽性の女性から生まれた赤ちゃんの多くは母乳育児によっては感染しないことを意味しています．
- 状況によっては，母乳だけで育てられていない子どもが病気になったり死亡したりするリスクは，母乳からHIVが感染するリスクより高い場合があります．1人ひとりの母親への個別のカウンセリングが重要である理由の1つは，(それが)個々の状況で，赤ちゃんをどのような栄養法で育てればよいのかを決める情報を提供することになるからです．
- 大多数の女性はHIVには感染していません．以下の場合には母乳育児が推奨されます：
・感染の有無がわからない女性
・HIV陰性の女性

支援が得られること
- もっと情報が欲しい場合は提供されます．妊娠中の女性や母親は，何か質問があればスタッフと話し合うことができます．
- 赤ちゃんが生まれた後は，詳しいスタッフが母乳育児の援助をしてくれます．
- 母親が退院する前に，継続的な援助や授乳の支援をどこで得ることができるかを教えてもらえます．

―話の最後に，出産前クラスでの話題について質問があるかどうかを聞く．

妊娠中の個別的な話し合い

裕美さんが彼女の受け持ちの助産師に面会に来ました．助産師は，裕美さんが母乳育児クラスに参加したのか，あるいは，何か聞きたいことがあるのかどうかを知りません．

問いかけ：助産師は，妊娠中の女性が母乳育児の重要性を知っているかどうか，また，質問があるかどうかについて，どうすればわかりますか．

自由回答方式の質問で話し合うこと
- 例えば次のような質問で始めます：
「母乳育児について知っていることがあれば教えてください」
このような自由回答方式の質問は，母乳で育てようという気持ちを強くし，女

[*6] 母乳を通してHIVに感染する赤ちゃんのリスクを見積るには，HIVの有病率に15%を乗じたものがその数字となる．例えば，妊娠した女性の20%をHIV陽性とし，すべての女性が母乳育児をしているとすると，赤ちゃんの約3%が母乳によって感染する可能性がある．(*Infant Feeding in Emergencies, Module 1*)

性が遭遇するであろう母乳育児のさまざまな障壁について話し合ったり，または過去の母乳育児の際の問題について話し合う機会となります．

問いかけ：「母乳で赤ちゃんを育てようとお考えですか」あるいは「赤ちゃんの授乳についてどのように計画していますか」という質問をしたら，その母親はどのように応答するでしょうか．

- あなたが「母乳で赤ちゃんを育てようとお考えですか」という質問をして，妊娠中の女性が「私にはそのつもりはありません」と答えたとすると，話し合いを続けるのがむずかしくなるでしょう．

話し合いを続けるようなコミュニケーション・スキルを用いる
- 赤ちゃんへの授乳に対する不安や心配事について，妊娠中の女性に話してもらいます．ここで重要なことは話し合いが保健医療従事者による一方的な講義ではなく，妊娠中の女性と保健医療従事者との双方向で行うことにあります．
- 女性が早期から母乳だけで育てることについての充分な知識を備えていれば，あなたは彼女の知識をふまえて，さらに強化できます．彼女がすでに知っていることを繰り返す必要はありません．
- 女性が栄養法について決めるには，その赤ちゃんの父親や彼女の母親，その他の家族の考えに影響を受けるかもしれません．次のような質問が助けになるでしょう．「あなたの近くにいて，あなたの子育てを支援してくれる人は誰ですか」．女性にとって重要な家族の誰かに彼女と一緒に来てもらい，赤ちゃんの栄養法についてもっと聞いてもらうように提案してもよいかもしれません．

出産前の話し合いは大切なケアの一部である
- 母乳育児についての個人的な話し合いに長い時間を割く必要はありません．3分間の集中した話し合いが多くのことをもたらしてくれます．
- 妊娠中の女性は出産前のケアでさまざまな保健医療従事者に会うかもしれません．すべての保健医療従事者は母乳育児を推進し，支援する役割があります．「出産前チェックリスト」[*7]を使って話し合いの内容を記録し，次回来院した際に話し合うべき事項をその女性のカルテに綴じこんでいる病院もあります．

— (オプション) 参加者の仕事に有用であれば，「出産前チェックリスト」(p.84)のコピーを配って話し合います．

[*7] 「出産前チェックリスト」は，このセッションの「まとめ」(p.84)に掲載した．

2 出産前の乳房と乳頭の手入れについて　⏱5分

　　裕美さんは知人に「母乳育児に向いていないおっぱいもあるので，母乳育児のために乳首（ちくび）の手入れをするべきだ」と言われたそうです．

　　問いかけ：裕美さんが「私のおっぱいで母乳育児ができるようになるのだろうか」と心配していたら，あなたは何と声をかけますか．

ほとんどの女性は問題なく母乳で育てていると伝えて，安心してもらう

- 身体のほかの部分，例えば耳や鼻，手の指，足の指はさまざまな形をして大きさも違います．しかし，誰も大きい耳のほうが小さい耳よりよく聞こえるかどうかと質問したりはしません．乳房と乳頭もそれぞれ違う形をしているものの，ごくわずかの例外を除けば完全に機能しているのです．
- ブラジャーをつける，クリームを塗る，乳房マッサージをする，乳頭の手入れをする，あるいはブレストシェル（ブレストシールド）をつけるなどのような出産前のさまざまな方法は母乳育児の助けにはなりません．
- 荒いタオルでこすったり，アルコールで拭いたり，過剰に引っ張ったりして乳頭を"鍛える"ことは必要でないばかりか，皮膚や，母乳育児に関係する細かい筋肉にダメージを与えるおそれもあり勧めてはなりません．

▌保健医療従事者のための補足情報

- 妊娠中の乳房の観察は，以下のために用いる場合は<u>有用</u>です：
・乳房がどのように大きくなっているかを指摘する．血流が増え，感受性も変化していることを示し，それらのすべてが，身体が母乳育児の準備をしているサインであることを示す．
・胸部や乳房の外科手術の既往，外傷などの問題を確認する（例えば乳房のしこり）．
・母親に定期的な乳房の自己検査についてと，それがなぜ有用であるかを話す．
- 妊娠中の乳房の検査は，その女性の乳房や乳頭が母乳育児に向いているか不向きであるかという判断のために行うのであれば<u>有害</u>です．乳房や乳頭の形のせいで母乳育児ができないということは非常にまれです．
- 理想的な出産前の準備は，その女性の母乳育児についての知識や信念，気持ちについての話し合いに時間を使うことであり，女性が自分の赤ちゃんを母乳だけで育てることができるという自信を築くことです．

SESSION 3

3 特別の配慮を必要とする女性

10分

問いかけ：妊娠している女性で赤ちゃんへの栄養法(授乳)について特別のカウンセリングと支援が必要になるのは，どのような女性でしょうか．

- 特別な配慮が必要な女性をみつけましょう．赤ちゃんをどのような栄養法で育てるかの計画に影響するであろう問題点について話すよう，援助するのです．家族のうちで影響力のある人が彼女を支援できるように，必要に応じて家族と話すことを申し出ましょう．彼女が以下のような状態であれば，特別なカウンセリングと支援が必要でしょう：
- 上の赤ちゃんの母乳育児がうまくいかず，母乳育児をあきらめてすぐに人工乳をあげたり，母乳育児をまったくしなかったりした女性．
- 仕事で家を離れたり，通学の都合のために離れて過ごさざるをえない女性．子どもと離れていても母乳育児ができることを保証する[*8]．
- 家族の問題を抱えている．家族のうちで誰が理解してくれていないかを特定してもらい，その家族と会って心配していることを話し合ってみる．
- うつ状態である．
- 周囲や社会からの支援もなく孤立している状態である．
- 若い，またはシングルマザーである．
- 赤ちゃんを養子に出そうというつもりである．
- 母乳の産生を阻害するかもしれない胸部の手術や外傷の既往がある．
- 慢性疾患を抱えていたり，薬を飲まなければならなかったりする[*9]．
- 出生後に特別のケアが必要なハイリスクの赤ちゃんであったり，双子であったりする場合．
- HIV陽性と診断されている．
- 妊娠中であっても一般には上の子どもへの母乳育児をやめる必要性はありません．女性に早産の既往があったり，授乳中に子宮収縮を感じた場合は，主治医に相談する必要があります．妊娠した女性すべてに言えることですが，母乳育児を続けている妊娠した女性は食事や休息を含めて自分自身に気を配る必要があります．妊娠中期には乳房が少し痛みを感じやすくなったり，母乳の分泌が少なくなったように思えることもありますが，それ自体は母乳育児をやめる理由にはなりません．
- 家族の食料が不足していようとそうでなかろうと，母乳は乳幼児の食事の大部分を占めています．特に食事に動物性の食材が含まれていない場合，母乳をや

[*8] 子どもと離れている場合の母乳育児の継続については，セッション11で検討する．
[*9] 母親の疾病と母乳育児については，セッション13で検討する．

めた乳幼児はリスクにさらされます．母親が充分食事をとることは，母親自身だけではなく，胎児や母乳育児中の乳幼児への最も有効な栄養補給となります．母乳を突然やめることは常に避けるべきです．

- 妊娠した女性が母乳だけで育てることは不可能だと感じているとすれば，なぜそう感じているかを彼女と話しましょう．私たちは彼女にとにかく母乳だけで始めてみるように提案することができます．彼女の状況により母乳育児を続けることがむずかしくても，少しでも母乳を与えることが，まったく母乳を与えないことよりもよいからです．ただし，その女性がHIV陽性の場合，混合栄養は母乳だけで育てるよりもHIV感染のリスクがむしろ高くなることがわかっています．
- 母親がHIVのような医学的理由や，情報を得た上での個人的意思で母乳育児をしないのであれば，彼女がどのように赤ちゃんに栄養を与えたらよいのかを知ることは重要です．これらの女性は，個別に置換栄養法について話し合ったり，どのように調乳するかについて学ぶ助けが必要です．

4 HIV陽性の女性との出産前の話し合い　10分

- 妊娠しているすべての女性に，HIVカウンセリングがあることを申し出て，希望に基づいてHIV検査をします．HIV陽性であることが判明した女性には，妊娠中は一層のケアと配慮が必要です．

問いかけ：この地域で妊娠中の女性は，どのようにしてHIVのカウンセリングと検査を受けることができますか(必要であれば，もう少し情報を提供する)．

- HIV陽性が判明した場合には，赤ちゃんの栄養法について，以下を推奨します：

―スライド3/2(図3-2)を示します．

図3-2　HIV陽性の女性のための乳児栄養法に関する推奨

> HIV陽性の母親は，
> 生後6か月間は母乳だけで育てることが勧められます．
> ただし，母親が栄養法を選択するときまでに，
> 赤ちゃんと母親にとって，置換栄養法が，受け入れられ，
> 実行できる環境にあり，購入できる価格であって，持続可能であり，
> しかも安全な場合は，まったく母乳を与えないことが推奨されます．

- すべてのHIV陽性の女性には，以下を含むカウンセリングが必要です：
- **情報** さまざまな乳児栄養法のリスクと利点に関する情報提供
- **個別ガイダンス** 女性が自分の置かれた状況に最もふさわしいと考える栄養法を選択できるようなガイダンス
- **支援** 女性が選択した栄養法を実行できるような支援
- 赤ちゃんの栄養法に関するはじめての相談は産前に行うのが望ましいのですが，出産するまで，もしくは赤ちゃんが数か月になるまでHIVに感染しているかどうかがわからないこともあります．

―AFASSについて記載したフリップチャートを示します．

- カウンセリングを経て，HIV陽性の女性が，受け入れられ(acceptable)，実行できる環境にあり(feasible)，購入できる価格であって(affordable)，持続可能であり(sustainable)，しかも安全(safe)である(AFASS)ような置換栄養法を決めたら，その置換栄養法をどのように手に入れて調乳し保存するか，そしてどのように授乳するかを学ぶのを助けましょう．女性は，赤ちゃんが生まれる前に学んで，出生直後に赤ちゃんに置換栄養を与えることができるようにするのがよいでしょう．
- 母乳育児をしないと決断した母親とは，以下のことを話し合う必要があります：
- 母乳に代わる栄養法について，どの方法が，受け入れられ，実行できる環境にあり，購入できる価格であって，持続可能であり，しかも安全であるか．
- 選択した方法を実行する際に何が必要になるか―どこからミルクを手に入れるか，水はどのように得るか，調乳・授乳のための用具の手配，費用や時間的余裕はあるか．
- 市販の人工乳を使用する場合は，人工乳の種類による違い，赤ちゃんにとってどの種類がふさわしいか．
- 家庭で人工乳を作る場合，ミルクをどこで入手するか，それはふさわしいもので安全か．
- 自宅の水の供給設備は使用できて安全か．仮に安全でなければ，どこから水を得るか．
- 調乳には水を沸かすことが必要であり，調乳や授乳のための器具の洗浄にも熱湯が必要であるが，お湯を沸かす燃料は入手できるか．
- 調乳や哺乳のための器具をどのように洗浄し，消毒するか．
- 誰が，そしていつ，人工乳をつくって授乳する方法を母親に教えるのか．
- HIV陽性の女性には，混合栄養を避け，乳汁分泌がなくなるまでの乳房ケアも行うことを話し合う必要があります[*10]．

[*10] 母乳で育てない女性の乳房ケアは後述する．

- 母乳に代わる置換栄養法がふさわしくない場合，HIV陽性の母親がそれを選ばないようにしましょう．代わりに，より安全な母乳育児という意味から，まずは母乳だけで育てて，その後に置換栄養だけに移っていくことを考慮してもらいましょう．母親が搾乳後に加熱処理をしてHIVを不活化させるようにしてもよいでしょう．"より安全な母乳育児"をすると決めている女性には，どうすればよいかを情報提供し，支援する必要があります．
- 女性によっては最初は母乳だけで育てると決め，置換栄養が自分の置かれた状況で，受け入れられ，実行できる環境にあり，購入できる価格であって，持続可能であり，しかも安全な置換栄養法になったらすぐに，母乳育児をやめる人もいるでしょう．
- 母乳だけで育てたほうが，HIVに赤ちゃんが感染するリスクが低いのです．

問いかけ：HIV陽性の女性は，地域のどこで赤ちゃんへの栄養法についてカウンセリングが受けられるのでしょうか（必要であれば，詳しい情報を提供する）．

HIV陽性の女性へのカウンセリングについての詳細（母乳に代わる栄養法の選択に関する支援をどのように行い，選択した栄養法をどう行うかを教える方法）は，WHO/UNICEFコース（*Infant and Young Child Feeding Counselling: An integrated course and training on the use of HIV and Infant Feeding job aids*）に網羅されています．

5 妊娠中の女性との母乳育児についての話し合い　50分

話し合い方についての説明—5分

参加者は後ほど妊娠中の女性と話すという臨床実習をする．ここでは臨床実習の予習を行う．

参加者を3人のグループに分ける．1人は妊娠中の女性の役，1人は保健医療従事者の役，残りの1人はオブザーバー役とする．保健医療従事者役は，妊娠中の母親役に母乳育児に関しての考え方や心配事を聞く．母乳育児の大切さや，母乳育児の早期確立に役立つ方法を話し合う．「出産前のチェックリスト」があると，保健医療従事者役をするにあたって話し合う内容を確認できる[*11]．

「オブザーバー役」は，「保健医療従事者役」が以下の働きかけをしているかをみて，記録する．

[*11]「出産前チェックリスト」はこのセッションの「まとめ」（p.84）に示す．

- 自由回答方式の質問をして，女性が話すのを助けている．
- 相手の言ったことを違う言葉などで言い換えたり，褒めたりするなどのふさわしいカウンセリング・スキルを使って女性に応対している．
- 母乳育児が母親にとっても赤ちゃんにとっても大切であること，および母乳育児の実践を勧める理由についてわかりやすく正確な情報を提供している．
- 女性が質問したり，さらに詳しく話ができたりするような機会をつくっている．

最後に3人で，用いたスキルや提供した情報について話し合う．

2人1組で話し合う―30分

およそ5分ごとに，「保健医療従事者役」「妊娠中の女性役」「オブザーバー役」を交代して，3人がすべての役を務めるようにする．ファシリテーターは各グループが話し合いを円滑にしているかどうかを見守る．

クラスでの話し合い―10分

- 産前健診に時間的制約があった場合や，健診を女性が受けない場合，その女性はどのようにすれば母乳育児について話し合うことができるでしょうか．
- 個別に話すのはいつが適切で，実行可能でしょうか．
- グループでの話し合いはいつがよいでしょうか．
- グループでの話し合いができるとしたら，妊娠中の女性が赤ちゃんの授乳について知っておく必要があることをすべて聞けるようにするために，産前サービスをどう活用しますか．
- HIV検査で陽性であった女性に赤ちゃんの栄養法についてどのように話せばよいでしょうか．
- 女性が何も知りたくないという態度のときどうしますか．

―何か質問がないか尋ねる．その後でこのセッションをまとめる．

SESSION ❸ のまとめ

- 妊娠中の女性が理解する必要があること：
・母乳育児は赤ちゃんにとってもお母さん自身にとっても大切である．
・出生後6か月間は母乳だけで育てることが推奨される．
・補完食（離乳食）を与えるようになってからも，頻繁に授乳を継続することが大切である．
・出産後早期の肌と肌とのふれあい，母乳育児の早期開始，母子同室，頻繁な赤ちゃん主導の授乳，適切な抱き方と吸いつかせ方，補足せずに母乳だけで育てることが母乳育児を確立する助けになる．
・困ったときはいつでも支援を受けられる．
- 理想的な出産前の準備は，女性が母乳で育てることができるという自信を築くことである．妊娠中に乳房や乳頭の手入れをする必要はなく，かえって有害になることがある．
- 過去において母乳育児がうまくいかなかった経験があったり，母乳育児上の問題となるリスクを抱えていたりする女性には，特に注意を払う必要がある．
- すべての妊娠した女性の希望に基づいて，秘密厳守のもとで，HIVカウンセリングと検査を提案する．
- HIV陽性の女性には，彼女の置かれた環境で，受け入れられ，実行できる環境にあり，購入できる価格であって，持続可能であり，しかも安全である（AFASS）最良の授乳方法を選択できるように，個別のカウンセリングが必要である．

セッション❸の知識の確認

・なぜ母乳だけで育てることが赤ちゃんにとって大切なのか，理由を2つあげましょう．
　→
・なぜ母乳だけで育てることが母親にとって大切なのか，理由を2つあげましょう．
　→
・赤ちゃんの栄養法について助けとなることを妊娠中の女性と話し合う場合，どのような情報が必要でしょうか．
　→
・母乳育児をするのに役立つ妊娠中の準備となる方法を2つあげましょう．また有害になりうるような方法を2つあげましょう．
　→
・HIV検査で陽性が判明した女性は，どこで乳児の栄養法についてのカウンセリングを受けられるでしょうか．
　→

SESSION ❸ まとめ

資料 3.2-3①（オプション）

出産前チェックリスト—乳児の栄養法（授乳）

　下記の項目はすべて，妊娠中の女性と妊娠 32 週までに話し合う必要がある．保健医療従事者は署名と話し合った日付を記載する．

氏名：＿＿＿＿＿＿＿＿＿＿＿＿＿＿＿＿＿

分娩予定日：＿＿＿＿＿＿＿＿＿＿＿＿＿＿＿

情報項目	話し合った，または母親が話し合いを断ったかを記す	サイン	日付
母乳だけで育てることは赤ちゃんにとって大切である （呼吸器感染症，下痢，中耳炎などのような多くの疾病から赤ちゃんを守る；赤ちゃんの成長や発達を助ける；すべての赤ちゃんにとって生後 6 か月間は母乳だけで育てることが必要である．赤ちゃんのニーズによって変わる．母乳育児をしない赤ちゃんは病気になるリスクが高い．）			
母乳育児は母親にとっても大切である （乳がんや大腿骨頸部骨折から守る．母親が赤ちゃんと緊密な関係を築く助けとなる．人工乳にはお金がかかる．）			
出産直後から赤ちゃんと肌と肌のふれあいをもつことが大切である （赤ちゃんをあたたかく落ちついた状態に置く．赤ちゃんとのきずなを育む．母乳育児を始める助けとなる．）			
適切な抱き方と吸着が大切である （適切な授乳姿勢と吸着をすると赤ちゃんは母乳をたくさん飲める．乳頭や乳房が傷つくのを防ぐ．どうすれば母乳育児ができるようになるかを学ぶ助けとなる．）			
母乳育児がよいスタートを切れるようにする ・赤ちゃん主導の授乳をする ・赤ちゃんがいつ充分に母乳を飲んでいるかを知る ・母子同室や常に赤ちゃんをそばに置くことが大切 ・人工乳首やおしゃぶりを使うことで起こる問題			
出生後 6 か月間は母乳以外のものは必要でない—母乳だけでよい **出生後 6 か月以降も，母乳以外の食べ物を与えつつ母乳育児を続けることが大切である**			
母乳育児をしない場合のリスクや弊害 ・いろいろな病気や慢性疾患から防御されない． ・人工乳は汚染されたり，調乳時のミスがある． ・費用がかかる． ・母乳で育てないと決めた場合，あとで母乳育児に戻ることがむずかしい．			

他に話し合った点や，必要なフォローアップや紹介があれば，それを記す：

セッション❸の追加情報

妊娠中の話し合いに関して

- 出産後の入院が24時間に満たない場合では，母乳育児に関して学ぶ時間がないため，妊娠中の教育が特に大切となる．保健医療従事者は，女性が産前健診で受診した際に，母乳育児についてどこまで知っているのかを見極め，母乳育児の方法について学べるよう援助を始める．
- また，女性が母乳で育てることができると自信をもつことも大切である．それには女性の母乳育児に関する不安を聞いたり，母乳育児がうまくいく助けとなる実践内容について話す．
- 妊娠中の女性は，学校に通って教室の前に立つ教師に講義してもらうことが必要な子どもではない．情報が自分にとって必要なもので，自分のもっている知識と結びつき，グループの仲間と共有できるものであれば，学習効果は高い．グループでの話し合いは，男性の前で恥ずかしいというような文化的な側面，体型がくずれる恐れ，母乳育児中は赤ちゃんから離れられない心配，親やパートナーがどう思っているか，授乳と家事全般との兼ね合いといったことを打ち解けて話すのに有用な方法である．保健医療従事者との個別面談ではなく，グループのほうが話しやすい項目もある．
- 妊娠中の女性がすでに入院している場合も，個別面談やグループでの話し合いに参加できるようにすることを忘れない．
- 赤ちゃんが出生後に特別なケアを受ける必要があると推測される場合，例えば早産児の可能性がある場合，その赤ちゃんにとって母乳育児がいかに大切であるか，さらに，治療中の赤ちゃんに授乳をする際に受けられる支援について，妊娠中に話しておくことが大切である．
- 残念ながら一部の女性は，頻繁に開かれている出産準備クラスに参加しなかったり，参加しても話し合う時間がなかったりすることもある．
- 女性が，母乳と人工乳の違い[*12]，人工乳を用いる場合の費用，安全に人工乳を調乳する方法を知りたい場合は，情報を提供するのがよい．
- 出産前クラスは調乳指導の場ではない．母乳育児をしないと決めている母親は，個別に安全な置換栄養の準備を学ぶ必要がある．それにより母親のペースに応じて学ぶことができ，自分の置かれた状況について質問できる．母親がこの知識を知りたいと思う時期に近いほうがよく学べるだろうし，それは赤ちゃんが生まれる何週間も前ではない．
- さらに，産前教育の中でルーチンに置換栄養について教えると，女性は赤ちゃ

[*12] 母乳は理想的もしくは標準的な栄養であることを心に留める．母乳を基本にして人工乳と比較すべきで，人工乳を基本にすべきではない．人工乳には特殊な成分が高濃度に含まれているかもしれないが，母乳よりも高濃度であることがよいという意味はない．

> セッション ❸ の追加情報

んに人工乳を準備することを期待されているという印象をもってしまう．そうしたことが影響して，それがなければ母乳だけで育てたであろう女性が人工乳を使うかもしれない．

母乳育児と母乳の重要性

- 母乳育児は，子どもたちや女性の短期的および長期的健康にとって大切である．乳房から直接母乳を飲ませることと母乳の成分の両方が重要である．

乳房から直接飲ませるという行為
- 授乳は子どもの顎の発達を助けるだけでなく，舌や耳管の筋肉を強化する．それにより：
・中耳炎などの発生を減らす．
・発音が明瞭になる．
・虫歯を予防し，歯列異常のリスクを軽減する．
- 赤ちゃんは自分で摂取量を調節できるようになる．これが成長してからの食欲の調節や肥満に影響するかもしれない．哺乳びんで授乳すると，赤ちゃんに飲ませている人が量を調節するので，食欲の調節は生じないようである．
- 母乳育児では，赤ちゃんが母親の体温による温かさを感じつつ密着した肌のふれあいをもてる．これが赤ちゃんの身体的・情緒的発達の手助けになる．母乳育児をした母親は育児放棄や虐待をすることが少なくなる．

母乳が子どもにとって大切である
- 母乳は：
・赤ちゃんの成長と発達に必要な理想的な栄養である．
・多くの感染症から守り，乳児死亡を防ぐ．
・家族歴にアレルギーや1型糖尿病のような病気がある場合，赤ちゃんのそれらが発症するリスクを軽減する．
・大人になってからの血圧調節機構をプログラムするほか，肥満になるリスクを軽減する．
・いつでも与えることができ，調乳する必要がない．
- 母親自身の母乳は，それぞれの赤ちゃんにとって最もふさわしく，赤ちゃんの必要に合わせて成分が変化していく．
- 母乳育児の効果の多くは，「どれだけの量をどれだけの期間続けたか」（量依存性）による．母乳だけを与えることが長期間になるのがより有益である．
- 母乳で育てられなかったり，搾母乳を与えられなかった子どもは，以下のリスクが高くなる：

- 下痢や消化器感染症，呼吸器感染症，また尿路感染症
- 湿疹や他のアレルギー疾患
- 早産児での壊死性腸炎
- 行動発達・学習能力低下，ひいては仕事につく可能性が減る(所得能力が減る)．
- 若年型インスリン依存性糖尿病(1型糖尿病)，高血圧，小児肥満―これらは成人になってからの心臓病のマーカーである．
- 乳幼児期の死亡

● 母乳育児をしないことによる危険性はあらゆる社会的経済的環境で生じる．母乳で育てられた子どもと比較して，母乳で育てられなかった子どもが，病気の蔓延した不衛生な環境で生活している場合，下痢で死亡する可能性は6－25倍高まり，肺炎での死亡も4倍高いという報告がある．母乳だけで育てるとこれらのリスクは低くなる．

● すべての赤ちゃんが生後6か月間，母乳だけで育てられたとすると，毎年全世界で推定130万人の赤ちゃんの生命が救われ，何百万人の健康が守られる．

母乳育児は母親ばかりでなく，家族や地域社会にとっても大切である

● 母乳育児をした母親と比較して，母乳育児をしなかった女性では以下のリスクが高くなることもある：
- 乳がんやある種の卵巣がん
- 高齢になってからの大腿骨頸部骨折
- 妊娠中に蓄えた体脂肪が残り，のちに肥満になることがある．
- 産後の子宮復古が不充分だったり，月経再開が早くなることによる貧血
- 母乳育児による自然の避妊効果がなく，妊娠する回数が多くなる．
- 赤ちゃんと接触する機会の減少

● 母乳で育てなかった場合には，家族にも以下の影響がある：
- 病児の世話をするため親が就労できず収入がなくなる．
- 人工乳を購入し調乳するための出費が増え，赤ちゃんに人工乳を与える時間も必要となり，病児の治療にも費用がかかる．
- 人工乳がいつなくなるか不安になったり，病気の赤ちゃんを心配する．

● 母乳で育てられなかった子どもは，乳児期以降も病気になりやすく，そのため保健医療サービスを利用することも多くなり，保健医療のためのコストが増える．一方，健康な乳児は健康で知性のある大人として働き手になり，地域社会の健全性に貢献する．

セッション❸の追加情報

母乳で育てないことのリスク

- 母乳で育てないことのリスクは，以下に起因する：
・母乳に含まれる防御因子を欠くことによる罹患率の上昇
・例えば脳の成長や腸管の発達に必要な，栄養素の最適バランスの欠如
- さらに，母乳代用品を使用することにも危険性がある．これらの危険性には以下のようなものがある：
・人工乳は，製造工程で汚染されるおそれがある．
・乳児用粉ミルクは無菌ではなく，製造過程でサカザキ菌やサルモネラ菌などの細菌に汚染されているかもしれず，乳児に重大な病気や死亡を招く可能性のあることがわかっている．WHOは乳児へのリスクを最小限にするために，慎重な調乳のためのガイドライン[*13]を作成している．
・人工乳は，安全ではない成分を含む可能性があったり，不可欠な成分を欠く可能性があったりする．
・容器を洗浄したり人工乳を溶かしたりするための水が汚染されている可能性がある．
・濃すぎたり，薄すぎたりという調乳の際の誤りによって，乳児の疾病を招くかもしれない．
・家族が人工乳を長持ちさせようとして薄めるかもしれない．
・人工乳は，泣いている赤ちゃんを泣き止ませるために使われることがあり，これは体重過剰を招いたり，食べ物を与えることが，なだめるための解決法であるとみなされたりする可能性がある．
・母乳や人工乳の代わりに水，茶が与えられると，結果として全体的に母乳摂取が減り，体重減少する可能性がある．
・人工乳の購入で，家族に不必要な支出が生じ，他の家族の食物が減ることにもなる．
・妊娠回数がふえることは家族や社会にとり負担となることがある．
・(児の)健康上の問題に対処するために，人員や備品に対する病院のコストが高くつく．
- 母乳代用品を使用する諸段階で調乳や衛生面での注意により，母乳代用品使用によるリスクのいくつかは減らせるかもしれない．しかし母乳と人工乳の組成の違いに変わりはない．

[*13] *Guidelines for the safe preparation, storage and handling of powdered infant formula.* Food Safety, WHO (2007)

> **クラスでの話し合い**
>
> 　次の2つの表現に意味の違いはありますか．
> 　「母乳で育つ赤ちゃんは病気にかかりにくい」と，「母乳を与えられなかった赤ちゃんは病気にかかりやすい」．
> 　最初の表現は，赤ちゃんが病気にかかるのは普通であるが，母乳で育つ赤ちゃんは母乳で育てていない赤ちゃんよりも病気にかかる頻度が低いことを伝えているのに対して，2つ目の表現は，母乳で育つことは普通で，母乳で育たないとリスクが高くなるというメッセージを伝えています．このことをディスカッションで明らかにします．
>
> 　「母乳で育てないと危険がある，と告げるのは，母親たちの気分を害する」と話す同僚に，どのように応答しますか．
> 　妊娠中に喫煙したり，出産時に医療者がついていなかったり，乳児を1人で家に置いておくときのリスクについて女性たちに話すことに，保健医療従事者は躊躇しません．女性たちに避けるようにと伝えておく赤ちゃんについてのリスクは，数多くあります．女性たちには，赤ちゃんにとって何が最良なのかを知る権利があり，それらの情報を差し控えるならば女性たちは怒るでしょう．

> **オプション演習（追加の時間が必要）**
>
> 　参加者に，母乳代用品を6か月間用いた際の家族にかかる費用を知っているか聞いてみる．このことをさらに話し合うには，このセッションの最後にある「母乳で育てない場合のコスト」(p.97)を使ってもよい．この話し合いのための時間はこのセッションには含まない．

母乳育児と緊急事態

- 世界中で，母親と乳児は緊急事態に置かれることがますます多くなっている．地震，風水害，洪水等の自然災害や，それに加えて軍事紛争で数百万の家族が住む場を追われ，日常の食料も奪われている．
- このような状況では多くの場合，電力，上下水道の途絶でコレラ，ジフテリアやマラリアなどが蔓延し，食料の確保という問題がさらに悪化する．
- これらのような緊急事態では，母乳育児，特に母乳だけで育てることは，最も安全で，ときに乳幼児にとり唯一の信頼できる食べ物となる．母乳は栄養と疾病防御因子を供給し，さらに費用がかからず，特に水も必要としない．
- 母親は，母乳を与えるのに必ずしも完全に落ち着いた状態を必要としない．多くの母親にとって，きわめてストレスフルな状況においても，母乳を与えるの

> セッション❸ の追加情報

は簡単なことである．母乳を与えることにより，心が和みストレスに対応できるという人もいる．とはいえ，ストレスは女性の射乳反射を弱くする可能性があり，緊急事態下では，妊娠中あるいは母乳育児中の母親が集まり，お互いに支え合うことのできる安全な場所をつくることが大切である．保健医療従事者が支援し，母親に自信をつければ，母乳がよく出る助けになる．

- 母乳で育てられていない乳児は，緊急事態下ではリスクが高くなる．このような乳児の母親については，充分にリスクを評価し，可能なら母乳復帰をして，他の必要な支援を受けるよう勧めるべきである．

母乳の独自性

- 母乳には 200 以上の成分が含まれていることが知られており，まだ知られていない成分も含まれている．おのおのの動物はそれぞれの種に必要な特有の母乳をもつ―子牛は大きな筋肉と骨とともに急速に成長し，ヒトの赤ちゃんは脳の急速な発達とともにゆっくりと成長する．
- 母親の母乳は，彼女自身の赤ちゃんに特にふさわしいものである．母乳は，その赤ちゃんのニーズに合った栄養を供給するように変化する．初乳は妊娠週数に適合し，成乳は授乳の度に，日ごとに，また月ごとに赤ちゃんのニーズに見合うように変化する．母乳は感染防御の作用をもつ生きた液体である．

母乳による感染防御

- 子どもの免疫システムは，出生時には充分には発達しておらず，充分に発達するのは 3 歳以降である．母乳は幾重もの方法で赤ちゃんを(感染)から防御する：
・母親が感染にさらされると，その感染に対する抗体(感染と戦う物質)をつくる．これらの抗体は母乳を通して児に移行する．
・母乳は赤ちゃん自身の免疫システムを刺激する．
・母乳中のいくつかの成分は，赤ちゃんの腸の内壁の細胞の成長を助ける．微生物やアレルゲンに対するバリアの発達を促し，さらには感染による損傷の修復を助ける．
・母乳中の白血球は，細菌を殺すことができる．
・母乳の中のいくつかの成分は，微生物が腸の内壁の細胞に付着するのを防ぐ．微生物は細胞に付着しなければ赤ちゃんの体外に出る．
・母乳で育てられる赤ちゃんでは，よい細菌(ビフィズス菌)の増殖が，有害な細菌の増殖の余地を減らす．
・(母乳中の)栄養素は有害な細菌の増殖には使われない．例えば，母乳中のラクトフェリンは鉄にくっついて，疾病を起こす細菌がこの鉄を利用して増殖する

のを防ぐ．
- 人工乳は生きた細胞を含まず，抗体も含まず，生きた感染防御因子も含まず，赤ちゃんを感染から積極的に守ることができない．

母乳とは何か
初乳：最初の母乳
- 初乳は妊娠7か月から出産後数日間引き続いて乳腺でつくられる．外見上，初乳は濃くてねばねばしており，透明のことも黄色味がかった色をしていることもある．
- 初乳は赤ちゃんの腸を守るため「塗料」のコーティングのように働く．水や人工乳が与えられると，この「塗料」が部分的に剥げて，赤ちゃんが感染してしまう．初乳は多くの細菌やウイルスに対する赤ちゃんの最初の予防接種である．初乳は，赤ちゃんの腸でよい細菌が増殖する助けとなる．
- 初乳は赤ちゃんが最初に口にする完全食であり，成乳よりタンパク質とビタミンAに富む．初乳には緩下作用があり，赤ちゃんが胎便（最初のねばねばした黒い便）を出す助けとなる．これによって黄疸を防ぐ．
- 初乳はきわめて少量が出る．これは赤ちゃんのとても小さい胃と，大量の水分を処理できない未熟な腎臓に適している．母乳で育つ新生児には，医学的に必要でないかぎり，水や糖水を与えてはならない．

早産のときの母乳
- 37週未満の早産児の母親の母乳は，成乳と比べて，タンパク質や鉄分などいくつかのミネラルの濃度が高く，免疫物質を多く含み，早産児のニーズにさらに適している．
- 母乳を赤ちゃんが直接授乳できるようになる前に用いることができる．母親は搾乳し，カップ，スプーンやチューブで赤ちゃんに授乳できる．

成乳
- 成乳は，赤ちゃんに必要なタンパク質，炭水化物，脂質，ビタミン，ミネラル，水分などすべての主要な栄養素を含む．母乳の成分は，1日の時間帯や，母乳をあげている時間の長さ，赤ちゃんのニーズ，また母親がかかったことのある病気などにより変化する．
- 母乳の成分は，栄養とともに消化，成長，発達を助ける物質を提供し，感染からの防御因子も提供する．母乳はこれらの栄養素，防御因子，その他の利点を赤ちゃんの成長とともに供給し続け，このような成分は子どもがある年齢になったからといって消失することはない．

母乳中の栄養素

タンパク質
- 母乳中のタンパク質の量は，乳児の成長と脳の発達にとって完全である．消化されやすいので，赤ちゃんにすばやく栄養素を供給できる．人工乳はヒトの乳とは異なるタンパク質を含み，消化が遅くて消化しにくいので，赤ちゃんの身体に負担となる可能性がある．人工乳のタンパク質に不耐性となり，皮疹，下痢や他の症状を起こす赤ちゃんもいる．母乳中のタンパク質の濃度は母親の食事摂取に影響されない．

脂質
- 脂質は乳児の主なエネルギー（カロリー）源である．母乳中のリパーゼという酵素は脂質の消化を開始し，その結果，エネルギー源として赤ちゃんにすばやく利用される．
- 母乳中の脂質は，脳の成長と目の発達に必要な極長鎖脂肪酸をビタミン類，コレステロールと同様に含んでいる．母乳中の豊富なコレステロールは，乳児が生涯にわたってコレステロールをコントロールする仕組みの発達を助ける可能性がある．
- 授乳開始時の母乳中の脂質濃度は低い．これを前乳と呼び，赤ちゃんの喉の渇きをいやす．授乳の後のほうでは脂質の濃度は高く，これを後乳と呼び，満腹感を与える．授乳ごとに脂質の含有量は変化する．
- 人工乳は，授乳の間に変化せず消化酵素を含まない．人工乳には，コレステロールはほとんどあるいはまったくない．脂肪酸を添加した製品もあるが，これらは魚類の油脂類や鶏卵の脂肪や，植物性由来のものである．
- 母乳中の脂質の構成は，母親の食事に影響を受ける．母親が食事で多価不飽和脂肪酸を多量に摂取していると，その母乳は多価不飽和脂肪酸を多く含むだろう．しかし，母親に体脂肪がほとんどなく極度に栄養状態が悪い場合以外は，母乳中の脂質の総量は母親の食事には影響されない．

炭水化物
- 乳糖（ラクトース）は母乳中の主な炭水化物である．これは乳腺でつくられ，1日中一定の濃度である．乳糖はカルシウムの吸収を助け，脳の成長の燃料となり，腸管での有害微生物の生育を遅らせる．乳糖はゆっくりと消化される．母乳育児の赤ちゃんの便の中の乳糖は，不耐性のサインではない．
- すべての人工乳が乳糖を含むわけではない．乳糖を含まない母乳代用品を健康な乳児に与えることの影響はわかっていない．

鉄
- 母乳中の鉄の量は少ないが，鉄は母乳だけで育てている場合，赤ちゃんの腸からよく吸収される．これは，母乳が鉄の吸収の過程を助ける特定の輸送因子を供給することが一因である．人工乳に高濃度の鉄を補うのは，人工乳では鉄が

あまりよく吸収されないからである．この余分に加えられた鉄分は，有害細菌の増殖を助けてしまうことがある．
- 健康で正期産で生まれ，臍帯結紮の時期も早すぎなかった，母乳だけで育った赤ちゃんでは，生後6-8か月の間に鉄欠乏性貧血となることはまれである．

水分
- 母乳はとても水分に富んでいる．赤ちゃんが欲しいときにいつでも母乳を与えると，暑く乾燥した天候のときでも，水分の追加は不要である．母乳は赤ちゃんの腎臓に負担をかけず，赤ちゃんは不要な水分を体内に貯めることもない．
- 水やお茶などの他の液体を与えることは，母乳の産生を阻害し，乳児の栄養摂取を減らし，感染のリスクを増すことがある．

母乳の風味
- 母乳の風味は，母親が何を食べるかにより影響される．風味の変化によって，赤ちゃんはその家庭の食物の味に慣れ，生後6か月以降にこれらの食物を食べるようになりやすくなる．人工乳はいつも同じ味で，授乳期間中ずっと味が変わらない．人工乳の味は，赤ちゃんが将来食べる食べ物に何の関係もない．

生後6か月間母乳だけで育てること

- 母乳だけで育てると，最初の6か月間での赤ちゃんの成長と発達に必要なすべての栄養と水分が供給される．この6か月がいつ完了するかというと，26週間もしくは180日間であり，6か月目の始めではない．
- 母乳だけで育てるというのは，母乳以外の飲食物を赤ちゃんに与えないということである．ビタミン類やミネラルの補足または薬剤は，それが必要なときに与える．ほとんどの母乳だけで育つ乳児は，夜間授乳も含めて1日に少なくとも8-12回母乳を飲む．
- 母乳だけで育てることを阻害するものには，以下のことがあげられる：
・母乳以外の水分や食物を赤ちゃんに与える．
・赤ちゃんにおしゃぶりなどを与える．
・授乳の回数に制限を設ける．
・授乳にかかる時間を制限する．
- 6か月を過ぎたら，子どもには母乳に加えて補完食を与える必要がある．母乳が重要であることに変わりはなく，生後12か月の時点で子どもにとって必要なカロリーの1/3-1/2を供給していることも多く，2歳かそれ以上続けるとよい．

セッション❸の追加情報

> **HIV 陽性女性の母乳育児にについて勧められること**

- 女性が HIV に感染した場合，妊娠中，分娩中そして授乳中に，赤ちゃんへの感染のリスクがある．HIV に感染した女性から生まれた，およそ 5 – 15%（20 人に 1 人から 7 人に 1 人）の赤ちゃんが，授乳中に HIV 陽性となる[*14]．このリスクを減らすために，母乳をまったく与えない方法と，置換栄養ができるようになるまで母乳だけを与える方法とがある．
- 母乳だけではない場合には，HIV 母子感染のリスクは母乳だけで育てる場合と同程度か，あるいはもっとリスクが高い場合もある．これは，個別のカウンセリングが非常に重要である理由の 1 つである．
- 女性が検査を受け HIV 陽性であることがわかった状況では，次の対応を勧告している．

HIV 陽性の女性のための乳児栄養法に関する推奨

HIV 陽性の母親は，
生後 6 か月間は母乳だけで育てることが勧められます．
ただし，母親が栄養法を選択するときまでに，
赤ちゃんと母親にとって，置換栄養法が，受け入れられ，
実行できる環境にあり，購入できる価格であって，持続可能であり，
しかも安全な場合は，まったく母乳を与えないことが推奨されます．

- この推奨は，HIV 陽性の女性すべてが母乳育児をしないほうがよい，とは言っていない．母乳育児をしないという決断は，乳児の健康へのリスクが増すなどの不利な点がある．
- 置換栄養を行う場合には，各々の家庭で以下の条件を満たす必要がある：
・受け入れられる．
・実行できる環境にある．
・購入できる価格である．
・持続可能である．
・安全である．
- HIV 陽性の母親には，それぞれの状況があり，その中で栄養法についての最良の選択ができるように助けてもらうために，（専門的な）トレーニングを受けた者と個別に話し合う必要がある．

[*14] 母乳育児の数から HIV に感染する赤ちゃんのリスクを見積るには，HIV の罹患率に 15%を乗じたものがその数字となる．例えば，妊娠した女性の 20%を HIV 陽性とし，すべての女性が母乳育児をしているとすると，赤ちゃんの約 3%が母乳によって感染する可能性がある．(*Infant Feeding in Emergencies, Module 1*)

- 大多数の女性はHIVに感染していない．母乳育児は以下の場合に推奨される：
・HIVに感染しているかどうかわからない女性
・HIV陰性の女性
- HIV検査ができない場合は，すべての母親は母乳育児をするべきである．一般に推奨されるように，母乳育児を保護し推奨し，支持し続けるべきである．

> **クラスでの話し合い**
> 「HIVに感染しているリスクがあれば，どの母親も母乳育児をしないようにと助言されたほうがよいのではないか．そうすればより多くの赤ちゃんを守れるのではないか」と同僚が言った場合，どのように答えますか．

手を加えた形の母乳育児
- 母親がHIV陽性の場合，搾乳した母乳を熱処理するとHIVウイルスは死滅する．他の女性から搾乳した母乳も使用できる．これは母乳を検査し熱処理した母乳銀行経由か，あるいはHIV陰性であることが判明している女性のものを用いる．

置換栄養法を選択した場合
- 置換栄養法には次のようなものがある．
・水分を加えることだけが必要な，粉末化（あるいは濃縮された液状のものもある）した人工乳．
- 市販されている乳児用人工乳は，動物の乳汁からつくられている．脂質含量を調整してあったり，植物性油脂を加えたり，糖分と微量栄養素が加えられていたりする．市販の人工乳と同じ組成であるジェネリックの人工乳を用いてもよい．これはシンプルなラベルで市場を介さず入手できる[訳注]．
- 市販されている人工乳は，各栄養素の割合が乳児の栄養にふさわしいように調整され，微量栄養素がすでに添加されている．人工乳は正確な量の水と混ぜ合わせるだけでつくれる．
- しかし忘れてならないのは，市販のものであれ家庭で調整したものであれ，人工乳の栄養素の割合を調整できても，その質を母乳と同じにすることはできないことである．さらに，母乳中に存在する免疫因子や成長因子は動物の乳や人工乳には存在せず，また添加することができない．
- 以下に記す他の種類の人工乳も利用できるが，これら特殊製品については乳児が医学的に必要な場合にのみ母親と検討すべきである：

[訳注] 日本では販売されていない．

- 大豆乳はタンパク源として精製した大豆を用い，粉状である．通常，乳糖を含まず，代わりに他の糖を加えている．牛乳タンパクに不耐性の乳児は，大豆のタンパクにも不耐性であるかもしれない[*15]．
- 低出生体重児または早産児用の人工乳は，正期産児のための通常の人工乳よりも，タンパク質といくつかのミネラルが高濃度で脂肪と糖分の割合が異なるように調整されている．低出生体重児用の人工乳は，健康な正期産児には勧められない．低出生体重児が必要とする栄養は，個別に検討すべきである．
- 特殊ミルクは，胃食道逆流症，高いエネルギーが必要なとき，乳糖不耐性，アレルギーの場合やフェニルケトン尿症などの代謝性疾患などのときに用いる．これらの人工乳は，1つかそれ以上の栄養素に変更を加え，特殊な疾患のある乳児のみに，医学的・栄養学的な管理のもとに用いる．
- フォローアップミルクは成長した(生後6か月以上の)乳児のために市販されている．それらは高タンパク質で，乳児用の人工乳と比べあまり調整されていない．フォローアップミルクは必要ない．生後6か月以上の乳児ではさまざまな通常の乳製品が利用でき，必要であれば微量栄養素を補足すればよい．
- 人工乳をつくるのに適していない乳製品には次のようなものがある：
- 脱脂乳：新鮮なあるいは粉状
- コンデンスミルク(糖分が非常に多く，脂肪がおそらく少ない)
- 紅茶，コーヒーに入れるためのクリーム様の製品

調乳するための水

- 乳児用人工乳には水を加える必要がある．乳児用人工乳をつくるにあたっては水はすべて沸騰させる必要がある；充分に泡立つほど沸騰させる．しばらく水道の水を流して，水道管にとどまっていた水を捨てた後の水を使って湯を沸かす．
- 疾病を起こす微生物による汚染の可能性の低い水，そして薬品や鉛，その他の汚染物質を含まない安全な水を用いる．ボトルで市販されているミネラルウォーターも注意する．なぜならナトリウムやその他のミネラルが多すぎることがあるからである(ナトリウム20 mg/L以上は乳児にとって高すぎる)．人工乳を調乳するのに，人工的に軟化した水を使ってはならない．
- 乳児用粉ミルクと水を正確に測って調乳することは，子どもの健康にきわめて大切である．

[*15] 赤ちゃんにとって特別に調整されたものではない豆乳も利用できる．使用する場合は，特別の調整と微量栄養素の添加が必要である．豆乳は，成長に必要な充分なカルシウムや，その他の動物性の物質を含んでいないので，幼児にとってはふさわしいミルクではない．

妊娠中の母乳育児の推進（第3条）

オプション演習：母乳で育てない場合のコスト

　「母乳代用品のマーケティングに関する国際規準」は，すべての保健医療従事者に，母乳育児をしないと決めた場合の経済的影響を知ることと，それを両親に伝えることを求めています．皆さんはこのことを知っていたでしょうか．このワークシートはUNICEF/WHOの教材[*16]に基づいており，調乳の直接経費のみを含んだ簡単なものです．母乳育児は，生後6か月を過ぎてもなお価値がありますが，計算を簡単にするため，このチャートでは生後6か月間のみを計算します．

人工乳のコスト
・人工乳1缶は_____gで_____円である．
・生後6か月間に約20 kgの粉ミルクが必要である．
　→　人工乳のコストは_____円．

燃料費
　使用説明書に従うと，母親は約_____回，人工乳を生後6か月間に与えなければならない．これらのミルクをつくるため沸かす水の量_____リットル，さらに温めたり洗ったりするのに_____リットルの水（おおよそ1回の哺乳ごとに洗ったりあたためたりするのに1リットル）．1リットルのお湯を沸かすのに_____円×_____リットル/日，これに180日をかけると…　燃料費_____円

養育者の時間
　使用説明書に従うと，養育者は1日に_____回調乳の準備をし，おのおの_____分かかり，合計で1日_____時間となる．

1人の赤ちゃんに6か月間，人工乳を用意するコスト
・看護師の最低賃金は，_____
・女性の工場労働者の最低賃金は，_____
・6か月間の人工乳の授乳にかかるコストは，_____
　→　＝看護師の賃金の_____％
　→　＝女性の工場労働者の賃金の_____％
・さらに，母親が，他の家族の世話や経済活動をせずに，調乳にあてる時間を加える．
　母乳育児ではない場合の長期のコストもかかる．母乳で育てないことで健康管理のコストが増し，それが家族に負担となり，健康，社会福祉サービスや納税者の負担にもなる．金銭的数字には，母子の病気や死亡による心理的負担は表され

[*16] Adapted from Helen Armstrong, Training *Guide in Lactation Management*, IBFAN/UNICEF. New York, 1992, p.43. Further activities on the cost of not breastfeeding can be found in *HIV and Infant Feeding Counselling: a training course*, Session13. WHO/FCH/CAH/2000, UNICEF/PD/NUT/(J)2000

ない．しかし，それが急性の感染であれ，慢性的なものであれ，これらは明らかに大きい．

　哺乳びんは，清潔に保つのがむずかしいので，勧められない．しかし，哺乳びんを利用する場合，加えるべきコストは：

用具費用

_____個の哺乳びん，1つ_____円で，合わせて　　　　→ 哺乳びん_____円

_____個の(哺乳びんの)乳首，1つ_____円で，合わせて → 　乳首_____円

_____個のびん洗浄用ブラシ，1つ_____円で，合わせて → 　ブラシ_____円

消毒費用

(消毒用)化学溶液_____円/日×180日分　　　　　　　 → 消毒費用_____円

　化学薬品を消毒に用いるならば，使用前に哺乳びんと人工乳首から消毒剤を洗い流すために，1びんごとにさらに1リットルの沸騰した湯が必要である．
(または，哺乳びんや人工乳首を煮沸消毒するなど，他の方法でも計算する．)

SECTION 3.2
SESSION 4 母乳育児の保護

セッションの目的　このセッションで，参加者は次のことを習得する．
1. 乳児の栄養の実践におけるマーケティング[訳注]の影響を話し合う―5分
2. 「母乳代用品のマーケティングに関する国際規準」(以下，「国際規準」)の要点を概説する―15分
3. 保健医療従事者が母乳代用品のマーケティングから乳児とその家族を守るためにとることができる行動を述べる―5分
4. 災害時などの緊急事態における，母乳代用品の寄付について必要な注意点を概説する―5分
5. マーケティングの商業慣行への対応法について話し合う―15分

　　　　　　　　　　　　　　　　　　　　　　　　　　　　　合計時間　45分

教材
- スライド4/1：産前健診での母親(後述，図4-1参照)
- スライド4/2：「国際規準」の目的(後述，図4-2参照)
- 母親と保健医療従事者に対する母乳代用品の宣伝の例を集める．
- 企業から保健医療従事者への寄贈品の例を集める．

ファシリテーターのための追加資料
- *The International Code of Marketing of Breast-milk Substitutes*. WHO, 1981 and Relevant WHA resolutions
  邦訳：母乳代用品のマーケティングに関する国際規準：『母乳育児支援スタンダード』(NPO法人日本ラクテーション・コンサルタント協会編)(巻末資料，pp.350-356)，2007，医学書院
  http://www.ibfan.org/English/resource/who/fullcode.html
- *The International Code of Marketing of Breast-milk Substitutes*. A common review and evaluation framework. Geneva, World Health Organization,

---

[訳注] マーケティングとは，製品の販売促進や流通，宣伝，製品の広報活動，情報サービスまで含む．

1996
- *Infant Feeding During Emergencies* - training manual www.ennonline.net
- Booklet (not on internet): *Protecting Infant Health. A Health Workers' Guide to the International Code of Marketing of Breastfeeding Substitutes*, 10th edition, IBFAN/ICDC, 2002
  邦訳：『WHO「国際規準」実践ガイドブック―保健医療従事者のための「母乳代用品のマーケティングに関する国際規準」入門』NPO法人日本ラクテーション・コンサルタント協会訳・発行

はじめに

―郁子さんと裕美さんが写っているスライド（図4-1）を示して話を進めていく．

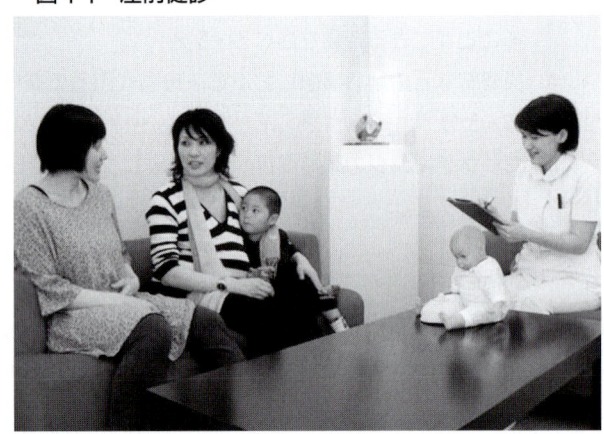

図4-1 産前健診

郁子さんは第2子を妊娠中．郁子さんの最初の赤ちゃんは別の病院で生まれました．郁子さんは第1子妊娠中に，病院で割引券がついた人工乳の使用についてのカラフルなチラシをもらいました．1人目を出産して退院するときに，1缶の人工乳と高品質の哺乳びんと人工乳首のセットももらっていたそうです．

1 乳児の栄養の実践におけるマーケティングの影響 〔5分〕

問いかけ：郁子さんが赤ちゃんの栄養法を決めるにあたって，これらの試供品はどのような影響を与えたでしょうか．

- 市販の母乳代用品のマーケティングと販売促進活動は，母乳育児をいつの間にか阻害し，事実上，母乳育児の世界的な衰退に大きな影響を及ぼしています．

―参加者に，地域での母乳代用品の販売促進・宣伝などのマーケティングのいろいろな方法についてあげてもらう．次の表はファシリテーターのためのチェックリストなので，参加者がふれない場合にのみ，その内容にふれるようにする．

マーケティングの商業慣行に関するチェックリスト

☐ テレビやラジオでの宣伝
☐ 新聞や雑誌での広告
☐ 広告の看板による宣伝
☐ 販売促進活動のためのウェブサイト
☐ 特価提供
☐ 割引価格
☐ 妊娠中の女性や母親への(ダイレクトメールの)郵送
☐ 割引券
☐ 電話相談
☐ 診療所や病院のポスターやカレンダーなど
☐ 医師や看護師の推薦
☐ おみやげ
☐ 試供品
☐ 教材(教育的な資料)

- 偏っていて不正確な情報を受けとった場合は，女性は赤ちゃんの栄養法について適切な情報に基づいた選択をすることができません．乳業会社は製品をもっと売るという目的で製品情報を提供します．つまり，企業は偏った情報源なのです．

- さらに，母乳育児に関する良質な情報と教育が社会全体に行き届いていなければ，充分に情報提供をされた女性であっても，母乳だけで赤ちゃんを育てていくのに不可欠な個人的，社会的な支援は受けられません．間違った情報をもった家族，友人，保健医療従事者によって，充分に情報をもった女性であっても自信がゆらぎかねません．矛盾した助言と，さりげないプレッシャーで，母親は赤ちゃんの母乳育児について，自分の能力に疑いをもつようになるかもしれません．

2 「母乳代用品のマーケティングに関する国際規準」

15分

- 赤ちゃんにやさしい病院は、「母乳代用品のマーケティングに関する国際規準」（国際規準）を守っています．「国際規準」は，母乳育児を保護し，また人工乳を必要としている少数の乳児を保護するための一段階として，1981年の世界保健総会(WHA)で加盟国によって合意を得ました．それに引き続く（約2年ごとの）決議が同様にWHAでなされ，その決議も「国際規準」と同じ効力をもっています．
- 「国際規準」は法律ではありません．保健医療領域での国際的な最高機関である世界保健総会での，全加盟国の決議に基づいた推奨です．

―スライド4/2(図4-2)を示し，以下のポイントを読み上げる．

図4-2 「国際規準」の目的

> 「母乳代用品のマーケティングに関する国際規準」の目的は，
> 安全で充分な栄養を
> すべての乳児に供給することにあります．

- 「国際規準」の目的は，すべての乳児のための安全で適切な栄養です．この目的の達成のために，私たちは以下のことをする必要があります：
・母乳育児を保護，推進，支援する．
・母乳代用品が必要なときには，適切な使用がなされることを保証する．
・乳児の栄養法に関する充分な情報を提供する．
・母乳代用品の宣伝や他のあらゆる形での販売促進活動を禁止する．
- 「国際規準」は，女性の意志に反して母乳育児を強いることを目的にしているのではありません．「国際規準」の目的は，誰もが乳児の栄養法に関して偏りがなく正確な情報を得られるようにすることにあります．
- 「国際規準」はまた，人工栄養で育てられている赤ちゃんに対しても，製品の選択が公平で科学的になされるようにして，子どもたちの健康を守ります．「国際規準」は，ラベル（表示）には調乳のための注意と適正な指示を書くよう勧告し，人工乳を用いる場合に安全な方法で調乳できるようにしています．
- 「国際規準」は，母乳代用品の製造と，安全で適切な製品を利用できるようにすることは容認できるとしていますが，多くの消費製品がマーケティングされているような方法で，母乳代用品を販売促進することは容認できないと明言しています．

「国際規準」の地域での実施

- 加盟各国は，道義的に「国際規準」を守って実施することになっていますが，それぞれの国において最適であると考えられる方法で実施してよいことになっています．法に則って健康保護のための実践を進めている加盟国では，法制化するという方法があります．また，地方自治体の首長が条令を出したり，省庁で法令を出すという国の場合は，そのような方法をとることになります．
- 「国際規準」は，最低限守るべき水準として採択されており，加盟国には基本原則を守った上で，それぞれの国の必要性に応じて条項を強化することが望まれています．それぞれの国家は，乳幼児や年少児の健康と生存を保護するために，「国際規準」を適切なさまざまな方法で強化するでしょう．しかし，それを弱めたり，どんな条項をも削除したりすることはできません．
- 「国際規準」の適用をモニタリングする責任は政府にありますが，この目的を達成するために，製造業者と流通業者，専門家の団体やNGOは政府と協力すべきです．国際規準のモニタリングは営利とは無関係でなければなりません．

―法律，政令などで，「国際規準」に則ってその国で適用している法令について，ふれておく．

「国際規準」が適用される製品（「国際規準」の適用範囲）

- 「国際規準」は，以下にあげるような製品のマーケティングとそれらに関連する商業慣行に対して適用されます：
・乳児用人工乳を含む母乳代用品
・その他の乳製品，食品（シリアル）[訳注]と飲み物（赤ちゃん用のお茶やジュース）．母乳の代わりとして部分的に使用するか全面的に使用するかにかかわらず，乳児用にマーケティングしたり適切な製品として表示したりする場合，「国際規準」が適用される．
・哺乳びんや人工乳首
- 望ましい乳児の栄養法に関する推奨に従い，乳児は生後6か月間は母乳だけで育てられるべきです．すなわちその時期（生後6か月）より早く乳児に与えられる他のあらゆる食品や飲み物は，母乳にとって代わることを意味し，それゆえにこれらは母乳代用品とみなされます．
- 生後6か月以降，子どもの食事のうち乳汁にとって代わるものは何でも，母乳代用品です．それらは理想的には母乳によって満たされるものです．例えば，哺乳びんで与えるようになっているフォローアップ・ミルクやシリアルなどがそれにあたります．

[訳注] 哺乳びんで与えることができる液状のベビーフード．

- 「国際規準」は：
- ・母乳代用品の製造と利用を禁止するものではありません．
- ・生後6か月以降の補完食の適切な使用に干渉するものではありません．

販売促進と情報提供

- 製品の表示は，母乳育児の優位性，（使用にあたっては）保健医療従事者の助言を受ける必要性，そして健康への危険性についての注意事項を明示していなければなりません．それらには，赤ちゃんの写真を載せたり，乳児用人工乳の使用が望ましいと想起させるような絵や文章を載せたりすることはできません．
- 消費者一般に対する母乳代用品の宣伝活動は，「国際規準」では許可されていません．
- 企業は，原材料とその製品の使用に関する必要な情報を保健医療従事者に提供できます．この情報は，科学的で事実に基づいたものでなければなりませんし，販売促進のための資料であってはなりません．この製品に関する情報は，母親に与えるべきではありません．
- 教材が両親に対して提供される場合は，どんなものであっても以下について説明しなければなりません：
- ・母乳育児の重要性
- ・人工栄養(哺乳びんの使用)に関連した健康への悪影響
- ・乳児用人工乳を使用する際にかかる費用[*17]
- ・母乳育児をしないと決めていて気が変わった場合に，母乳育児に戻すことのむずかしさ

試供品と支給品

- 保健医療システムのどの部分においても，母乳代用品が無料や低価格で支給されるべきではありません．保健医療施設では，母乳で育てられていない赤ちゃんが必要とする少量の人工乳は，通常の購入経路を通して購入する必要があります．
- 試供品を母親，その家族あるいは保健医療従事者に提供することは認められていません．退院時，あるいは地域で，おみやげや贈答品として，少量でも人工乳を母親に渡すことは許されません．なぜなら，それらは母親にそうした製品の使用を勧めるための試供品だからです．
- 政府が，社会福祉を目的として母親や養育者に無料か割引価格で母乳代用品を斡旋（あっせん）する場合もあります(例えば，検査でHIV陽性とわかり，母乳育児をしないように情報を与えられて決断した母親のような場合)．こうした状況では，

[*17] わかっていれば，乳児用人工乳を使用した場合の費用について述べる．

乳児が必要とするだけの期間，それぞれの乳児に責任をもって継続して支給されなければなりません．
- 赤ちゃんに与えられる支給品は，寄付に頼ってはなりません．寄付はいつ中止されるかわからないし，中止されれば赤ちゃんには人工乳がまったくなくなってしまうことになるからです．母乳で育てられていない赤ちゃんは，最初の6か月間で20 kgの調整粉乳が必要で，さらに2歳まではその児に合った母乳代用品が必要となります．
- すべての製品は高品質で，それらが使用される国の気候と保存状況を考慮に入れるべきです．期限切れの製品を頒布してはなりません．

3 保健医療従事者はマーケティングから乳児とその家族をどう守ることができるか　5分

保健医療システムを通じての販売促進活動

―病院や保健医療施設を通じて母乳代用品の販売促進や宣伝などのマーケティングがなされていることについて，参加者にいろいろとあげてもらう．以下がファシリテーターのためのチェックリストなので，参加者がふれないマーケティング方法のみふれるようにする．

保健医療システムでのマーケティングに関するチェックリスト

☐ 試供品
☐ 病院と保健医療専門家個人に対する無料の支給品
☐ ペン，メモパッド，成長曲線，カレンダー，ポスター，あまり高価でない医療機器などの，ちょっとした贈り物
☐ 保育器，医療器械，冷蔵庫，エア・コンディショナー，コンピュータなどの大型の寄贈品
☐ 病院の建築デザインやイベントの企画・開催や法律相談などの専門的なサービスの進呈
☐ 休暇中の旅行，電気製品，食事や娯楽などの個人的な贈り物
☐ 病院，診療所や事業，保健医療従事者の団体に対する資金援助
☐ 研究のための助成金や給料
☐ 専門家向けの催し物への参加や専門家の団体に対する援助
☐ 学生への経済的援助と，研修会などへの企業代表の出席．後者には乳児栄養のコースにおいて実際に教えることが含まれるでしょう．
☐ カンファレンスやセミナー，出版に関する資金援助
☐ 専門雑誌や同様の出版物での広告，または情報のようだけれども宣伝である「記事型広告」
☐ 実際には販売促進のための資料である研究報告

> □ カードを送ったり，職場のスタッフにお菓子や他の食べ物の差し入れをもっていったりして，保健医療従事者に企業に好感を抱かせるような親しい関係
> □ 保健省とその職員との親密な関係
> □ 企業の販売担当者などが開業医，保健施設，省庁を訪問すること

問いかけ：赤ちゃんとその家族をマーケティングの商業慣行から守るために，どのようなことができるでしょうか．

保健医療従事者ができること

- 保健医療従事者は個人そして団体として，赤ちゃんと母親をマーケティングの商業慣行から守る手助けをすることができます．保健医療従事者は以下のようにできるし，すべきです：
- 人工乳，お茶，ジュースや赤ちゃん用のシリアルの宣伝のポスターをとりはずす．哺乳びんや人工乳首の広告も同様．そして，どんな新しいポスターも拒否する．
- 企業からの贈答品を受け取ることを拒否する．
- 試供品や贈答品，チラシが母親の手に渡ることを拒否する．
- 妊娠中の女性に対する，人工乳の準備についての出生前の集団教育，特に企業の職員が提供する教育を排除する．
- 赤ちゃんが人工乳を必要としている場合には，個別に教える．
- 「国際規準」（とあわせて／あるいは，その地域の法律）の違反を担当部署に報告する．
- 乳業会社からの情報は，科学的で事実に基づいたものに限定する．販売のための資料ではなく，製品そのものの情報だけを受け取る．
- 病院が，「赤ちゃんにやさしい病院」として認定されるには，「国際規準」とその後の決議を守っていなければなりません．

4 災害などの緊急事態における寄付　　5分

- 災害などの緊急事態では，きれいな水や燃料など，安全に人工栄養を行うために必要な基本的な資源が不足したり欠如したりします．そのような状況で人工栄養を試みることは，栄養失調，病気や死亡のリスクを増加させます．加えて，母乳で育てられていない年少児は母乳による健康を守る効果を得ておらず，よりいっそう感染や病気にかかりやすくなります．
- 災害などの緊急事態には，人工乳や食品，哺乳びんの寄付が，多くの筋からなされます．なかには，善意はあるけれども充分に情報提供されていない小グループや個人からのものもあります．メディアによる報道が，女性は危機的状

況では母乳育児ができないと信じるように，こうした寄付者を誘導してきたのかもしれません．
- これらの寄付は，以下のような結果をもたらしかねないので拒否すべきです：
- 送られた余剰の乳児用人工乳は，人工乳を必要としない赤ちゃんが受け取ることにつながる．そして，余剰の人工乳の保存と廃棄，包装のゴミの廃棄に関する問題にもつながる．
- ブランド名の宣伝になってしまう．母親がそのブランドが推奨されているものと思うかもしれない．
- 期限切れや不適切な人工乳が寄付された場合は，安全な使用ができない．
- 以下のような問題も付随して生じます：
- 人工乳の調乳方法について，その地域の言語で書かれているものが提供されないこと
- 被災時にはカップ授乳が推奨されているにもかかわらず，哺乳びんと人工乳首が含まれていること

被災時に無制限に人工乳が支給されることによるさらなる危険性

- 乳児用人工乳が広く，そして制限されることもなく行われると，波及効果を招きます．ここでいう**波及効果**とは，他の状況であれば母乳育児をしていた母親が自信を失い，必要がないのに人工栄養を与え始めてしまうことです．
- **乳児**とその**家族**は**乳児用人工乳に依存**するようになります．無料の支給品が信用できないものであれば，人工栄養による健康のリスクに加えて栄養失調のリスクにもさらされます．
- 大量の寄付は，被災地に人工乳を寄付することによって，被災地の人々のみならず，より多くの人々に後に製品を売るための**新しい市場**を開拓しようとしている企業からなされたものかもしれません．
- 寄付を断れない場合は，寄付された人工乳は，年長の子どもや大人の料理に加えたり，ミルク粥をつくるために使ったりするべきです．あるいは，もう一度母乳の分泌を戻したり，乳汁分泌を促進するような器具(p.238「ナーシング・サプリメンター」の項を参照)を用いて使用する必要があります．

5 実際のマーケティングへの対応方法　15分

クラスでの話し合い

乳業会社の販売担当者が，改良された新しい乳児用人工乳の販売を促進するた

めに，小児病院を訪れました．彼は「この人工乳は特に栄養状態の悪い赤ちゃんに有用である」と言っています．彼はそれぞれの母親が無料で2缶ずつ受け取れるだけの量を提供することを申し出ました．スタッフが「国際規準」を実施している場合，どのように対応することができるでしょうか．

―黒板やフリップチャートに対応を書く．
―要点：スタッフは寄付を断るべき．こうした赤ちゃんには母乳育児を勧めるべきである．人工乳2缶は赤ちゃんに与えるにはほんの短期間しかもたないので，2缶が使用され尽くした後に何が起こるかを考える．

　石井さんは個人の産院を開業しています．友人の渡辺さんは，乳児用人工乳の企業で働いていて，母乳育児と人工栄養に関する家庭用のポスターとチラシをくれることや，人工乳の支給を申し出てきました．石井さんは友人にどう言えばよいでしょうか．

―黒板やフリップチャートに対応を書く．
―要点：石井さんは，友人に赤ちゃんと母親にとって母乳育児は重要であることを説明できる．ポスターや無料の人工乳は，無意識に母乳育児の大切さを軽視させていく．母乳育児をしない母親がいる場合には，無料の人工乳はほんの短期間しかもたないだろう．こうした母親は，赤ちゃんの栄養法について，乳児栄養のカウンセラーと相談する必要がある．ポスターと無料の人工乳は必要ないものである．

　田中さんは小児科医になるためにトレーニングを受けています．彼は乳児の栄養に強く関心をもっています．ある乳業会社は，彼に，その企業が開催するカンファレンスへの無料参加，すなわち，旅費とカンファレンスが開かれるホテルへの宿泊費を企業が負担すると申し出てきました．田中さんがこの資金援助を受け入れた場合に，何が起こるでしょうか．

―黒板やフリップチャートに対応を書く．
―要点：田中さんはこの資金援助を受け取るかどうかについて注意深く考える必要がある．カンファレンスで，彼は科学的で事実に基づいた情報を聞くだろうか．あるいはその企業の製品についての販売目的の情報を聞くのだろうか．そのカンファレンスには，その企業の製品の販売促進をねらったペンやメモパッド，ポスターや他の資料のような"お土産"があるだろうか．田中さんはこうした"お土産"を受け取ることを拒否するだろうか．あるいは彼はそれらを自分の職場に持ち帰るのか．カンファレンスの後に，その企業の代表が田中さんを援助したことにかこつけて，彼の研修施設で自社製品の使用に便宜をはかってくれることを期待し，田中さんのもとを訪れるかもしれない．「国際規準」の

第7条には，製品の販売促進につながる経済的，物質的，いずれの勧誘も保健医療従事者に行ってはならないし，彼らもそれを受けてはならない，と明記してある．カンファレンスのための資金が援助された場合には，企業はこの援助をその保健医療従事者が勤めている施設に公表し，資金援助を受けた者もまたその上司にそのことを知らせなければならない．

—何か質問がないか尋ねる．その後でこのセッションをまとめる．

SESSION 4 のまとめ

- 母乳代用品と哺乳びんのマーケティングは，当の母親のみならず広い地域にわたって，母親たちの母乳育児に対する自信を阻害していく．
- 「国際規準」とその後の(世界保健総会での)決議は，保健医療従事者や母親が母乳育児を阻害する間違った情報にさらされる機会を減らすこと，母乳代用品が必要なときに適切に使用されること，乳児の栄養法についての充分な情報が提供されること，そして，母乳代用品のマーケティングと流通が適切になされること—このようにして乳児の栄養が，安全でかつ充分になるよう支えている．
- 保健医療従事者は，「国際規準」を守り，企業からの贈答品を受け取ることでいつの間にか人工乳にお墨つきを与えてしまわないよう，それを拒否することができる．また，ブランド名がついた商品やマーケティングのための資料や試供品を母親に配布するのは拒否することができる．
- 被災時の母乳代用品の寄付は，乳児の栄養と健康を悪化させかねないので最大限の注意を払って扱う必要がある．

知識の確認：正しいか(正)，間違いか(誤)，答えに○をつけましょう．

1. 母親に企業が作成した母乳代用品に関するチラシを渡すことは，乳児の栄養法の実践に影響を及ぼす．	正	誤
2. 母乳代用品には，人工乳，お茶，ジュースなどが含まれる．	正	誤
3. 「国際規準」とBFHIは，産科棟での乳児用人工乳の使用を禁止している．	正	誤
4. 企業が提供する出版物や資料は，母親にそれらを渡さないかぎりは，受け取ってもかまわない．	正	誤
5. 被災時であるならば，母親と赤ちゃんに人工乳を寄付してもよい．	正	誤

【回答】

1. ［正］ 企業が作成したチラシの目的は，彼らの製品の売り上げを増加させることにある．
2. ［正］ 母乳代用品には，人工乳，他の乳製品，食品と飲み物(赤ちゃん用のお茶やジュース)がある；哺乳びんを使って与えられる補完食(生後6か月以前に使用される重湯や野菜スープ)は，これらを販売したり，適切な母乳代用品として表示したりする場合は，そのまま使用するか加工して使用するかにかかわらず，また母乳の代わりとして部分的に使用するか全面的に使用するかにかかわらず，母乳代用品に含まれる．
3. ［誤］ 母乳育児されていない乳児には，乳業企業から寄付されたものではない，他の食品の購入と同じ経路で産科棟が購入した人工乳を与える．
4. ［誤］ 保健医療従事者を対象とした企業からの出版物の内容は，製品について科学的で事実に基づいた情報に限られるべきである．
5. ［誤］ 寄付は健康被害を増強させるおそれがある．一般的には配給してはならない．

# SECTION 3.2

SESSION 5 出産での実践と母乳育児（第4条）

セッションの目的   このセッションで，参加者は次のことを習得する．

1. 陣痛や分娩時の実践が，どのように早期の母乳育児に影響するかについて説明する —30分
2. 母親と赤ちゃんが早期接触をすることの重要性について説明する—15分
3. 早期の母乳育児開始の助けとなる方法を説明する—5分
4. 帝王切開後の母乳育児を支援する方法をあげる—15分
5. 母乳で育てていない女性にBFHIの実践をどのように適用するかについて話し合う —10分

合計時間   75分

教材
- スライド5/1–5/3：肌と肌とのふれあい（巻頭グラフXVII，後述，図5-1～3参照）
- 「分娩時の実践チェックリスト」（オプション）（資料3.2-5①，p.129参照）

ファシリテーターのための追加資料
- WHO, *Pregnancy, childbirth, postpartum and newborn care - a guide for essential practice*. (2003) Department of Reproductive Health and Research (RHR), WHO
- Coalition for Improving Maternity Services (CIMS)
  National Office, PO Box 2346, Ponte Vedra Beach, FL 32004 USA
  www.motherfriendly.org info@motherfriendly.org
- Kroeger M, Smith L. *Impact of Birthing practices on breastfeeding - protecting the mother and baby continuum*. Jones & Bartlett Publishers. 2004

SESSION ⑤

1 早期の母乳育児を支援する陣痛・分娩時の実践

30分

　先のセッションでは，私たちのストーリーで母親（郁子さん）は，産前健診の場にいました．その後，2，3週が経過し，現在，彼女の赤ちゃんはいつでも生まれてよい状態となっています．郁子さんは出産施設を訪れました．

問いかけ：陣痛中そして出産直後にどんな実践を行えば，郁子さんと彼女の赤ちゃんが母乳育児をうまく始める助けとなるでしょうか．

- 陣痛・分娩時に母親が経験する援助（ケア）は，母乳育児や，母親が赤ちゃんをどう育てるかに影響を与える可能性があります．
- 「母乳育児成功のための10ヵ条」の第4条はこう述べています．
  産後30分以内に母乳育児が開始できるよう，母親を援助しましょう．
  　肌と肌のふれあいと，赤ちゃんが哺乳する準備ができたかどうかを観察することの重要性に焦点を合わせるため，この条項は，今では次のように解釈されている．
  　出生後すぐに赤ちゃんを母親に抱いてもらい，少なくとも1時間肌と肌とのふれあいをします．赤ちゃんが乳房から飲もうとしているタイミングに母親が気づくように促し，必要なら援助を申し出ます．

問いかけ：分娩直後に女性が母乳育児を始める助けとなるのは，どんな実践内容でしょうか．

- 女性が自己効力感を感じ，主体性をもち，支持されていると感じ，目覚めている赤ちゃんと交流しようという気になるように援助することで，この「第4条」が実践されることになります：
- 分娩時のエモーショナル・サポート
- 鎮痛薬による赤ちゃんへの影響に気をつける．
- 陣痛が強くなるまでは，軽食と飲み物を母親がとることができるように提供する．
- 陣痛の間，自由に動ける．
- 不必要な帝王切開術の回避
- 早期の母子接触
- 初回授乳を促す．

問いかけ：早期の母子接触を妨げるおそれがあるのは，どんな実践でしょうか．

- 母子の早期接触と母乳育児の確立を妨げるおそれがある実践として，以下のようなことが考えられます：
・陣痛や分娩の間，ずっと母親にベッドに横になるように要求する．
・支援の欠如
・陣痛の初期から，食物と飲み物を控えさせる．
・母親または赤ちゃんを鎮静する鎮痛薬，会陰切開[*18]，経静脈輸液，連続的な胎児モニタリング装着など，医学的理由のないルーチンとして用いるその他の介入
・出生後にしっかりと赤ちゃんをくるむこと
・出生後の母子分離
- 早期接触を妨げる可能性があるこれらの実践は，医学的に必要な場合にのみ使うように注意します．

　郁子さんの姉が郁子さんと一緒に出産施設に来ました．郁子さんは陣痛と分娩の間，姉がいてくれるように望んでいます．

問いかけ：姉に陣痛と分娩の間付き添ってもらうと，郁子さんにとってはどう違うのでしょうか．

陣痛中の支援

- 陣痛時や出産時に付添人がいると，以下のことが可能になります：
・激しい痛みを感じるのを緩和する．
・自由に動きやすくなる．
・ストレスを減らす．
・陣痛や出産の経過が進みやすくなる．
・医療介入の必要性を減らす．
・母親の身体と能力に対する自信が増す．
- 支援があると，次のようなことが可能かもしれません：
・赤ちゃんに移行する鎮痛薬の量が少ないので，赤ちゃんの覚醒状態が増す．
・赤ちゃんのストレスが少ないのでエネルギー消費が減り，低体温と低血糖のリスクが減る．
・早期から頻繁に母乳を飲む．
・赤ちゃんとのきずなの形成を助ける．
- 陣痛や分娩に付き添うのは，赤ちゃんの父親，祖母，母親の姉妹などの家族，あるいは友人や保健医療施設のスタッフであってもよいでしょう．その人は，陣痛中や分娩時を通してずっと継続的に女性と一緒にいる必要があります．

[*18] 児頭が娩出しやすくなるように会陰を切開すること．会陰は分娩後に縫合される．

- 付添人は，非医療的な支援を提供します：
・陣痛中に歩くことや動くことを促す．
・軽食と飲み物を提供する．
・どれくらいお産が順調に進行しているかに焦点を合わせることで，母親に自信をもたせる．
・痛みや不安に対処できるようにする方法を提案する．
・マッサージをしたり，手を握ったり，冷たいおしぼりを提供したりする．
・前向きな言葉をかける．

疼痛緩和

郁子さんは，痛み止めが赤ちゃんと母乳育児に及ぼす影響について尋ねました．

問いかけ：あなたは，疼痛緩和について彼女にどんなことを話せますか．

- 鎮静作用のある鎮痛薬の使用を提案する前に，薬剤を使わない疼痛緩和法を提案しましょう．このような薬を使わない方法には，以下のものがあります：
・陣痛中の支援
・歩いたり，動き回ること
・マッサージ
・温浴
・言葉や身体を用いて安心させる．
・できるだけ少人数と，まぶしくない静かな環境で過ごす．
・陣痛中や分娩時の姿勢は，母親が自分で選んだ姿勢をとる．
- 鎮痛薬には以下のリスクを増す可能性があります：
・陣痛が長引く．
・鉗子や吸引分娩などの介入
・母子接触と母乳育児の開始が遅れる．
・出生後の母子分離
・赤ちゃんが眠りがちで，起こすのがむずかしくなる．
・吸啜反射の減弱
・母乳摂取量の減少と黄疸，低血糖，体重増加不足のリスクの増加
- 鎮痛薬を使うと，母乳育児やきずなの確立のためにさらに時間と援助が必要となるかもしれません．
- 出産前クラスや産前健診で，疼痛と不快を緩和する方法，それらのリスクと有益性について話し合いましょう．疼痛緩和の必要度は，陣痛室でのストレス，支援の欠如など他の要因に左右されます．

陣痛中の軽食と飲み物

郁子さんは分娩初期では進みがよく，医学的問題はありません．彼女は水をまだ飲んでいてもよいかどうか尋ねます．

問いかけ：飲み物をあげたり，控えさせたりすることが，郁子さんの陣痛にどんな影響を及ぼす可能性があるでしょうか．

- 陣痛や分娩は，大変な仕事です．女性には，この仕事を果たすためにエネルギーが必要です．リスクの低い女性には，陣痛中に軽食と飲み物を控えさせるのをルーチンにすることが有益であるというエビデンスはありません．飲食のニーズは人によって違うので，女性が飲食したいならそうさせてあげるべきです．食べ物と水分を制限することは，陣痛中の女性にとって苦痛となることがあります．
- 陣痛中の女性への経静脈輸液(IV)は，はっきりした医学的適応がある場合にのみ限る必要があります．輸液での水分過剰は赤ちゃんに電解質異常をもたらし，過剰な水分を排泄するために，赤ちゃんの体重減少率が高くなります．点滴静注は，女性の動きを制限することにもなります．
- 正常分娩後に，女性はお腹がすくかもしれないので，食事をとれるようにしましょう．夜間の出産の場合，次の食事まで長時間待つ必要がないように，何か食べ物をとれるようにします．

出産での実践

問いかけ：医学的理由がないかぎり，出産でのどんな実践が役立ち，どんな実践を避けたほうがよいでしょうか．

- 出産時には，すべての女性は以下のことを必要としています：
・充分なスキルをもった介助者が付き添っている．
・会陰切開のような侵襲的な処置は最小限とする[19]．
・HIV や血液を媒介する感染症の伝染を予防するために必要なユニバーサル・プリコーション(普遍的予防措置)に従う[20]．
・帝王切開またはどんな介入も，医学的な適応がある場合に限って用いる．
- 器械を用いた分娩(鉗子または吸引分娩術)は損傷をもたらすことがあります．

---

[19] 侵襲的な処置とは，内診，羊水穿刺，臍帯穿刺，または胎盤の検体採取，人工破膜，会陰切開と輸血，そして新生児の吸引である．
[20] ユニバーサル・プリコーションは出産の介助者を守るので，介助者が HIV 感染している女性を恐れる必要がなくなるし，また出産する女性も出産の介助者が感染している可能性のある感染症から守られる．

赤ちゃんの頭部の骨の位置がずれて，神経や筋肉の機能に影響を及ぼし，哺乳障害を引き起こすことがあります．
- 女性が陣痛早期に動き回り，飲み物と食べ物を摂取したり，分娩時に上体を起こしたりしゃがんだりすると，正常経腟分娩の助けとなります．
- 会陰切開術を行うと出産後数日間は疼痛があり，座るのがつらくなります．そのため，早期の肌と肌とのふれあい，母乳育児と母子接触に影響を及ぼすおそれがあります．女性に痛みがある場合，寝たままの姿勢で授乳したり，赤ちゃんを抱っこしたりするように促しましょう．
- 臍帯は拍動が減弱するまで，結紮しないようにしましょう．そうすれば，赤ちゃんは貯蔵鉄を増加させるのに充分な血液を，受け取るようになります．
- 出産での実践を検討する際には，その実践が母親と同時に赤ちゃんに影響することを忘れないようにしましょう．

2 早期接触の重要性　　15分

郁子さんに赤ちゃんが生まれました．健康な女の子です．

問いかけ：母親と赤ちゃんの助けになるような出産直後の重要な実践は何ですか．

▌肌と肌とのふれあい

- 母親と裸の健康な赤ちゃんのそれぞれが，ゆったりと遮られることのない肌と肌とのふれあいをできるように保証しましょう．臍帯結紮の前でも，あるいは出産直後の数分以内のできるだけ早期に始めます．この肌と肌とのふれあいを，産後少なくとも1時間は続けられるようにしましょう．赤ちゃんが生後1時間以内に哺乳しなかった場合は，より長い時間の肌と肌とのふれあいが推奨されます．

—肌と肌とのふれあいの写真(図5-1・2，スライド5/1・2，巻頭グラフXVII参照)を示して，赤ちゃんをタオルなどにくるまないで，母親と赤ちゃんの上からタオルをかけていることを指摘する．

- 肌と肌とのふれあい：
・母親と赤ちゃんを落ちつかせ，赤ちゃんの心拍と呼吸が安定する助けとなる．
・母親の体温で赤ちゃんをあたためる．
・赤ちゃんの代謝の適応と血糖の安定化を助ける．

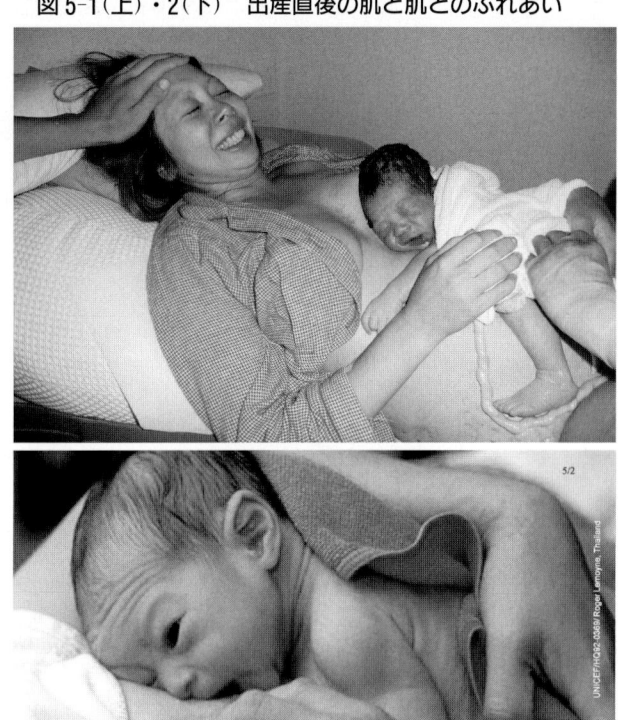

図 5-1(上)・2(下)　出産直後の肌と肌とのふれあい

- 赤ちゃんを最初に抱くのが看護師や医師などではなく母親が抱くことで，赤ちゃんの腸に母親の正常細菌叢が定着する．
- 赤ちゃんが泣くのを減らし，ストレスとエネルギーの余分な消費を減らす．
- 赤ちゃんは最初の1, 2時間ははっきりと目覚めているので，母親と赤ちゃんのきずなづくりを促す．2, 3時間を過ぎると，赤ちゃんは長時間眠ってしまうことが多い．
- 赤ちゃんが乳房を見つけ，自分で吸着できるように待つ．そうすると，赤ちゃんが母親から最初の数時間引き離されたときよりも，うまく吸啜できるようになる．
- 出産直後の肌と肌とのふれあいは，状態が安定しているすべての赤ちゃんと母親にとって利点があります．母親の肌の上にのせる前に，すべての赤ちゃんは肌の水分を拭いておいたほうがよいでしょう．赤ちゃんを出産直後に沐浴する必要はありません．赤ちゃんを抱っこしてもHIVに感染するわけではありません．HIVに感染している母親にとって，わが子を抱っこし，添い寝をし，そして身体にふれることは重要です．それによりわが子とのきずなを感じ，愛おしくなるからです．

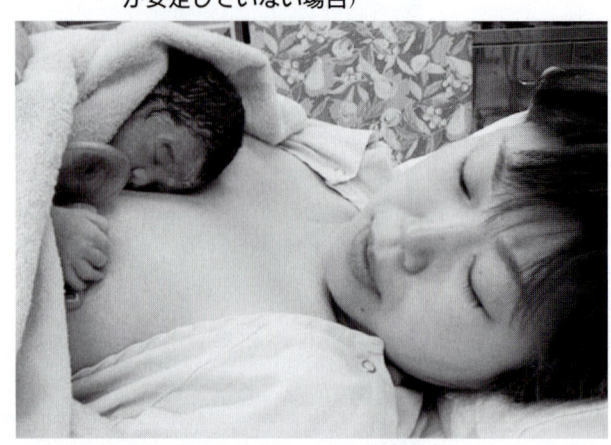

図5-3 肌と肌とのふれあい（出産直後に赤ちゃんの容態が安定していない場合）

- 出産直後に赤ちゃんの容態が安定していない場合は，のちほど安定してから肌と肌とのふれあいをすることができます（図5-3，スライド5/3）．

問いかけ：早期の肌と肌とのふれあいを，出産後のルーチンとして確立するためにはどんな障壁があるでしょうか．そして，どのようにすればその障壁を克服できるでしょうか．

早期の肌と肌とのふれあいに対する障壁を克服する

- 肌と肌とのふれあいに対する障壁の多くは，医学的懸念よりも通常業務と関係しています．実践を少し変えることで，肌と肌とのふれあいを容易にすることができます．
- **赤ちゃんが冷たくなるという懸念**．赤ちゃんの肌の水分を拭いて，母親の胸に裸の赤ちゃんをのせる．赤ちゃんと母親の上に乾いたタオルまたは毛布をかける．部屋が寒い場合，赤ちゃんの頭も覆うと体の熱損失を減らせる．赤ちゃんをラジアント・ウォーマーの下に置くよりも肌と肌とのふれあいをしたほうが良好な体温調節ができる．
- **赤ちゃんを診察する必要がある**．大部分の診察は，赤ちゃんが静かに横たわっているので母親の胸の上で行える．体重測定は後でできる．
- **母親に縫合の必要がある**．会陰切開術または帝王切開術のため縫合する必要がある場合も，赤ちゃんは母親の胸に置いておくことができる．
- **赤ちゃんを沐浴する必要がある**．初回の沐浴を遅らせることで，胎脂が赤ちゃんの皮膚にしみ込み，肌を滑らかにして保護する．また，体温喪失を予防する．出生後は赤ちゃんの水分を拭き取ればよい．
- **分娩が立て混んでいる**．分娩が続き，分娩室が立て混んでいる場合は，母親と赤ちゃんは，肌と肌がふれあった状態で産科棟に移動し，そこでふれあいを継

続できる．
- **母親と赤ちゃんと一緒にいるスタッフがいない**．家族が母親と赤ちゃんと一緒にいることができる．
- **赤ちゃんが目覚めない**．母親に与えられた薬剤によって赤ちゃんが眠りがちな場合，赤ちゃんがきずなの形成と哺乳に一層の支援を必要としているので，ふれあいをもつことはとても重要．
- **母親が疲れている**．母親が，自分の赤ちゃんを抱きたくないほど疲れていることはまれである．自分の赤ちゃんとのふれあいは，母親がリラックスする助けとなる．飲み物と食べ物を禁止するような陣痛時の実践や，母親が疲れてしまうほど陣痛が長引くような実践を見直す．
- **母親が自分の赤ちゃんを抱きたがらない**．母親が自分の赤ちゃんを抱っこする気がない場合，それは彼女がうつ状態であり，育児放棄，ネグレクトあるいは虐待のリスクが高いという指標かもしれない．ふれあいを促すことは赤ちゃんに危害を加えるリスクを下げる可能性があるので，重要である[*21]
- 双胎では分娩間隔はさまざまです．通常，母親が第2児の出産の陣痛が始まるまで，第1児は肌と肌とのふれあいをすることができます．そして，第2児が生まれるまでの間，保温とふれあいのために家族が第1児を肌と肌とのふれあいをして抱くことができます．それから母親は赤ちゃん2人を肌と肌とのふれあいで抱っこして，準備ができたら，母乳を飲ませるよう手伝ってもらいます．
- 母親の陣痛/分娩記録に，肌と肌とのふれあいの開始時刻と終了時刻を記録する項目を加えると役立つでしょう．記録を必要とする他の実践と同じように，肌のふれあいが重要なのだということなのです．

—オプションとして：（このセッションの終わりで）「分娩時の実践チェックリスト」（資料3.2-5①，p.129）について検討する．

3 母乳育児開始への支援

5分

　郁子さんは妊娠中に，肌と肌とのふれあいについて聞いていたので，このふれあいができたことに満足しています．彼女が上の子を別の病院で産んだときには，赤ちゃんはくるまれて，ただちに新生児室に連れて行かれましたが，本当はそれを望んでいませんでした．郁子さんは，出産直後から，母乳育児を始めるのはよいことだとも聞いていました．

[*21] 赤ちゃんに対して危害が及ぶリスクがある場合，支援者がそばについて，赤ちゃんを守るとともに，母親が自分の赤ちゃんを抱っこするように促す必要がある．

問いかけ：郁子さんと赤ちゃんが母乳育児を始めるに際して，あなただったらどのように援助しますか．

初回授乳の援助の方法

- 赤ちゃんが母親の胸にのせられ，肌と肌とのふれあいをしていると，乳房の匂いによって，赤ちゃんは乳頭に向かって移動するよう促されるでしょう．
- **母親が，赤ちゃんが哺乳したがっている，早めのサインがわかるように援助します**．母親と赤ちゃんが静かに肌と肌とのふれあいをしていると，赤ちゃんは一連の「おっぱいを欲しがっているサイン」を示します．これは数分もしくは1時間以上にわたることもあります．次のような赤ちゃんのサインが見られます：
・新しい環境に慣れるまで，覚醒状態のまま少しの間，おとなしくしている．
・手を自分の口にもっていき，吸啜の動作を開始し，声を出し，手で乳頭にふれる．
・乳房の色の濃い部分（標的のような働きをしている）をじっと見る．
・乳房のほうへ動いていき，探索する．
・乳頭の場所を見つけて，口を大きく開いて吸着する．
- いかに早く初回授乳をするか，どのくらい長く初回授乳を続けられるか，どのくらいうまく赤ちゃんを吸着させるか，あるいはどのくらいの量の初乳を飲ませられるかなど，**母親や赤ちゃんを急かしてはなりません**．乳房での初回哺乳は，「栄養をとる」というよりもむしろ乳房との出会いと考えるべきです．
- 次回の授乳では，抱き方，吸着，哺乳できているサインなどの，母親が必要とする技術を学べるように，母乳育児についてのより多くの助けが必要になります．
- この時点での保健医療従事者の役割を，以下に示します：
・ゆったりとした時間と穏やかな雰囲気を提供する．
・母親が快適な姿勢を見つけられるように援助する．
・赤ちゃんが目を覚ましていることやおっぱいを探しているなどの積極的な行動を指摘する．
・母親が自信をもてるようにする．
・赤ちゃんを乳房に急いで押しつけたり，乳房を赤ちゃんの口に押し込むことは避ける．

4 帝王切開後の母乳育児を支援する方法

15分

現在，郁子さんと赤ちゃんは早期接触と母乳育児に満足しています．2人は，産科棟で休んでいます．一方，裕美さんは出産施設に入院してきました．彼女の

赤ちゃんは予定日までまだ数週間あったのですが，若干の困難をかかえていました．医師は，裕美さんの赤ちゃんの出産を早める必要があり，しかも帝王切開術が必要だと決断しました．

　問いかけ：帝王切開は，裕美さんとその赤ちゃんの母乳育児に関してどんな影響を及ぼすでしょうか．

- 帝王切開は，腹部の大手術です．母親には以下のようなことが生じる可能性があります：
- 恐怖感とストレスを感じる．
- 点滴静注と尿道カテーテルが挿入される．
- ベッド上安静と，運動制限
- 出産前後に飲み物と食事を制限をされると，自分の赤ちゃんを世話するためのエネルギーを奪われる．
- 疼痛を緩和するために麻酔薬と鎮痛薬の投与を受ける．それは母親と赤ちゃんの反応に影響を及ぼすおそれがある．
- オキシトシンとプロラクチン（乳汁分泌のホルモン）の量を変化させる．
- 感染と出血のリスクが高まる．
- 赤ちゃんから離される．
- 自分の身体はふつうに出産できなかったという挫折感を感じる．
- 赤ちゃんも帝王切開の影響を受けます．赤ちゃんは：
- 母乳で育てられなかったり，母乳育児が短期間だけだったりになるというリスクが高まる．
- 呼吸障害を生じる可能性が高まる．
- 粘液の吸引が必要となるかもしれず，それが赤ちゃんの口と喉を傷つけてしまう可能性がある．
- 母親に投与された薬剤により眠りがちになる可能性がある．
- 早期接触ができる可能性が少なくなる．
- 補足を与えられる可能性が大きくなる．
- 新生児室でのケアのため，交差感染のリスクが増し，また母乳育児が制限される可能性がある．

　裕美さんの赤ちゃんが生まれました．男の子です．4週間早く生まれたため小さいものの，呼吸は安定しています．赤ちゃんは裕美さんと肌と肌とのふれあいができました．これは呼吸と体温が安定するのに役立つでしょう．

　問いかけ：あなたは帝王切開後に裕美さんと彼女の赤ちゃんが母乳育児を始めるのを，どのように援助することができますか．

- 帝王切開後に母親が母乳育児を開始するには，支援を充分に行う保健医療従事者の存在が重要です．
- 母親にできるだけ早く肌と肌とのふれあいをするように促しましょう：
・通常，脊椎麻酔か硬膜外麻酔を受けた母親は目覚めていて，経腟分娩の母親と同じようにすぐに自分の赤ちゃんに反応できる．
・全身麻酔の後では，母親がまだ眠かったり，麻酔の影響下にあったりする可能性があるが，母親が反応できる場合は，回復室でふれあうことができる．
・母親が手術室から戻るのを待つ間，父親や他の家族が肌と肌とのふれあいをすれば，赤ちゃんを温めることにもなり，心地よい状態にできる．
・ふれあいが遅れる場合は赤ちゃんをくるんだほうがよい．そして，母親が反応するようになってから，あとで，赤ちゃんを裸にして肌と肌とのふれあいを勧めるようにする．
・早産児や障害をもつ赤ちゃんにも肌と肌とのふれあいは有益である．赤ちゃんが安定化せず，すぐに対応を必要とする場合には，赤ちゃんが安定してから，肌と肌とのふれあいをすることができる．
- 赤ちゃんと母親が，準備が整ったサインを示したら，**母乳育児を始める援助を**します．起き上がったり，赤ちゃんを抱っこしたりするなど，授乳するために母親が何か動作をしなければならないという必要はありません．乳房を見つけ哺乳するのは赤ちゃんです．母親と赤ちゃんの支援者が一緒にいる限り，母親が麻酔のため眠いままであっても，赤ちゃんは乳房に向かうことはできます．
- **帝王切開を受けた母親が，母乳を飲ませる快適な姿勢を見つけられるよう助け**ます．赤ちゃんが乳房のところにいられるように点滴の位置を調整する必要があります：
・側臥位(そくがい)で授乳してみる．たとえ母親が脊椎麻酔の後で横にならなくてはいけなくても，この姿勢は最初の数時間に疼痛を避けるのに助けとなり，母乳を飲ませることができる．
・切開創の上に枕を置いて身体を起こしたり，または，赤ちゃんを乳房に近いほうの腕で体の側面に沿って，脇に抱くようにする(脇抱き)．
・上向きに寝て，赤ちゃんを母親の上にのせる．
・体を起こして座るとき，母親の膝の下に枕を入れて支えたり，もしくは，側臥位では彼女の膝と膝の間や背中の後ろに枕を入れて支える．
- 母親が赤ちゃんの世話をできるようになるまで，必要に応じて手伝いながら母子同室にしましょう．
- スタッフが赤ちゃんとお母さんにやさしく，帝王切開後の母乳育児を熟知している場合には，術後の長めの入院は母乳育児を確立する助けとなるでしょう．

5 BFHIの実践と母乳で育てない女性　　10分

- 陣痛と分娩時にはすべての母親は支援を受けなくてはなりません．侵襲的な実践は避けなくてはなりません．早期の肌と肌とのふれあいは，すべての母親と赤ちゃんに有益です．
- 医学的理由で母乳育児ができないことがわかっていないかぎり(例えば，女性が検査を受けて，HIV陽性であるとわかり，続いて妊娠中のカウンセリングで母乳で育てないことに決めた場合)，すべての母親に，自分の赤ちゃんに乳房を吸わせるように促すべきです．母親が授乳したくないと強く個人的に願っている場合は，この時点で意思確認ができます．
- 赤ちゃんは，初期の授乳では新生児の胃の容量に見合った少量の初乳を摂取します．赤ちゃんが母乳で育てられない場合，置換栄養は少量から始めなければなりません[22]．母乳で育てられていないすべての赤ちゃんに，置換栄養が必ず利用できるよう手配する必要があります．

―出産後数時間以内に，置換栄養をどのようにつくり，与えるのかを話し合う．

―何か質問がないか尋ねる．その後でこのセッションをまとめる．

---

[22] 母乳で育てられていない正期産の健康な赤ちゃんが，いつ初回授乳をすべきかについて参考となるような研究上のエビデンス(根拠となるもの)はない．母乳で育てられない大部分の健康な赤ちゃんは，生後1時間か2時間は授乳する必要はない．

SESSION ❺ のまとめ

- 「母乳育児成功のための10ヵ条」の第4条には「産後30分以内に母乳育児が開始できるよう，母親を援助しましょう」と記されている．この条項は現在では次のように解釈される：
  出産後すぐに赤ちゃんを母親に抱いてもらい，少なくとも1時間肌と肌とのふれあいをします．赤ちゃんが乳房から飲もうとしているサインに母親が気づくように促し，必要なら援助を申し出ます．
- 女性が自己効力感を感じ，主体性をもち，支援されていると感じ，目覚めている赤ちゃんと交流しようという気になるように援助することで，この「第4条」が実践されることになる．出産時に父親や身近な家族がかかわる，家族を中心とした出産ケアを促す．
- 赤ちゃんとお母さんにやさしい実践とは以下のようなものをいう：陣痛時に支援し，侵襲的介入を制限する，鎮痛薬の作用に注意を払う，軽食と飲み物を提供する，不必要な帝王切開を回避する，早期の母親と赤ちゃんの接触を助ける．
- 早期接触と母乳育児への援助は，帝王切開後のルーチンとして行える．
- すべての母親とその健康な赤ちゃんに，遮られることのない，ゆったりとした肌と肌とのふれあいを提供する．出生直後，もしくは出生後30分以内のできるだけ早くに始める．赤ちゃんは裸のままで，そして，母親と赤ちゃんの上から布や毛布をかける．出生後少なくとも1時間この接触ができるようにする．
- 赤ちゃんが乳房に向かう準備ができているサインに母親が応えるように促す．
- これらの母親を支援する実践は，HIV陽性の女性であっても変える必要はない．

セッション❺の知識の確認

・母親と赤ちゃんがスムーズに母乳育児が始められる助けとなる陣痛や分娩時の実践を4つあげましょう．
　→
・帝王切開後の母親の母乳育児を援助する方法を3つあげましょう．
　→
・早期の肌と肌とのふれあいに対して考えられる障壁を3つあげ，それぞれをどのように克服できるかを答えましょう．
　→

セッション❺の追加情報

> ### 母乳育児の開始

- 赤ちゃんがおっぱいを吸う準備態勢にあることを示すときに（通常1時間以内に），授乳をするよう母親を促す．赤ちゃんをせかしたり，乳房に押しつけたりする必要はない．母親と赤ちゃんは静かに肌と肌のふれあいを続け，母乳を飲む準備が整うようになるまで待つ必要がある．これには2, 3分から，1時間以上要することもある．
- 赤ちゃんが乳頭および乳輪に出産後早期にふれると，オキシトシンの放出をもたらす．オキシトシンは以下のことに有用である：
- ・子宮をより速やかに収縮させ，出血を制御する．分娩後に母親が母乳を飲ませれば，合成オキシトシンやエルゴメトリンのルーチンな使用は必要ではなくなる．
- ・母親は自分の赤ちゃんがより愛おしくなり，わが子に愛着を感じる．
- 初乳は，赤ちゃんにとってきわめて重要である[23]．初乳は赤ちゃんを防御する多くの免疫因子を供給し，赤ちゃんの腸から胎便を排出するのを助け，黄疸のレベルを低く保つ．初乳は赤ちゃんの腸の内側を膜のように覆って防御し，腸の発達を促す．だからこそ，初乳が赤ちゃんが摂取する唯一の水分でなければならない．
- 母乳育児を始める前に，何らかの飲み物や食べ物を（赤ちゃんに）与える風習のある地域がある．水，人工乳のほか，伝統的な，蜂蜜，ナツメヤシ，バナナ，ハーブ飲料などの代用飲料が使われている．たとえ2, 3さじでもこれらの飲み物や食べ物が，乳児の感染とアレルギーのリスクを増すことになる．その地域でこうした風習がある場合，妊娠中に母親と母乳だけで育てることの重要性について話し，これを達成するにはどのようにすればよいかについて考えてみる．
- 吸啜あるいは嚥下ができるかを"検査する"ために，新生児に水または他の人工的な栄養を与える必要はない．赤ちゃんの嚥下に異常があるというまれな状況でも，初乳（天然の生理学的物質）は水や人工乳のような異物よりも赤ちゃんの肺に対するリスクは低い．
- 分娩室で授乳した母親は，初回授乳が遅れた場合よりも長期間母乳育児を続ける傾向がある．
- 赤ちゃんが分娩室で授乳を始められなかった場合，産科病棟のスタッフがこのことを知っていることを確認する．確実に肌と肌とのふれあいを続けてもらい，哺乳の準備ができているサインに気を配る．

---

[23] セッション3の追加情報項目にある初乳の項を参照．

オプション演習
・出産直後の肌と肌とのふれあい中の母親と赤ちゃんを観察しましょう．赤ちゃんはどのような行動をとって，乳房に向かっていくのかが観察できましたか．

出産での実践と母乳育児（第4条）

資料 3.2-5①（オプション）
分娩時の実践チェックリスト

母親の名前：＿＿＿＿＿＿＿＿＿＿＿＿＿＿＿＿

出生日時：＿＿＿＿＿＿＿＿＿＿＿＿＿＿＿＿＿

分娩方法：
　＿＿＿＿＿経腟：自然＿＿＿＿＿　　吸引：＿＿＿＿＿　　鉗子：＿＿＿＿＿
　＿＿＿＿＿帝王切開（硬膜外か脊椎麻酔を使用）
　＿＿＿＿＿帝王切開（全身麻酔を使用）

肌と肌とのふれあい：
開始時刻：＿＿＿＿＿　終了時刻：＿＿＿＿＿　　　　　ふれあいの時間：＿＿＿＿＿
ふれあいが終わった理由：＿＿＿＿＿＿＿＿＿＿＿＿＿＿＿＿＿＿＿＿＿＿＿＿＿＿＿＿
＿＿

赤ちゃんの初回授乳時刻：＿＿＿＿＿＿＿＿
２回目の授乳で支援を申し出た日時：＿＿＿＿＿＿＿＿

備考：

出産直後の肌と肌とのふれあいは：
・赤ちゃんの体温を保つ，
・母親と赤ちゃんを落ち着かせ，呼吸と心拍を整える，
・母親の身体にある正常細菌が赤ちゃんの細菌叢を形成するよう働く，
・ストレスやエネルギーの消耗を防ぐので，赤ちゃんが泣くのが減少する，
・赤ちゃんが乳房を探し，自分で吸着して哺乳を始められるようにする，
・母親と赤ちゃんのきずなを形成する．

　　　　　　生まれたばかりの赤ちゃんは母乳以外に，食物や水分の補足は必要としません．

SECTION 3.2
SESSION 6 赤ちゃんが乳房から乳汁を飲みとる仕組みについて

セッションの目的	このセッションで，参加者は次のことを習得する． 1．乳房の各部位の名称とその機能を明らかにする―5分 2．乳汁産生の仕組みと調節について話し合う―15分 3．乳汁を飲みとるときに赤ちゃんが果たす役割を説明する―20分 4．乳房のケアについて話し合う―5分 <div style="text-align:right">合計時間　45分</div>
教材	・スライド6/1　乳房の各部位(後述，図6-1参照) ・スライド6/2　背中のマッサージ(後述，図6-2参照) ・スライド6/3　吸着時の乳房と口の内側(後述，図6-3参照) ・スライド6/4　吸着時の乳房と口の外側(後述，図6-4参照) ・布製の乳房模型 ・人形(オプション)
ファシリテーターのための追加資料	・Session 3, How breastfeeding works, in *Breastfeeding Counselling: a training course.* WHO/UNICEF

はじめに

　郁子さんと裕美さんの母乳育児を援助するためには，私たち自身が，乳房で母乳がつくられる仕組みと赤ちゃんが哺乳する仕組みを知っておく必要があります．

SESSION 6

　通常の授乳時には，以下の2つの要素がそろってはじめて，乳房でつくられた乳汁を赤ちゃんが飲みとることができる：
・乳房が乳汁を産生し，乳管内へ放出する．
・赤ちゃんが効果的に哺乳し，乳房から乳汁を外に出す．
　赤ちゃんがどのように乳房に吸着するかによって，上記の2つの要素がうまく協調できるかどうかが決定される．乳汁を乳房から外に出さなければ，それ以上の乳汁は産生されない．

1　乳汁分泌に関与する乳房の各部位　　5分

—スライド6/1を使用し，乳房の各部位の名称を確認する(図6-1)．

- 乳房の外側からは，乳頭を囲む，色素の濃い部分である乳輪が見えます．乳汁を充分飲みとるためには，赤ちゃんが乳輪をたくさん口の中に含む必要があります．乳輪にはモントゴメリー腺があって，皮膚を健康な状態に保つための油を分泌しています．モントゴメリー腺は，母親の匂いの源で，赤ちゃんはその匂いによって乳房にたどり着き，母親を認識します．
- 乳房の内側には：
・脂肪組織と**支持組織**があり，乳房の大きさと形を保つ．

図6-1　乳房の各部位

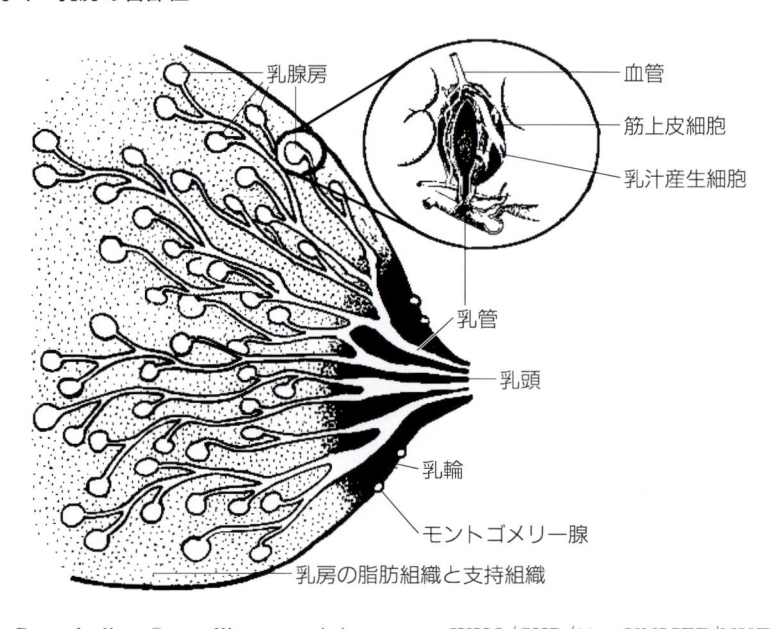

（乳腺房／血管／筋上皮細胞／乳汁産生細胞／乳管／乳頭／乳輪／モントゴメリー腺／乳房の脂肪組織と支持組織）

出典）*Breastfeeding Counselling: a training course*, WHO/CHD/93.4, UNICEF/NUT/93.2

- **神経**は，乳房から脳へメッセージを伝え，母乳分泌に関与するホルモンを放出するきっかけとなる．
- 乳汁分泌細胞が集まった小さな囊を**乳腺房**[*24]といい，乳汁を産生する．
- **乳管**は乳汁を**乳頭**へ運ぶ．乳汁を効果的に飲みとるためには，赤ちゃんが乳輪の下の乳管を圧迫できるように吸着する必要がある．
- それぞれの乳腺房の周りには，小さな筋上皮細胞があって，乳管へ向かって乳汁を絞り出します．また，乳腺房の周りを血管が網のように取り巻き，乳汁の原料となる栄養素を乳汁産生細胞へ運んできます．
- 女性の乳房の形や大きさはさまざまであるということを母親に伝えて安心してもらうことが大切です．母乳の産生量は乳房の大きさとは関係ありません[*25]．どの母親にも，あなたの乳房は母乳育児に向いていると言い，「問題がある」などの脅かすような言葉を避けるようにしましょう．

2 乳汁の産生　　15分

- 乳汁産生の第1段階は，ホルモンなどの血中の化学的伝達物質の支配下にあります：
- 妊娠中は，ホルモンの働きで乳房が発達し，サイズが大きくなる．乳房では初乳もつくられ始める．
- 分娩後は，妊娠中のホルモンが低下し[訳注]，プロラクチンとオキシトシンという2つのホルモンが，乳汁の*産生*と*流れ*のために重要な役目を果たす．プロラクチンの作用により，乳房は多量の乳汁をつくり始める．乳汁の産生量が増えるには，通常，分娩後30–40時間かかる．初乳は赤ちゃんが生まれたときには乳房内に存在している．

▍プロラクチン

- プロラクチンは，乳腺房に働いて乳汁を産生させるホルモンです．プロラクチンは赤ちゃんが授乳を終えたあとで，次回の授乳に備えて乳汁を産生するように働きます．プロラクチンの作用により，母親はリラックスし眠気を催します．
- プロラクチンは分娩後2時間高値を示します．また夜間にも高値を示します．したがって，夜間の授乳はさらにプロラクチンの分泌を高めます．

[*24] 腺房は，英語(元はラテン語)では単数がalveolus，複数がalveoliとなる．
[*25] 小さめの乳房は，大きめの乳房ほど授乳と授乳の間に乳汁をたくわえることができない可能性がある．小さめの乳房をもつ母親の赤ちゃんは，より頻繁に授乳する必要があるかもしれないが，1日に産生される総乳汁量は大きめの乳房と同じである．
[訳注] 胎盤が産生するホルモンが娩出とともに消失すること．

オキシトシン

- オキシトシンは，乳腺房の周りの筋上皮細胞を収縮させ，乳管に向かって乳汁を送り出します．乳汁が乳管に送り出されることは，赤ちゃんが乳汁を飲みとるために必須です．この過程をオキシトシン反射[訳注]あるいは射乳反射といいます．この反射は1回の授乳中に数回起こることがあります．また，時間が経つにつれて，母親がだんだん気づきにくくなったり，感じが変わったりします．
- 赤ちゃんが生まれてすぐ，母親はオキシトシン反射のいくつかあるサインを経験することがあります．例えば：
・子宮が収縮する痛みを感じる．ときに急激な出血を伴う．
・突然，喉の渇きを覚える．
・乳房から乳汁がほとばしる．もしくは，赤ちゃんが吸っていないほうの乳房から乳汁が漏れる．
・乳房に，搾られるような感覚がある．
　しかし，母親がいつも身体の感覚を感じるとはかぎりません．
- 射乳が起これば，赤ちゃんの哺乳のリズムは速いものからゆっくりとした深い吸啜（1秒間に1回程度）と嚥下のリズムに変わります．
- 赤ちゃんのことを見たり，聞いたり，さわったり，あるいはかわいいと思ったりするだけで，オキシトシン反射が促されます．母親が以下のようなことをすると，オキシトシンの分泌が促進されます：
・赤ちゃんのことをうれしく思ったり，自分の母乳が一番だという自信をもったりすること．
・授乳のときに，リラックスしたり快適だと感じたりすること．
・少量の乳汁を搾ってみたり，乳頭をやさしく刺激したりすること．
・母親が赤ちゃんを見たり，匂いを嗅いだり，さわったり，応えたりできるように，赤ちゃんを母親のそばに置くこと．
・必要なら，誰かに頼んで，母親の背中の上部，とりわけ背骨の両側をマッサージしてもらうようにする．

―スライド6/2を示す(図6-2)．

- オキシトシンは，こんなとき一時的に放出が妨げられます：
・極端な痛みがあるとき．例えば，乳頭の裂傷，帝王切開術や会陰切開の縫合部の痛みなど．
・猜疑心，羞恥心，不安など，何らかの原因によるストレスがあるとき．

[訳注] 一般には「射乳反射」といわれますが，このテキストでは「オキシトシン反射」という呼び方が使われています．

図6-2　オキシトシン反射の促進

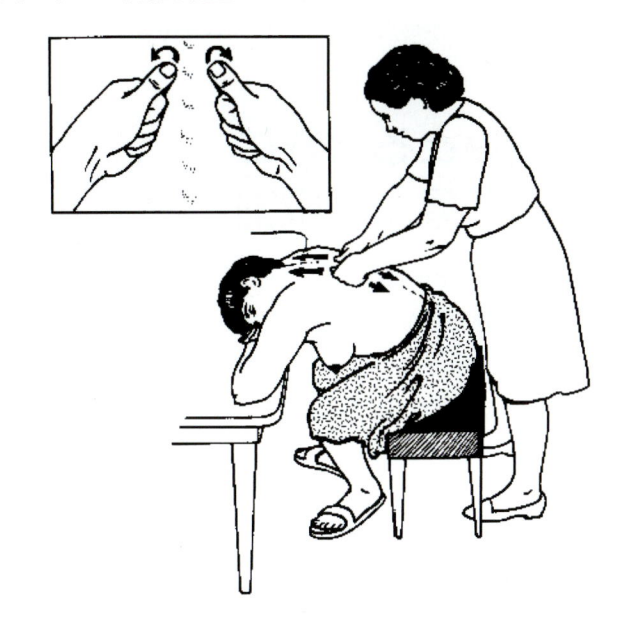

出典）*Breastfeeding Counselling: a training course*, WHO/CHD/93.4, UNICEF/NUT/93.2

・ニコチンとアルコール
● 母親に対する支援者の話し方も，母乳の出を助けるのに大切です．セッション2でコミュニケーション・スキルについて学習したことを思い出しましょう．母乳の分泌について，支援者が母親に不安を与えるような態度をとれば，オキシトシンの分泌にも影響することがあります．

乳汁産生抑制因子（*Feedback Inhibitor of Lactation: FIL*）

● ときには，片方の乳房からは乳汁が産生されるのに，もう片方からは産生されないということを経験しますが，通常，それは赤ちゃんが片方の乳房しか吸わないときに起こります．これは，乳汁に含まれる，乳汁産生を減らす抑制因子のせいです．
● 乳汁が外に出されず，乳房が充満すると，この抑制因子が乳汁産生を減少させます．乳汁が乳房より外に出れば，抑制因子の濃度が低下し，乳汁産生が増加します．そのため，乳汁産生量はどのくらい乳汁が乳房から外に出るかに依存します．したがって，たっぷりの乳汁産生を確保するためには，乳房から効果的に乳汁が外に出るようにしなければなりません．
● 乳汁産生抑制因子が乳汁中に集積して乳汁産生を減らすのを予防するには：
・赤ちゃんが効果的な吸着を確実にできるようにする．
・頻繁な授乳を促す．
・それぞれの乳房を，赤ちゃんが欲しがるだけ長く吸わせる．

SESSION 6

・赤ちゃんに，片方の乳房を飲み終わってからもう片方を飲ませるようにする．
・赤ちゃんが吸わないときは，乳汁分泌を維持するために搾乳する．

3 乳汁を飲みとるときに赤ちゃんが果たす役割　20分

- 赤ちゃんの哺乳がプロラクチンの産生，オキシトシン反射，および乳房内にある抑制因子の除去を調節しています．母親が自分の赤ちゃんに必要なだけの母乳量を産生するためには，その赤ちゃんが頻繁に的確な方法で哺乳しなければなりません．乳頭だけを吸っていたのでは乳汁を飲みとることはできません．

適切な吸着と不適切な吸着

- 図6-3は，哺乳しているとき，赤ちゃんの口の中で何が起こっているかを示します．

—スライド6/3を示す(図6-3)．

- 図6-3①：適切な吸着
・乳頭と乳輪が伸びて，赤ちゃんの口の中で長い「吸い口(teat，ティート)」を形成している．
・乳輪の皮下には太い乳管が走行しているが，その部分が赤ちゃんの口の中に入っている．
・赤ちゃんの舌が下歯茎より前方に伸びていると，乳房から乳汁を搾り出すことができる．これを吸啜という．
・赤ちゃんがこのように乳房を自分の口に含んでいる場合，「しっかり」吸着して

図6-3　哺乳時の赤ちゃんの口の中

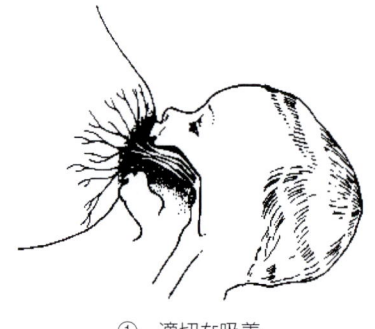

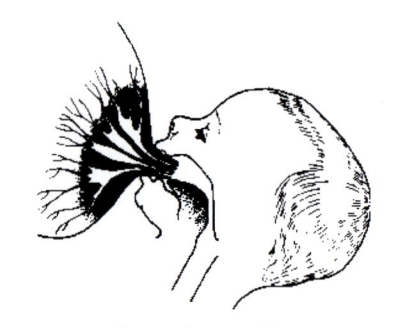

①　適切な吸着　　　　②　不適切な吸着

出典) Breastfeeding Counselling: a training course, WHO/CHD/93.4, UNICEF/NUT/93.2

いて，容易に乳汁を飲みとることができる．
- 図6-3 ②：不適切な吸着
・乳頭と乳輪が伸びておらず，吸い口を形成していない．
・乳管のある部分が，赤ちゃんの口の中に入っていない．
・赤ちゃんの舌が口内の後部に引っ込んでおり，乳汁を搾れない．
・吸着が不適切．赤ちゃんは乳頭だけを吸い，母親が痛みを感じる．赤ちゃんは効果的に哺乳できず，乳汁も容易には飲みとれない．

赤ちゃんの吸着をアセスメントする方法

- 外からの観察により，赤ちゃんの吸着をアセスメントできるようになる必要があります．この2つの図は，外観から何がわかるのかを示します．

―スライド6/4を示す(図6-4)．

- 図6-4 ①：適切な吸着
・赤ちゃんの**口**が大きく開いている．
・**下口唇**が外側にめくれている．
・**下顎**が乳房に触れている（もしくは触れそうになっている）．
・赤ちゃんの口の下部より上部に**乳輪**がより多く見えている．
- 見えている乳輪の部分が多いか少ないかは，吸着をアセスメントするためのポイントとしては信頼できません．乳輪の大きい女性も小さい女性もいるからです．赤ちゃんの口の上方と下方に見える乳輪の大きさを比べてみるほうが（見えていれば），もっと信頼できます．
- 適切な吸着のサインが全部あれば，しっかり吸着していることになります．赤ちゃんがしっかり吸着していれば，母親は快適で痛みは感じませんし，赤ちゃんは効果的に哺乳できます．

図6-4　適切な吸着と不適切な吸着

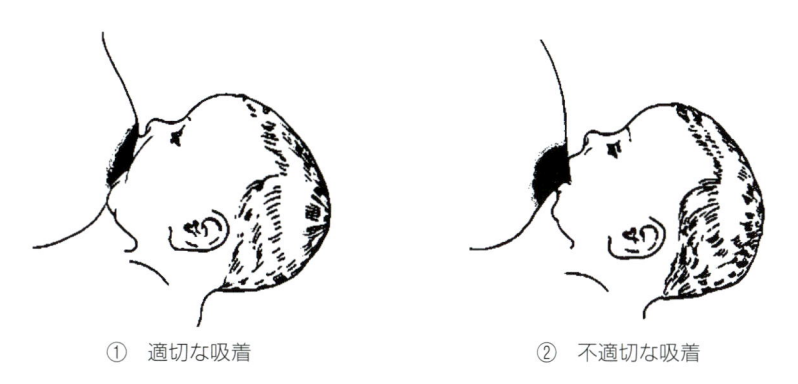

① 適切な吸着　　　　② 不適切な吸着

出典）*Breastfeeding Counselling: a training course*, WHO/CHD/93.4, UNICEF/NUT/93.2

- 図 6-4 ②：不適切な吸着
・赤ちゃんの口が大きく開いていない．
・**下口唇**が前に突き出ていたり，内側に巻き込まれていたりしている．
・**下顎**が乳房から離れている．
・赤ちゃんの口の下部に見えている**乳輪**のほうが多い（もしくは，上下同じくらい見えていることもある）．
　これらが<u>不適切な吸着</u>のサインで，このうちの<u>1つでも</u>あれば，赤ちゃんは<u>しっかり吸着できておらず</u>，効果的な哺乳もできません．母親に不快感があれば，それもまた吸着がうまくいっていないサインです．

▌哺乳という行動

- 乳房が赤ちゃんの唇に触れたり，赤ちゃんが母乳の匂いを嗅いだりすると，赤ちゃんは自分の頭をわずかに後ろにそらして，口を大きく開き，舌を前下方に出して，乳房を探します．これを<u>探索反射</u>といいます．
- 赤ちゃんが乳房のすぐ近くにいて（母親と密着していて），乳房を充分口に含めば，軟口蓋に触れるくらいまで乳頭を引き込むことができます．このことが刺激になって<u>吸啜反射</u>が起こります．
- それから筋肉の働きによって，舌が口の前方から後方へ波のように動き，乳輪の皮下にある乳管から乳汁を口の中へ搾りとります．同時にオキシトシン反射が起こって，乳汁を乳管へ送り出します．
- 赤ちゃんは口腔の後部に乳汁が満たされると嚥下します（嚥下反射）．探索，吸啜および嚥下のそれぞれの反射は，健康な正期産児では自動的に起こります．乳房を充分に口の中に含むという行為は完全に自動的なものではなく，多くの赤ちゃんは助けを必要とします．
- 母親が陣痛中に用いた薬剤の影響で眠りがちの赤ちゃん，早産もしくは病気の赤ちゃんは，効果的に吸着するために，さらに助けが必要でしょう．

▌赤ちゃんが効果的に哺乳しているサイン

- 赤ちゃんがしっかりと吸着していれば，おそらく哺乳もしっかりできていて，乳汁も飲みとっているでしょう．赤ちゃんが乳汁を容易に飲みとっているサインには以下のようなものがあります：
・ときどき短時間休みながら，ゆっくりと，**深く吸っている**．
・**嚥下**の様子が見えたり音が聞こえたりしている．
・**頰**がふくらんでいて，エクボのようなくぼみができない．
・赤ちゃんは**自分で乳房から離れて**授乳を終え，満足そうに見える．
　こういうサインがあれば，赤ちゃんが乳汁を「飲みとって」いて，効果的に哺乳していることを示しています．

■ 赤ちゃんが効果的に哺乳していないサイン

- こんなとき，赤ちゃんは効果的に哺乳していません：
- ・速い吸い方だけをする，
- ・チュパチュパと大きな音を立てたり，舌打ちのような音を立てたりする，
- ・頬がエクボのようにくぼむ，
- ・乳房を含ませようとしてもぐずったり落ちつかなかったりして，乳房に吸いついてもすぐに離してしまう，
- ・非常に頻繁に飲む―つまり，1時間ごとかそれ以上頻繁に欲しがることが毎日続く[*26]，
- ・授乳にかかる時間がとても長い―つまり，低出生体重児でないのに，毎回1時間以上かかる，
- ・授乳が終わっても満足しない．

これらのサインがあったら，哺乳が有効でなく，赤ちゃんが容易に乳汁を飲みとれていないということです．たとえ，この中の1つだけであっても，こういうサインがあれば，哺乳に困難がある可能性を示しています．

■ 人工乳首と哺乳困難（いわゆる乳頭混乱）

- 人工乳首やおしゃぶりは，母乳で育っている赤ちゃんに困難を起こすことがあります：
- ・人工乳首で飲んだ後に，乳房から飲むことが困難になる赤ちゃんがいる．それは，飲むときの口の動きが異なっているからである．
- ・赤ちゃんが人工乳首のほうを好み，乳房から飲むのが困難になるかもしれない．
- ・おしゃぶりの使用は乳房を吸う時間を減らし，乳房への刺激を減らし，ひいては乳汁が乳房から飲みとられる量を減らし，乳汁の産生も低下させることがある．

問いかけ：裕美さんが「おっぱいがたくさん出るようにするにはどうすればよいですか」と聞いてきました．乳汁産生をよくするためにはどんな方法がありますか．

- 母親に乳汁産生を豊富に保つ方法を伝えましょう：
- ・出生直後より赤ちゃんが乳房から飲めるようにする．
- ・赤ちゃんがしっかり乳房に吸着していることを確認する．赤ちゃんの哺乳を混乱させ，乳房への刺激を減らすので，人工乳首やおしゃぶりを与えない．

[*26] 集中的に飲むこと：ただし，赤ちゃんが数時間続けて何度も集中的に飲み，それから数時間眠ることは正常なことである．

- 母乳だけで育てる．
- 赤ちゃんが欲しがるだけ頻繁に，通常，1－3時間ごとに飲ませる．また赤ちゃんが欲しがるだけ長く飲ませる．
- 夜も授乳する．夜には吸啜に対するプロラクチンの反応が亢進する．

4 乳房のケア　　5分

問いかけ：授乳期間中の乳房ケアについて，母親が知っておく必要のあることは何でしょう．

- 母親に乳房をケアする方法を伝えましょう：
- 石けん，ローション，オイル，ワセリンは，どれも皮膚から分泌される天然の潤滑剤の働きを阻害するので，乳房は水だけで洗えばよい．
- 体全体を清潔にする習慣（入浴やシャワー）の一部として，1日に1回乳房を洗うだけで充分である．授乳の直前に乳房を洗う必要はない．洗浄や清拭によって，保護作用のある皮脂を除去し，乳房の匂いを変えてしまうことになる．赤ちゃんは，自分の母親の乳房を匂いで識別している．
- ブラジャーは必要ない．しかし，母親が望めば使用してよい．きつすぎず，体に合ったものを選ぶ．

問いかけ：なかには母乳を飲ませない母親もいます．その人たちが産後に自分の乳房をケアする方法について，知っておいたほうがよいことが何かありますか．

- 母乳を飲ませない母親にも乳房のケアは必要です．赤ちゃんが母乳を飲みとらなければ，自然に出なくなるでしょう[*27]が，1週間以上かかるでしょう．母乳が出なくなるまでの間，乳房が快適で健康な状態を保つ程度に母親が自分で搾乳するとよいでしょう．この搾母乳は赤ちゃんに飲ませることができます．母親がHIV陽性の場合，搾乳した乳汁を授乳前に加熱処理してから自分の子どもに与えるということを選択する母親もいます．

―何か質問がないか尋ねる．その後でこのセッションをまとめる．

[*27] 乳房に過剰に乳汁が充満すると，FIL（乳汁産生抑制因子）の働きで，乳房が乳汁産生を中止する．乳房緊満の緩和については，セッション10を参照．

SESSION 6 のまとめ

- 乳房の大きさや形は，母乳育児できるかどうかとは関係しない．
- プロラクチンは乳汁産生を促進し，母親をリラックスさせる．
- オキシトシンは乳汁を乳管に押し出し，赤ちゃんが哺乳によって乳汁を飲みとることを可能にする．リラックスすること，心地よくなること，赤ちゃんを見たり，触ったり，声を聞いたり，考えたりすると，オキシトシン反射(射乳反射)が起こりやすくなる．疼痛，猜疑心，羞恥心，ニコチン，アルコールは，一時的にオキシトシン分泌を抑制する．
- 乳房に過剰に乳汁が充満すると，乳汁産生抑制因子が作用して乳汁産生を減少させる．乳汁産生は，乳汁が乳房から外に出される場合にのみ持続する．乳房は外に出た分だけ乳汁を産生する．
- 早期から頻繁に授乳することは，乳汁産生の開始を助ける．

図 6-4

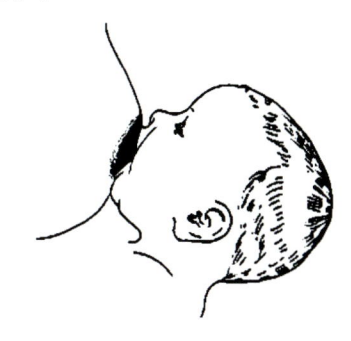

適切な吸着のサイン
・下顎が乳房についている(または，つきそうになっている)．
・口が大きく開いている．
・下口唇が外向きにめくれている．
・乳輪は，口の下部より上部にたくさん見えている．

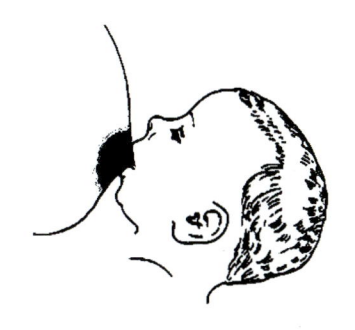

不適切な吸着のサイン
・下顎が乳房から離れている．
・口が大きく開いていない．
・下口唇が突き出ていたり，内側に巻き込まれていたりしている．
・乳輪の上部より下部がたくさん見えるか，同じくらいである．

効果的な哺乳のサイン
・深くてゆっくりと吸啜し，嚥下音が聞こえる．
・頬はふくらんで，へこんでいない．
・赤ちゃんが落ちついて飲む．
・赤ちゃんが自分で授乳を終え，満足そうに見える．
・母親に痛みがない．

赤ちゃんが効果的に哺乳していないサイン
・速くて浅い吸啜で，音をたてて吸ったり，舌打ちするような音が聞こえたりする．

SESSION 6 まとめ

- ・頬が引き込まれる（エクボができる）
- ・乳房を含ませようとしても赤ちゃんがいらいらし，吸いついたかと思えばすぐに放す．
- ・赤ちゃんは，非常に頻繁に飲んだり，1回の授乳時間がとても長かったりして自分からは乳房を放さず，満足していないように見える．
- ・母親が痛みを感じる．

乳房のケア
- ・授乳の前に洗浄したり清拭したりする必要はない．
- ・母乳で育てていない母親は，乳汁が出なくなるまで自分の乳房をケアする必要がある．

セッション❻ の知識の確認
- ・初めて母親になった女性に，赤ちゃんがうまく吸着して効果的に哺乳しているかどうかを見分ける方法を説明しましょう．
   →

SECTION 3.2
SESSION 7 直接授乳を援助する（第 5 条）

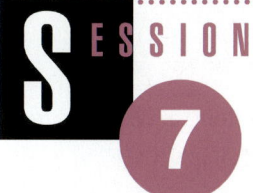

セッションの目的

このセッションで，参加者は次のことを習得する．
1. 母乳育児がうまくいき，心地よくできるための授乳姿勢の要点をあげる―5 分
2. 直接授乳のアセスメントの方法を説明する―5 分
3. 授乳姿勢と吸着のポイントを見分けて説明する―20 分
4. 直接授乳のための赤ちゃんの抱き方（授乳姿勢）と吸着を母親が学べるようにやってみせる―25 分
5. 直接授乳をいつ援助するか話し合う―5 分
6. 小グループで「母親役」を援助する練習をする―20 分
7. 乳房への吸着困難な赤ちゃんについて，その理由を列挙する―10 分

合計時間　90 分

教材

- スライド 7/1：さまざまな授乳姿勢（後述，図 7-1，資料 3.2-7 ①，p.165 参照）
- スライド 7/2：「直接授乳観察用紙」（後述，資料 3.2-7 ②，p.166 参照）
- スライド 7/3：直接授乳観察用写真 1（後述，図 7-2 参照）
- スライド 7/4：大きな口（後述，図 7-3 参照）
- スライド 7/5 およびスライド 7/6：直接授乳観察用写真 2・3（後述，図 7-4・5 参照）
- 「直接授乳観察用紙」（資料 3.2-7 ②）…各参加者へのコピー
- 「赤ちゃんの抱き方についての母親への支援」（資料 3.2-7 ③，p.167）…各参加者へのコピー
- 「直接授乳の姿勢」（資料 3.2-7 ①）…各参加者へのコピー（オプション）
- クッション，枕，または丸めたタオルか布
- 低い椅子または普通の椅子と，"母親役"の足を楽にするための足乗せ台または小さな箱
- 添え乳姿勢を実演するためのマットまたはベッド
- 参加者 4 人または 2 人のグループごとにそれぞれ 1 体の人形
- 参加者 4 人または 2 人のグループごとにそれぞれ布製の乳房モデル

SESSION 7

ファシリテーターのための追加資料

- Session 10, Positioning the baby at the breast and Session 16, *Breast refusal in Breastfeedinng Counselling: a training course*. WHO/UNICEF

実演のための準備

2人の参加者に実演を手伝ってもらいます．赤ちゃんを抱くのに助けが必要な母親の役を参加者にしてもらいたいことを説明します．1人の「母親役」は座り，もう1人の「母親役」は横になります．それぞれの「母親役」に，自分と赤ちゃんの名前を決めてもらいます．本人がよければ，自分の実名を使うこともできます．あなたが推奨したい行動の模範となるように，赤ちゃんの「人形」を常に優しく扱いましょう．

本書に示しているように参加者と実演しましょう．そうすれば手順がわかるでしょう．1人のファシリテーターが要点を説明し，もう1人のファシリテーターが実演で「支援者役」となり「母親役」を支援すればもっと簡単でしょう．

1 授乳姿勢（赤ちゃんの抱き方）　5分

- 授乳姿勢とは赤ちゃんが乳房にうまく吸着できるようにする，母親の，赤ちゃんの抱き方のことです．赤ちゃんが上手に吸着できなかったら，もっとうまく吸着できるように母親が赤ちゃんを抱けるように助けます．
- 赤ちゃんが上手に吸着して，効果的に哺乳しているならば，母親の授乳のやり方に介入してはいけません．あなたが観察している要点を母親に話し，母親が自信をもてるように，また，母乳育児がうまくいっているかどうかが自分でわかるようにします．

母親の授乳姿勢

- 母親の授乳姿勢にはいろいろあります—例えば，床または地面に座る，あるいは椅子に座る，横になる，立ちながら，あるいは歩きながらの授乳など．母親が座っているか横になっているならば次のようにするとよいでしょう：
・背中をクッションや枕などで支えて，楽にする．
・椅子などに座っているならば両足を台などで支えて，足がブラブラと下がったり不安定にならないようにする．
・必要であれば自分で乳房を支える．

赤ちゃんの体勢（人形で実演する）

- 赤ちゃんにもまたさまざまな体勢があります．例えば母親の腕に添ったり，母親の腕の下だったり，母親の横に寄り添ったりします．どの体勢を用いても，赤ちゃんを快適にするための4つの要点があります．赤ちゃんの体を次のようにする必要があります：
- 耳，肩，腰部が**一直線**になり，首がねじれたりうつむいたり，のけぞったりしない．
- 乳房を赤ちゃんに近づけるのではなく，赤ちゃんを乳房に近づけて母親の体に**密着させる**．
- 頭と肩を**支える**，新生児であれば体全体を支える．
- 赤ちゃんを乳房に近づけるときは，赤ちゃんの鼻と乳頭を**向き合わせる**．

―スライドやOHPで「さまざまな授乳姿勢」(図7-1，資料3.2-7 ①，p.165)を示す．さまざまな授乳姿勢があること，どの授乳姿勢でも赤ちゃんがまっすぐで，密着していて，支えられて，乳房に向きあっていることを簡単に指摘する．

- 支援者自身が快適な姿勢でなければ，母親をうまく支援することができません．支援者の背中が支えられていなかったり，体が曲がっていたりしたら，早く終わらせようとするかもしれません．手伝いやすい姿勢，快適でリラックスできる姿勢で座りましょう．

図7-1　さまざまな授乳姿勢

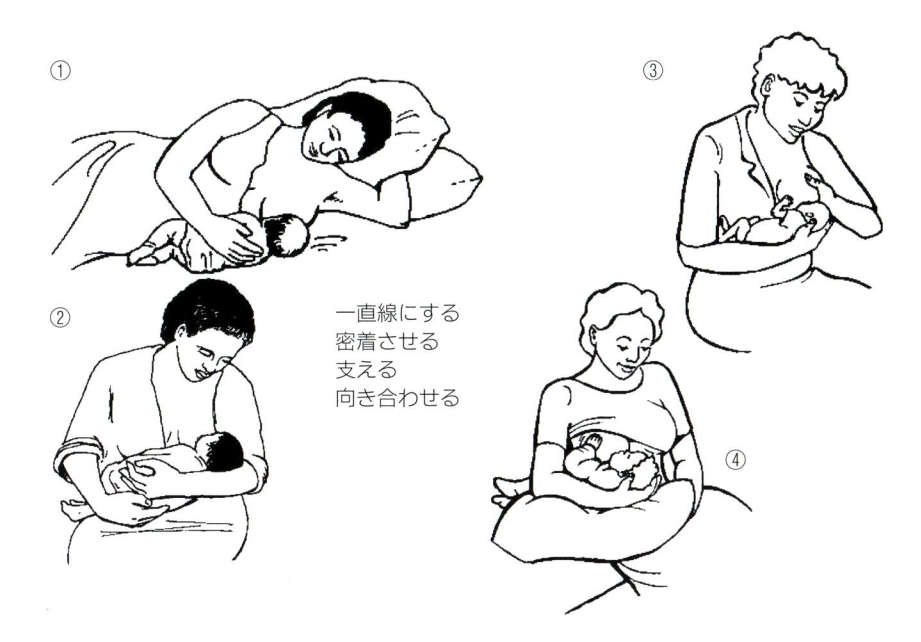

一直線にする
密着させる
支える
向き合わせる

出典) *Breastfeeding Counselling: a training course*, WHO/CHD/93.4, UNICEF/NUT/93.2

2 直接授乳のアセスメント

5分

- 直接授乳をアセスメントすることで：
- ・母親と赤ちゃんがうまくできている点を見つけて褒めることができる．
- ・現在母乳育児で困っている点に関する情報が入手できる．
- ・やり方を変えておかないと，後で問題を起こす可能性があることがらを明らかにする．
- 直接授乳のアセスメントには，母親と赤ちゃんがどのように行うかを観察し，母親があなたに話すことに耳を傾けることも含んでいます．「母親のやり方を観察する」というのではなく，「赤ちゃんの飲んでいるところを観察したい」と説明すれば，母親は安心するでしょう．
- 赤ちゃんが厚い毛布にくるまれているなら，赤ちゃんの体勢が見えるよう母親に毛布をとってもらいましょう．

―「直接授乳観察用紙」を配布し，構成について説明する．参加者に，あなたの説明している箇所を見てもらう．
―スライド 7/2（資料 3.2-7 ②，p.166）を示す．

- 「直接授乳観察用紙」を使うことで，保健医療従事者は観察のポイントを押さえて授乳における困難を認識することができます．
- この用紙は項目に分かれており，それぞれに直接授乳がうまくいっているポイントや困難となりそうなポイントが記載してあります．そのようなポイントが認められたらチェックをつけます．すべてのチェックが左側にあれば，直接授乳はおそらくうまくいっています．チェックが右側にあれば，取り組むべき困難があるかもしれません．
- 母親全体を見ます：
- ・母親について何か気がついたことはあるか―年齢，全体の様子，健康か病的か，幸せそうか悲しそうか，落ちついているか，緊張していないか．
- ・母親と赤ちゃんのきずなが認められるか―目を合わせているか，微笑んでいるか，自信をもってあぶなげなく抱いているか，あるいは目を合わせないか，こわごわ抱いてないか．
- 赤ちゃん全体を見ます：
- ・赤ちゃんについて何か気がついたことはあるか―全身の健康状態，覚醒しているか眠っているか，穏やかか，泣いているか，鼻づまりや口蓋裂のような哺乳に影響しうる何らかの状態がないか．
- ・赤ちゃんはどのように反応しているか―空腹のときに乳房を探すか，母親に寄っていくか，離れようとするか．

- 母親が赤ちゃんに授乳する準備をしているときに，乳房について何か気がついたことがありますか：
- 乳房と乳頭の様子はどうか―健康的か赤いか，腫れているか痛そうか．
- 痛みを訴えたり，赤ちゃんに授乳することを恐れていたりするような素振りをしていないか．
- 授乳のために乳房をどのように支えているか．赤ちゃんが口いっぱいに乳房を含むのに，母親の指が邪魔になっていないか．
- 赤ちゃんの授乳体勢を観察します：
- 赤ちゃんはどのような体勢か―頭と体（脊柱）がまっすぐか，体が密着しているか，体が支えられているか，乳房と向き合っているか，乳頭に鼻を近づけているか．あるいは赤ちゃんの体がねじれていたり，密着していなかったり，支えられていなかったり，乳頭に下顎が近づいていないか．
- 授乳中の吸着の様子を観察します：
- 次のことが観察できるか：
  - 赤ちゃんの上唇の上部の乳輪はよく見えていて，下部のほうはあまり見えない．
  - 口が大きく開いているか．
  - 下唇が外向きに開いている．
  - 下顎が乳房にふれている．
- 赤ちゃんの哺乳を観察します：
- ゆっくりした深い吸啜が見えるか―穏やかな嚥下音か，あるいは舌打ちやあえぐような音が聞こえているか，赤ちゃんの頬は膨らんでいて，哺乳中，頬が内側にひきこまれたりしていないか．
- どのようにして授乳が終わるか注目する―赤ちゃんは自分から乳房を離して満足したように見えるか．
- 母乳をあげている感じはどうかを母親に尋ねます：
- 何らかのオキシトシン反射のサイン，例えば乳汁が漏れ出たり，じんじんしたりといったものを感じることがあるか．
- 何か不快感や痛みはないか．

3 授乳姿勢と吸着のポイントを見分ける　20分

―スライドを見せ，参加者に「直接授乳観察用紙」を項目ごとに読んで，ポイントを探してもらう．見つかったポイントを説明してもらった後で，参加者が見逃したポイントを説明する．

写真の中からすべてのポイントを見つけることはできない．例えば，動きは見えないし，赤ちゃんがどのように授乳を終えるのかを見ることはできない．実

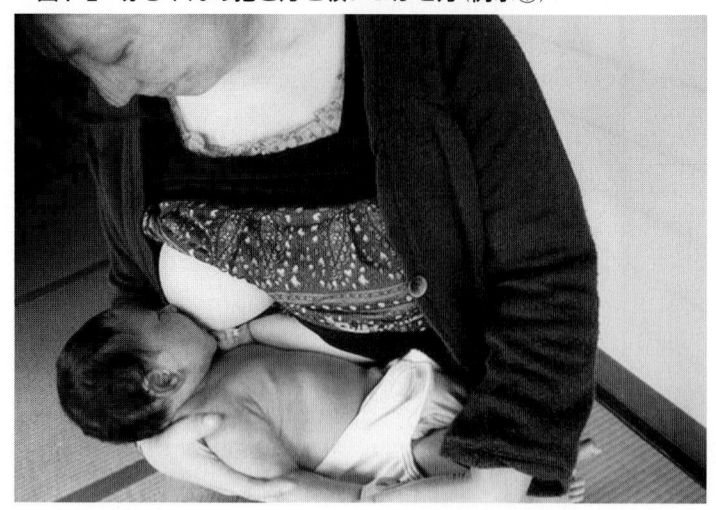

図7-2　赤ちゃんの抱き方と吸いつかせ方（例示①）

際の母親と赤ちゃんを見ていると，すべてのポイントを探すことができる．

スライド7/3（巻頭グラフXVIII，図7-2）を見せる．

問いかけ：「直接授乳観察用紙」の項目を読んでみましょう．何がわかりますか．
参加者に写真を見る時間をしばらくとる．それからそれぞれの項目を読んで，何がわかるかを尋ねる．気づかなかったポイントを指摘する．

この写真から読みとれるポイントは：
全体に関して：
母親は全体的に健康そうである．
彼女はゆったりと座っている．
母親は愛情をこめて赤ちゃんを見ている．
赤ちゃんは健康で，穏やかで落ち着いているように見える．
母親の乳房は健康的である．
彼女は乳房を支えていない．彼女は片方の乳房だけを，服の間から出している．
赤ちゃんの体勢：
赤ちゃんの頭と体は一直線である．
赤ちゃんは密着して抱かれてはいない．
赤ちゃんはしっかりと支えられてはいない．
赤ちゃんは母親に向き合っている．
赤ちゃんの吸着：
この母親の乳輪はよく見えないが，赤ちゃんは乳房を口いっぱいに含んではいないように見える．

赤ちゃんの口は大きく開いているが充分に大きくはない．
赤ちゃんの下唇は外向きに開いている．
赤ちゃんの下顎は乳房に接していない．

写真からは哺乳のポイントを見ることができない．

問いかけ：母親に何かやり方を変えるように提案する場合には，その前に何かよい点を伝えるのを忘れないようにしましょう．母親に伝えるとよいポイントにはどのようなものがありますか．

・赤ちゃんは元気に育っていて，幸せそうに母乳を飲んでいる．
・母親は赤ちゃんを愛しげに見ている．
・赤ちゃんの体は一直線になって抱かれ，母親に向き合っている．

問いかけ：母親にどのような提案ができますか．

・もっと赤ちゃんが効果的に吸ってくれるように，赤ちゃんが密着する授乳姿勢を母親に取り直すよう提案する．
・できればシャツとブラジャーで乳房を圧迫しないように楽にし，片手で赤ちゃんの背中とおしりを支えて引き寄せる．
・そうすれば，もう一方の手で乳房を支えることもでき，赤ちゃんは大きな口いっぱいに乳房を含むことができる．

―参加者に大きな口がどのようなものか連想してもらう．スライド7/4を示す（巻頭グラフXVIII，図7-3）．

スライド7/5（巻頭グラフXVIII，図7-4）を見せる．

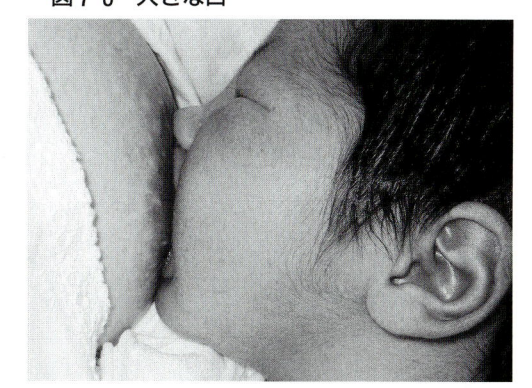

図7-3　大きな口

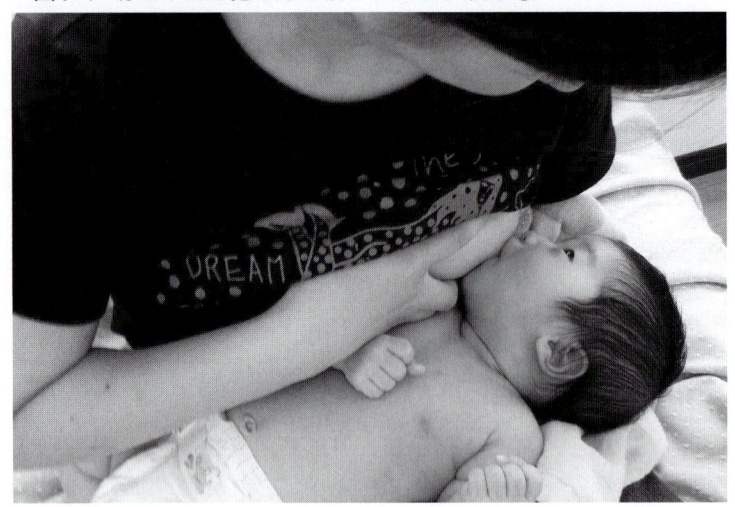

図7-4 赤ちゃんの抱き方と吸いつかせ方（例示②）

問いかけ：何がわかるかに注目して，「直接授乳観察用紙」の項目を詳しく見ていきましょう．
　　　　　参加者に写真を見る時間をしばらくとる．それから項目ごとに読んで，何がわかるかを尋ねる．参加者が気づかなかった点について指摘する．

この写真から読みとれるポイントは：
全体に関して：
この写真では，母親や母親の授乳姿勢はあまりよく見ることができません．
彼女は2本の指を使って"はさみづかみ"で乳房を支えています．この形で指を長い間保つことはむずかしく，乳頭の近くに滑ってしまい，赤ちゃんが大きな口いっぱいに乳房をくわえる妨げになりかねません．
赤ちゃんは健康的に見えます．しかし緊張しているように見えます（手がきつく握り締められていることに注目しましょう）．
赤ちゃんの体勢：
赤ちゃんの頭と体は一直線ではない．頭はのけぞっている．
赤ちゃんは密着して抱き寄せられていない．
赤ちゃんは充分に支えられていない．
赤ちゃんの体は母親と向き合うように抱かれていない．
赤ちゃんの吸着：
この写真では乳輪をよく見ることができない．
赤ちゃんの口は大きく開いていない．
赤ちゃんの下唇は外向きに開いていない．
赤ちゃんの下顎は乳房に接している．

写真からは哺乳のポイントを見ることができない．

問いかけ：母親にどのようなよいポイントを伝えることができますか．

・赤ちゃんは健康そうに見える．
・母親は赤ちゃんを愛しげに見ている．

問いかけ：母親にどのような提案ができますか．

・もっと哺乳に効果的な，赤ちゃんを密着する姿勢を母親に取り直すよう促す．
・赤ちゃんをもっと近くに抱き寄せて体をもっと高い位置で支えれば（おそらく巻いたタオルあるいは枕を用いて），赤ちゃんは緊張せず，頭を後ろにそらせないで乳房に届くはず．
・乳房を手のひらで包むように支えると，もっと楽に赤ちゃんが乳房を大きな口いっぱいに含む助けとなる．

スライド7/6（巻頭グラフXVIII，図7-5）を見せる．

問いかけ：何がわかるかに注目して「直接授乳観察用紙」の項目を詳しく見ていきましょう．
参加者に写真を見る時間をしばらくとる．それから，項目ごとに読んで，何がわかるか尋ねる．参加者が気づかなかったすべての点について指摘する．

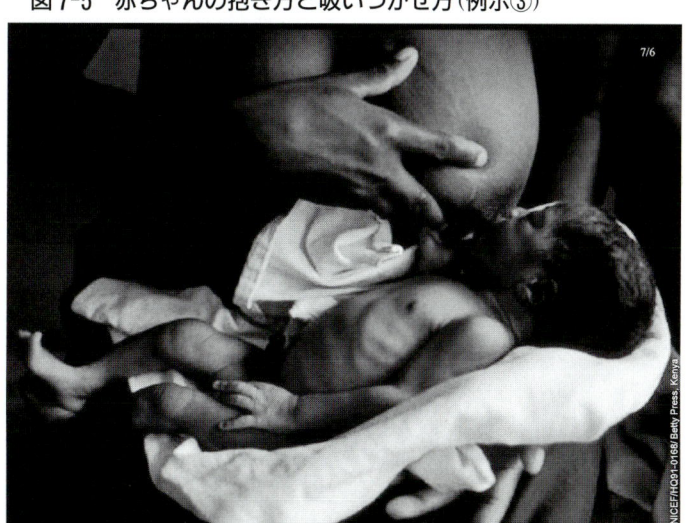

図7-5　赤ちゃんの抱き方と吸いつかせ方（例示③）

SESSION 7

この写真から読みとれるポイントは：

全体に関して：

この写真では母親や母親の授乳姿勢はあまり多くを見ることはできません．

彼女は2本の指を使って乳房を支えていますが，2本の指では乳房をしっかり支持できているようには見えません．赤ちゃんが乳房の高さまで持ち上げられるというよりも，むしろ乳房を赤ちゃんに届くように垂らしているかのように見えます．この赤ちゃんは健康上の問題があるように見え，そのため1回に長い時間哺乳するのがむずかしい可能性があります．

赤ちゃんの体勢：

赤ちゃんの頭と体は一直線で首がねじれていない．

赤ちゃんと密着して抱いていない．

赤ちゃんは支えられているが，乳房の高さで支えて母親のほうへ向きを変える必要がある．

赤ちゃんが母親のほうを向いていない．

赤ちゃんの吸着：

この写真では乳輪をよく見ることができない．

赤ちゃんの口は大きくは開いていない．

赤ちゃんの下唇が外向きに開いている．

赤ちゃんの下顎が乳房にふれていない．

写真からは哺乳のポイントは見ることができない．

問いかけ：母親にどのようなよいポイントを伝えることができますか．

・赤ちゃんは母乳を飲んでいて，赤ちゃんに対する母親のやさしさと愛情が表れている．

問いかけ：母親にどのような提案ができますか．

・赤ちゃんに覆いかぶさらないように，もっと快適な授乳姿勢を母親が見つけられるようにする必要がある．もっと哺乳に効果的な，赤ちゃんが密着する姿勢を母親に取り直すよう提案することができる．

・母親が赤ちゃんを密着させて抱き，赤ちゃんの体全体を乳房のほうに向け直し，そして，（巻いたタオルや枕などで）より高い位置で支えれば，赤ちゃんは乳房を口いっぱいに含みやすくなる．

● これらの写真にはいくつか改善できるポイントがみられます．しかし，多くの母親や赤ちゃんは何の困難もなく授乳できることを忘れてはなりません．問題のありそうなほうにばかり目を向けるのではなく，母乳育児が順調にできてい

るポイントに注目しましょう．
- あとで，実際の母親や赤ちゃんを観察します．

4 赤ちゃんの抱き方と吸わせ方を母親が学べるように援助する

25分

―最初に以下の要点を説明する．

- 母親が自分自身で赤ちゃんを適切な体勢にして吸着できるように支援することが目的です．保健医療従事者が赤ちゃんを適切な体勢にすることができても，母親ができないというのであれば，母親が自信をもつ助けにはなりません．
- 母親を援助する際，以下の点を覚えておきましょう：
- ・援助を申し出る前にいつも，その母親の直接授乳をよく観察する．そして，何か問題があるときのみ援助を申し出る．
- ・できるかぎり"手を出さない"やり方で母親が赤ちゃんを吸着させられるように支援する．母親にやって見せる必要があるなら，最初はあなた自身の手と身体で実演して見せる[訳注]．しかし必要があれば，（乳房や赤ちゃんに直接ふれるのではなく）あなたの手で優しく母親の手や腕をとって誘導してみる．
- ・直接授乳する際に母親が自分で確認する大切な点—一直線で，密着させて，支えて，そして向き合う—について話すようにする．そうすれば，母親自身の自信となり効果的である．
- 母親は皆同じではありません．母乳育児を学ぶためにより多くの時間を必要とする母親や赤ちゃんもいれば，自信がもてるような，たった数語の言葉しか必要としない母親もいます．保健医療従事者に求められるのは，母親をよく観察し傾聴することで，そうすれば実際的な援助や精神的な支援を適切に提供できるのです．

座っている母親の授乳をどのように支援するかロールプレイングで実演する

―「支援者役」と「母親役」になって，赤ちゃんを「母親役」が適切な姿勢で抱くのを援助する様子を実演する．「母親役」に対しては，自信をもち理解しやすいように説明することで，参加者にはどのような良好なコミュニケーション・スキルが用いられているかがわかるように実演する．参加者に要点を説明するときには，「母親役」から少し離れて参加者のほうを向き，「母親役」でなく彼らに話していることがはっきりするようにする．

[訳注] 人形などを使ってもよい．

「母親役」の参加者やアシスタント・ファシリテーターに椅子かベッドに座ってもらう．「母親役」には，通常どおり「赤ちゃん」(人形)を横抱きにするが，あなたが予行演習で示したように，悪い授乳姿勢で，抱くように頼む．その姿勢では，緩く抱いていて，「赤ちゃん」の頭だけを支え，「赤ちゃん」の身体は母親の体から離れていて，母親が体を前にかがめないと「赤ちゃん」の口に乳房が届かないようにしてもらう．あなたは彼女に「『授乳はどんな様子ですか』と尋ねるので，『赤ちゃんに吸われると痛い』と言ってください」と伝える．

―以下のポイントを説明する：

- どのように母親を支援するか，実演します．最初は座っている姿勢の母親です．
- 母親を支援するときには：
- ・母親に**挨拶**をし，自己紹介をして母親の名前と赤ちゃんの名前を尋ねる．
- ・母親に**どんな調子か質問**し，授乳はどんな様子かに関する1，2の自由回答方式の質問をする．
- ・赤ちゃんがどのように**母乳を飲んでいる**かを見てよいか母親に尋ねて，いつも通りに赤ちゃんに乳房を含ませてもらう．
- ・**自分自身も座って**，リラックスして心地よく，支援しやすい体勢をとる．
- ・数分の間，授乳を**観察**する．

―「母親役」相手に，この「挨拶し，質問し，観察をする」とステップを踏んで実演する．
―それから参加者に次に行う実演について説明する．

- 授乳を観察するときは，「直接授乳観察用紙」を利用しましょう．
  以下のことを観察します：
- ・赤ちゃんと母親の全体的な様子
- ・母親の乳房
- ・授乳中の赤ちゃんの体勢と吸着の様子
- ・赤ちゃんの哺乳の様子
- ・母乳をあげている感じはどうかを母親に尋ねましょう．
- ・この実演では，母親は赤ちゃんに対してかがんだ姿勢で，赤ちゃんは母親の体から離れた仰向けの姿勢でいて，赤ちゃんの頭だけが支えられています．母親は「赤ちゃんに吸われると痛い」と言っています．
- ・授乳の様子を観察した後に：
- ・**何か元気づける言葉**をかけましょう．例えば「〇〇ちゃんはお母さんのおっぱいが大好きみたいですね」

・**何が助けになるかを説明し，実際にやって見せてもよいか尋ねましょう．**母親の同意が得られれば，援助を始めることができます．例えば，「(○○ちゃんが)もっと口いっぱいにおっぱいを含めば，おっぱいを飲ませるときの痛みはもっと少なくなりますよ．どのようにするかをやって見せてもよいですか」

―「母親役」相手に，この「元気づけ，説明し，援助を申し出る」というステップを踏んで実演をする．

―「母親役」に次にあげるポイントを伝える．次の提案をしたり，やり方を伝えたりする前に，1つひとつの提案を実際に母親ができるように助ける．「母親役」は，進行役のファシリテーターが以下の説明をするのに合わせて，心地よくリラックスした姿勢をとる．

- 母親の授乳姿勢は重要です．椅子の背にもたれて座り足を支えると楽でしょう．必要であれば巻いた布もしくはタオルや，クッションや枕などを用いて，赤ちゃんを胸の高さで抱きましょう．
- 以下は赤ちゃんの体勢に関する**4つの要点**です．
  1. 赤ちゃんの頭と体を<u>一直線にする</u>．
  2. 母親は赤ちゃんの身体を自分の体に<u>密着させる</u>．
  3. 赤ちゃんが生まれたばかりの新生児なら，頭や肩だけでなく体全体を<u>支える</u>．
  4. 赤ちゃんの顔が乳房に向かい合い，鼻が乳頭に向き合うようにする．

―「母親役」を支援し，赤ちゃんがまっすぐに乳房に向かい合うように密着して抱けるようにする．
―それから，赤ちゃんが吸いつけるように，どのようにして乳房を手で支えるかを見せる*28．[訳注]

- 多くの母親は，次のようにして自分の乳房を支えます：
・乳房の下で胸壁に沿って指を乗せ，人差し指が乳房を下から支える形をつくる．
・親指を使って乳房の上側を軽く押さえる．それにより乳房の形をもっと赤ちゃんが吸着しやすいようにすることができるが，いつも同じ場所を押さえる必要はない．圧は軽くかけるようにする．
・赤ちゃんが口いっぱいに乳房を含むのを妨げないように，指を乳頭に近いところに置かないように気をつける．

---

*28 「母親役」がクラスで自分の乳房を支えることが嫌ならば，布製の乳房モデルを使ってもよい．
[訳注] 「支援者役」も布製の乳房モデルを使うとよい．

- それから，次のように赤ちゃんが乳房に近づき吸着できるように支援しましょう：
・乳頭で赤ちゃんの唇にふれると，口が開く．
・赤ちゃんの口が大きく開くのを待って，乳房に近づける．赤ちゃんの口は大きく開かれ，乳房を口いっぱいに含む必要がある．
・赤ちゃんの下唇は乳頭よりもずっと下のほうをねらうようにすると，乳房が赤ちゃんの上唇にふれる前に下顎や下唇にふれる．
・赤ちゃんを乳房のほうへもっていく．母親が前かがみになったり，乳房を赤ちゃんのほうにもっていったりしない．

参加者への説明：
- できるだけ母親や赤ちゃんにふれないようにしましょう．ただし，母親がどうしたらよいかを伝えるために，赤ちゃんや母親にふれる必要がある場合は：
・支援者の手を母親の手もしくは腕に添えて，母親を通して赤ちゃんを抱くようにする．
・赤ちゃんの頭の後ろではなく，肩の後ろを抱くようにする．
・赤ちゃんの頭を前に押さないように注意する．
- 月齢が小さい赤ちゃんは，頭や首だけでなく体全体を支える必要があります．月齢が大きい赤ちゃんは，哺乳する際に座って背中を支えられることを好む場合もあります．母親は手や腕で児の頭を支えますが，きつくつかんではいけません．うまく吸着できるように赤ちゃんの頭を少し後ろにそらせ気味にして支える必要があります．
- 赤ちゃんが呼吸できるようにと，赤ちゃんの鼻のところの乳房をおさえて，鼻から離す必要はありません．鼻孔は呼吸を助けるために開くからです．赤ちゃんの鼻が塞がってしまうと心配なら，赤ちゃんのお尻を引き寄せて，母親の体にもっと近づけましょう．そうすることで赤ちゃんの頭を後ろに少しそらせて，鼻を乳房から離すことができます．
- 私たちが提案した変更点に対して母親がどのように反応するか注意しましょう．

―実演している「母親役」に，今は，母乳をあげている感じはどうかと尋ねてみる．「母親役」を演じている参加者に「ああ，よくなりました」と言ってもらう．
―以下のポイントを参加者に説明する：

- あなたが赤ちゃんの不適切な吸着を改善すると，母親は自分から「いい感じになってきた」と言うこともあるでしょう．
- 母親にとっておっぱいを吸われることが心地よく幸せそうに見えるなら，おそらく赤ちゃんはしっかりと吸着しています．心地悪く痛みを伴うようなら，おそらく赤ちゃんはうまく吸着できていないでしょう．
- 適切な吸着のサインをすべて探しましょう（もちろん人形では見ることができ

ないが）．吸着がうまくできていなければもう一度やってみましょう．
- 赤ちゃんが適切な吸着ができるようになるには，たいていは何回かやってみることが必要です．授乳がうまくいくようになるまで，次の授乳のとき，もしくは次の日にもう一度母親とやってみる必要があります．
- 母親が1つの授乳姿勢でうまくいくことがむずかしいなら，もっと楽で心地よい別の授乳姿勢を見つけるように助けましょう．

―実演を終了する．そして，実演した「母親役」にこのように言う：

「こうやって抱いておっぱいをあげると，あなたにも赤ちゃんにも楽(らく)みたいですね．次の授乳のときにこの抱き方で授乳してみてくださいませんか．そして，それがどうだったかを教えてください」

―実演してくれた「母親役」の人に手伝ってもらったお礼を言う．

添え乳をどのように支援するかロールプレイングで実演する

手伝ってくれる参加者に横になった状態での授乳を，予行演習で示したように実演してもらう．彼女は片肘で体を支えながら横になっていて，赤ちゃん（人形）を体から離してベッドの上でゆるく抱いてもらう．

―参加者に説明する．

- これから，横になった状態で母乳を飲ませる母親をどのように支援するかを見せます．先ほどの実演と同様です：
・母親に挨拶をして自己紹介をする．
・授乳はどんな感じかを尋ねる．
・赤ちゃんの哺乳の様子を見てもよいか尋ねる．
・授乳を観察する．

―「母親役」相手に実演するときは以下のステップに従う：

母親に挨拶をして，自己紹介をして，授乳がどんな感じかを尋ねる．
「母親役」は「痛い」と言う．赤ちゃんがおっぱいを飲んでいる様子を見てもよいか尋ねる．
授乳の様子を観察し，何か前向きな言葉をかける（例えば「横になって授乳するのは体も休めるのでとてもいいですよ」など）．

―参加者に説明する：

- この実演している母親は，片肘を立てて頭を支えて横になっている様子がわかります．この体勢では数分後には辛くなるかもしれません．赤ちゃんは母親から離れていてしっかりと抱かれていません．
- 授乳を観察した後：
・何か前向きな言葉をかける．
・何か助けになることを説明し自分がやり方を示してよいかを申し出る．

―実演している「母親役」に話しかける：

　　　何か助けになることを説明し，助けを申し出る（例えば「もう少し体勢を変えて赤ちゃんをもっと身体に引き寄せると楽になるかもしれないですよ．どのようにするかやってみてもいいですか」）．

―「母親役」に次にあげるポイントを伝える．その次の提案をしたり，やり方を伝えたりする前に，1つひとつの提案を実際に母親ができるように助ける．

- リラックスするためには，母親は眠ることもできるような横向きの姿勢で寝る必要があります．片肘で支えていては，たいていの母親はリラックスできないでしょう．
- 巻いたタオルや枕を頭の下や膝の間に入れるとよいかもしれません．背中にも支えが必要です．これはベッドの横の壁や，巻いたタオル，もしくは夫を支えにすることもできます．

―母親に赤ちゃんをどのように抱くかを見せる．必要なら彼女にどうするかを教える．

- 先ほどと同様の赤ちゃんの体勢についての4つの要点を母親に示します．つまり，一直線で，密着させ，向き合って，支えます．赤ちゃんの背中を母親の下になったほうの腕で支えるとよいでしょう．
- 必要であれば，母親の乳房を上になったほうの手で支えます．乳房を支える必要がなければ上になったほうの腕で赤ちゃんを抱いてもよいでしょう．
- 赤ちゃんが乳房のところまで来て吸着するのを助けるにはどうすればよいかを母親に見せましょう．
- 横になった状態での吸着がむずかしい場合で，よくある理由は，赤ちゃんが"高すぎる"（母親の肩に近すぎる）ことや，赤ちゃんの頭がうつむいて，乳房にくっついてしまうことです．
- 母親があなたの提案した変更点に対しどのように反応しているかに注意しましょう．

―実演している「母親役」に，今は，母乳をあげている感じはどうかと尋ねてみる．「母親役」を演じている参加者に「ああ，だいぶよくなりました」と言ってもらう．
―実演を終了する．そして，実演した「母親役」にこのように言う：

> 「こうやって抱いておっぱいをあげると，あなたも赤ちゃんも楽（らく）みたいですね．次の授乳のときにこの抱き方で授乳してみてくださいませんか．そして，それがどうだったかを教えてください」

―実演してくれた「母親役」の人に手伝ってもらったお礼を言う．

時間があれば，例えば赤ちゃんを母親の腕に添って支える姿勢（脇抱き）のような他の授乳姿勢でも母親への支援を実演してもよい．

5 いつ直接授乳を援助するか　　5分

- 赤ちゃんは生まれてから1時間以内に乳房を見つけて吸い始めるでしょう．この時間は，赤ちゃんと母親の授乳姿勢や哺乳のアセスメント云々は抜きにして，リラックスした時間にしましょう．母親と赤ちゃんはこの出会いの後，数時間眠ることがよくあります．
- 数時間後に赤ちゃんがまた目覚めたときは，母親が援助を必要とするならば，母親が心地よい体勢を見つけ，赤ちゃんがよい体勢をとり，吸着するのを助けるのによい時間です．しかし，（実際に援助する前に）まずは観察することを忘れないようにします．
- 保健医療従事者が赤ちゃんに適切な体勢をとらせるのではなく，母親が赤ちゃんを適切な体勢で抱くのを手伝いましょう．母親自身が赤ちゃんを適切な体勢で抱けるようになる必要があるのです．
- 正期産の健康な赤ちゃんならば，最初の数時間は起こす必要はありません．赤ちゃんが分娩の際に鎮静薬に曝されたり，早産や在胎週数に比べて小さかったり，低血糖のリスクがあったりする場合は，3，4時間後には起こして授乳する必要があるかもしれません．

6 小グループで「母親役」を支援する練習をする　20分

　参加者4人に対し1人のファシリテーターが付く小グループに分ける．そして，2人1組になって，互いに順番に母親が赤ちゃんに適切な体勢をとらせる援助をし合ってもらう．

　それぞれのグループやペアに1体の人形と乳房を割り当てて，「赤ちゃんの抱き方についての母親への支援」(資料3.2-7③，p.167)のコピーを渡す．

　「保健医療従事者役」は，要約してある各ステップを注意深く読んで，後の臨床実習において実際の母親を支援するときに思い出すことができるようにする．小グループの他の参加者は観察して，後で意見を述べる．

　それぞれの参加者が，交代で母親を支援する保健医療従事者の役割を演じるようにする．参加者がさまざまな抱き方で演じるように促す．

7 乳房への吸着がむずかしい赤ちゃん　10分

- 赤ちゃんは多くの理由で直接授乳を嫌がっているように見えることがあります．母親は赤ちゃんが自分を拒否しているように感じ，悩むことがあります．それが生後の数日間である場合は，母親と赤ちゃんがどのように授乳を行っていくかを学ぶ時間が必要なだけなのかもしれません．赤ちゃんがどのように吸着しようとしているかを含めて，授乳中の母親と赤ちゃんの様子を観察しましょう．

哺乳を嫌がる理由

問いかけ：なぜ赤ちゃんが哺乳を嫌がるように見えるのでしょうか．

- **赤ちゃんはそのとき空腹ではない**のかもしれません．赤ちゃんが充分飲んだばかりであれば，もちろん空腹ではなく，飲みたくないだけなのかもしれません．これがそのときの授乳1回きりのことであれば，母親はそのことに気づくでしょう．しかし，何かの理由で哺乳びんによる授乳を誰かが行っていないかどうかを確認する必要があります．
- 赤ちゃんが**寒かったり**，**病気だったり**，**小さかったり**，あるいは，**筋力が弱かったり**するかもしれません．その場合，赤ちゃんがまったく飲まなかったり，または吸着していても飲んでいなかったり，吸啜が弱々しかったり，短い間しか吸えなかったりといったことが起きてくるでしょう．

- **母親の抱き方が適切**でないのかもしれません．そうすると赤ちゃんはうまく吸着できません．この場合，赤ちゃんは空腹でおっぱいを欲しがっているように見えますが，うまく吸着できません．
- 母親が乳房や赤ちゃんを**動かしてしまったり**，**揺らしてしまったりする**と，赤ちゃんは吸着していられないことがあります．
- 母親の**乳房が緊満**し，硬くなると，赤ちゃんの吸着がむずかしくなることがあります．
- **乳汁が速く出すぎる**と，赤ちゃんは最初はうまく吸えますが，すぐ泣いたり，むせたりして，乳房を離してしまうことがあります．
- **赤ちゃんの口の中の痛み**，**鼻づまり**があると，短い間しか吸えず，苛立って泣き出すことがあります．
- 赤ちゃんは，抱かれて**痛がる**ことがあります．例えば，鉗子分娩などで頭に傷があってそこを押されたり，特定な方向で頭を支えられて痛がる場合などです．
- 赤ちゃんは**人工乳首での吸い方**を覚えてしまい，直接乳房を吸うのがむずかしくなることがあります．
- 母親が今までと違う石けん，新しい香水をつけていると，赤ちゃんがその**香りを嫌**う場合があります．
- **乳汁分泌が非常に少ない**と，赤ちゃんがはじめのうち何も飲めないと怒ってしまい，飲むのをやめてしまうことがあります．
- ときどき，赤ちゃんは片方の乳房から充分飲めて満足し，もう片方の乳房を拒否することがあります．赤ちゃんはずっと同じ体勢でいると痛くなったり，左右で乳汁分泌が違っていたり，片方の乳房が緊満していたりするのに気づいて，嫌がっているのかもしれません．

哺乳を嫌がるときの対応

- できれば，原因を取り除くか治療しましょう：
・母親が赤ちゃんを適切に抱き，充分に吸着できるように助ける．
・乳汁の出が速すぎたり，強い緊満があったりする場合，授乳前に少し搾乳するよう援助する．
・口の痛みや鵞口瘡(がこうそう)を治療するか，医療機関で診てもらうようにする．
・赤ちゃんに痛み(とうつう)があれば疼痛の軽減をはかる．
・赤ちゃんに外傷がある場合，痛くない抱き方を母親ができるように助ける．
・人工乳首やおしゃぶりの使用を避ける．必要ならカップで授乳する．
・乳房に嫌な味や，においがつくようなすべてのもの[訳注]を中止する．
- 赤ちゃんが空腹ではないときに，静かな環境で，母と子の肌と肌のふれあいを促していきましょう．これは母親と赤ちゃんの双方にとって，乳房を心地よい

[訳注] 香水やクリームなど．

場所として感じるために役立ちます．その後，赤ちゃんは乳房を探索し，準備ができたら吸着することができます．最初の肌と肌のふれあいのときは，吸着するまでに1時間かそれ以上かかることがありますし，吸着しないこともあります．
- 泣いている赤ちゃんを無理やり乳房に向かわせてはいけません．赤ちゃんにとって乳房を心地よく感じるようにしなければなりません．直接授乳を楽しいと感じるようになるまでの間，搾乳してカップ授乳をする必要があることがあります．

哺乳を嫌がらないようにするために

- 多くの乳房拒否の例は以下のことにより予防できる可能性があります：
・早期から，頻繁に肌と肌とのふれあいを行うと，最初の数時間で乳房の上が安心な場所だと赤ちゃんに認識させるのに役立つ．
・静かで急かされない環境で，母親が授乳姿勢や吸着のコツを覚えるよう助ける．
・赤ちゃんが直接乳房から飲めるようになるまで，忍耐強く待つ．
・やさしく，自信をもって赤ちゃんを世話する．

―何か質問がないか尋ねる．その後でこのセッションをまとめる．

SESSION 7 のまとめ

授乳のための姿勢 （資料 3.2-7 ①参照）

- 母親の授乳姿勢
・背中や足を支えて楽な姿勢にし，必要に応じて乳房を支える．
- 赤ちゃんの体勢
・赤ちゃんの体を一直線にする．
・赤ちゃんの体を母親の体に引き寄せて，乳房に近づける．
・赤ちゃんの頭，肩を支え，新生児であれば，体全体を支える．
・赤ちゃんの鼻が乳頭と向き合うようにする．
- 援助者の体勢
・ゆったりとリラックスして接し，覆いかぶさらない．

直接授乳のアセスメント （資料 3.2-7 ②「直接授乳観察用紙」参照）

- 以下の観察：
・母親，赤ちゃんの全体の様子
・母親の乳房
・赤ちゃんの体勢
・授乳中の吸着
・赤ちゃんの哺乳
- 母親に授乳がどのような感じかを聞く．

母親が，赤ちゃんの抱き方と吸着を学ぶのを援助する

- 母親を援助する際，以下の点を覚えておく．
・援助する前にいつも，母親の授乳を観察する．
・何か困っているときだけ母親を助ける．
・できるだけ母親自身にやってもらう．
・自分でできるようになるためには，確実に理解しているかどうかを確かめる．

赤ちゃんが乳房に吸着するのがむずかしいとき

- 赤ちゃんが乳房に向かっていき，吸うかどうかを観察する．自由回答方式の質問で，可能性のある理由を判断する．
・援助法：
・可能なら，原因を取り除く．または，治療する．
・静かな場所で母親と赤ちゃんの肌と肌とのふれあいを促す．
・赤ちゃんを無理やり乳房に向かわせない．
・必要なら搾乳し，母乳をカップで飲ませる．
・予防：
・早期に肌と肌とのふれあいを行い，赤ちゃんが乳房を安心できる場だと覚える

SESSION 7 まとめ

　　　よう援助する．
・静かで急かされない環境で，母親が授乳姿勢や，吸着のコツを覚えるよう助ける．
・直接授乳を赤ちゃんが覚えるまで，辛抱強く待つ．
・やさしく自信をもって赤ちゃんを世話する．

セッション 7 の知識の確認

・赤ちゃんの体勢に関して 4 つの要点は何ですか．
　→
・あなたは妙子さんが生後 4 日目の赤ちゃんに直接授乳するのを見ています．何を見て，よく哺乳しているかどうかの指標にしますか．
　→

直接授乳を援助する(第5条)

| 資料 | 3.2-7 ①

直接授乳の姿勢

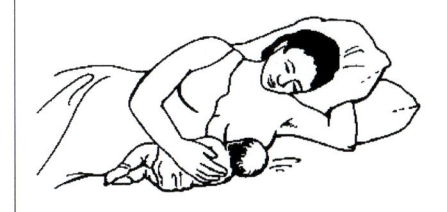

横になった姿勢での添え乳 lying down on side position(図7-1①)
母親が休むのによい．帝王切開後にも楽である．赤ちゃんの鼻が母親の乳頭と同じ位置にあること，赤ちゃんが首を曲げないで，乳房に届くように気をつける．

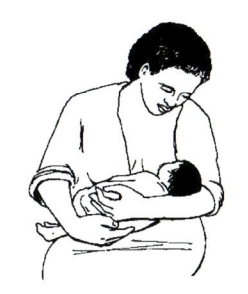

ゆりかご抱き・横抱き cradle position(図7-1②)
赤ちゃんの下になっている腕が，母親の脇にまわっている．赤ちゃんの胸と母親との間ではない．
乳房が片方に引っ張られると吸着しにくくなるので，母親の腕の内側に赤ちゃんの頭が入り込みすぎないように気をつける．

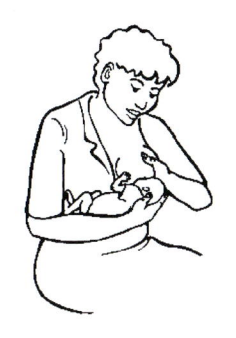

交差横抱き cross arm position(図7-1③)
小さい，または病気の赤ちゃんによい．母親は赤ちゃんの頭と体をうまく制御することができる．そのため，直接授乳の練習によい．
動きを制限しないように，赤ちゃんの頭を強く持ちすぎないようにする．

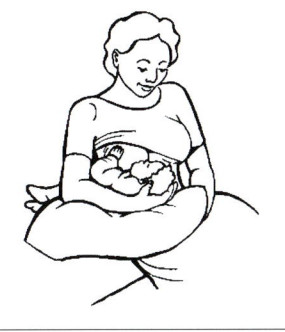

脇抱き・クラッチ抱き underarm position (図7-1④)
双子や，乳房全体から乳汁を外に出すのによい．吸着している様子が母親からよく見える．赤ちゃんがうつむきすぎないように気をつける．

出典) *Breastfeeding Counselling: a training course*, WHO/UNICEF/93.4, UNICEF/NUT/93.2

SESSION 7 まとめ

資料 3.2-7 ②

直接授乳観察用紙

母の名前＿＿＿＿＿＿＿＿＿＿＿＿＿＿＿　　日　付＿＿＿＿＿＿＿＿＿＿
赤ちゃんの名前＿＿＿＿＿＿＿＿＿＿＿＿　　赤ちゃんの年齢（日齢）＿＿＿＿

授乳がうまくいっているサイン：	困難がありそうなサイン：
全体	
母親	
□健康そうに見える □リラックスしており，居心地がよさそう □母親と赤ちゃんとのきずなのサイン	□病気または落ち込んでいるように見える □緊張しており，不快そうに見える □母子が目を合わせない
赤ちゃん	
□健康そうに見える □穏やかでリラックスしている □空腹時，乳房に向かったり探したりする	□眠そう，具合が悪そうに見える □落ちつきがない，泣いている □乳房に向かわない，探さない
乳房	
□健康そうに見える □痛みや不快感がない □乳輪から離れた位置でしっかり指で支えられている □乳頭の突出	□発赤，腫張，あるいは疼痛 □乳房や乳頭が痛い □乳輪に指がかかったまま乳房を支えている □乳頭が扁平で，突出していない
赤ちゃんの体勢	
□頭と体がまっすぐになっている □母親の体に引き寄せられて抱かれている □体の全体が支えられている □赤ちゃんが乳房に近づくとき，鼻が乳頭の位置にある	□授乳をするのに，首と頭がねじれている □母親の体に引き寄せられて抱かれていない □頭と首だけで支えられている □乳房に近づくとき，下唇，下顎が乳頭の位置にある
赤ちゃんの吸着	
□乳輪は赤ちゃんの上唇の上部のほうがよく見える □赤ちゃんの口が大きく開いている □下唇が外向きに開いている □赤ちゃんの下顎が乳房にふれている	□下唇の下部のほうが乳輪がよく見える □口が大きく開いていない □唇をすぼめている，もしくはまき込んでいる □下顎が乳房にふれていない
哺乳	
□ゆっくり深く，休みのある吸啜 □哺乳しているときは頬がふくらんでいる □哺乳を終えるときは，赤ちゃんが乳房をはなす □母親がオキシトシン反射のサインに気がつく	□速くて浅い吸啜 □哺乳しているときに頬が内側にくぼむ □母親が赤ちゃんを乳房からはなしてしまう □オキシントン反射のサインに気がつかない

備考：

| 資料 | 3.2-7 ③

赤ちゃんの抱き方についての母親への支援

- 母親に挨拶をし，直接授乳がどんな様子か聞きましょう．
- あなた自身が快適で，援助するのに便利な体勢で座りましょう．
- 直接授乳を観察します．
- 良いことを見つけて，母親を元気づける言葉をかけましょう．
- 困っていることがあれば，何が役立つかを伝えます．また，やって見せてもよいかを母親に尋ねましょう．
- 母親が快適でリラックスした姿勢をとれるようにします．
- 赤ちゃんの抱き方を説明します．必要があれば，やって見せます．4つの要点としては：
・赤ちゃんの頭と体を一直線にする．
・赤ちゃんの体を母親の体に引き寄せる．
・全身を支える(新生児の場合)．
・赤ちゃんの顔が乳房に向かい，鼻が乳頭に向き合うようにする．
- 乳房の支え方をやって見せます：
・母親の指を乳房の下に胸壁に沿うようにのせる．
・人差し指で乳房を支える．
・親指が上にくる．
・指は乳頭に近すぎてはならない．
- 赤ちゃんの吸着を助ける方法を説明するか，やって見せます：
・赤ちゃんの唇に乳頭でふれる．
・赤ちゃんの口が大きく開くまで待つ．
・赤ちゃんの下唇が乳頭の下にくるように，素早く赤ちゃんを乳房につれてくる．
- 母親がどのように反応しているかを確認して，赤ちゃんの哺乳がどんな感じなのかを聞いてみます．
- よい吸着のサインを探します―赤ちゃんの上唇の上に乳輪がよく見える，口は大きく開いている，口唇は外向きに開いている，下顎は乳房にふれている．

CLINICAL PRACTICE 1
臨床実習 1　授乳の観察と援助

セッションの目的　このセッションで，参加者は次のことを習得する．
1. 「直接授乳観察用紙」を使って授乳を観察する．
2. 母親が母乳を飲ませるために赤ちゃんを抱いて，乳房に吸いつかせるのを学べるよう助ける．
3. 母親を援助する際にはコミュニケーション・スキルを用いる．

合計時間　120分

臨床実習の場所までの往復の時間はこの時間には含まない．

教材
- セッション7の「直接授乳観察用紙」(p.166参照)…各参加者にコピーを2枚ずつ．
- セッション2のコミュニケーション・スキルのリスト(「セッション②のまとめ」p.57参照)…各参加者にコピーを1枚ずつ．

臨床実習の準備　臨床実習がどこで行われるのか，各ファシリテーターが自分のグループをどこに連れていったらよいかを確認しておく．準備段階でそうしなかった場合は，行く予定の産科棟やクリニックを訪れ，かかわってくれるスタッフに自己紹介をして，スタッフにセッションの準備ができているかを確認する．

1　臨床実習の説明　20分

- この臨床実習は次のような機会になります：
  - 「直接授乳観察用紙」を用いて授乳をアセスメントする練習
  - コミュニケーション・スキルを使う練習

CLINICAL PRACTICE ①

- 母親が授乳のために赤ちゃんを抱いて乳房に吸いつかせるのを援助すること
- それぞれのグループについて1人のファシリテーターと4人のメンバーからなるグループで実習を行います．開始時は，4人ずつで構成されるグループ全部が一緒に行います．1人が母親と話し，その間，他のメンバーは観察します．全員がどうすればよいかがわかれば，2人1組で実習してもよいでしょう．その間ファシリテーターは皆のところを回ります．
- その施設の助産師がどの女性と話すのが適当か，誰が産科棟で赤ちゃんに母乳をあげているかを教えてくれるでしょう．
- 参加者の1人が母親と話します：
- 母親に自己紹介をして，話してもよいか許可を得ましょう．その母親が観察されたくない場合は感謝の意を伝え，別の母親を探します．参加者の1人とパートナーになってペアを組んだ人や，小グループで実習する場合はそのグループの紹介をし，赤ちゃんの栄養法(授乳)について勉強中であることを説明しましょう．
- 赤ちゃんが母乳を飲む様子を見てもよいか許可を得ます．母親を心配にさせてしまうので，「お母さんがどんなふうに母乳を飲ませているのか」を見たいという言い方は避けます．赤ちゃんが毛布で厚くくるまれている場合は，赤ちゃんが見えるように母親に毛布をはずしてもらいましょう．
- 椅子か腰掛けを探します．必要に応じて，そして許可が得られた場合は，母親と同じ目線になるように腰を下ろしましょう．
- 赤ちゃんがちょうどそのときに母乳を飲んでいるなら，そのまま，母親がやっているように続けてもらいます．赤ちゃんが母乳を飲んでいないなら，赤ちゃんが飲みたそうにしているときはいつでも，いつもの方法で授乳するよう母親に頼みましょう．赤ちゃんがそのとき飲みたそうにしている場合は，母親に授乳の様子を見てもよいか許可を得ます．赤ちゃんが飲みたそうにしていない場合は，母親に感謝の意を伝え，別の母親のところに行きます．
- 授乳の前か後に，会話を始める際には，母親の調子がどうか，赤ちゃんはどうか，授乳はどんなふうかについて，自由回答方式の質問で母親にいくつか尋ねます．母親が自分自身と赤ちゃんについて話せるように促します．相手の話をよく聴いて学ぶスキルを練習しましょう．
- 母親が適切にやっているところを褒めることを忘れずに．必要に応じて役立つような情報を少しだけ提供しましょう．
- 2人組であればもう1人のペアの相手，4人組の小グループであれば残りの者は観察します：
- 後ろに静かに立っていましょう．できるだけじっとして静かにします．意見を言ったり，自分たちだけで話したりするのはやめましょう．
- 母親と赤ちゃんを"全体的に"観察します．例えば次のようなことに注目します：母親が満足そうにみえるか，母親が人工乳や哺乳びんをもっているか．
- 母親と参加者がかわす会話について，"全体的に"観察します．例えば次のよう

なことに注目します：誰が会話のほとんどを話しているか，参加者は自由回答方式の質問を実行しているか，母親は自由に話していて楽しんでいるように見えるか．
- 参加者のコミュニケーション・スキルについて，"具体的に"観察します：参加者が，有用な非言語的コミュニケーション・スキルを使っているか，"評価的な言葉"を使っていないか，母親が「はい」か「いいえ」でしか応えられないような閉じた質問を頻用していないか．

● <u>直接授乳を観察するときには</u>：
- 静かにじっとして，母親と赤ちゃんの授乳が続くままに見ましょう．
- 観察しながら「直接授乳観察用紙」に書き込む．母親には，皆さんが学んでいる新しいスキルを忘れないように，この用紙を使用していることを説明しましょう．
- 観察したポイントそれぞれの横にチェックの印をつけます．
- 用紙の一番最後にある「メモ」の下には，観察したことで母乳育児に関して重要と思われる他の事項を記入します．

● <u>母親の観察が終了したら</u>：
- 母親に時間をとってくれて協力してくれたことに感謝し，何か励ましになったり，自信がもてたりするような言葉をかけましょう．
- グループで他の部屋か，少し離れた場所に移動し，観察したことについて話し合います．
- 母乳育児について気づいたことや，参加者が用いたコミュニケーション・スキルについて気づいたことを話し合います．

母親に援助が必要な場合

- 2人1組で演習をしているときに母親が赤ちゃんを乳房のところに抱くのに助けがいるようだと思ったときは，小グループのファシリテーターに伝えましょう．それから母親を実際に援助します．その間ファシリテーターは皆さんを観察し，必要なら助けます．
- 2人1組で母親への援助を終えたら，必要ならば，母親から離れて話し合いましょう．参加者は，最初に参加者自身の行動について意見を言います．その後，ファシリテーターは参加者が上手にできたところを褒め，関連情報を伝えて，次回に母親を援助するときに変えたほうがよいところを提案します．
- 病棟やクリニックを出る前に，どの母親に授乳姿勢と吸いつかせ方を変えるように提案したかをスタッフに伝えましょう．そうすることで，スタッフはこうした母親をフォローできます．
- 各参加者は，少なくとも1人の母親と話し，授乳を観察します．すべての母親が授乳姿勢や赤ちゃんの吸いつかせ方に援助を要することはないでしょう．

- 皆さんが産科棟やクリニックにいる間，以下に注意します：
・赤ちゃんは母親と同室しているか．
・赤ちゃんが人工乳や糖水を与えられているかどうか．
・哺乳びんを使用しているかどうか．
・人工乳を宣伝する広告が掲示されていないかどうか．
・母親が病気のとき赤ちゃんも一緒に病院に入院しているかどうか．
・低出生体重児がどのように授乳されているか．
- 保健医療施設にいる間は，観察したことについて意見を述べたり，いかなる反対意見も示してはいけません．ファシリテーターが参加者に個別に意見を求めたり，あるいは教室で意見を求めたりするまで待ちましょう．

―参加者が臨床実習の間にすることを理解したかを尋ね，質問があれば答える．臨床実習の場所までの行き方を教える．

2 臨床実習の実際（ファシリテーターのすること） 80分

―各小グループのファシリテーターに対して：

- ファシリテーターが臨床実習の場所に到着したとき：
・かかわってくれるスタッフに，自分自身と担当のグループを紹介する．
・どの母親と赤ちゃんが話すのに適しているか，どこにいるかを尋ねる．
・母乳をあげている母親と赤ちゃんか，赤ちゃんが間もなく飲もうとしているような母親を見つける．これができない場合は，母親と赤ちゃんと話すようにする．
・母親がうまくやっていることを褒めるのを忘れずに，必要なら役立ちそうな情報を少し提供する．
・参加者が，授乳姿勢と吸いつかせ方に援助を要する母親を見つけたときは，その参加者が母親を援助するところを観察し，必要に応じて助けます．
・参加者が母親と話し終えたら，グループを母親から離れたところへ連れて行き，参加者が観察したことを話し合います．参加者に以下を聞きましょう：
・母親と赤ちゃんについて，全般に観察したことは何か．
・「直接授乳観察用紙」のどのポイントを観察したか．
・どんなコミュニケーション・スキルを観察したか．
・授乳姿勢と吸いつかせ方がうまくいっているか，いっていないかは別にして，母親と赤ちゃんがそのポイントを示しているのに，参加者が気づかなかった場合には，それらを指摘します．
- 担当のグループが産科棟やクリニックを出る前に，どの母親に授乳姿勢と吸い

つかせ方を変えるように提案したかを伝えます．そうすることで，スタッフはこうした母親をフォローすることができます．

3 臨床実習についての話し合い（進行役が留意する点） 20分

—臨床実習について話し合うためにクラスの全グループが一緒に帰る．各グループから1人の参加者に，学んだことについて代表して簡潔に報告してもらう．

- 参加者に，以下について意見を求めましょう：
- 「直接授乳観察用紙」とコミュニケーション・スキルを使用した経験について．
- 母親と赤ちゃんの個別の状況や，これらの状況で学んだことについて．
参加者に特別に関心があることについてだけ報告するよう促します．それぞれの母親の詳細を報告する必要はありません．
- 参加者は，母親や産科棟やクリニックに受け入れてもらえるなら，他の機会に母親を観察して援助するスキルを練習し続けてもよいでしょう．参加者に2人1組で実習するように勧め，用いたスキルを一方が観察して，もう一方の参加者と後で話し合えるようにしましょう．
- 次回の臨床実習をよりよく行う助けになるよう，臨床実習のあらゆる点について振り返りましょう．

—何か質問がないか尋ねる．

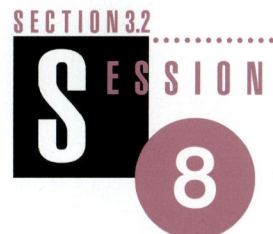

SECTION 3.2
SESSION 8
母乳育児を支援するための具体的な方法（第6・7・8・9条）

セッションの目的	このセッションで，参加者は次のことを習得する． 1. 母子同室を支援するための，援助者の役割を説明する—10分 2. 赤ちゃん主導の（赤ちゃんの欲求に合わせた）授乳を支援するための，援助者の役割を説明する—15分 3. 眠りがちの赤ちゃんを起こす方法と泣いている赤ちゃんをなだめる方法を提案する—10分 4. 必要のない補足をした場合のリスクを列挙する—5分 5. 哺乳びんと人工乳首の使用を避けることがなぜ重要かを説明する—5分 6. 産後早期からの授乳開始を阻むものを取り除くためにはどうするかを話し合う—15分 　　　　　　　　　　　　　　　　　　　　　　　合計時間　60分
教材	スライド8/1（後述，図8-1参照）：母親が看護師に話しかけている．できれば，この図をポスターにして，セッションの間中，掲示する．
ファシリテーターのための追加資料	・*Breastfeeding and the use of water and teas*. Division of Child Health and Development Update, No.9 (reissued, Nov. 1997). World Health Organization. ・Linkage/AED *Exclusive Breastfeeding: The Only Water Source Young Infants Need. Frequently Asked Questions* (FAQ) SHEET 5, Reprinted June 2004 ・Academy of Breastfeeding Medicine. *Clinical Protocol Number 3 -- Hospital Guidelines for the Use of Supplementary Feedings in Healthy Term Breastfeeding Neonate* (2002)[訳注]

[訳注] Academy of Breastfeeding Medicine のwebsite よりダウンロードできる．
http://www.bfmed.org/ace-images/ProtocolSuppl3rev.pdf
日本語訳は http://www.jalc-net.jp/3_Japanese.pdf
「母乳で育てられている健康な正期産新生児の補足のための病院内での診療指針」

SESSION 8

1 母子同室

⏱ 10分

- 「母乳成功のための10ヵ条」の第7条には，こう書かれています：
  お母さんと赤ちゃんが一緒にいられるように，終日，母子同室を実施しましょう．
  一律に母子分離をすることは避けましょう．母子分離は，臨床的に必要な場合だけ個別に行いましょう．

―母親が看護師に話しかけているスライド 8/1 (図 8-1) を参照．

　郁子さんの赤ちゃんが生まれてから半日経ちました．郁子さんは少し休んだあとで，看護師に聞きたいことがあります．上の子どもが生まれたときはたいてい新生児室にいたのですが，今度の赤ちゃんはなぜ自分と一緒に部屋にいるように勧められるのかと不思議に思っています．

問いかけ：あなたは郁子さんに母子同室が大切であることをどう説明しますか．

▎母子同室の重要性

- 母子同室にはたくさんの利点があります：
・赤ちゃんがよく眠り，啼泣(ていきゅう)が減る．
・出産前に母親と赤ちゃんは睡眠と覚醒のリズムを形成していたのに，分離することによりそのリズムが中断される．

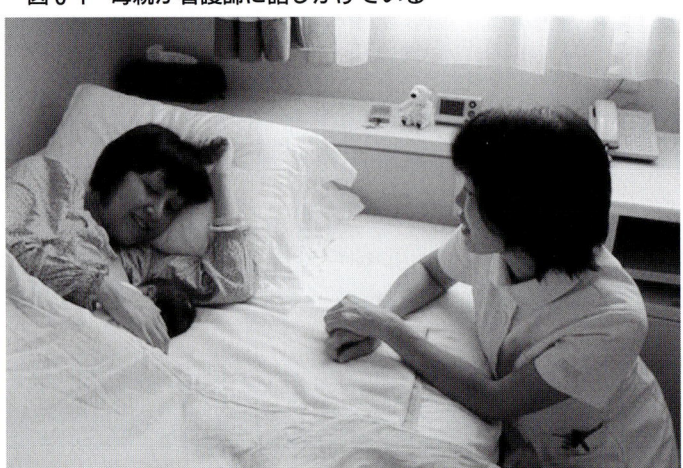

図 8-1　母親が看護師に話しかけている

- 母乳育児が確立し，長く継続する．赤ちゃんの体重増加も早く見られる．
- 赤ちゃんの欲しがるサインに合わせた授乳は，赤ちゃんが近くにいるほうが容易であり，良好な母乳分泌の助けとなる．
- 母親が赤ちゃんの世話に自信をもつようになる．
- 母親は赤ちゃんが元気でいることを確認でき，新生児室で泣いているのではないかと心配しなくてすむ．
- 赤ちゃんは新生児室にいるより母親のそばにいるほうが感染の機会が減る．
- たとえ母乳育児をしなくても，母親と赤ちゃんのきずなを深める．

問いかけ：ルーチンの実践として母子同室にしようとする場合，ときにみられる障害にはどんなものがありますか．
（その障害にはどんな解決方法があるかについても，尋ねてみる．）

母子同室の障壁とその解決方法

- 母子同室の障壁には，次のようなものがあげられます：
- 母親が疲れているのではないかという心配

　母親が安静にできるように，産科棟のルーチンに掃除，面会，回診，処置のない時間を設ける．さらに出産時の実践内容を見直し，陣痛が長引くこと，不適切な麻酔や会陰切開，栄養補給の不足，ストレスの多い状況などによって，母親が余計に疲れと不快感をおぼえることになってないかを検討する．

- 処置のために赤ちゃんを新生児室に連れて行くこと

　赤ちゃんのケアは通常は母親のベッドサイドか，母親の立ち会いで行う．そうすれば，赤ちゃんをなだめるだけでなく，母親に安心してもらったり，赤ちゃんのことについて教える機会を提供できたりする．

- 赤ちゃんを観察する必要があるという思いこみ

　新生児室と同じように母親のそばでも赤ちゃんの観察は容易である．母親は自分の子どもをうまく観察することができるし，忙しい看護師よりも先に変化に気づく．多くの赤ちゃんを新生児室に預かっても，充分な観察はできない．

- 病室にコットを置く場所がない

　赤ちゃんは母親とベッドを共有できる．ベッドの共有や添い寝をすると，母親と赤ちゃんがもっと休めるし，授乳も頻繁にできる．赤ちゃんの転落を防ぐために，ベッドを壁際に置いたり柵を設けたりする必要があるかもしれない．

- 母親が赤ちゃんの世話を学ぶのを助ける方法をスタッフがわからない

　赤ちゃんをなだめたり，世話をしたりすることはマザリング（子育て）の大切な一部である．母親が夜間の赤ちゃんの世話を学ぶ助けをすることは，赤ちゃんを新生児室に預かるより，はるかに母親の役に立つ．赤ちゃんを連れて行ってしまうことは，母親になるということに向き合う自信を失わせる．

- 母親が赤ちゃんを新生児室に連れて行ってくれと頼む

なぜ病院が母子同室を勧めるのかを母親によく説明する．母親が赤ちゃんをよくわかるようになるためのよい機会であり，赤ちゃんにとっても母親自身にとってもよい点があると説明する．母親が赤ちゃんを連れて行ってくれという理由について話し合い，赤ちゃんを預からずに問題を解決できるかどうかを考える．出産前に母子同室の利点について話しておく．

- 医学的理由で母子分離が必要な場合は，その理由を母子の記録に残しておきましょう．また分離の時間が最小限になるように，分離の必要性を何回も見直しましょう．
- 分離の間も，母親に赤ちゃんとの面会を促し，可能なら抱いてもらいましょう．搾乳を勧めましょう[*29]．

　問いかけ：母親には母子同室をどのように説明していますか．母子分離をする医学的理由がないかぎり，赤ちゃんは全員母親と一緒にいることがルーチンとなっていますか．それとも母親が頼まないと赤ちゃんを連れてきてもらえないようになっていますか．後者の場合，赤ちゃんが新生児室やマットにいるのが当たり前だという（間違った）印象を母親に与えていることになります．

2 赤ちゃん主導の授乳　　15分

- 「母乳育児成功のための10ヵ条」の第8条にはこう書かれています．
  赤ちゃんが欲しがるときに欲しがるだけの授乳を勧めましょう．
- 「欲しがるだけの授乳」は「赤ちゃん主導の授乳」ともいいます．これは，授乳の回数や時間は，赤ちゃんのニーズやサインによって決まることを意味します．

　郁子さんは決まったスケジュールで授乳しなければならないと考えていました．けれども，この病院では赤ちゃんのニーズに応じて授乳するようにと言われています．

　問いかけ：赤ちゃん主導の授乳が推奨される理由をどのように説明しますか．

赤ちゃん主導の授乳の重要性

- 赤ちゃん主導の授乳をすると，こうなります：
・赤ちゃんが免疫を豊富に含む初乳を摂取し，病気から守られる．

[*29] 搾乳についてはセッション11で話し合う．

・母乳分泌が早く確立する．
・赤ちゃんの体重が速く増える．
・新生児黄疸が少ない．
・乳房緊満が少ない．
・母親が赤ちゃんのサインに応えることを学ぶ．
・母乳育児の確立が容易になる．
・赤ちゃんの啼泣が少ないので，（母親もスタッフも）補足したいと思わなくなる．
・母乳育児期間が長くなる．
● 哺乳の回数や時間を自分で調節するように任された赤ちゃんは，自分の空腹や満腹のサインが自分でわかるようになります．この自分で自分の食べる量をコントロールする能力は，母乳で育った子どもには肥満が少ないことと関連している可能性があります．

郁子さんは，赤ちゃん主導の授乳というのがどんなことかわかったと言っています．でも，時計を見ないで，毎回，いつ赤ちゃんに授乳したらよいか，いつやめたらよいかを知るにはどうすればよいのでしょうか．

問いかけ：新生児の場合の，授乳のタイミングを示すサインにはどのようなものがありますか．

空腹のサイン

● 授乳のタイミングは赤ちゃんが空腹を示す早めのサインを見せたときです：
・目を閉じていてまぶたの下の眼の動きが増加したとき（REM睡眠），もしくは目が開いたとき．
・口を開け，舌を出して，乳房を探すように首を動かしたとき．
・やさしくささやくような声を出したとき．
・手，指，毛布やシーツ，もしくは口に触れるものを吸ったりしゃぶったりしているとき．
● 赤ちゃんが大きな声で泣いて，背中をのけ反らして，乳房へ吸いつけなくなっているなら，それは遅すぎるサインです．そういうときは抱いてなだめてから授乳しましょう．
● 赤ちゃんによってはとても静かに授乳を待っていることもあり，サインに気づかなければ，そのまま寝てしまいます．この結果，充分に栄養がとれないこともあります．また，短時間で起きてすぐに授乳してもらえないとイライラする赤ちゃんもいます．母親が自分の赤ちゃんがどんな気質なのかに気づいて，どのように赤ちゃんのニーズを満たすのが最良かを知る援助をしましょう．

問いかけ：赤ちゃんが授乳を終えたというサインにはどんなものがありますか．

満腹のサイン

- たいていの赤ちゃんは，飲み始めは体を硬くしていますが，満ち足りてくるとリラックスします．
- たいていの赤ちゃんは，充分飲むと乳房から離れますが，中には眠ってしまうまで弱くそっと吸い続ける赤ちゃんもいます．
- カロリーの高い後乳を飲ませるため，また，乳汁産生を増やすために，片方の乳房を赤ちゃんが飲み終えてからもう一方の乳房を飲ませるように，母親に説明しましょう．

哺乳のパターン

- 短い間隔で短時間の哺乳をする赤ちゃんもいれば，長時間かかって飲み，次の授乳まで数時間待つ赤ちゃんもいます．日によって哺乳のパターンは変わり，また1日の中でも変わることがあります．
- 正期産で生まれた健康な新生児の代表的な哺乳パターンを母親に教えましょう：
- ・新生児は生後2日目から1週間ほどは，1時間から3時間ごとに飲むが，もっと多いこともあるかもしれない．
- ・夜間の授乳は，母乳産生のための充分な刺激と赤ちゃんが乳汁を飲みとるために，また，排卵の抑制のために重要である．
- ・いったん母乳分泌が確立したら（「乳汁来潮」が起きたら），哺乳回数は24時間に8回から12回が一般的である．ときどき，少し間隔が長くなることもある．
- ・急成長期には，赤ちゃんが通常よりも空腹を感じ，乳汁産生を増やすために数日間さらに頻繁に飲むことがある．
- ・赤ちゃんが欲しがったらいつでも授乳する．これは，空腹であったり喉が渇いていたりという赤ちゃん側のニーズと，乳房が張りを感じている場合の母親のニーズの両方を満たすことになる．
- ほぼ毎回40分以上かかるようなとても長い授乳，ほぼ毎回10分に満たないとても短い授乳，もしくは，ほぼ毎日24時間に12回以上の授乳がずっと続くようなときは，赤ちゃんが乳房にうまく吸着できていないことを示している可能性があります．
- 乳頭痛は吸着が適切にできていないために起こるのであって，授乳回数が多いためや授乳時間が長いために起こるのではありません．赤ちゃんがしっかり吸着していれば，授乳回数が多かったり，長い時間飲むことがあったりしても，問題ありません[30]．

---

[30] 乳頭痛についてはセッション12で話し合う．

特別な状況

- 赤ちゃんが早産であったり，黄疸があったり，分娩時に使用された薬剤の影響下にあったりして眠りがちの場合や，母親の乳房が張りすぎて不快感を覚えたら，1，2日の間は，母親は赤ちゃんを起こして授乳する必要があるかもしれません．
- 置換栄養を与えられている赤ちゃんの場合も，スケジュール通りではなく，赤ちゃんのニーズに応えて飲ませる必要があります．せっかく調乳したからといって，無理に全部飲ませがちになることがありますが，これは飲ませすぎにつながります．母親は，横を向いたり飲みたがらなくなったりというような赤ちゃんの満腹のサインに注意するとよいでしょう．置換栄養は赤ちゃんが飲み始めてから1時間以内に終えるようにしましょう．ミルクの中に細菌が増殖するので，後で使うために取っておいてはいけません．赤ちゃんが1回でそのミルクを飲みきってしまわなかったら，上の子どもの食事に混ぜて用いることができます．

3 眠りがちの赤ちゃんを起こす方法と，泣いている赤ちゃんをなだめる方法

10分

眠りがちの赤ちゃんを起こす方法

- 赤ちゃんが眠くて飲めない場合，母親に下記の方法を提案しましょう：
・毛布や厚い衣服を脱がせ，赤ちゃんの手足を動かしやすくする．
・赤ちゃんをもう少し立てて抱いて飲ませてみる．
・赤ちゃんの体をやさしくマッサージし，話しかけてみる．
・30分待ってから再度試みる．
・赤ちゃんの頬や足を叩いたり突っついたりして，痛みを与えることは避ける．

泣いている赤ちゃんをなだめる方法

- 母親も家族も，赤ちゃんが泣くことは母乳の量が充分でなかったり，母乳の質がよくなかったりするせいだと思うことがあります．赤ちゃんが泣くと，母親はどう扱ってよいかわからなくなったり，母親自身が自信をなくしたり，家族が母親を信頼しなくなったりします．
- "泣きすぎる"赤ちゃんは，実際に他の赤ちゃんよりよく泣く子であることもありますし，家族が赤ちゃんの泣き声に耐えられなかったり，赤ちゃんをなだめるのに不慣れであったりすることもあります．どのくらいまで泣くのが"正常"であるかは決められません．

- 赤ちゃんが頻繁に泣くなら，原因を探しましょう．母親の話をよく聞いて，どのような状況なのかを把握しましょう．授乳を観察し，赤ちゃんを調べ，必要なら医療機関へ紹介しましょう．赤ちゃんは，空腹，痛み，寂しさ，疲労，その他の理由で泣きます．
- 母親には，赤ちゃんの世話をするための能力に自信をもってもらえるような支援をしましょう：
  - 母親の気持ちに耳を傾け，その気持ちを受けとめる．
  - 母親と赤ちゃんが，うまくやっていることを支持し，よく起こるふつうのことであれば，それを伝えて母親を安心させる．
  - 役立ちそうな情報を提供する．
  - 1つか2つだけ提案する．
  - 実際的な援助をする．
- 役に立つ提案と実際の援助には次のようなものがあります：
  - 赤ちゃんが気持ちよくなるようにしてあげる―乾燥した清潔なオムツ，温かくて乾いた寝具．しかし，温めすぎないこと．
  - 赤ちゃんに乳房を含ませる．赤ちゃんは空腹なのかもしれない．喉が渇いているのかもしれない．ときには，安心感を得るために吸っていたいだけかもしれない．
  - 母親の胸に，赤ちゃんを肌と肌とをふれあわせて抱いてもらうと，母親の温もり，匂い，鼓動が赤ちゃんをなだめてくれる．
  - 胸にぴったり抱いて，話しかけたり，歌を歌ってあげたり，やさしく揺すってあげたりする．
  - 赤ちゃんの腕や足や背中をやさしくとんとんと叩いたり，なでたりしてみる．
  - 1回の授乳では，片方の乳房だけを飲ませ，次回にもう一方の乳房を飲ませる．飲ませなかったほうの乳房が張りすぎたら，少しだけ搾乳する．
  - 母親は，コーヒーなどカフェイン入りの飲み物をとるのを減らす．
  - 赤ちゃんの周りでの喫煙をやめる．母親が喫煙者の場合は，授乳の前や授乳中でなく後に吸うようにする．
  - 誰か代わりの人に赤ちゃんをしばらく抱いてもらったり，世話をしてもらったりする．
  - 家族を含めて話し合い，不必要な補足の栄養を与えるようにという精神的負担（プレッシャー）を母親が感じないようにする．
  - 赤ちゃんの頭，体，足，腕をしっかりと，ぐるりとおくるみなどで巻いて抱いて，赤ちゃんが安心するようにする．

4 不必要な補足を避ける　　5分

- 「母乳育児成功のための10ヵ条」の第6条にはこう書かれています．

医学的に必要でないかぎり，新生児には母乳以外の栄養や水分を与えないようにしましょう．

- 健康な正期産児は，補足物や「授乳開始前に飲ませるもの」[*31]が医学的に必要になることはめったにありません．脱水予防に水を飲ませる必要はありません．早産児や病児など補足の医学的適応については後のセッションで話し合います．

郁子さんは，上の子どものときは出生時から定期的に人工乳を補足していましたが，今回は，補足は赤ちゃんのためによくないと聞いて，その理由を知りたがっています．

問いかけ：郁子さんに，補足が勧められない理由をどのように説明しますか．

補足の危険性

- 生後6か月間は母乳だけで育てることが勧められています．補足をすると以下の可能性があります：
- 赤ちゃんの胃がいっぱいになって，乳房を吸おうとしなくなる．
- 赤ちゃんが吸わないので乳房が張りすぎ，母乳分泌が減少する．
- 乳汁の代わりに水やお茶，もしくは糖水を飲ませると，赤ちゃんの体重増加不良の原因になる．
- 母乳育児によって得られるはずの感染防御効果が減少し，下痢などの病気のリスクが高まる．
- アレルギーや不耐症の原因物質に赤ちゃんがさらされて，湿疹や喘息を起こすことがある．
- 泣いている赤ちゃんをなだめるために補足をすると，母親が自信をなくす．
- 不必要な出費がかかり，それが家計の損失になる可能性がある．
- 上記の理由は母親への説明に使われますが，それ以外に，補足が勧められない理由には以下のようなものがあります：
- 補足を希望する母親は，授乳がうまくいっていなかったり，赤ちゃんの世話に困ったりしているのかもしれない．その困難を無視して補足物を与えるよりは，母親が困難を克服するのを援助したほうがよい．
- 困難の解決法として補足を勧める保健医療従事者は，母乳育児支援に関する知識とスキルが不足しているのかもしれない．頻繁に補足が行われるということは，問題を解決するよりも手っ取り早い，その場しのぎの解決法が好まれるようなストレスの多い雰囲気なのかもしれない．

[*31] Prelacteal feed「授乳開始前に飲ませるもの」とは，母乳育児を開始する前に与えられるいかなる液体や栄養をも指す．

- 母乳で育てる予定のHIV陽性[訳注1]の母親の赤ちゃんに，授乳開始前に何かを飲ませたり，人工乳を補足したりすることは，消化管粘膜の状態を変化させ，HIVの感染を起こしやすくする．母親のHIV感染の有無が調べられない場合は，母乳だけで育てることが母乳育児期間中のHIV感染のリスクを減らすということを強調することが重要である．
- 母親がカウンセリングを受けた後に検査し，HIV陽性であるとわかっていて，母乳で育てないと決定した場合は，赤ちゃんに置換栄養である人工乳を与えることが医学的適応として容認されます．
- HIV陽性が理由で多くの母親が置換栄養を与えていたとしても，その母親たちが全員，カウンセリングを受けた後に検査し，充分な情報提供の上で，本心から選択したなら，その病院が「赤ちゃんにやさしい病院」に認定されるのには差し支えありません．

5 哺乳びんや人工乳首の使用は避ける　　5分

- 「母乳育児成功のための10ヵ条」の第9条にはこう書かれています．
  母乳で育てられている赤ちゃんに人工乳首やおしゃぶりを与えないようにしましょう．

問いかけ：哺乳びんやおしゃぶりの使用を避けるように勧告されているのはどうしてでしょうか．

- 赤ちゃんによっては，人工乳首やおしゃぶりのほうを好むようになり，母親の乳房から吸うのを拒否することがあります．
- 空腹時に哺乳する代わりにおしゃぶりを与えられた場合は，乳汁摂取が少なくなり，体重増加が悪くなります．
- 人工乳首，哺乳びん，おしゃぶりは不必要であるばかりか，感染源となることもあります．母乳で育てられていない赤ちゃんにも不必要なものです．中耳炎や歯科的な問題は，人工乳首やおしゃぶりを使用している赤ちゃんに多く見られますが，これは口の筋肉の機能異常に関連している可能性があります．
- 補足が必要な場合はまれですが，蓋のないカップによる授乳が推奨されます．カップのほうが清潔にしやすく，授乳時に赤ちゃんを抱いて顔を見ながら飲ませなければならないからです[訳注2]．授乳にかかる時間は，準備や片づけを含めると哺乳びんと変わりません*32．

[訳注1] 日本の場合はHTLV-1．
[訳注2] 枕やタオルに哺乳びんを立てかけて飲ませるようなことは，蓋のないカップではできない．
*32 カップ授乳のやり方は，セッション11で話し合う．

6 産後早期からの授乳開始を阻むものを取り除くにはどうすればよいかを話し合う　15分

—以下のケース・スタディについて，声を出して読む．母乳育児の確立に役に立ちそうなこと，阻害しそうなことを参加者にあげてもらう．
この状況が母乳育児に与える影響にはどのようなものがあるかを話し合う．

ケース・スタディ

　香織さんは，初めての出産でしたが分娩に時間がかかりました．家族の立ち会いは許可されませんでした．出産時には，タオルにくるまれた赤ちゃんを少し見せてもらっただけでした．赤ちゃんの眉間にアザ(母斑)があるのが見えました．夜間の出産だったので，赤ちゃんはそのまま新生児室へ連れて行かれました．その後，スタッフが赤ちゃんに人工乳を哺乳びんで2回飲ませました．

　香織さんの赤ちゃんは，生後10時間経った翌朝早く連れてこられました．看護師が母乳を飲ませるように言いました．授乳は片方3分までにしておくように言われました．その看護師は，「だっておっぱいが痛くなったらいやでしょ？」と言いました．

　香織さんは，横になったままで赤ちゃんを抱き寄せようとしましたが，看護師は，授乳のときは起きあがって座って飲ませなければならないと言いました．マットレスがたわんで背中を曲げなければ座りにくいし，産後の傷も痛みます．
　看護師は授乳している香織さんをそのままにして立ち去りました．

　香織さんは赤ちゃんを胸に抱いて，手を使って赤ちゃんの口に乳房を押し込もうとしました．でも，赤ちゃんは眠そうでとても弱くしか吸いません．香織さんは，自分の乳房が柔らかいので，まだ乳汁が出ないのだと考えました．

　香織さんは赤ちゃんの顔にアザがあるのを見て，自分が妊娠中に何か悪いことをしたせいなのかしらと思いました．アザを見て，夫や姑はなんと言うかしらと心配になりました．看護師はとても忙しそうで，質問をする気になれませんでした．家族は午後まで面会を許されません．

　看護師がやって来て，赤ちゃんを新生児室へ連れて行きました．数分後に戻ってきて，赤ちゃんの体重を量ってみたら4gしか母乳を飲めていなかったので，充分ではないと言いました．そして，「うまく授乳できなくて，家に帰ったらどうするつもり？」と聞きました．

答の例：

　陣痛中にそばにいて支えてくれる人がいなかったので，分娩が長引き，香織さんはさらに疲労とストレスが増したのでしょう．

　肌と肌とのふれあいをしなかったので，香織さんは赤ちゃんと一緒に過ごす時間がなく，赤ちゃんの顔にアザがあったということだけが印象に残り，不安な気持ちになったのでしょう．

　香織さんと赤ちゃんは何時間も離れて過ごし，赤ちゃんは哺乳びんで人工乳を与えられました．赤ちゃんは貴重な初乳を飲むことができず，香織さんの乳房は乳汁産生に必要な刺激を得られませんでした．

　香織さんは母乳を飲ませるための援助をまったくしてもらえませんでした．赤ちゃんは人工乳を飲まされてお腹がいっぱいになり，眠くて飲もうとしませんでした．看護師は乳頭痛のことを言って，彼女を不安な気持ちにさせました．

　香織さんは座って授乳するのが痛くて，その痛みはオキシトシンの放出を阻害します．寝たままで授乳するように援助してもらえればよかったのですが．

　香織さんは病院では独りぼっちで，誰も手伝ってくれたり声をかけてくれたりせず，ストレスがたまりました．

　看護師は，香織さんが自分の赤ちゃんに授乳できていないし，そんなことでは退院できないと言って脅かしました．

　その結果，香織さんはどうやって授乳してよいかわからないだけでなく，不安になり，痛みも増し，怖くなり，心細くなってしまいました．おそらく自分は母乳が出ないと思いながら退院し，赤ちゃんに人工乳を飲ませることになるでしょう．

―何か質問がないか尋ねる．その後でこのセッションをまとめる．

セッション ❽ のまとめ

母子同室と赤ちゃん主導の授乳は，母乳育児ときずなの形成を助ける

- 母親が赤ちゃんの「欲しがるサイン」を理解すれば，容易に赤ちゃんの出すサインに気づいて応えることができる．
- 赤ちゃんが泣くことが少なくなり，（母親もスタッフも）人工乳を与えたいという気持ちにならなくなる．
- 母親が赤ちゃんの世話や授乳にさらに自信をもつ．
- 母乳育児の確立が早まり，赤ちゃんの体重がよく増え，母乳育児が長続きしやすくなる．

母親が育児の技術を学ぶのを援助する

- 眠りがちの赤ちゃんを起こす方法
- 泣いている赤ちゃんをなだめる方法
- 赤ちゃんの空腹のサインを見つける方法

初回授乳の前に何かを飲ませたり，補足したりすることは危険

- 感染や食物不耐症，アレルギーのリスクを増す．
- 哺乳の回数が減り，母乳育児の確立がむずかしくなる．

人工乳首は問題を起こすことがある

- 人工乳首，おしゃぶり，ニップルシールドの使用は，乳汁産生を減少させることがある．

セッション ❽ の知識の確認

- 母子同室がルーチンの実践として勧められる理由を 3 つあげましょう．
  →
- 「欲しがるだけの授乳」もしくは赤ちゃん主導の授乳とはどのようなことか，母親にするように説明しましょう．
  →
- 補足することによって起こり得るリスクや困難を 3 つあげましょう．
  →

セッション❽の追加情報

母子同室
- 先に述べた以外にも，母子同室は赤ちゃん，母親，病院に利益がある：
- 早めに応えてもらえる赤ちゃんは泣くことが少なく，エネルギーの消費が少ない，さらに，（母親やスタッフが）人工乳を足したいという気持ちになることが少なくなる．
- 頻繁な授乳は黄疸を軽減し，ビリルビン値がそれほど高くなることはない[訳注]．
- 母子同室は母親とのきずなが深まり，親からの虐待が少なくなり，育児放棄が減ることにつながる．
- 赤ちゃんに接触するスタッフが少ないほど，感染率が低下する．さらに母親の細菌叢が赤ちゃんに定着するが，初乳によって，その細菌に対する免疫防御も同時に与えられる．
- 感染率が低下し，人工栄養の使用が減り，新生児室のスペースもいらなくなれば，それはすべて病院の経費削減になる．
- 母親が自信をもち，母乳育児を確立して退院すれば，退院後の保健医療サービスにかかる経費が節約できる．
- HIV陽性の母親や，母乳で育てていない母親も，母子同室から得られるものは大きい．母子同室は，母親が赤ちゃんのことをよく知り，自信をもって世話ができるようになるのを助ける．

添い寝とベッド共有/同床すること
- ベッド共有や添い寝により，母親も赤ちゃんも休息がとりやすくなり，頻繁に授乳することができる．
- 母親もしくは父親が以下にあてはまる場合は，添い寝は勧められない：
- 喫煙者
- アルコールや催眠作用のある薬物の影響下にあるとき
- 異常に疲れていて，赤ちゃんに応えることができないとき
- てんかん，不安定型糖尿病など，意識状態の変化をきたす可能性のある疾患があるとき
- 非常に肥満しているとき
- 親が非常に重い病気に罹っているか，赤ちゃんや一緒に寝ている他の子どもが重い病気に罹っているとき

[訳注] ここに書かれている黄疸は，いわゆる「母乳性黄疸」ではなく，生後早期の「母乳摂取不足による黄疸」のことを指す．頻繁な授乳により胎便排出が促され，初乳による充分なカロリー摂取があれば予防することができる．一方日本人に多い「母乳性黄疸」は生後5，6日を過ぎて，母乳を充分飲んで体重増加が良好でも数週間続くことがある高間接ビリルビン血症である．

- 安全なベッド共有や添い寝に関するガイドライン[訳注]：
・ベッド共有の利点と禁忌について，両親と話し合って充分な情報提供がされること．
・固いマットレスを用い，沈み込むようなことがないようにする．ソファやクッションに赤ちゃんと一緒に寝るのは安全ではない．
・枕は赤ちゃんから充分に離す．
・ふわふわの掛け布団(羽布団など)よりも，綿のシーツやタオルのほうが安全であると考えられている．
    - 赤ちゃんの衣服は適切に着せる．ベッドを共有をする場合は，おくるみやタオルでしっかりくるんではいけない．着せ過ぎもいけない．赤ちゃんは母親の体によってあたためられる．
    - 母親は赤ちゃんのそばで赤ちゃんのほうを向いて寝る．授乳するとき以外は赤ちゃんを仰向けで寝かせること．
    - 赤ちゃんがベッドから落ちたり，ベッドと壁の隙間からすべり落ちたりしないようにする．
- 病院でのベッド共有について，上記のガイドラインに加えて気をつけること：
・母親がベッド上で動きにくいとき，簡単に助けを呼んで手伝ってもらえるようにする．
・赤ちゃんと母親が元気でいるかを頻繁に確認する．赤ちゃんの頭が被われていないこと，授乳時以外は仰向けで寝ていることを確認する．
・次のスタッフに申し送りをするときは，その母親と赤ちゃんがベッド共有をしていることを伝える．

啼泣の原因

赤ちゃんはさまざまな理由で泣く．
- 啼泣の原因と，「こうしてみたら」という提案：
・赤ちゃんが退屈していたり寂しかったりしている―抱いて歩いたり話しかけたりしてみる．
・空腹である―授乳は3，4時間ごとにするものだと母親が思い込んでいた場合，頻繁に授乳するのは気が進まないかもしれない．多くの赤ちゃんはいつも同じパターンで飲むわけではない．赤ちゃんが泣いていたら乳房を吸わせるように，母親に勧める．

[訳注] 英国ユニセフから，母親向けガイド「あなたの赤ちゃんとベッドで一緒に寝ること―母乳育児をしているお母さんたちへのガイド」および病院向けガイド「赤ちゃんが入院中に母親とベッドを共有する場合の方針のサンプル」が出ている．日本語訳は，日本ラクテーション・コンサルタント協会のウェブサイトよりダウンロードできる．
http://www.jalc-net.jp/dl/UKUnicef-bedsharing(mother).pdf
http://www.jalc-net.jp/dl/UKUnicef-bedsharing(hospital).pdf

- 不快である―赤ちゃんのニーズに応える．例えば，おむつが汚れている，暑すぎる/寒すぎる，など．
- 病気だったり痛かったりする―状況に合わせて受診したり治療を受けたりする．
- 赤ちゃんが疲れている―静かな場所で抱いたりやさしく揺らしたりして寝かしつける．面会者を減らし，触ったり刺激をしたりしないようにする．
- 母親の食事内容―母親の食事が啼泣の原因になることはあまりないし，一般には母親に避けるように勧めるような食べ物もない．心あたりがある場合は，母親にその食べ物を食べないようにしてもらい，赤ちゃんが泣くのが減るかどうか観察してみる．それから，もう一度食べてみて赤ちゃんがまた同じように泣くかどうかをチェックする．
- 薬などの影響―母親がカフェイン入り飲料やコーラを飲んでいたら，カフェインが母乳に移行して，赤ちゃんの落ちつきがなくなることがある．喫煙（家庭内で母親以外の人が喫煙した場合も）は，赤ちゃんにとっての刺激物として作用する．母親はカフェインの含まれた飲み物やコーラをできるだけ避けたほうがよい．喫煙者には，赤ちゃんのそばや家の中で吸わないように頼む．
- 「コリック」（疝痛(せんつう)）には明確な定義はなく，人によって違うものを指していることがある．まず，赤ちゃんが泣く，他の原因を除外する．「コリック」のある赤ちゃんは，成長は良好で，1日の決まった時刻に泣く傾向がある．それは夕方のことが多いが，他の時刻のこともある．赤ちゃんの飲み方をチェックする．吸着が不適切で空気を飲み込み，それが胃腸の「ガス」となっていることがある．乳汁の出方が速すぎたり，乳糖の多く含まれる前乳を飲み過ぎたりして，不快感をひき起こすことがある．母乳育児のやり方に気をつけることで，こういった問題を減らすことができる．

SECTION 3.2
SESSION 9 母乳の分泌

セッションの目的　このセッションで，参加者は次のことを習得する．
1. 母親と，「母乳不足」についての心配を話し合う—10分
2. 乳児の正常な成長パターンを説明する—5分
3. どうすれば母乳の摂取量を改善できるかを説明する—10分
4. 「母乳不足」のケースについて話し合う—20分

合計時間　45分

教材　スライド9/1：母親が看護師に話しかけている（後述，図9-1参照）
スライド9/2：ケース・スタディ（後述，図9-2参照）
・ケース・スタディのため以下のことを必要とする：
　3人の参加者に，ロールプレイングを手伝ってもらい，またその準備と練習をお願いする
・教室の正面にもってくることのできる椅子
・赤ちゃんの人形または赤ちゃんに見たてて束ねた布

ファシリテーターのための追加資料
・*Not enough milk* Update No.21, March 1996 WHO
・*RELACTATION: A review of experience and recommendations for practice* WHO/CHS/CAH/98.14

1 「母乳不足」についての心配　10分

—スライド9/1を見せる．母親はベッドにいて，看護師と話している（図9-1）．

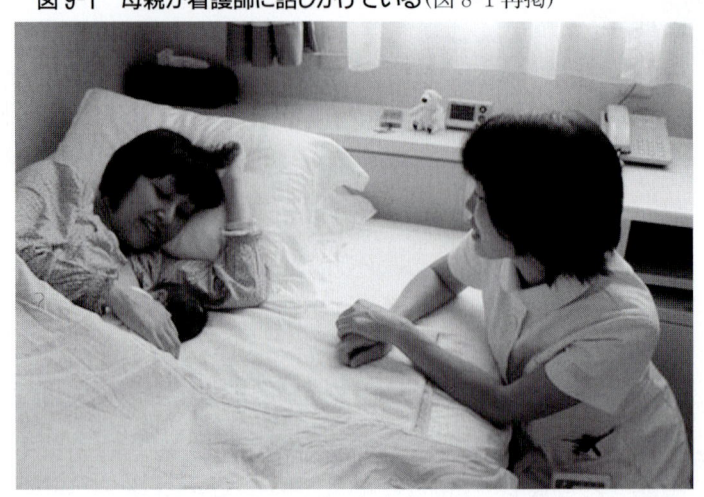

図9-1　母親が看護師に話しかけている（図8-1再掲）

　郁子さんは上の子どものときに母乳が足りなかったと感じており，生後数週間から定期的に人工乳を足していました．今回の妊娠中に，彼女は母乳だけで育てることが赤ちゃんにとって重要であると聞きました．郁子さんは重要だとは思っているものの，他に何も足さずに母乳だけを与えることができる自信がありません．

- 母親が母乳育児をやめたり，他の食べ物を母乳に補足して与えたりする，最もよくある理由は，彼女たちが，母乳が充分でないと思いこんでいることです．

問いかけ：赤ちゃんがよく成長しているのにもかかわらず，母乳が充分でないと母親が考えるサインにはどのようなものがありますか．

- 以下のようなサインがあると，母親や保健医療従事者あるいは家族が，母乳が充分でないと考えます：
・赤ちゃんがよく泣く．
・赤ちゃんが長時間続けて寝ない．
・赤ちゃんが乳房で落ちついて飲まなかったり，飲ませにくかったりする．
・赤ちゃんが指やこぶしを吸啜する．
・赤ちゃんが特に大きいか，小さい．
・赤ちゃんがおっぱいを頻繁に飲みたがったり，長い間離さなかったりする．
・母親（あるいは他の人）が，母乳が"薄く"見えると思う．
・母親が搾乳しようとしても，ほとんどあるいはまったく出てこない．
・乳房が充分に張らないし，以前よりもやわらかい．
・母親は，母乳が漏れなかったり，あるいはその他のオキシトシン反射のサインに気づかなかったりする．

- ・赤ちゃんに人工乳を補足すると飲む．
- これらは赤ちゃんが充分な母乳を飲めていないというサインである可能性もありますが，信頼できる指標ではありません．

　問いかけ：赤ちゃんが充分な母乳を摂取していることを示す，母親自身にわかる信頼できるサインはなんでしょうか．

- 母乳が充分摂取できているという信頼できるサイン：
- ・排泄：尿や便が出ていたら，母乳を飲めているはずである．
- ・生後2日（生後48時間）を過ぎたら24時間に6回かそれ以上，色の薄い尿でおむつが濡れる．もし，母乳に加えて，水を与えられていたら，尿はよく出るが，体重の増えはよくないだろう．
- ・24時間で3回から8回の便通がある．赤ちゃんの排便は1か月をすぎると回数が少なくなるかもしれない．
- ・赤ちゃんは覚醒していて，筋緊張がよく，健康的な皮膚で，着ている服が小さくなっていく．
- 一定した体重増加は，充分に母乳が摂取できているサインです．しかし，母親は赤ちゃんの体重をそんなに頻繁に測ることができないかもしれません．赤ちゃんの母乳摂取量不足が疑わしい場合は，できれば毎週体重を測りましょう．
- これらのサインを知っていれば，母親は自信をもつことができるでしょう．母親がうまくやっていることを指摘し，子育て（マザリング）に関する支援を得る方法を提案しましょう．

母乳産生不足の原因

- 母乳産生不足のよくある原因は，赤ちゃんが乳房から飲みとる母乳の量を制限する因子と関連しています．母乳が外に出されないと，つくられる母乳の量が少なくなります．これらの因子には次のようなものがあります：
- ・授乳回数が少ない．
- ・規則授乳
- ・授乳時間が短い．
- ・しっかり哺乳していない．
- ・吸着が不適切
- 母乳産生不足は，精神的な因子とも関連があります：
- ・疲れていたり，押しつぶされそうな気持ちになっていたり，心配していたり，赤ちゃんのニーズに応じることがむずかしいと思ったりして，母親は自信をなくしているかもしれない．
- ・精神的な因子があると，直接授乳をする回数が非常に少なくなったり，しっか

り母乳を飲ませることができていなかったりする．ストレスの多い状況にいる母親は，頻繁には授乳しなかったり，授乳時間を短くしたり，補足の栄養やおしゃぶりを与える傾向にあったりして，赤ちゃんの世話をして過ごす時間が短くなったりするかもしれない．

母乳摂取量が少ない原因

- 母親が充分母乳を産出していても，赤ちゃんが母乳を乳房から飲みとれていないかもしれません．下記のようなことのせいで，母乳の摂取量が少なくなっているのかもしれません：
・赤ちゃんが乳房にうまく吸着できず，効果的に哺乳できない．赤ちゃんは授乳中落ちつきがないようにみえ，乳房を離したり，強く引っ張ったりしているかもしれない．
・授乳時間が短かったり，せかされていたり，回数が少なかったりする．
・赤ちゃんが片方の乳房からすぐ離されてしまい，後乳を充分に飲むことができない．
・赤ちゃんが病気だったり早産であったりするために哺乳力が弱く，充分な時間吸い続けることができなくて，必要な量の母乳を摂取できない．
- 母乳の摂取量と産生は関連しています．母乳が乳房から出ていかなければ，母乳の産生は減ります．支援者が，赤ちゃんがもっと効率よく母乳を飲めるように助ければ，ふつうは充分な母乳産生につながるでしょう．

2 赤ちゃんの正常な成長パターン　　5分

　郁子さんはあなたから，母乳が充分足りているサインについて聞きました．しかし，彼女は赤ちゃんの体重がどのくらいあったらよいのかを気にしています．上の子のときに，彼女には赤ちゃんが健康そうで大きくなっているように見えたのに，計測時に充分に体重が増えていないと言われたことがありました．

問いかけ：赤ちゃんの正常な成長パターンとはどのようなものでしょうか．

- 出生直後から母乳だけを上手な吸着で頻繁に授乳すると，ほとんどの赤ちゃんは，体重がすぐに増え始めます．
- 生後数日は体重の減る赤ちゃんもいます．この体重減少は，赤ちゃんが子宮の中で蓄えた余分な体液です．赤ちゃんは生後2週間までに出生時の体重に戻る必要があります．
- 赤ちゃんはたいてい，5，6か月までに，出生時体重の2倍になります．そし

て，1年までに3倍になります．赤ちゃんの身長や頭囲も成長します．
- 正確に，定期的に測定された成長のグラフは，赤ちゃんの成長パターンを示します．正常な成長の範囲はありますが，すべての赤ちゃんがたどらなければならない"正しい"曲線というものはありません．
- 授乳のアセスメントを注意深く行うことを体重増加不良になるまで待ってはいけません．適切な母乳育児の実践を始め，続けましょう．
- 「母乳育児成功のための10ヵ条」を実践すれば，母乳がたっぷり出るのを確実にする助けとなるでしょう：
- 母乳育児の重要性や，母乳育児のやり方の基本について妊娠中から話し合う．（第3条）
- 産後に，肌と肌とのふれあいをできるようにする．（第4条）
- 出産後すぐに赤ちゃんが乳房のところに行けるようにする．（第4条）
- 赤ちゃんが乳房に吸着できるようにすれば，赤ちゃんは上手に哺乳できる．（第5条）
- 母乳だけで育てる：水，他の飲み物や食べ物を与えないようにして，母乳のみを与える．（第6条）
- 赤ちゃんのそばにいれば，赤ちゃんの欲しがるサインに気づく．（第7条）
- 赤ちゃんが欲しがるときに欲しがるだけの授乳をする．（第8条）
- 人工乳首やおしゃぶりを与えない．（第9条）
- 母親への継続的な支援を提供し，母親がどこで支援を得られるか必ずわかっているようにする．（第10条）[33]

3 母乳の摂取量と産生を改善する

10分

- コミュニケーション・スキルを使いましょう：
- 母親の話を聴き，必要な質問をする．
- 赤ちゃんを見る：覚醒状態，外観，しぐさ・動き，利用できれば体重のグラフ．
- 「直接授乳観察用紙」(p.166)を用いて，直接授乳の様子を観察する．
- 母親に応答し，把握していることを母親に伝える．前向きな言葉を使い，批判したり評価したりするような言葉を避ける．
- 相手にわかりやすい言葉で必要な情報を伝える．
- 状況を改善するような提案をして，提案が母親に可能かどうかを話し合う．
- 母親が自信を築いていけるように働きかける．
- 母乳育児と子育て（マザリング）に関する支援が得られるようにする．

[33] 継続的な支援については，セッション14で話し合う．

乳汁摂取量を改善する

- 母乳の摂取量が少ない理由を考えて，改善を試みます．支援者は以下のことをする必要があるでしょう：
・赤ちゃんが乳房に上手に吸着するよう援助する．
・どうしたら，母親が赤ちゃんにもっと頻繁に授乳できるかを話し合う．
・赤ちゃんが片方の乳房を吸い終わって，もう片方へ移るのがいつかを母親が学べるように，時計に頼るのではなく，赤ちゃんのサインについて指摘する．
・肌と肌とのふれあいをし，赤ちゃんを肌にぴったりと密着させるように促す．
・人工乳首やおしゃぶり(ニップルシールドも含む)は避けることを提案する．
・赤ちゃんがぐずったら，落ちつかせるために乳房を含ませることを提案する．
・補足するのを避けたり，減らしたりするよう提案する．

- 母乳の分泌がとても少なかったら，改善するまで，何日間か母乳以外の栄養源が必要でしょう．哺乳びんや人工乳首を使わずに，どのようにこれらの補足の栄養を与えるかは，後のセッションで話し合います[*34]．

母乳産生を増やす

- 母乳産生を増やすために，乳房には刺激が必要で，母乳が頻繁に外に出る必要があります．前に列挙した母乳の摂取を改善する提案が母乳産生を増やすのを助けるのは，母乳が乳房から外に出るからです．加えて，以下について母親に提案しましょう：
・授乳中，母乳の流れを助けるために，乳房をやさしくマッサージする．
・授乳と授乳の間に搾乳し，赤ちゃんにカップかナーシング・サプリメンター[訳注]で飲ませる[*35]．これは，赤ちゃんの吸啜が弱いときや，頻繁に飲むのを嫌がるときに特に重要．
・母親が自分の持ち時間の中で，赤ちゃんの世話をすることと，家事などのほかの務めをどう調整していくかについて，家族と話し合う．
・母乳育児中に摂っても安全であるならば，母乳産生を増やすといわれている食べ物，飲み物，その地域のハーブを摂取する．母乳育児ができるという自信を母親がもてるようになり，特別な食事をとることが母親を大事に守ることにもなる．とはいえ，特別な食べ物や薬は，よい吸着で頻繁に授乳することの代わりにはならない．

[*34] セッション11「赤ちゃんが直接授乳できない場合」(p.223)を参照．
[*35] カップ授乳について，セッション11で説明します．
[訳注] 直接乳房から児に搾乳や人工乳を与えるためのチューブつきの母乳育児補助器具．

■ 経過観察（モニタリング）とフォローアップ（継続支援）

- 母乳の産生/摂取量が改善しているか確認するために，母親と赤ちゃんをフォローアップします．どのくらいの頻度で会うかは状況の深刻さによります．
- 経過観察とは，赤ちゃんの体重をただ測定するだけではありません．改善している点があったら，努めて母親に伝えます．つまり，覚醒時間が増えたか，泣くのが減ったか，吸啜は強くなったか，尿や便は増えたか，そして母親側のサインでは，乳房が張り，母乳の漏れなどのように乳房の感じが変化しているかなどです．
- 経過観察をすることで母親と話す機会をもてますし，また，どのように変化が生じているかがわかります．母親が自信をもてるように働きかけ，彼女がうまくやっていることを励ましましょう．
- 赤ちゃんの体重がとても少なくて補足が必要な場合，状況が改善したら補足を減らしていきましょう．補足を中止して2，3週間は，母乳が充分に足りていると確信できるまで経過観察を続けましょう．

4 ケース・スタディについての話し合い　20分

　教室の正面で，下記のケース・スタディを3人の参加者にロールプレイングしてもらいましょう．このロールプレイングでは，助産師が何をし，どのようにフォローアップするかがわかるようにしなければなりません．ロールプレイングに引き続いて，全員で話し合いましょう．

登場者：
- 患者；秀子さん
- 秀子さんの姑
- 外来部門の助産師

―ケース・スタディの要点を示したスライド9/2（図9-2）を提示しましょう．

■ ケース・スタディ

　秀子さんは2週間前に元気な男の子を病院で出産しました．今日，赤ちゃんと秀子さん，そして姑は，赤ちゃんが「ずっと眠っている」ため，また今週3回しか排便がないために病院へ相談にきました．外来の助産師が赤ちゃんの体重を測定したところ，出生体重から12％の体重減少を認めました．

図9-2　ケース・スタディ

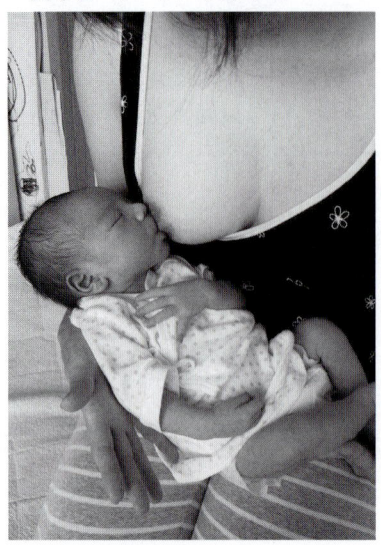

- 2週間前に元気な赤ちゃんが産まれた．生まれて4日目に退院しました．
- 「ずっと眠っている」
- おっぱいを"拒否している"と感じている．
- 便は週3回
- 出生時体重より12％の体重減少
- 昨日は白湯(さゆ)を2回飲んだ．

出典) *Breastfeeding Counselling: a training course*, WHO/CHD/93.4, UNICEF/NUT/93.2 を改変

　助産師は先週の出来事について尋ねます．コミュニケーション・スキルを上手に使って次のことを聴きだします．
- 秀子さんと赤ちゃんは出産後4日目に退院した．
- 秀子さんは入院中に母乳育児についてほとんど教えられなかった．
- 秀子さんは赤ちゃんが乳房を嫌がっていると感じている．
- 昨日，姑が1日に2回哺乳びんで白湯を飲ませ始めた．

助産師による質問
- お産の日や次の日についてもう少し教えてくださいますか．
- 最初の数日間は，赤ちゃんはどのように飲んでいましたか．
- 今，赤ちゃんが飲んでいるときに，あなたはどんな感じがしますか．
- 赤ちゃんに母乳以外に何か与えていますか．

　また，助産師が観察したところ，赤ちゃんがしっかり抱かれておらず，乳房を含むためにうつむかなければならないことがわかりました．赤ちゃんは乳房をほんの少ししかくわえていないため，すぐに離してしまいます．赤ちゃんは乳房からはずれると怒って首をふりまわして泣いて，再び吸着するのがむずかしくなります．

話し合いのための質問(および予想される答え)
- この状況の中で明るい面は何でしょうか．
- 2人は援助を求めてきた．姑はやさしい．哺乳びんで与えられたのは1日だけ

だった．
- この家族が今知る必要がある 3 つの主要なことは何でしょうか．
・赤ちゃんをどのように抱いて吸着できるようにすれば，効果的に飲めるようになるか．
・頻繁に授乳する（2 時間ごともしくはそれ以上），必要ならば赤ちゃんを起こす．
・哺乳びんや人工乳首を使って水分（白湯）を与えないようにする．必要ならば，搾乳とカップ授乳の方法を教える．
- その他の有用な情報：
・充分な肌と肌とのふれあいは，赤ちゃんが母の胸が心地よい場所であることを知るのを助けたり，プロラクチン分泌を刺激したりする．
・赤ちゃんが片方の乳房を飲み終えるのを待って，もう片方の乳房へ変えるようにする．
・母乳をしっかり飲みきることがさらに母乳をつくることにつながる．
・母乳が足りているサイン
- どのようなフォローアップを申し出ますか．
・可能であれば，母親と赤ちゃんを 1，2 日観察し，授乳や体重増加が改善しているかを確認する．
・赤ちゃんの哺乳状況や体重増加が改善するまで，援助や継続支援を続ける．

―何か質問があるか尋ねる．その後でこのセッションをまとめる．

SESSION セッション ❾ のまとめ

「母乳不足」に関すること

- 母親やその家族が母乳育児に対する自信を失っていたり，母乳が足りていないと思ったりすることがある．母乳が足りているという信頼できるサインについて次のように説明する：排尿や排便があること，赤ちゃんがはっきりと覚醒しているように見えること，成長していること．正確な体重計を用いて，また同じ体重計を用いて定期的に体重を測定するのであれば，体重増加は信頼できる指標となる．
- 母親が母乳を授乳できるという自信を築けるように働きかける．
- 母乳の分泌量が足りなくなる最もよくある理由は，充分に母乳が飲みつくされていないことである．このために少ししか母乳がつくられなくなる．
- 哺乳量が足りない理由として次のようなことがよくある：
- 不適切な吸着・しっかり哺乳していない，授乳時間が短い・授乳回数が少ない，赤ちゃんが病気であったり弱かったりする．

赤ちゃんの正常な成長パターン

- 新生児は出生後数日で 7-10% の体重減少がみられることがあり，2, 3 週までに出生時体重に戻るはずである．
- 出生直後から母乳だけで育てると，体重減少はごくわずかか，まったく体重が減少しないこともある．
- 赤ちゃんはたいてい半年までに体重は倍になり，1 年までに 3 倍になる．
- 「母乳育児成功のための 10 ヵ条」の実践は，充分な量の母乳分泌を確実にする助けになる．

哺乳量と母乳産生を改善すること

- コミュニケーション・スキルを用いて話を聴き，観察し，応答し，自信をもてるように働きかける．
- 哺乳量が少ない原因を検討し，実行可能な解決方法を提示する：
- 吸着を改善する．授乳回数を増やしたり長くしたりする．補足やおしゃぶりを避ける．
- 母乳産生を増加させる：
- 授乳回数を増やし，授乳時間を長くし，授乳の間に搾乳する．支援について家族と話し合う．
- 体重増加が充分となり，母親に自信がつくまで，経過観察やフォローアップ（継続支援）を行う．

セッション ❾ の知識の確認

・恵子さんは母乳が充分ではないのではないかとあなたに言いました．あなたが彼女に最初に言うことは何ですか．本当に母乳分泌量が少ないかを知るために，どのようなことを聞けばよいでしょうか．
  →

・あなたは，瞳さんの赤ちゃんの健ちゃんが必要な量の母乳を飲めていないと判断しました．瞳さんが健ちゃんの哺乳量を増やすのをどのように助けますか．
  →

セッション❾の追加情報

母乳産生不足の原因について

よくある原因

- 母乳産生不足のよくある原因は，赤ちゃんが乳房から飲みとる母乳の量を制限する因子に関連している．母乳が乳房から外に出されないと，産生は低下する．これらの要因には，通常，以下のことがある．
・以下の原因で<u>授乳回数が少ない</u>からかもしれない：
・母親が「おっぱいを欲しがっている赤ちゃんのサイン」に気づかない．
・赤ちゃんがよく眠っていて，"静か"で，飲みたそうにしていない．
・母親が忙しく，授乳をあとまわしにしている．
・赤ちゃんが母親と離れて寝ていて，そのために母親が赤ちゃんの「おっぱいを欲しがっているサイン」を見ることも聞くこともない．
・他の食べ物や飲み物を赤ちゃんに与えているので，赤ちゃんがおっぱいを欲しがらない．
・赤ちゃんにおしゃぶりを与えていたり，おっぱいから気をそらされていたりする．
・夜間は赤ちゃんに飲ませる必要がないと信じている．
・母親の乳頭や乳房に痛みがあって，授乳したがらない．
・<u>規則授乳</u>：規則授乳は頻繁な授乳の妨げとなる．さらに，赤ちゃんが予定された時間まで泣き続けたままにされると，赤ちゃんはエネルギーを使い果たして，予定された授乳時間には眠っていることがある．
・<u>授乳時間が短い</u>：吸着がうまくいっている赤ちゃんは通常，飲み終わると自分から離す．母親が決まった時間で授乳をやめ，赤ちゃんが哺乳を一度休止したときに授乳が終わりだと考えたりすると，赤ちゃんは充分な量の母乳を得ることができない．
・<u>母乳を充分に飲みとっていない</u>．母乳中に乳汁分泌抑制因子がたまり，母乳の産生が止まる．
・しっかり哺乳していない：乳房への吸着が弱かったり，適切でなかったりする赤ちゃんは，母乳を飲みつくすことができない．母乳が取り除かれなければ，産生は低下する．
・<u>授乳開始の遅れ</u>：母乳育児は，出生後できるかぎり早く始める必要がある．

母乳分泌不足の一般的でない原因について

- 母親への投薬：エストロゲンを含んだ避妊薬は，母乳産生を低下させる可能性がある．利尿薬もまた母乳産生を低下させる可能性がある．
- アルコールや喫煙は，母乳産生を減らす可能性がある．
- 胸部の外科手術により，乳管や神経が切断されてしまった．

- 母親が再び妊娠したとき，母乳産生低下に気づくことがある．

母乳分泌不足のごくまれな原因について
- 胎盤の遺残は，母乳産生に必要なホルモンに影響を与える．
- 妊娠中の不充分な乳房発育，つまりほとんどあるいはまったく母乳を産生する細胞が発達しないこと．
- 重度の栄養不良：母乳は母親が食事をした分と，母体に蓄積した分からつくられる．母親が自分の体に蓄積したものを使い果たすと，母乳分泌に影響する可能性がある．しかし重度の栄養不足が長期にならないとこのような状態にはならない．極端な水分制限は母乳分泌に影響する可能性がある．

体重増加

- 母乳で育てると赤ちゃんは健康で生理的な体重増加をしていくものである．母乳で育てた赤ちゃんの多くは人工乳で育てた赤ちゃんよりもほっそり（脂肪が少ない）している．
- 哺乳前後の体重測定を1回しただけでは，哺乳量や母乳産生のよい指標とはならない．児の哺乳量は，そのときどきの授乳によってさまざまである．哺乳前後の体重測定は母親を悩ませたり，母乳育児における自信を失わせたり，補足の飲みものや食べものを与えるようにする可能性がある．
- 母乳をよく飲んでいるのに赤ちゃんの体重が増加しない場合は，赤ちゃんに病気があるかもしれない．赤ちゃんがしっかり哺乳しなかったり，病気の徴候があったりすれば，医師に紹介する．しかし赤ちゃんに哺乳意欲があり，病気の徴候がなければ，体重増加不良の原因は充分な量の母乳を飲めていないことによる．それは赤ちゃんが上手に哺乳できていないことによることも多い．このような赤ちゃんや母親には授乳の援助が必要となる．
- 先天性心疾患や神経学的問題のある赤ちゃんは，母乳分泌や哺乳量が充分であっても，体重はゆっくりと増加することが多い．
- 母乳で育てていない赤ちゃんも含めて，すべての子どもたちの体重を経過観察する必要がある．

母乳復帰

母乳復帰の定義：大幅な母乳産生の低下や，母乳育児をやめた母親が母乳の産生を元に戻すこと．

- 母乳の産生が止まってしまった母親が母乳育児を希望していたら，保健医療従事者は母親が母乳復帰できるよう援助することができる．母乳復帰は，以下の

セッション9の追加情報

　理由で必要となることがある：
- 赤ちゃんが病気で，吸啜できなかった．
- 赤ちゃんが吸啜できなかったとき，母親が搾乳していなかった．
- 赤ちゃんが当初は母乳を飲んでいなかったが，今は母親が母乳育児を望んでいる．
- 赤ちゃんが人工乳で病気になった．
- 母親が病気になって，母乳育児をやめていた．
- すでに自分の子どもを母乳で育てた女性が，養子をとった．

● 母乳復帰を望んでいる女性には，以下のことを勧める：
- 赤ちゃんが欲しがるときに，昼夜を問わずに，できるだけ頻繁に授乳する．
- 特に赤ちゃんが頻繁に飲みたがらない場合，授乳と授乳の間にマッサージして搾乳をする．
- 母乳の分泌が赤ちゃんの成長に足りる量となるまで，充分な量の人工乳を与え続ける．
- 母親が母乳復帰に充分な時間をとれるように，家族の支援を求める．

● 母乳の分泌を増やすために薬物療法を用いることもある．乳房への刺激も増している状況下でのみ効果が得られる．

● 以下の場合，母乳復帰しやすくなる：
- 赤ちゃんの月齢が小さい（生後2か月未満）．人工乳首を使うことにまだ慣れていない．
- 母親が最近出産したばかりだったり，母乳育児をやめてから時間がたっていない．

● しかし，母乳復帰はどんな月齢の赤ちゃんでも，また母乳育児をやめてからどんなに時間がたっていても可能である．祖母が孫のために母乳復帰することさえできるかもしれない．

SECTION 3.2
SESSION 10 特別な援助が必要な赤ちゃん

セッションの目的	このセッションで，参加者は次のことを習得する． 1. 早産や低出生体重で生まれた，あるいは特別なニーズのある赤ちゃんの母乳育児について話し合う―20分 2. 2人以上の赤ちゃんに母乳育児をするお母さんを援助する方法を説明する―5分 3. 母乳で育つ新生児に関して，臨床的にしばしば心配される低血糖・黄疸・脱水などの合併症の予防と対処法を概説する―10分 4. 母乳以外の食べ物/飲み物の使用の医学的適応を概説する―10分 　　　　　　　　　　　　　　　　　　　　　　　　　　　　合計時間　45分
教材	・スライド10/1と10/2：カンガルー・マザー・ケアの写真(巻頭グラフXIX，後述，図10-1・2参照) ・スライド10/3：早期産児の授乳姿勢のとり方(巻頭グラフXX，後述，図10-3参照) ・スライド10/4：ふたごの赤ちゃんへの授乳(巻頭グラフXX，後述，図10-4参照) ・スライド10/5：ダンサー・ハンド・ポジション(巻頭グラフXX，後述，図10-5参照) ・2，3体の人形(ふたごの赤ちゃんや早産で生まれた赤ちゃんへの授乳を実演するために違ったサイズのもの) ・「赤ちゃんは母乳代用品を必要としていますか」(資料3.2-10①，p.218)…各参加者に1枚ずつのコピー
ファシリテーターのための追加資料	・World Health Organization. *Breastfeeding and the use of water and teas*. Division of Child Health and Development Update No.9 (reissued, Nov. 1997). ・World Health Organization. *Persistent Diarrhoea and Breastfeeding*. Division of Child Health and Development Update; Geneva, 1997 ・World Health Organization. *Hypoglycaemia of the Newborn - a review of*

- *the literature*. Division of Child Health and Development and Maternal and Newborn Health/Safe Motherhood, 1997
- World Health Organization. *Kangaroo Mother Care - a practical guide.* Department of Reproductive Health and Research, Geneva, 2003.
 邦訳：『WHO カンガルー・マザー・ケア実践ガイド』NPO法人日本ラクテーション・コンサルタント協会訳・発行
- Integrated Management of Childhood Illness: A WHO/UNICEF Initiative, In Bulletin of the World Health Organization, supplement no 1, vol.75, 1997.
- WHO/UNICEF/UNAIDS. *HIV and Infant Feeding Counselling Tools. World Health Organization,* Geneva: 2005; 2008.
- WHO/UNICEF *Acceptable medical reasons for use of breast-milk substitutes* World Health Organization, Geneva 2009.

1 早産や低出生体重で生まれた赤ちゃん，病気の赤ちゃんへの母乳育児　20分

―ストーリーを続ける．

　裕美さんと赤ちゃんが緊急帝王切開術後に肌と肌とのふれあいをもっていたところを前回やりました．裕美さんの赤ちゃんは（予定日より）4週間早く生まれました．しかし，赤ちゃんの状態は落ちついていて，回復室で母乳を飲み始めました．裕美さんは母乳を飲むことができることに驚き，赤ちゃんを守ることになる初乳をいくらか飲んだことをうれしく思いました．看護師は彼女に，早産で生まれた赤ちゃんを母乳で育てることは大変重要であると話しました．

問いかけ：早産や低出生体重で生まれた赤ちゃん，あるいは特別なニーズのある赤ちゃんや病気の赤ちゃんにとって，母乳育児が特に重要なのはどうしてでしょうか．

早産や低出生体重で生まれた赤ちゃん，あるいは特別なニーズのある赤ちゃんにとっての母乳の重要性

- 母乳には以下のものが含まれます：
- 免疫防御因子，これは感染予防に役立つ．
- 成長因子，これは赤ちゃんの消化管や他の組織を発達させるだけでなく，下痢のあとの治癒も助ける．
- 乳汁を消化したり吸収したりすることを容易にする酵素
- 脳の発達を助ける特別な必須脂肪酸

- 加えて，母乳育児は：
- 赤ちゃんを落ちつかせ，採血時の痛みや赤ちゃんの病状に関連した痛みをやわらげる．
- 母親に赤ちゃんの世話をする上で重要な役目を与える．
- 赤ちゃんを心地よくさせ，家族とのつながりを維持する．
- 神経学的な症状，循環器の問題や口唇裂・口蓋裂など特別な配慮を必要とする赤ちゃんや，病気にかかっている赤ちゃんは，もしかすると健康な赤ちゃん以上に母乳が必要です．母乳育児は引き続き，病気にかかっている月齢の大きな赤ちゃんや幼児にも恩恵をもたらします．
- 授乳におけるアプローチは個々の赤ちゃんやその赤ちゃんの状態によって異なります．以下のような赤ちゃんの病状に基づいて，援助(ケア)を分類することができます：
- 経口摂取できない赤ちゃん
- 経口摂取できるが哺乳できない赤ちゃん
- 哺乳できるが，それだけでは必要とする全量を飲めない赤ちゃん
- 充分に哺乳できる赤ちゃん
- 母乳をまったく摂取することができない赤ちゃん

　裕美さんの赤ちゃんは，呼吸状態に心配な点があったので新生児治療室[*36]へ搬送され，裕美さんは産科棟に行きます．裕美さんは赤ちゃんと離されたらどのように母乳をあげたらよいか心配です．

　問いかけ：新生児治療室で母乳育児を支援できる方法は何でしょうか．

新生児治療室での母乳育児支援

- 昼でも夜でも，母親と赤ちゃんが**会うことができるように手配**しましょう．
- 母親に，できるだけ赤ちゃんを訪問して，さわったり赤ちゃんの世話をしたりするように促す．
- 母親は接触する細菌(病原菌)やウイルスに対して抗体(防御因子の一種)を産生する．母親が新生児治療室で赤ちゃんと過ごすと，母親は赤ちゃんが治療室内でさらされる多くの病原菌に対する防御因子を産生することができる．

―カンガルー・マザー・ケアの写真(スライド10/1と10/2)を見せる(巻頭グラフ XIX，図10-1・2)．

[*36]「新生児治療室　special care baby unit」という言葉は，病気や特別なニーズがある赤ちゃんのためのケアを提供するような場所すべてに使われる．この部門は，産科棟や小児科病棟の一部であることもあるし，産科棟とは別の病院の中にあることもある．

図10-1(左)・2(右)　カンガルー・マザー・ケア

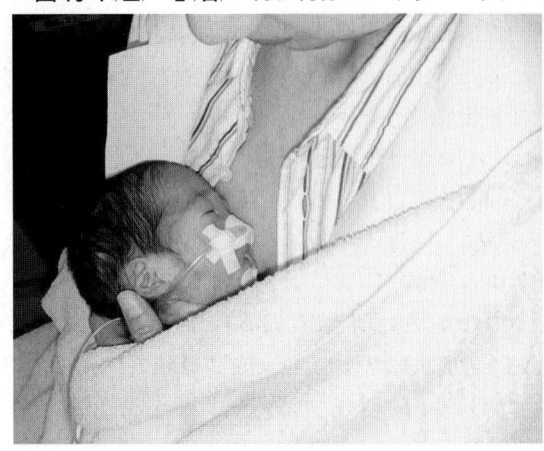

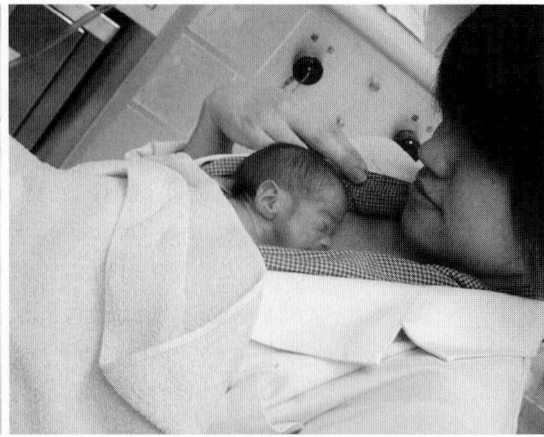

- 肌と肌とのふれあい，または「カンガルー・マザー・ケア」は，母親に衣服の中に入れて胸に密着して(おむつだけにした)赤ちゃんを抱くように促すものである．そうすると赤ちゃんは欲しがったときにいつでも乳房に向かうことができる．肌と肌とのふれあいは赤ちゃんの体温と呼吸を調節し，発達を助け，母乳の産生を増加させる．
- **母親を大切**にしましょう．赤ちゃんが元気でいることと生存していくために，母親の存在が大変重要です．
- 赤ちゃんが入院中は母親も病院にいることができるようにする．
- 母親が病院から遠い場所から赤ちゃんに会いにくる場合は，病院の中に休憩できる場所を確保する．
- 赤ちゃんのそばに母親に適切な椅子を置くようにする．
- 母親に食べ物と飲み物を提供するよう保健医療施設に働きかける．
- 両親の質問に答え，根気よく説明する．赤ちゃんが病気の場合は，両親は落胆したり，悲しみに打ちひしがれたり，怖がったりするかもしれない．
- 母乳と，母乳で育てることは重要だと私たちが信じていることを両親にわかってもらうようにする．
- **母乳育児**が確立できるよう助けましょう：
- 母親が出産後6時間以内に搾乳を開始し，24時間に6回かそれ以上母乳を搾るのを助ける．
- 赤ちゃんがまだ上手に哺乳できないとしても，できるだけ早期から乳房のところで赤ちゃんが時間を過ごすように促す．赤ちゃんが乳房をなめたり，探したり，吸啜したり，嚥下できるぐらいに成熟している場合には，問題がない．
- 赤ちゃんがすぐに必要な母乳を全量飲みとることを期待するのではなく，はじめは乳房のところで"乳房になじむ"ということを母親に伝えておく．
- 乳房のところにいることと満腹感を結びつけさせるため，赤ちゃんに経管栄養を与えながら，乳房のところに抱くことができる．

特別な援助が必要な赤ちゃん

- 体重は，母乳が飲めるかどうかの確かな目安にはならない．成熟度がより重要な因子である．
- 赤ちゃんが母乳を飲めるようになるまで，赤ちゃんにはチューブやカップ[*37]で搾母乳が与えられることがある．人工乳首の使用は避ける．

■ 赤ちゃんを乳房のところで抱く

- 瞼の下で素早い眼球運動がみられるような，赤ちゃんがちょうど目覚め始めたときに，乳房のところで抱いてもらいましょう．母乳を飲む準備ができたら，赤ちゃんは舌と口で吸啜するような動きを見せたり，自分の手を口までもってきたりするかもしれない．赤ちゃんが泣いてエネルギーを使い果たすことを避けるために，母親が授乳のタイミングを予測する方法を学べるよう助けましょう．

—早期産児をほどよい姿勢に抱いているスライド10/3を見せる(巻頭グラフXX，図10-3)．人形を使って授乳の姿勢を実演する．

- 赤ちゃんをどのように抱いて授乳の姿勢をとったらよいかを母親に見せましょう．小さい赤ちゃんを抱く方法の1つは，母親の手で赤ちゃんの頭を支えることです．頭をつかんではいけません．母親の腕で赤ちゃんの体を支えます．赤ちゃんを母親の脇に抱えるようにするか(図10-3)，赤ちゃんが飲んでいる乳房と反対側の手を母親が使うこともできます．
- 母親はもう一方の手で乳房を支え，赤ちゃんが乳房を口の中にずっと含んでいられるように助けることができます．母親に，乳房の上に親指を置き，乳房の下には他の4本の指を置くやり方を見せましょう．
- 母乳の出をよくするために，赤ちゃんが(飲むのを)休むたびに乳房をさすったり圧迫したりします(母乳の出がすでに赤ちゃんが嚥下できる量を超えていない場合)．

図10-3 早期産児の授乳姿勢のとり方

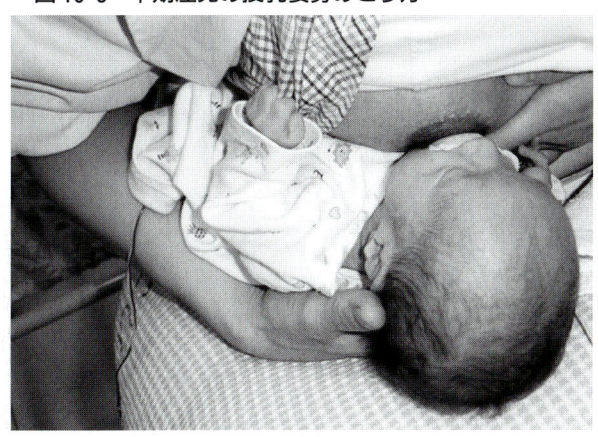

[*37] 搾乳とカップ・フィーディングはセッション11で話し合う．

■ 授乳のときに予想されることを母親に説明する

- おそらく赤ちゃんが哺乳するには長い時間がかかり，授乳の間は赤ちゃんは何度も休むことが予想されます．静かで急がず，ゆったりと時間をとった授乳を計画しましょう（毎回の授乳で1時間かそれくらい）．
- 赤ちゃんは筋緊張が弱く哺乳の協調がうまくいかないために，口一杯に飲み込んだり息が詰まりそうになったりするかもしれません．
- 赤ちゃんが眠そうだったり，ぐずっている場合は，授乳しようとするのをやめましょう．母親は飲ませ始めようとせずに，赤ちゃんを胸に抱き続けるとよいでしょう．
- できるだけ穏やかに授乳し続けましょう．赤ちゃんが母乳を飲もうとしている間は，うるさい音やまぶしい光，なでたり，軽く揺らしたり，話しかけたりすることを避けましょう．

■ 母親と赤ちゃんが退院するための準備をする

- 赤ちゃんが効果的に母乳を飲むことができ，体重が増えているなら，赤ちゃんは退院する準備ができています．通常は，退院までには赤ちゃんの体重が少なくとも1,800 gから2,000 g以上になっていることが必要ですが，これは病院によって幅があります．
- 母親が病院に来て，退院前の2，3日間を赤ちゃんと一緒に24時間過ごせる場所を提供するように，保健医療施設に促しましょう．そうすることで，赤ちゃんのニーズに見合うだけの母乳を産生することを助けると同時に，お母さんが自信をもつ助けになります．
- 赤ちゃんの母乳を飲みたがっているサイン，充分な量を摂取しているサインを母親が理解し，母乳を飲ませるために赤ちゃんを母親が上手に抱いて吸着させることができることを確認しましょう．
- 母親が退院後に赤ちゃんの世話について助けを得る方法を知っているか確認しましょう．継続支援の手配をしましょう．

2 2人以上の赤ちゃんへの母乳育児　　5分

- 母親は赤ちゃんが2人の場合でも，そして3人であっても充分な母乳をつくることができます．鍵になる因子は母乳の産生ではなく，時間と，保健医療従事者や家族，友人からの支援や励ましです．
- 母親には次のことを勧めます：
- ・他の子どもの世話や家事を手伝ってもらうこと．

・可能なときは，体力を温存するために添い寝しながら授乳すること．
・さまざまな種類の食品をとり，自分自身に気を配ること．
・母親が2人の赤ちゃんをそれぞれ知ることができるよう，1人ずつの赤ちゃんと過ごす時間をもつこと．

―スライド10/4を見せる(巻頭グラフXX，図10-4)．人形を使って授乳の姿勢を実演する．

- 双子の母親は，抱き方と吸着に集中できるように，それぞれの赤ちゃんに別々に授乳したいと思うかもしれません．赤ちゃんたちがうまく吸着できるようになったら，母親が授乳の時間を減らしたいと思ったとき，2人一緒に授乳することができます．
- 一方の赤ちゃんがよく飲めて，もう1人の赤ちゃんがあまり活発でないなら，乳房を変えて両方の乳房での充分な母乳の産生を維持するようにしましょう．あまり効果的に飲めないほうの赤ちゃんは，効果的に飲む赤ちゃんと同時に授乳することでオキシトシン反射が刺激されて恩恵を受けるかもしれません．

■赤ちゃんと上の子どもに同時期に母乳を飲ませること

- 新しく赤ちゃんが生まれた場合でも，一般に上の子どもの母乳育児をやめる必要性はありません．母親がよく食べて休息をとるなど自分自身に配慮すれば，2人の子どもに充分な母乳が産生されるでしょう．
- 家族の中で食べ物が不足している，いないにかかわらず，母乳は小さい子どもの食事の主要な部分を占めているかもしれません．母乳をやめてしまうと，食事に動物性のものがない場合，小さい子どもはリスクにさらされるでしょう．母親自身と新しく生まれた赤ちゃん，それに母乳を飲んでいる小さい幼児の3人に栄養を供給する最も効果的な方法は，母親に食べてもらうことです．突

図10-4　双胎の赤ちゃんへの授乳

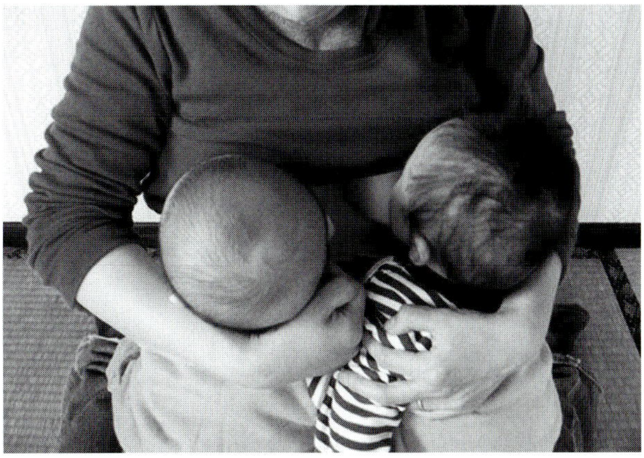

然，母乳をやめることは常に避ける必要があります．

3 臨床的にしばしば心配される合併症の予防と対処法

10分

- 低血糖，黄疸，脱水の多くの症例は，以下のような実践を導入することで避けることができます：
- ・赤ちゃんを温めるためにも，出生後早期の肌と肌とのふれあいを行う．
- ・出生後早期から，頻繁に授乳する．
- ・母子同室によって頻繁に授乳できるようにする．
- ・赤ちゃんが弱々しすぎたり眠りがちだったりして効果的に母乳を飲めないような場合には，母乳を搾ってカップで与えるように促す．
- ・赤ちゃんに水をあげない．水は黄疸の軽減には効果がなく，実際には増悪(ぞうあく)させる可能性がある．
- ・上手に哺乳できるようになっているか確認するために最初の数日間はすべての赤ちゃんを観察する．

新生児の低血糖

- 低血糖は，血中のグルコース濃度が低いことを意味しています．早産で生まれたり，在胎週数に比して体重が少ない赤ちゃん，また赤ちゃんが病気だったり，赤ちゃんの母親が病気だったりする場合は，低血糖になる可能性があります．
- 血糖値が低くても病的な症状がない場合，正期産で生まれた健康な赤ちゃんに有害であるという証拠はありません．
- 正期産で生まれ健康な赤ちゃんは，単に母乳不足というだけで低血糖を起こすことはありません．正期産で生まれた健康な赤ちゃんが低血糖の症状を示した場合には，別の隠れた問題を探すべきでしょう．

黄疸

- 血中のビリルビン濃度が高いために，最初の数週間，赤ちゃんの肌が黄色くなる(黄疸)ことはよくあります．その色は，目の白目の部分で簡単にわかります．初乳は赤ちゃんの胎便の排泄を助け，体内から過剰なビリルビンを排泄します．

脱水

- 健康で母乳だけを飲んでいる赤ちゃんは，脱水を防ぐために余分な水分を必要とはしません．
- 下痢をしている赤ちゃんには，もっと頻繁に母乳をあげるとよいでしょう．頻

繁な授乳は，水分，栄養を供給するとともに防御因子も提供します．加えて，母乳中の成長因子は傷ついた消化管の再生を助けます．

呼吸に問題のある赤ちゃん
- 呼吸に問題のある赤ちゃんは，疲れやすいために少量の母乳を何度もあげるとよいでしょう．母乳で育てることで，赤ちゃんに栄養，免疫物質，カロリー，水分を与え，苦痛を感じている赤ちゃんと母親に安らぎを与えます．

神経学的な特徴のある赤ちゃん
- ダウン症や他の神経学的特徴をもつ赤ちゃんの多くは母乳育児が可能です．赤ちゃんが母乳を直接乳房から飲めない場合でも，母乳は大変重要です．助けになるいくつかの方法は：
・出生後早期に肌と肌のふれあいをして，早期から授乳を開始できるようにする．
・赤ちゃんを起こして何度も授乳し，授乳中は刺激をして覚醒していられるようにする必要があるかもしれない．
・赤ちゃんを上手に抱いて吸着させるよう母親を助ける．
・母親が乳房と赤ちゃんの下顎を支えて赤ちゃんの顎を安定させ，授乳中にしっかりした吸着を維持できるようにするのも役立つかもしれない．母親は親指と人差し指でカップのようにして赤ちゃんの下顎を優しく支え，残りの3本の指で乳房の下をカップのように包んで支えることができる．

—ダンサー・ハンド・ポジション[訳注]のスライド10/5を見せる（巻頭グラフXX，図10-5）．

- さらに：
・授乳の方法にかかわらず，授乳には長い時間がかかることもある．直接授乳だから時間がかかるのではないことを，母親が理解できるよう助ける．
・母親が搾乳して赤ちゃんにカップで与える必要があるかもしれない．
・こうした赤ちゃんは，乳房と人工乳首の両方から吸啜するのを学ぶのはむずかしいことかもしれないので，人工乳首やおしゃぶりを使用することを避ける．
・神経学的な特徴をもつ赤ちゃんの中には，充分に母乳を飲んでいても体重増加がゆっくりした赤ちゃんもいる．
・神経学的な特徴をもつ赤ちゃんの中には，心疾患のような他の健康上の問題をもっている赤ちゃんもいる．

[訳注] 授乳中にしっかりした吸着を維持できる手の位置を考えた，合衆国の助産師 Sarah Danner 氏と Edward Cerutti 医師にちなんで，ダンサー・ハンド・ポジションと呼んでいる．

図10-5 ダンサー・ハンド・ポジション（The Dancer Hand Position）

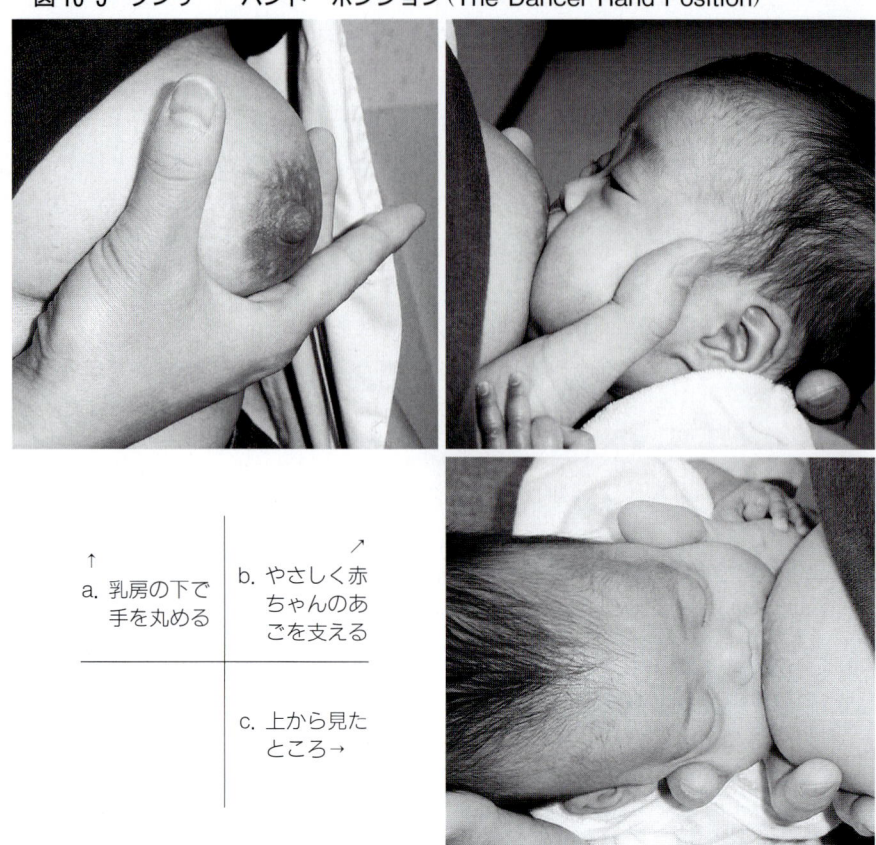

a. 乳房の下で手を丸める
b. やさしく赤ちゃんのあごを支える
c. 上から見たところ→

4 母乳以外の食べ物を必要とする医学的な理由　10分

- 明確な医学的適応がなく母乳育児が開始されなかったり中止されたりすることがあるので，次に述べる赤ちゃんを区別して考えることが重要です：
- 直接に乳房から哺乳することはできないが，栄養の選択肢として母乳が継続される赤ちゃん．
- 母乳，もしくは通常の母乳代用品を含め，いかなる（他の動物の）乳も与えてはいけない赤ちゃん．
- 理由が何であれ母乳を入手できない赤ちゃん．
- 母乳を乳房から飲めない赤ちゃんには，搾母乳をチューブ，カップ，スプーンを使って飲ませてもよいでしょう．赤ちゃんの成長を助けるために，脂肪が多く含まれている後乳を飲めるようにしましょう．
- ガラクトース血症やフェニルケトン尿症（PKU）やメープルシロップ尿症のよ

うな，先天性の代謝異常をもつ赤ちゃんは大変まれです．こうした赤ちゃんは，特定の代謝状態にふさわしい特殊な母乳代用品を部分的あるいは完全に用いて授乳する必要があるかもしれません．

- 母親が遠くに離れていたり，重篤な病気であったり，死亡してしまったり，また，HIV 陽性であるために，母乳育児をしないと決断したりすることもあります．こうした赤ちゃんは置換栄養を必要とするでしょう．母乳以外のものが必要となる母体の健康に関係した状況については，あとのセッションで話し合います[*38]．

- 母乳だけで育てることができない医学的理由をもつ赤ちゃんは，適切なトレーニングを受けた保健医療従事者が見て，経過を追っていく必要があります．こうした赤ちゃんは個別の栄養計画が必要で，母親と家族は赤ちゃんにどのように栄養を与えたらよいかを明確に理解しておく必要があります．

―「赤ちゃんは母乳代用品を必要としていますか」(p.218)の資料を渡し，必要ならばいくつかの点について話し合う．

―何か質問がないか尋ねる．その後でセッションをまとめる．

セッション ⓾ の知識の確認

- 桂子さんには，新生児治療室に 33 週の早産で出生した赤ちゃんがいます．彼女の赤ちゃんが母乳を与えられることは大変重要です．あなたは，桂子さんが母乳を出し始めるのをどのように援助しますか．あなたは，彼女が 2，3 日後に赤ちゃんを胸（乳房）のところに抱く際にどのように援助しますか．
  →
- 葉子さんは双子の赤ちゃんを出産します．彼女は 2 人の赤ちゃんにあげるのに充分な母乳をつくることができなくて，人工乳を与えなければならなくなるのではないかとおそれています．彼女に自信をもってもらうために，あなたは最初に何と言いますか．葉子さんが赤ちゃんに母乳をあげる助けとなるような提案は何でしょうか．
  →

[*38] 母親の健康問題と母乳育児に関する追加情報は，セッション 13 にある．

SESSION セッション 10 のまとめ

早産や低出生体重で生まれたり，病気や特別なニーズをもっていたりする赤ちゃん

- 母乳は早産や低出生体重で生まれた赤ちゃんや特別なニーズをもつ赤ちゃんにとって重要である．母乳は防御因子であり，食べ物(栄養)を提供し，成長と発達を助ける．
- 授乳のアプローチは個々の赤ちゃんとその状態によって異なる．赤ちゃんの哺乳の能力に基づいて援助(ケア)を分類するのが，一般的であろう．

  経口摂取ができない赤ちゃん
  - 赤ちゃんが口から飲めるようになるときのために，母乳を搾って分泌を維持するよう母親に促す．可能なら搾母乳を冷凍し，あとで使用する．
  - 乳房から飲めないが経口摂取ができる赤ちゃんで，赤ちゃんが飲めるようならチューブやカップで搾母乳を与える．

  乳房から全量を摂取することができない赤ちゃん
  - 赤ちゃんがそうしたいときにはいつでも乳房を吸わせるようにする．頻繁な短時間の授乳のほうが，長い間隔で長時間の授乳よりも赤ちゃんを疲れさせないだろう．赤ちゃんが哺乳できる量のほかに，搾母乳をカップかチューブで与える．

  上手に哺乳できる赤ちゃん
  - 母乳(の産生)，感染からの防御，赤ちゃんの安らぎのために頻繁な授乳を促す．

  母乳をまったく摂取することができない赤ちゃん
  - 例えば，ガラクトース血症などの代謝性疾患をもっていて，特殊な人工乳を必要とする赤ちゃん．

- 母親には，水分と食べ物，休息をとるように配慮する．そして，赤ちゃんと密接な接触ができるように援助する．
- 赤ちゃんは，授乳の合間に何度も休むと予測される．長時間の授乳ではなく，静かで急かさない授乳を計画する．赤ちゃんが飲もうとしている間は，うるさい音やまぶしい光，赤ちゃんをさすったり軽く揺らしたり，赤ちゃんに話しかけたりするのは避ける．
- 母子同室をし，肌と肌とのふれあいを勧め，母親と赤ちゃんの退院の準備をする．そうすることで，母乳の飲ませ方や赤ちゃんが飲みたがっているサインを理解し，家庭でどうやって助けてもらったらよいかを知る時間がもてる．
- 特別なニーズをもっている赤ちゃんは，早めにフォローするようにして対応する．

2人以上の赤ちゃんへの母乳育児

- 母親は2人の赤ちゃんに充分足りるだけの母乳をつくることができる．赤ちゃんがたとえ3人だとしてもこれは変わらない．鍵になるのは母乳の産生ではな

く，時間と，保健医療従事者や家族，友人からの支援と励ましなのである．

臨床的にしばしば心配される合併症に対する予防と取り扱い

- 赤ちゃんが眠りがちだったり弱々しかったりしたら，出生後早期からの肌と肌とのふれあい，早期からの頻繁な授乳，母子同室，母乳を搾ってカップで与えること，水分の補足を避けることなどの方法を講じることで，低血糖，黄疸，脱水の症例の多くを防ぐことができる．

母乳以外の食べ物を必要とする医学的な適応

- 母乳だけで育てることができない医学的問題をもっている赤ちゃんは，適切なトレーニングを受けた保健医療従事者が見て，継続して援助する必要がある．

SESSION ⑩ まとめ

資料 3.2-10①

赤ちゃんは母乳代用品を必要としていますか

　生後6か月間は母乳だけで育てることが標準で，とりわけお母さんと赤ちゃんにとって利点があります．それでも，お母さんもしくは赤ちゃんの健康上の状況によっては，一時的もしくは恒久的に授乳をしないことが勧められるような場合も少ないながら存在します．このような条件があてはまるお母さんや赤ちゃんはごく少数しかありません．

　以下の区別をつけることが役立ちます：
・特殊ミルク以外は，母乳を含めいかなる乳汁も摂取すべきではない赤ちゃん
・母乳が最良の栄養であることには変わりないが，期間限定で，母乳に加えて他の栄養を必要とする赤ちゃん

　特殊ミルク以外は，母乳を含めいかなる乳汁も摂取すべきではない赤ちゃんとは，ガラクトース血症のような稀な代謝疾患のある赤ちゃんです．ガラクトース血症の場合は，ガラクトースを含まない特殊ミルクが必要ですし，メープルシロップ尿症では，ロイシン，イソロイシン，バリンを含まない特殊ミルクが必要です．フェニルケトン尿症では，フェニルアラニンを含まない特殊ミルクが必要ですが，充分なモニタリングの下で，いくらかの母乳育児が可能です．

　母乳が一番よい栄養であることには変わりないが，期間限定で，母乳に加えて他の栄養を必要とするかもしれない赤ちゃんには，以下のような赤ちゃんが含まれます：
・極低出生体重児(出生体重1,500 g未満)
・極早産児(在胎週数32週未満)
・代謝の適応障害があったり，グルコースの需要が増加していたりするために低血糖のリスクがある，かつ，直接授乳が最適な状況で行われているか，もしくは搾母乳を与えられているかしても，血糖値が上昇しない児．
　以下のような児にリスクがあります．
　　- 早産児，SGA(在胎週数に対して出生体重の少ない児)
　　- 分娩時の低酸素/虚血性ストレスが著しかった児
　　- 病児
　　- 母体糖尿病児

セッション❿の追加情報

搾母乳を使用すること
- 早産で出産した母親の母乳は，正期産で出産した母親の母乳よりタンパク質，ナトリウム，カルシウムをより多く含んでいる．早産で生まれた赤ちゃんはしばしばタンパク質を余計に必要とするため，このことが役に立つ．
- 栄養価が 65 kcal/100 mL の母乳を 1 日に 200 mL/kg 飲むと，エネルギー摂取量は 1 日に 130 kcal/kg になる．赤ちゃんが必要とするよりも多くの母乳を母親が搾れる場合は，短時間だったらそのままにしておくことができ，脂肪分に富んだ後乳が一番上に上がってくる．その"クリーム"をいつもの母乳に加えることで，エネルギー価をずっと高くすることができる．
- 病棟によっては，赤ちゃんがもっと早く成長するようにと，母乳に強化物質と人工乳を加えるところもある．しかし，そのような早期の急速な成長が長期的にどんな影響をもたらすかはまだわかっていない．母乳に対するこれらの添加は，赤ちゃんが自分の母乳では不充分なのではないかと，母親に心配を抱かせるおそれがある．自分の母乳が赤ちゃんに良いものであると，母親を安心させるようにする．母乳に何かを加える医学的な必要性がある場合には，赤ちゃんには短期間，特別のニーズがあるということを説明する．
- 母乳と人工乳の両方を与える場合には，母乳と人工乳を交互にあげるのではなく，母乳と混ぜて人工乳を与えると，さらによく吸収される．母乳への添加はそれぞれの赤ちゃんによって決めるべきで，病棟内のすべての赤ちゃんに対する基本方針であってはならない[*39]．

新生児の低血糖
- 母乳を飲んでいる赤ちゃんは，人工乳を飲んでいる赤ちゃんよりも血中グルコース濃度を維持しやすいかもしれない．赤ちゃんは，体内の燃料(肝臓に貯蔵されたグリコーゲンなど)を使うことで，低血糖に対する埋め合わせを行っている．
- 正期産で生まれた健康な赤ちゃんは，単に母乳不足ということだけで低血糖になるということはない．健康で正期産で生まれた赤ちゃんに低血糖のサインがみられる場合には，隠れた問題がないか赤ちゃんを調べる必要がある．低血糖のサインには，意識レベルの低下，痙攣，筋緊張の異常(ぐにゃぐにゃしている)，無呼吸がある．これらのサインがみられる赤ちゃんは直ちに医師の診察を受けるべきである．

[*39] HIV 陽性の母親は，混合栄養ではなく，母乳だけ，もしくは人工乳だけで，子どもを育てるべきである．

セッション⑩の追加情報

生理的黄疸
- これは最もよくみられる種類の黄疸で，赤ちゃんが病気であることを示唆するものではない．通常は生後2，3日目で出現し，10日目までに消失する．胎児赤血球は出生後の赤ちゃんには必要のないもので，赤ちゃんの未成熟な肝臓が処理するよりも早く壊れる．赤ちゃんの肝臓が成熟してくるにつれ，黄疸は軽減する．ビリルビンは尿ではなく主に便から排泄されるため，水分の補足はビリルビンの値を下げる助けにならない．

遷延性黄疸
- 黄疸が3週間から3か月間，遷延することがある．病的な黄疸を除外するために赤ちゃんをチェックする．母乳がよく飲めていて体重もよく増えていて程度がひどくない黄疸だけがみられる赤ちゃんにおいて，遷延性黄疸が問題になることはほとんどない．

異常な，もしくは病的な黄疸
- この種の黄疸は，通常は栄養法には関係がない．出生時あるいは生後1，2日以内に出現する．通常，赤ちゃんの具合はよくない．ガラクトース血症という大変まれな代謝異常以外は，母乳育児を勧めるべきである．

重症な黄疸の治療
- ビリルビンを壊すために，重症な黄疸の場合には光線療法を用いる．脱水を避けるためにかなり頻繁な授乳が重要である．赤ちゃんが眠りがちな場合には，搾母乳を与える．水や糖水の補足は母乳の摂取量を減らし，黄疸をほとんど軽減させないために有用ではない．

心臓に問題がある場合
- 赤ちゃんは疲れやすくなるので，頻繁に短時間授乳するのがよい．乳房から直接授乳するほうがうまく呼吸ができる．直接授乳するとストレスが少なくエネルギーも少なくてすむので，体重増加がよい．さらに，母乳は疾患を予防するので入院を減らし，成長と発達を助ける．

口唇・口蓋裂
- 重度な口唇・口蓋裂の場合でも母乳育児は可能である．裂のある赤ちゃんは中耳炎や上気道感染に罹りやすいので母乳育児はなおさら重要となる．
- 乳房よりも赤ちゃんの鼻と咽頭が高い位置になるように赤ちゃんを抱く．この体勢によって，母乳が漏れて鼻腔に流れ込んで，授乳中に呼吸がしにくくなるのを避ける．乳房が口唇の裂け目を覆う，あるいは母親の指でそれを行うと，

赤ちゃんが陰圧を保つ助けになる．
- 授乳に長い時間を要するかもしれない．赤ちゃんはすぐ疲れて飲むのをやめてしまいがちなので，母親に根気よく飲ませるように促す．母親は搾乳したり補足したりすることが必要となるかもしれないが，搾母乳をカップやナーシング・サプリメンター[*40]で与えることができる．口唇の形成手術がすんで，赤ちゃんが目覚めたらすぐに母乳育児は再開できる．

手術を要する赤ちゃん

- 母乳は消化しやすいために，人工乳やほかの食べ物の場合よりも絶食時間が短くなる．一般的には，絶食時間を 3 時間以上にする必要はないが，赤ちゃんが絶食中にどうしたら快適にしていられるかを両親と話し合っておく．ふつうは，手術後赤ちゃんが目覚めたら，すぐに母乳育児は開始できる．
- 手術後早期の母乳育児は，痛みを緩和し，赤ちゃんを落ちつかせるのに役立ち，さらに，水分とエネルギーの補給にもなる．赤ちゃんがすぐに多量の母乳をとれるとはかぎらないので，そのような場合には，赤ちゃんの状態が落ちつくまで，搾乳して，"空になった"乳房を吸わせるという方法もある．

[*40] セッション 11 を参照．

SECTION 3.2
SESSION 11 赤ちゃんが直接授乳できない場合（第5条）

セッションの目的　このセッションで，参加者は次のことを習得する．
1. 手による搾乳がなぜ有用か，どのように搾乳したらよいかを説明する―15分
2. 手による搾乳方法の習得を助ける練習をする―15分
3. 他の母親からのもらい乳と母乳銀行の利用についての概要を述べる
4. カップ授乳の方法を説明する―25分

　　　　　　　　　　　　　　　　　　　　　　　　　　　　合計時間　60分

　カップ授乳の実演は「臨床実習3」(p.280)で扱っている．母親と赤ちゃんがクラスに参加していれば，このセッションで実演を行ってかまわない．それに伴って時間割を調節する．

教材
- スライド11/1：手による授乳（後述，図11-1参照）
- スライド11/2：カップ授乳（後述，図11-2参照）
- スライド11/3：ナーシング・サプリメンター[訳注]の使用による授乳（後述，図11-3参照）（オプション）
- 実演のための乳房模型に加え，2人1組で行う実習用の乳房模型．可能であれば2, 3人に1つの模型があるとよい．
- 人形，小さなカップ，布．カップは薬杯のようにふちが鋭くなく，大きく開いているものがよい．おちょこ，小さなティーカップ，ガラスのコップでもよい．ガラスのコップは母乳が見えるので使いやすい．
- 配布資料：「母乳のしぼり方（搾乳）」（資料3.2-11①）(p.234)を各受講者に1枚（オプション）
- 配布資料：「カップ授乳」（資料3.2-11②）(p.236)を各受講者に1枚（オプション）
- オプション：その地域で手に入る搾乳器．搾乳器は実演する前に適切な使用方法を確認する．実演に当たっては搾乳器メーカーの担当者に依頼してはいけな

[訳注] 直接乳房から児に搾乳や人工乳を与えるためのチューブつきの母乳育児補助器具．

い．というのは，彼らは搾乳器の利用台数を増やすことが仕事なので，搾乳器や搾乳について偏った情報を提供するかもしれないからである．

手に入るならナーシング・サプリメンターの見本．手づくりのものでも市販のものでもよい．

ファシリテーターのための追加資料

- Session 8, in *HIV and Infant Feeding Counselling: a training course*. 2000 WHO/UNICEF/UNAIDS.
- RELACTATION: *A review of experience and recommendations for practice*. WHO/CHS/CAH/98.14
- *Lang, S. Breastfeeding Specil Care Babies*, Balliere Tindal/Harcourt Publishers. 2002

1 手による搾乳を習得する　15分

- 「母乳育児成功のための10ヵ条」の第5条にはこう書かれています：
  母親に母乳育児のやり方を教え，母と子が離れることが避けられない場合でも，母乳分泌を維持できるような方法を教えましょう．

問いかけ：なぜ母親が手による搾乳の方法を学んでおくことが有用なのでしょう．

なぜ手による搾乳方法を学ぶのか

- 以下の点で搾乳方法を学んでおくと有用です．
- 乳房を楽にする．緊満や乳管閉塞[*41]を改善する．また，乳頭が痛むときに，数滴の後乳を乳頭部分につけて痛みをやわらげる．
- 赤ちゃんが乳房から哺乳しやすくなる．なぜなら搾乳することで，
  - 赤ちゃんは乳頭に残った母乳の匂いをかいだり，味わったりすることができる．
  - 吸啜が弱い赤ちゃんには直接口の中にしぼり出す．
  - 赤ちゃんが吸着できるように，張っている乳房の乳輪を柔らかくする．
- 赤ちゃんが吸啜しないときにも乳汁産生を維持する．また，乳汁産生を増やす．
- 赤ちゃんが直接乳房から飲めなかったり，赤ちゃんが小さくて，疲れやすかっ

[*41] 乳管閉塞と緊満についてはセッション12を参照．

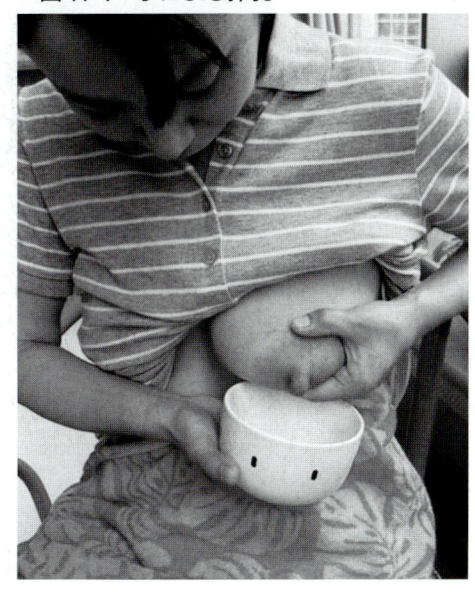

図11-1　手による搾乳

たりして，母子分離をしている場合や，母乳銀行[訳注]に母乳を提供する場合などに母乳を確保する．
・母親がHIV陽性の場合など，母乳をパスツール殺菌して与える．
● 搾乳器を用いるよりも，手による搾乳（図11-1）を好む母親が多くいます．それは，次のような理由によります：
・手はいつでも使えて，器械と違って部品をなくしたり，壊れたりしない．
・手による搾乳は慣れた母親だと，とても効果的で，手早くできる．
・搾乳器のプラスティックの感触やポンプの機械音よりも，手による搾乳の肌と肌の感触がよいという母親もいる．
・とくに，乳頭に痛みがあるときには，搾乳器よりも手による搾乳のほうが乳頭にやさしい．
・搾乳器のように他の人に使い回すようなことはないので交差感染のリスクはほとんどない．

手による搾乳の方法

　裕美さんは，自分の赤ちゃんにとって母乳がとても大切なので母乳で育てたいと思いました．ところが赤ちゃんがあまり上手に哺乳できなかったので，看護師は生まれてそう時間が経たないうちから，裕美さんに搾乳方法を教えました．

● 乳房が緊満したり傷みやすい時期よりも，柔らかいときのほうが手による搾乳

[訳注] 今のところ，日本には母乳銀行がない．

を覚えやすいものです．
- 手による搾乳を行うための手順は，次の通りです：
・母乳を出やすくする．
・乳管を見つける．
・乳管の上から乳房を圧迫して搾乳する．
・乳房のあらゆる部分から繰り返し搾る．

―「母乳のしぼり方」(搾乳)のプリントを渡す．(オプション)
―説明のときには乳房模型を使う．

母乳を出やすくする
- 母親は，次のようにするとオキシトシン反射を促せます：
・楽な姿勢でリラックスする．
・赤ちゃんのことを想ったり，赤ちゃんを見たりする(写真を見ることも有用)．
・乳房を温めたり，優しくマッサージしたりなでるようにする．
・指で乳頭をつまんでやさしく刺激する．
- 母親が搾乳を練習することでオキシトシン反射が生じやすくなります．搾乳に慣れてくると，母乳の流れをよくしようと促さなくてもよくなるでしょう．

乳管を見つける
- 母親に，乳輪の境目の近くで，乳頭から親指ひと関節分あたり[42]をそっと触ってもらい，そこが他の場所と違っているとわかるまで探してもらいましょう．母親はひもの結び目や豆が並んでいるようだと表現するかもしれません．それが乳管です．乳房のどこを触るかによりますが，人さし指を乳管の上に，親指をその反対側に置くか，親指を乳管の上に置き，人さし指をその反対側に置いてはさみます．他の指やもう一方の手で，乳房を支えます．

乳管の上から圧迫して搾乳する
- 母親に親指と人さし指で胸壁に向かってやさしく押してもらいましょう．そして，親指と人さし指で同時に乳管をはさんで圧迫してもらいます．そうすると乳頭へ向かって母乳が押し出されます．圧をかけたり緩めたりすることを繰り返すうちに(数分かかるかもしれませんが)，乳汁が滴り落ちます．少量の濃厚な初乳が出てくるでしょう．しばらくすると，オキシトシン反射によって飛ぶように出てくるようになるかもしれません．

乳房のあらゆる部分から繰り返し搾る
- 母乳の流れがゆっくりになったら，親指と人さし指を乳輪の境目のあたりのほ

---
[42] 人によって個人差がある．

かのところへも移動して，圧をかけたり緩めたりを繰り返します．両方の乳房から搾乳する場合は，母乳の流れがとまったら，もう一方の乳房を同じように搾乳します．必要に応じて，もう一度マッサージするための時間をとってもよいでしょう．その後また搾乳に戻り，必要に応じて，両方の乳房で数回，繰り返します．

いつ搾乳するか

- 赤ちゃんが哺乳できないときは，赤ちゃんが生まれたらできるだけ早期に，できれば生後6時間以内に搾乳を開始します．

どのくらいの時間，搾乳するか

- 搾乳に必要な時間は，搾乳する理由によって異なります．
- 吸啜できない赤ちゃんに初乳を与えるための搾乳であれば，5-10分の搾乳でティースプーン1杯の初乳を得ることができる．新生児の胃はとても小さいので，1，2時間ごとに少量を与えることで赤ちゃんには充分であることを覚えておく．
- 乳汁産生を増やすための搾乳であれば，夜間も1回は搾乳することを含めて，1日に少なくとも6回以上，1回に20分程度の搾乳をする．搾乳にかかる時間は24時間に少なくとも100分になるようにする．
- 赤ちゃんが吸着しやすいように乳輪を柔らかくするために母親が搾乳するのであれば，3，4回の圧迫で充分かもしれない．
- 乳管閉塞をとるために母親が搾乳するのであれば，閉塞がとれるまで圧迫とマッサージを行う．
- 新生児期を過ぎて，母親が仕事に復帰し，仕事中に赤ちゃんに母乳を与えるために搾乳するときは，搾乳時間は乳汁の出かたと赤ちゃんの欲しがる量で決まる．15分で必要量を搾乳できる母親もいれば，30分かかる母親もいる．
- 母親によっては片方の乳房を搾乳し，もう片方を赤ちゃんに直接吸わせることもある．
- 早産児や病気をもった赤ちゃんは，最初はごく少量しか飲めないので，初乳を少量，頻繁に与えるとよい．ごく少量であっても初乳は有用なので，母親が搾乳した母乳が少量であっても決して無駄にしてはならない．
- 初乳は数滴かもしれないが，赤ちゃんにとっては貴重である．母親はスプーンや小さなカップに搾乳してもよいし，直接に赤ちゃんの口の中に搾って，初乳を1滴たりとも無駄にしないようにしてもよい．有効な方法は，援助者がシリンジを乳頭にあてて，母親が搾乳する先から，初乳を直接採取することである．小さなシリンジにとると，1mLでも相当な量にみえる．

留意点

- 手による搾乳を教えるときに保健医療従事者は母親の乳房にふれる必要はありません．
- 充分な量を得るまでには数回の搾乳を要するかもしれないので，最初の搾乳で少量しか得られなかったりまったく出なかったりしても，あきらめないように母親を励まします．搾乳量は，練習することで増えてきます．
- 母親に，乳頭をつまんでしぼらないように説明します．乳頭を圧迫しても引っ張っても，母乳は出ません．そればかりか，痛いだけで，乳頭を傷めることもあります．
- 圧迫するときには，指を乳房の上ですべらせたり，こすったりしないように説明します．これも乳房を傷めるおそれがあります．
- 練習すれば，母親が両方の乳房から同時に搾乳することも可能です．
- 月齢を経た赤ちゃんに，搾乳と直接授乳の両方を行っている母親には(例えば，赤ちゃんを預けて仕事に出るような場合)，最初に搾乳し，そのあと直接授乳するように提案しましょう．そうすることで，赤ちゃんは乳房の奥から出てくる，搾乳のときよりも脂肪成分が豊富な後乳をもっと確実に飲むことができます．
- 搾乳は痛いものであってはいけません．搾乳が痛かったら，今までにあげた技術を母親と見直し，実際に搾乳を観察しましょう．

2 手による搾乳を学ぶための2人1組の演習　15分

グループを2人組に分けてそれぞれのペアに乳房模型を1つずつ与える．それぞれ向かい合って互いに助け合いながら，手による搾乳の方法を学ぶ．3人1組に分けて，1人を保健医療従事者役，1人を母親役，もう1人をオブザーバーにしてもよい．

コミュニケーション・スキルを念頭に置きましょう．

傾聴し，ほめて，情報を提供し，提案する．決して指示したり評価したりしてはいけません．

3 他の母親からのもらい乳と母乳銀行　5分

- 赤ちゃんが母親の乳房から直接に哺乳できないときには，次善の策として，赤

ちゃんの母親の搾母乳をもらいます．しかし，搾母乳が得られないときは，他の母親[*43]の母乳のほうが牛やヤギ，ラクダなどの動物のミルクや，豆乳などの植物性のミルクよりも赤ちゃんに適しています．
- 自分が産んだのではない赤ちゃんに母乳を与える女性を「乳母」といい，他の母親が搾乳した母乳を「もらい乳」といいます．
- 地域によっては，早産児や病気をもった赤ちゃんのために，母乳を提供する母乳銀行があります．母乳銀行では，母乳の提供者のHIVや他の疾患についてスクリーニングし，提供された母乳も加熱殺菌します．母乳銀行からの供給にはかぎりがある可能性があるので，通常，母乳銀行からの母乳の使用は短期間にかぎられます．したがって，のちには他の栄養法についての話し合いが必要になるでしょう．

—母乳銀行が地域にあれば，参加者に所在地を教える．

4 搾母乳の飲ませ方　25分

- 乳房から直接に哺乳できない赤ちゃんには，以下の方法で母乳を与えることができます：
・経口胃管や経鼻胃管
・シリンジやスポイト
・スプーン
・赤ちゃんの口腔内に直接に搾乳する
・カップ
- どの栄養方法が必要か，どの方法が最適かはそれぞれの母親と赤ちゃんのペアについて個別にアセスメントします．
- **経管栄養**は，哺乳や嚥下ができない赤ちゃんに必要です．
- シリンジやスポイトは，初乳など，ごく少量の母乳を与えるのに用います．あらかじめごく少量（1回当たり0.5 mL以下）を頰部（きょうぶ）内側に注入して[*44]嚥下させてから，さらにもう少し与えます．
- **スプーン授乳**はごく少量を与える点でシリンジによる授乳と似ています．赤ちゃんは母乳が流れ込むのを制御できないので，母乳が勢いよく口腔内に入ってきたときには誤嚥するリスクがあります．大量の母乳をスプーンで飲ませな

[*43] その女性はHIV陰性でなければならない．
[*44] シリンジを赤ちゃんの口の正中に入れて母乳を注ぐと，赤ちゃんがまだ嚥下の準備ができない場合に，母乳を誤って咽頭に注入してしまうリスクがある．また，シリンジを口の正中に置くと，哺乳びんの人工乳首を吸うようにシリンジを吸啜する赤ちゃんもいる．この場合，赤ちゃんが飲むことができる量よりも多くの母乳を与えてしまったり，直接に乳房から哺乳するのがむずかしいと赤ちゃんが学習してしまうかもしれない．

ければならないときには，時間がかかります．この場合，与える人も赤ちゃんも，赤ちゃんが充分な量を飲む前に疲れてしまいます．大きなスプーンを用いるとしたら，カップ授乳と同じことになります．
- **赤ちゃんの口の中に直接に搾乳する方法**は，赤ちゃんの吸啜を誘います．口蓋裂のある赤ちゃんの母親には，赤ちゃんの口の中に直接に搾乳をする人もいます．
- これまで見てきたすべての補足の方法は，赤ちゃんがどのくらいの量をどのくらいの速さで飲むのかによって決めればよいでしょう．

カップ授乳

- カップ授乳は，嚥下はできるけれども哺乳がまだ上手にできないために乳房から充分な量を哺乳できない赤ちゃんに用います．そのような赤ちゃんは，上手に吸着できなかったり，吸着と哺乳を短時間しかできなかったりして，母乳を充分に飲む前にすぐに疲れてしまうかもしれません．30-32週で生まれた赤ちゃんは，カップ授乳から始められることが多いでしょう．

―スライド11/2：「カップ授乳」を見せる(図11-2)．

- カップ授乳は，以下の点で他の方法よりも利点がいくつかあります：
・赤ちゃんにやさしい．赤ちゃんの口に侵襲的な栄養チューブを挿入しなくてもよい．
・赤ちゃんが舌を使って，味覚を覚えることができる．
・赤ちゃんの消化を促す．

図11-2　カップ授乳

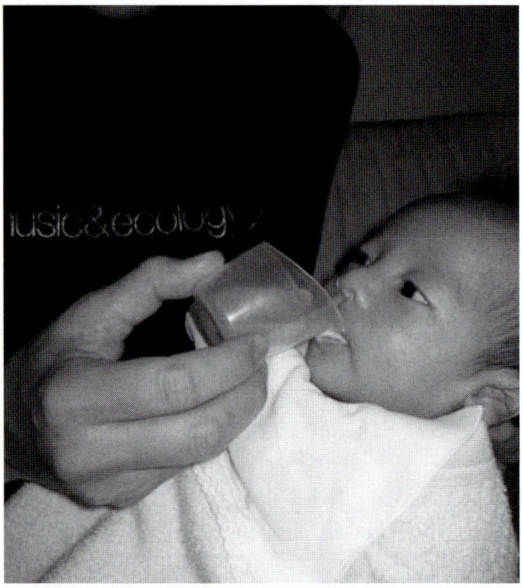

- 呼吸／吸啜／嚥下を調整しやすい．
- 母親にしっかり抱かれ，見つめあうことができる．
- 赤ちゃん自身が飲む量と飲むペースを調整できる．
- カップのほうが，哺乳びんと人工乳首よりも清潔を保ちやすい．
- カップ授乳は，「母親が母乳育児に失敗した」のではなく，直接授乳への移行期の方法として考えてもらえる．

● カップ授乳は以下のような不利な点があるかもしれません：
- 赤ちゃんが少しずつこぼした場合，母乳が無駄になるかもしれない．
- 定期的に直接授乳を行わなければ，正期産児はカップ授乳を好むようになるかもしれない．
- カップ授乳は楽なので，直接の授乳よりもカップ授乳が使用されるようになるかもしれない．例えば，新生児治療室の看護師は，産科棟の母親を連れてきて母親が小さな赤ちゃんに授乳するのを支援するよりも，カップ授乳を行うのを好むかもしれない．

● 赤ちゃんが飲む母乳の量は，授乳ごとに変わります．これはカップに限らずどの方法を用いてもそうです．飲む量が少量だったときは，空腹のサインをみせた場合は特に，次の授乳を若干早くしましょう．哺乳量は1回の摂取量ごとに計測するのではなく，24時間の合計量を見ます．赤ちゃんが弱くてカップ授乳では充分に授乳できない場合には，経管栄養で母乳を追加します．

● 母親がカップ授乳の経験がないときは，カップ授乳についての情報を必要としています．母親が実際にカップ授乳で飲んでいるわが子を見る必要があります．母親が自分でもカップ授乳ができる，と自信がもてるように教える必要があります[*45]．

● カップは，哺乳びんや人工乳首と同じ方法で消毒する必要はありません．大きく口が開いて，表面が滑らかなカップは，温かい石けん水で洗浄して，容易に清潔にできます．一方，吸い口がついているものや，ふたのついたものや表面が粗いものは，乳汁が付着して細菌が繁殖しやすいので避けます．

● 赤ちゃんは，経管栄養からカップ授乳へ，そして直接授乳で充分に飲めるようになっていきます．赤ちゃんは人工乳首つきの哺乳びんを"覚える"必要はないのです．

—配布資料の「カップ授乳」(p.236)を渡す．
　資料の要点に沿って，人形を用いてカップ授乳を実演する．
—臨床実習3でカップ授乳の実演(p.280)をするが，ここで実習してもよい．

—何か質問がないか尋ねる．その後でこのセッションをまとめる．

[*45] カップ授乳について，コミュニケーション・スキルを用いて母親に教える方法については，*HIV and Infant Feeding Counselling: a training course* のSession8で扱っている．

SESSION セッション 11 のまとめ

手による搾乳の習得

- 手による搾乳の方法を学ぶことは，以下の点で有用である：
  - 乳房を楽にする．
  - 赤ちゃんが直接授乳しやすくなる．
  - 母乳分泌を維持する．
  - 赤ちゃんと母親が離ればなれになるために直接授乳できない場合や，他の赤ちゃんに母乳を提供する際に，母乳を確保する．
  - 母親がHIV陽性のときなど，母乳をパスツール殺菌する．
- 手による搾乳のための手順は次の通り：
  - 母乳を出やすくする．
  - 乳管を見つける．
  - 乳管の上から乳房を圧迫して搾乳する．
  - 乳房のあらゆる部分から繰り返し搾る．
- 搾乳量は搾乳を行うことで増える．

他の母親からのもらい乳の使用

- 母親自身の母乳を与えられない場合はHIV陰性の他の母親の母乳（もらい乳）のほうが，牛やヤギやラクダなどの他の動物のミルクや，豆乳などの植物性のミルクよりも適している．

搾母乳の飲ませ方

- 直接乳房から哺乳できない赤ちゃんには，以下の方法で飲ませることができる：
  - 経鼻胃管や経口胃管
  - シリンジやスポイト
  - スプーン
  - 赤ちゃんの口の中に直接に搾乳する
  - カップ
- 直接授乳以外の授乳方法の必要性と，どの方法が最適かは，それぞれの赤ちゃんと母親のペアごとに個別にアセスメントする．
- カップ授乳は，嚥下はできるが哺乳がまだ上手にできないために乳房から充分な量を哺乳できない赤ちゃんに用いる．在胎期間30-32週で生まれた赤ちゃんは，カップ授乳から始めることが多い．
- 母親にカップ授乳の経験がないときは，カップ授乳についての情報が必要である．母親に実際にカップで飲んでいる赤ちゃんを見てもらう必要がある．母親がカップ授乳に自信をもてるように教える必要がある．

セッション ⑪ の知識の確認

・手による搾乳の習得を母親に勧めるのはなぜか，理由を4つあげましょう．
　→

・直接授乳ができない赤ちゃんにとって，カップ授乳が他の方法よりも望ましい理由を，4つあげましょう．
　→

SESSION ⑪ まとめ

資料 3.2-11 ①（母親用）

母乳の搾り方（搾乳）

あなたの母乳は赤ちゃんにとても大切です．搾乳は次のような場合に役立ちます：
- 赤ちゃんが直接，乳房から哺乳できないとき
- あなたが赤ちゃんと離ればなれになるとき
- 赤ちゃんが吸うのを誘うように，乳汁を口の中に落としたいとき
- あなたの乳房が張ったり，乳管がつまったとき
- 痛くなった乳頭に後乳（後から出てくる母乳）をぬりたいとき，など

次のような方法は，母乳を出やすくします：
- ゆったりと座り，リラックスして赤ちゃんのことを想う．
- 乳房を温める．
- 自分で乳房をマッサージしたりさすったり，指で乳頭をつまんでやさしく刺激する．
- 他の人に背中をマッサージしてもらう．

乳房を乳頭から周囲に向かって触れて，感触が異なるところを見つけましょう．そこは，ひもの結び目やさやの中に並んでいる豆のように感じるかもしれません．この場所は，搾乳のときに圧迫するとよい場所です．親指と，ほかの2，3本の指で乳輪をはさむようにしましょう．

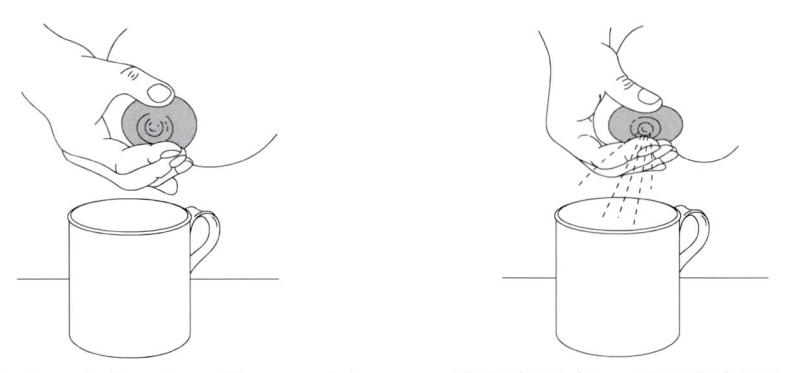

出典）*Breastfeeding Counselling: a training course*, WHO/CHD/93.4, UNICEF/NUT/93.2

乳管の上から乳房を圧迫します．親指とそれ以外の指を胸壁に向かって押し，そのまま親指とそれ以外の指で乳房をはさんで圧迫してみましょう．そして乳汁を乳頭のほうへ押し出してみましょう．母乳が出始めるまで，圧をかけたり緩めたりを繰り返しましょう．

前ページよりつづく

乳房のあらゆる部分で繰り返しましょう．乳房周囲全体で指を動かして，他の乳管を圧迫しましょう．母乳の出かたがゆっくりになったら，もう一方の乳房に移りましょう．ときには，手を乳房周囲で動かしながら乳房をマッサージしましょう．乳管閉塞を起こしている乳管のつまりをとりたいのであれば，つまっている乳管のあたりを搾乳するだけでよいです．

搾乳する量を増やすには練習がいります．初乳は数滴出るのみですが，赤ちゃんにとっては宝物です．

搾乳を何回行えばよいのかは，搾乳を行う理由によります．あなたの赤ちゃんが，生まれて間もなくて，直接授乳ができないというのであれば，2，3時間ごとに搾乳が必要でしょう．

手をよく洗い，母乳を入れる容器を清潔にすることが大切です．必要に応じて保存方法についても話し合いましょう．

こうしたポイントは提案であって，きまりではありません：
・あなたにあったやり方を見つけましょう．
・搾乳が苦痛を伴ってはいけません．痛かったら援助を求めます．
・どんなことでも尋ねてみましょう．担当者＿＿＿＿＿＿が情報提供，援助を担当します．

SESSION 11 まとめ

資料 3.2-11 ②

カップ授乳

カップ授乳を勧める理由は次の通りです：
- 赤ちゃんの口に侵襲的な栄養チューブを入れなくてもよいので，赤ちゃんにやさしい．
- 赤ちゃんが舌を使うことができるので，味を学習することができる．
- 赤ちゃんの消化を促す．
- 呼吸，吸啜，嚥下を調整しやすい．
- 赤ちゃんはお母さんにしっかりと抱かれ，見つめあうことができる．
- 赤ちゃん自身が飲む量とペースを調整できる．
- カップのほうが，哺乳びんや人工乳首よりも清潔を保ちやすい．
- 母乳育児に失敗したのではなく，直接授乳への移行期の方法としてとらえられる．

カップ授乳の方法

膝の上で赤ちゃんの身体を起こして座らせるか，半分ほど身体を起こして座らせます．赤ちゃんの背中，頭と首を支えましょう．布で赤ちゃんをしっかり包むと，背中が支えられて，赤ちゃんの腕が出てきません．

乳汁の入った小さなカップを赤ちゃんの唇に添えます．

カップを赤ちゃんの下唇に軽くのせ，カップのふちを上唇の外側に触れるようにします．

乳汁が赤ちゃんの唇に届くように，カップを傾けます．

赤ちゃんは目覚めて，口と目を開けるようになります．
- 早産児は，舌を使って乳汁を飲み始めます．
- 正期産児や月齢を経た赤ちゃんは，乳汁を吸啜し，いくぶんかはこぼします．

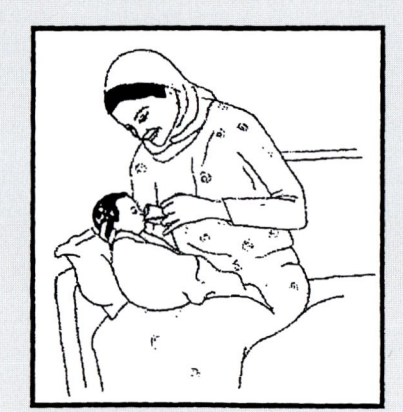

くれぐれも赤ちゃんの口の中に乳汁を注いではいけません．カップを赤ちゃんの唇に添えるだけにして，あとは赤ちゃん自身が飲むようにしましょう．

お腹がいっぱいになると，赤ちゃんは口を閉ざし，それ以上飲もうとしなくなります．赤ちゃんが必要量を飲んでいなければ，次のカップ授乳で量を増やしたり，飲ませる回数を増やす必要があるかもしれません．

摂取量は授乳毎に計測する必要はなく，24時間の合計量で見ます．

セッション⓫の追加情報

もらい乳の使い方

乳母による授乳
- その地域の文化によっては，母親が亡くなったり，重い病気であったり，赤ちゃんと長い間離ればなれになったり，母親がHIV陽性の場合などでは，家族は乳母を探すことがある．その赤ちゃんの母親以外の女性が母乳を飲ませる場合，赤ちゃんへのHIV感染のリスクを減らすために，その乳母はカウンセリングを受け，HIV検査を受けて，HIV陰性であることを証明する必要がある．
- 乳母に性生活がある場合，母乳育児の期間中に彼女がウィルスに感染しないように，安全な性生活についてカウンセリングを受ける必要がある．乳母にも母乳育児支援や，うまく母乳育児を確立できるような助けが必要である．
- 母親は赤ちゃんのそばにいて，できるかぎり母親自身で赤ちゃんの世話をすることが重要であり，それによって母親は赤ちゃんとのきずなをつくる．

もらい乳と熱処理した母乳
- 熱処理によって，母乳中のHIVは破壊される．HIV陽性の母親でも，家で母乳を熱処理することで赤ちゃんへのHIV感染のリスクを減らすことができるが，母乳は，必要のないかぎり熱処理してはならない．自分の赤ちゃんに与えるのであれば，HIV陰性や未検査の母親は母乳を熱処理する必要はない．加熱によって母乳中の感染防御因子や酵素が減ってしまうからである．しかし，熱処理された母乳でも，母乳代用品に勝る．母親がHIV陽性「かもしれない」という理由で，その赤ちゃんの母親の母乳を熱処理はしてはいけない．
- 他の母親からのもらい乳を使用する際の情報や，HIV破壊のための熱処理の方法は，*HIV and Infant Feeding Counselling: a training course* のSession4を参照するとよい．

搾母乳の飲ませ方

経管栄養

脂肪分はチューブの側壁に付着するので，母乳のエネルギー量が減少してしまう．搾母乳を持続的に飲ませる場合は，容器を傾けて，チューブを容器内で最も高い位置に配置すると，脂肪分の多い母乳が最初に与えられる．

哺乳びんと人工乳首

哺乳びんと人工乳首にはさまざまな大きさと形があるが，母親の乳房のような「最良の」ものなど1つとしてない．哺乳びんと人工乳首で育てられる赤ちゃん

セッション⑪の追加情報

は，乳房から飲みたがらなくなることがある．赤ちゃんは経管栄養からカップ授乳へ，さらに直接授乳で充分に飲めるようになっていく．発達の順序として，赤ちゃんは哺乳びんと人工乳首による哺乳方法を学ぶ必要はない．

- 哺乳びんと人工乳首を清潔にするためのきれいな水と，加熱するための燃料はいつも用意できるとは限らない．こうしたことは，赤ちゃんの健康上のリスクが増す．母親が哺乳びんと人工乳首を使用したいと考えるのであれば，その使用に伴う健康上および安全上の問題について，教えなければならない．

ナーシング・サプリメンター

- 赤ちゃんに長時間哺乳してもらいながら充分な量の乳汁を確実に摂取させるために，あるいは吸啜が弱い場合には，ナーシング・サプリメンターが有用である．ナーシング・サプリメンターを使うことによって，赤ちゃんは乳房に吸着し，哺乳できるようになる．

―スライド 11/3：「ナーシング・サプリメンター」を見せる(図 11-3)．

- ナーシング・サプリメンターは，赤ちゃんが直接乳房から哺乳しながらさらに乳汁を補足するための器具で，したがって，母乳産生を刺激し，哺乳を促し，母親と赤ちゃんの接触を密にすることができる．赤ちゃんが乳房に吸着して哺

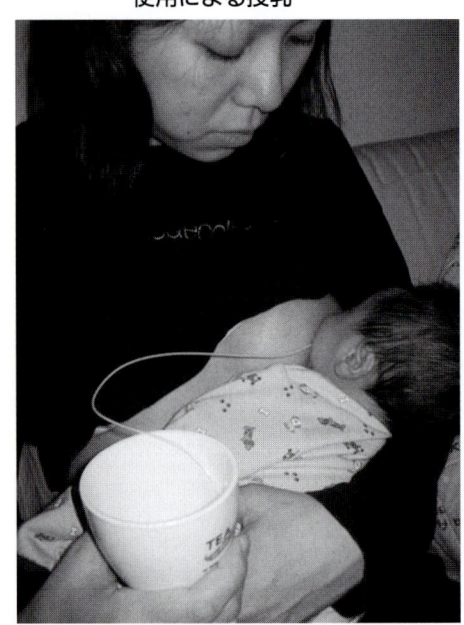

図 11-3　ナーシング・サプリメンターの使用による授乳

乳できなければ，この方法は使えない．
- ナーシング・サプリメンターの器具は，市販のものを購入しても家でつくってもよい．購入した器具を使用する場合は，取り扱い説明書をよく読む．
- 自家製のナーシング・サプリメンターを用いる場合は，補足の栄養をカップに入れ，細いチューブをカップから母親の乳房に沿って渡して，先端を赤ちゃんの口の中に入れる．赤ちゃんが哺乳すると，チューブを通して補足の栄養を吸い上げることができる[*46]．
- ナーシング・サプリメンターに用いたチューブは，使用後すぐに水で充分に洗い流す．特に，病気を有した赤ちゃんや早産児の場合は使用毎に滅菌する．健康な赤ちゃんや月齢を経た赤ちゃんでは，熱い石けん水でよく洗浄する．チューブの洗浄は，母親や病院のスタッフにとっては余分な仕事になる．母親はこの方法を用いるにあたって助けを要するかもしれない．カップ授乳のような簡単な方法が可能かどうかを考える必要がある．

―ナーシング・サプリメンターを病院で使用する場合，この方法についてもっと話し合い，ナーシング・サプリメンターを見せる．

搾乳器

―地域で母親が搾乳器を使用できるのであれば，使用方法について実演する．使用にあたっての，長所と短所を説明する．

- 搾乳器はいつも実用的で，入手可能で，利用できるとはかぎらないので，母親は手による搾乳の方法を学んでおくのが望ましい．地域で母親が搾乳器を利用できて，母親が使いたい場合は，効果的な搾乳器を選ぶのを手伝ったり，搾乳器の使い方を見せて教えたり，取り扱い説明書を一緒に読んだりする．
- 搾乳器を使用するにあたっては，背もたれやひじ掛けのついた椅子にゆったりと座り，リラックスして，マッサージしたりして，説明されている搾乳方法で行うと，オキシトシン反射を刺激する助けとなる．
- 大型の電動式搾乳器には両方の乳房を同時に搾乳できるものがある．両方の乳房を搾乳すると，母親のプロラクチン濃度が高くなる．母乳が大量に必要なときや，母親に搾乳の時間がないときには有用である．
- どの搾乳器を用いる場合でも，快適に感じる吸引圧で吸引する．吸引圧を上げても，搾乳量は増えないばかりか乳房を傷めるおそれがある．赤ちゃんの吸啜

[*46] 詳細は次の文献を参照．
Relactation: *A review of experience and recommendation for practice*. WHO/CHS/CAH/98.14
http://www.who.int/child-adolescent-health/NUTRITION/infant.htm

パターンに似せて搾乳する．つまり，初期は短く速い吸啜，引き続いて長く，ゆっくりとした吸引となる．シリンダー付きの手動型搾乳器では，シリンダーを引きながら心地よい吸引圧を調整する．そして母乳の流れがゆっくりになるまで吸引を続ける．母乳が流れ出したら，吸引を続ける必要はない．

- 搾乳器を使ってもわずかな母乳しか得られなかったり，まったく搾乳できないときは，搾乳器が作動しているか，搾乳器の使用方法は適切か(オキシトシン反射を刺激することを含めて)を確認する．「母乳が出ていない」と結論づけてはいけない．
- 搾乳した母乳を赤ちゃんに飲ませるつもりであれば，母親が搾乳器を滅菌できるようにする．
- ゴム製のバルブ型手動搾乳器は使用しない．これらは母親の乳頭を傷め，清潔にすることがむずかしく，搾乳した母乳を赤ちゃんに飲ませることができない．

搾乳器を選択するときのチェックリスト

☐ 母親は搾乳器でうまくしぼれると感じているか
☐ 手頃な価格で容易に購入できるか
☐ アームの位置，重さ，吸引圧の調整に関して使い勝手はよいか
☐ 搾乳器のカップや搾乳口の大きさは，乳頭や乳房の大きさに合っているか
☐ 搾乳した母乳を標準の収集容器に保存できるか．あるいは特別に容器を購入する必要があるか
☐ 使用時の運転音の大きさはどのくらいか
☐ 安全に使用できるか．清潔と滅菌は容易か
☐ 少ない部品で構成され，部品は組み立てやすいか
☐ 取り扱い説明書はわかりやすいか

資料 3.2-11 ③
搾乳した母乳の保存方法

- 蓋のついたガラス製かプラスチック製のふさわしい容器を選ぶ．容器を熱い石けん水で洗浄し，熱湯ですすぐ．母親が手で搾乳する場合は，その容器に直接搾乳できる．
- 複数の容器を使用する場合は各容器に日付を記入したラベルを貼り，搾乳した日付順に使用する．
- 搾乳後はできるだけ早期に飲ませたほうがよい．冷凍母乳よりは，搾乳したばかりの母乳を授乳する．
- 冷凍母乳は冷蔵庫でゆっくり解凍し，24時間以内に使用したほうがよい．ぬるま湯で湯せんして解凍し，1時間以内に温かいまま使用してもよい．母乳を沸騰させたり，電子レンジで温めてはいけない．母乳の成分が破壊され，また，赤ちゃんの口にやけどを負わせるおそれがある．

母乳の保存

自宅にいる健康な赤ちゃんが飲む場合
新鮮な母乳
- 25 – 37℃では4時間，
  15 – 25℃では8時間，
  15℃未満では24時間，それぞれ保存できる．
  母乳は37℃を越える温度では保存してはならない．
- 冷蔵（2 – 4℃）では，8日間まで保存できる．
  容器に入れた母乳を冷蔵庫や冷凍庫の一番冷える場所に置く．冷蔵庫によっては，器内温度が一定ではない．そのため母親が母乳を冷蔵する場合，3 – 5日以内に使用するのが望ましい．5日以内に使用するのでなければ，冷凍庫があるなら冷凍したほうがよい．

冷凍母乳
- 冷蔵庫の中の製氷室での保存では2週間
- 冷蔵庫と冷凍庫が分かれた2ドアの冷凍庫では3か月
- 独立した強力な冷凍庫（医療用冷凍庫）では6か月
- 冷蔵庫内で解かしたものは24時間（再冷凍しない）．急速に解凍する際は容器を温水に入れる．

入院中の病気の赤ちゃんが飲む場合
新鮮な母乳
- 25℃までの室温では4時間
- 冷蔵（2 – 4℃）では48時間

冷凍母乳
- 冷蔵庫の中の製氷室では2週間
- 冷蔵庫と冷凍庫が分かれた2ドアの冷凍庫，あるいは−20℃で凍結できる独立した強力な冷凍庫（医療用冷凍庫）では3か月
- 冷蔵庫内で解かしたものは12時間（再冷凍はしない）

SECTION 3.2
SESSION 12 乳房と乳頭の形状・病変

セッションの目的　このセッションで，参加者は次のことを習得する．
1. 母親の乳房と乳頭を観察するときの要点をあげる─5分
2. 乳房緊満と乳腺炎の原因，予防，援助について説明する─20分
3. 乳頭痛の原因，予防，援助について説明する─10分
4. ロールプレイングで，乳房や乳頭に病変や困難を抱える母親を援助する─25分

　　　　　　　　　　　　　　　　　　　　　　　　　　　合計時間　60分

教材
- 布製の乳房模型
- スライド12/1：乳房と乳頭の大きさと形(後述，図12-1参照)
- スライド12/2：乳汁が充満した乳房(巻頭グラフXXII，後述，図12-2参照)
- スライド12/3：乳房緊満(巻頭グラフXXII，後述，図12-3参照)
- スライド12/4：乳腺炎(巻頭グラフXXII，後述，図12-4参照)
- スライド12/5-12/6：痛みのある乳頭(巻頭グラフXXIII，後述，図12-5・6参照)
- 「直接授乳観察用紙」(p.166参照)…各参加者に1枚
- セッション2の「コミュニケーション・スキルのリスト」(「セッション②のまとめ」p.57参照)…各参加者にコピーを1部ずつ
- 事例のコピー…4-6人で1つのグループをつくり，各グループに1事例ずつ

〈追加情報用〉
- スライド12/7：陥没乳頭にシリンジを用いる方法(後述，図12-7参照)
- スライド12/8と12/9：乳頭のカンジダ(巻頭グラフXXIII，後述，図12-8・9参照)
- スライド12/10：舌小帯(巻頭グラフXXIV，後述，図12-10参照)
- シリンジとそれを切るためのカッター

SESSION 12

ファシリテーターのための追加資料

・*Mastitis: causes and management* WHO/FCH/00.13 [訳注]

1 乳房と乳頭の観察　　5分

- 先のセッションでは，妊娠中に母乳育児を推進することについて学びましたが，産前に乳頭の手入れをすることは一般に役に立たないと言われています．産前のチェックで，乳房の大きさや形にかかわらず，たいていの女性はよく母乳が出ると安心させてあげましょう．
- 赤ちゃんが生まれたあとも，保健医療従事者が母乳育児をしている1人ひとりの女性の乳房や乳頭の理学的所見をチェックする必要はありません．母親が痛みや困難を訴えた場合だけにしましょう．
- 授乳を観察するときには，いつでも乳房の状態を観察するようにしましょう．たいていの場合，それで充分です．というのは，母親が赤ちゃんを胸に抱いて授乳しているとき，もしくは赤ちゃんが授乳を終えたときに，一番重要なことが見えるからです．
- 乳房の理学的所見をとるときには：
・何をするのかを説明する．
・母親が心地よいと感じるようにプライバシーを保証し，慎みに対する文化的配慮をする．
・乳房を出してもらったり触ったりする前に許可を得る．
・母親と話し，ふれないで乳房を見る．
・乳房にふれる必要がある場合は，やさしくふれる．
- 母親に，自分の乳房について気づいていることを聞いてみましょう．何か心配なことがあるでしょうか．気になることがあるのなら，見せてくれるように頼みましょう．
- 観察してわかったことを母親に話しましょう．よいサインを強調して話します．乳房について批判的に聞こえることは言わないようにしましょう．母乳で育てられるのだという自信をつけるようなことを言いましょう．

乳頭の大きさと形

―スライド12/1「乳房と乳頭の大きさと形」を見せます(図12-1)．

[訳注] 下記のウェブサイト参照．
　　　http://www.who.int/child_adolescent_health/documents/fch_cah_00_13/en/

乳房と乳頭の形状・病変

図12-1　乳房と乳頭の大きさと形

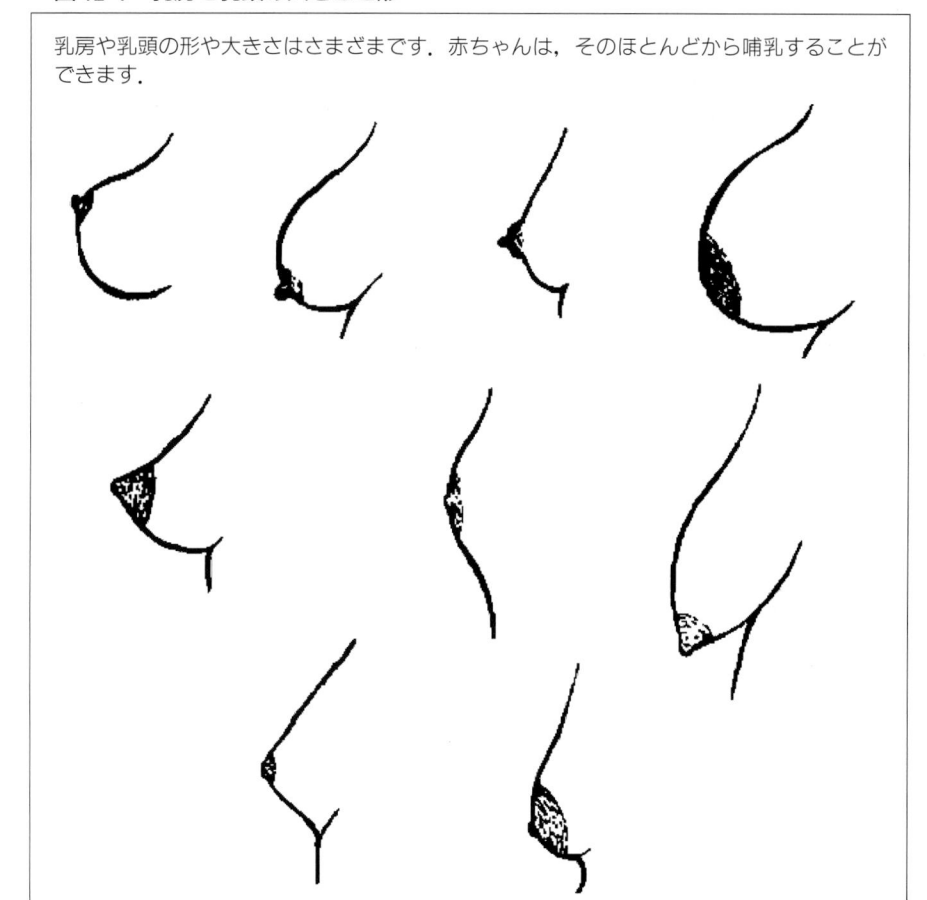

乳房や乳頭の形や大きさはさまざまです．赤ちゃんは，そのほとんどから哺乳することができます．

出典）*Breastfeeding Counselling: a training course*, WHO/CHD/93.4, UNICEF/NUT/93.2

- 乳房や乳頭の形や大きさはさまざまです．赤ちゃんは，そのほとんどから哺乳することができます．
- 乳頭の形は妊娠中に変わり，突出したり「よく伸びる」ようになったりします．妊娠中の扁平乳頭や陥没乳頭を"診断"したり，"治療"したりする必要はありません[*47]．
- 陥没乳頭が必ずしも問題になるわけではありません．赤ちゃんは<u>乳房</u>に吸着するのであって，<u>乳頭</u>に吸着するのではありません．その母親の乳頭が陥没していると思ったら，母親に自信をつけ，出産時から充分な支援をすることが最善の援助方法です[*48]．

[*47] 乳頭を突出させるために，妊娠中にブレストシェルをつけたりマッサージなどの特別な手技を行ったりすることは，今では勧められていない．痛みを伴うこともあるし，自分の乳房では母乳育児がうまくできないのではないかという印象を妊娠している女性に与えることもあるからである．母親に自信をもたせ出産時から充分な支援をする．

[*48] 肌と肌とのふれあい，赤ちゃんが自分で乳房を見つけるようにすること，抱き方と吸いつかせ方を援助すること，人工乳首やおしゃぶりを使わないこと，などの母と子を支援するような実践は，母乳育児の確立を助ける．このような実践については，これまでのセッションで話し合った．

- 長かったり大きかったりする乳頭は，赤ちゃんが深く口に含めず，困難を来たすことがあります．赤ちゃんが乳頭だけでなく乳房を充分たくさん含めるように，母親が赤ちゃんを抱いて吸いつかせるのを援助しましょう．
- 乳頭が大きくて，赤ちゃんが繰り返し吐きそうになる場合は，数日間，搾乳してそれをカップで飲ませるように母親に頼みましょう．赤ちゃんの成長は早く，口もすぐに大きくなります．

2 乳房緊満，乳管閉塞，乳腺炎　　　20分

　今までこのストーリーに出てきた母親の中の1人である裕美さんは，「母乳をあげているお母さんにはおっぱいが痛くなる人がいる」と聞いたことがあります．自分の乳房もだんだん張ってきているように感じて，裕美さんは自分もそのようになるのではないかと心配しています．

問いかけ：母乳育児中の乳房が正常範囲でどのように変化するか，あるいは困難が起きているというサインがどのようにわかるかを，母親にどのように説明しますか．

乳房緊満

生理的な乳房の充満と乳房緊満の違い

—スライド 12/2：乳汁が充満した乳房の写真(巻頭グラフ XXII，図 12-2)

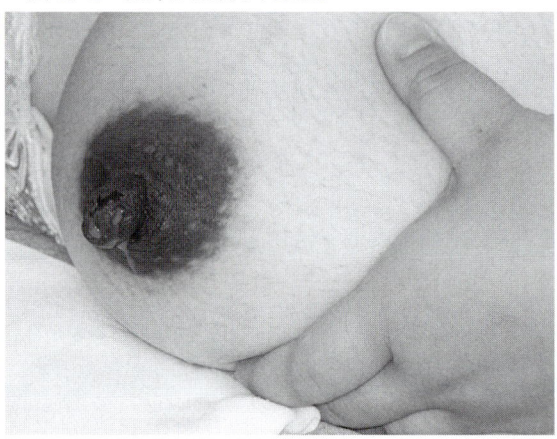

図 12-2　乳汁が充満した乳房

生理的な乳房の充満感

　乳汁が「来潮」するときには，乳汁産生が高まるにつれ，乳房に流入する血液の量も増えていきます．乳房は温かく充満して重く感じますが，これは生理的なものです．この充満感を軽減するには，頻繁に授乳し，授乳と授乳の間に冷湿布をするとよいでしょう．数日のうちに，乳汁産生量が赤ちゃんの必要量に見合うようになるでしょう．

乳房緊満

—スライド 12/3：乳房緊満の写真(巻頭グラフ XXII，図 12-3)

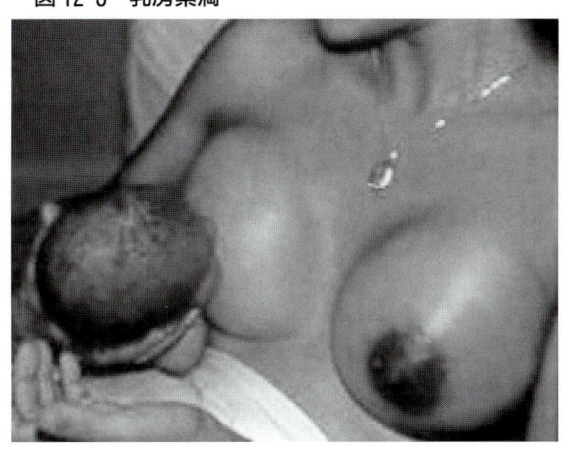

図 12-3　乳房緊満

　乳汁を乳房から外に出さなければ，乳汁・血液・リンパ液がうっ滞し，うまく流れなくなり，浮腫と腫脹が起こります．乳房は熱くなり，硬くなって，痛むでしょう．そして，パンパンに張って光沢を帯びるようになるでしょう．乳頭が引っ張られて平坦になり，赤ちゃんが吸着するのがむずかしくなったり，乳頭痛が起こったりすることもあります．

- 乳房緊満が続けば，「乳汁産生抑制因子(FIL)」が乳汁産生を減らすでしょう．
- 乳房緊満の原因には以下のようなことが含まれます：
・出産後の授乳開始の遅れ
・吸着が適切でないので，乳汁が効果的に乳房の外に出されない．
・授乳回数が少ない，夜間授乳をしない，1回の授乳時間が短い．

あなたの施設の実践は，乳房緊満を予防するようなやり方ですか

- あなたの産科施設で乳房緊満が多く認められるなら，母親への援助方法を見直したほうがよいでしょう．「母乳育児成功のための10ヵ条」を実践することで，たいていの痛みのある乳房緊満は予防できます．以下の質問のすべてに「はい」

と答えられたら，あなたの施設では乳房緊満はほとんど認められないはずです．

- 自問してみましょう：
- 分娩時に「肌と肌とのふれあい」を行っているか．（第4条）
- 産後1時間以内に母乳育児を始めているか．（第4条）
- スタッフは早めに援助を申し出て，どの母親も赤ちゃんを胸に抱いて吸いつかせる方法が確実にわかるようにしているか．（第5条）
- 赤ちゃんが直接乳房から母乳を飲んでない場合，母親は頻繁に搾乳するように促されたり，その方法を教えてもらったりしているか．（第5条）
- 24時間，母親と赤ちゃんは一緒にいるか．（第7条）
- どの母親も赤ちゃんが欲しがるときはいつでも，赤ちゃんが欲しがるだけ長く，昼も夜も(24時間に少なくとも8-12回)，授乳するように促されているか．（第8条）
- 乳房から哺乳する代わりに，おしゃぶりや人工乳首，哺乳びんを与えてはいないか．（第9条）

■母親が乳房緊満を和らげるように援助しましょう[*49]

- 乳房緊満を和らげるには，乳汁を乳房から外に出すことが必要です．それによって：
- 母親の不快感を和らげる．
- 乳腺炎や膿瘍などの合併症を予防する．
- 乳汁産生を維持しやすくなる．
- 赤ちゃんが母乳を摂取することができる．
- 母親が乳房緊満を和らげるのを援助するには：
- 吸着を確認する：赤ちゃんは乳房に上手に吸着することができているか．そうでなければ：
  - 母親を援助して赤ちゃんをうまく乳房に吸いつかせ，乳汁を飲みとれるようにする．
  - 授乳前にそっと母親自身が搾乳して[*50]乳輪を柔らかくし，赤ちゃんが吸着しやすくするよう提案する．
- 直接授乳だけでは乳房緊満が軽減しない場合は，授乳と授乳の間に数回，楽になるまで搾乳するように母親に助言する．
- 頻繁に授乳するよう促す：授乳が制限されていたら，母親に，赤ちゃんが欲しがるだけいつでも，欲しがるだけ長くいくらでも，授乳するように促す．
- 温かいシャワーや入浴は乳汁の流出を助ける．

[*49] 母乳で育てていない母親の乳房緊満を軽減する方法については，このセッションの「追加情報」のところ(p.266)で話し合う．
[*50] 搾乳の方法については，セッション11を参照のこと．

- 背中や首のマッサージや，他のリラクゼーション法も，乳汁の流出を助けるかもしれない．
- 母親が快適に感じるように援助する．大きな乳房の場合は母親が乳房を支えることが必要かもしれない．
- 支援されていると感じられるような雰囲気をつくる：すぐに緊満が解消することを説明して，母親に自信をもってもらう．
- 授乳と授乳の間に冷湿布をすると，痛みが軽減することがある．

乳管閉塞と乳腺炎（乳房の炎症）

- 乳汁が乳房のある部位に詰まったようになることがあり，それを**乳管閉塞**といいます．
- 乳汁が乳房のある部位に留まると，乳房組織の炎症を起こすことがあり，それを**非感染性乳腺炎**といいます．はじめは感染がないが，細菌感染が起こると**感染性乳腺炎**となります．
- 乳管閉塞と乳腺炎は以下の原因で起こります：
- 授乳の回数が少ない—赤ちゃんがあまり起きなかったり，空腹のサインが見過ごされたり，母親がとても忙しかったりすることによる．
- 乳房の特定の部分の乳汁が充分に外に出されない．
- 乳房の特定の部分に圧がかかる．服がきつかったり，乳房を下にして寝たり，母親の指で圧を加えられたり，乳房に外傷が加わったりすることによる．
- **乳管閉塞**を起こしている女性は，しこりをふれると訴えるかもしれません．その部位の皮膚は発赤していることがあります．しこりには圧痛があるかもしれませんが，通常，発熱はなく母親は元気です．
- **乳腺炎**を起こした女性は，下記の徴候や症状のいくつか，もしくは全部を訴えます：

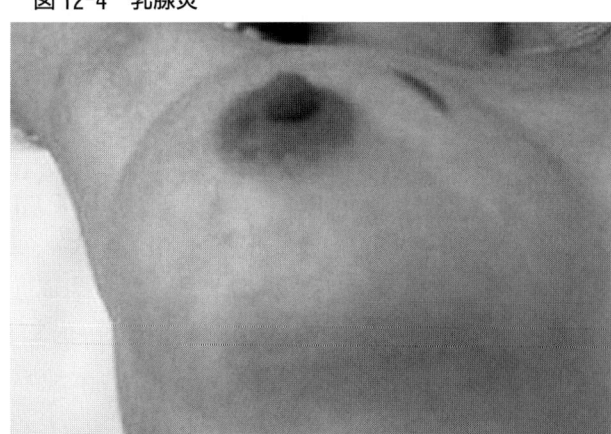

図12-4　乳腺炎

写真提供：Lisa Amir 氏

- その部位の発赤と疼痛
- 発熱，悪寒
- 倦怠感，嘔気(おうき)，頭痛，ふしぶしの痛み
● 非感染性でも感染性でも乳腺炎の症状は同じです．

―スライド 12/4（巻頭グラフ XXII，図 12-4）乳腺炎の写真を参照．その部分が発赤し，腫脹していることに注目する．これは重症の乳腺炎である．参加者も母親も，早い段階で乳管閉塞と乳腺炎に気づくことを学ぶ必要がある．そうすれば，このようにひどくなることはない．

乳管閉塞や乳腺炎を起こした母親のアセスメント

● 治療で大事なことは，炎症を起こしている部位からの乳汁を効果的に外に出すことです．
- 乳房を観察する．母親が指を置いている位置に注目する．母親が内側に圧迫していれば，おそらく乳汁の流れを妨げている．
- 乳房がとても重く感じるかどうかに注目する．乳管閉塞や乳腺炎が乳房の下部に生じていれば，授乳時に乳房をもち上げ，その部位の乳汁が外に出るのを促す．
- 授乳の頻度と，赤ちゃんが望むだけ長く吸わせているかどうかを尋ねる．
- 服がきつくないか，とりわけ夜間にブラジャーをつけていないかどうかを尋ねる．また，乳房の外傷の有無を尋ねる．

乳腺炎の対処法

● 母親に，以下が**必要である**と説明しましょう：
- 乳汁を頻繁に乳房から外に出す（外に出さないと，膿瘍を形成することもある）．
- そのために一番よい方法は，赤ちゃんに頻繁に吸ってもらい続けることである．
- 赤ちゃんがうまく吸着しているかどうか確認する．
- 患側の乳房を先に吸わせる（痛みがそれほど強くない場合）．
- 乳汁の流れを促す．
- 授乳の前や授乳中に，乳管閉塞部位や痛みのある場所を，乳頭に向かってやさしくマッサージする．
- 母親の衣服，とりわけブラジャーがきつすぎないかを確認する．
- 赤ちゃんが頻繁に飲めるように，一緒に休息する．母親は水分を多くとるとよい．就業している母親は，できれば病気欠勤をとる．

母親は休ませ，乳房は休ませない！

- 母親もしくは赤ちゃんが頻繁に授乳したくなければ，搾乳が必要です[*51]．搾乳した乳汁は赤ちゃんに飲ませましょう．乳汁が外に出されないと，乳汁産生が滞り，乳房はさらに痛くなるでしょうし，膿瘍ができるということもあります．

乳腺炎の薬物療法

- 乳腺炎の症状を軽減するには抗炎症薬が有用です．手に入ればイブプロフェンが適切です．マイルドな鎮痛薬も代替薬として使用できます．
- 抗菌薬は以下の場合に適応になります：
- ・母親の発熱が24時間以上続いているとき
- ・感染の可能性の証拠があるとき．例えば，明らかに感染を起こしている乳頭亀裂の場合など
- ・効果的で頻繁な授乳や搾乳によっても，24時間以内に母親の症状がよくなり始めないとき
- ・母親の状態が悪化するとき
- 処方された抗菌薬[*52]は充分な期間，使用しなければなりません．現在では，大半の専門家が再発防止のために10-14日間の使用を勧めています．

HIV陽性の女性が乳腺炎にかかったとき

- HIV陽性の女性においては，乳腺炎，乳頭亀裂（とりわけ血液がにじみ出ていたり，出血があったりする場合）はHIV感染のリスクを増加させます．
- HIV陽性の女性に乳腺炎，膿瘍，乳頭亀裂があるとき，症状のある間は，患側からの授乳を避けるべきです．乳汁が充分外に出るように，患側からは手または搾乳器を用いて搾乳しなければなりません．症状の悪化を防ぎ，乳房の回復を促し，乳汁産生を維持するために，この搾乳は欠かせません．保健医療従事者は，その母親が搾乳を確実に効果的にできるように援助しなければなりません．
- HIV陽性の女性の場合には，通常，抗菌薬による治療が適用されます．処方された抗菌薬は充分な期間使用されなければなりません．再発を避けるために，最近では10-14日間の投与期間がほとんどの専門家によって推奨されています．
- 片側の乳房だけが罹患している場合は，罹患していないほうの乳房から飲ませることができます．乳汁産生を増加させるために，さらに頻繁に，1回の授乳

[*51] 搾乳の詳細についてはセッション11を参照
[*52] 通常は経口抗菌薬が使用される．エリスロマイシン，フルクロキサシリン，ジクロキサシリン，アモキシシリン，セファレキシンなど．詳しくは以下を参照：
Mastitis: causes and management WHO/FCH/CAH/00.13

- 時間も長く飲ませましょう．たいていの赤ちゃんは，片方の乳房からでも充分な乳汁を飲むことができます．患側の乳房が治癒したら，授乳を再開できます．
- 両側の乳房が罹患した場合は，どちらからも授乳できないでしょう．その母親は両側の乳房から搾乳する必要があります．乳房が治癒したら，授乳を再開できます．
- 保健医療従事者は，他の一時的な栄養方法(AFASS：受け入れられ，実行できる環境にあり，購入できる価格であって，持続可能であり，しかも安全である場合)についても話し合う必要があります．自分の母乳を加熱処理することを決める母親もいますし[*53]，自宅で調乳したり購入した人工乳を選ぶ母親もいます．赤ちゃんにはカップで飲ませましょう[*54]．
- 母乳以外の乳汁を安全に与えることができる場合，その時点で母乳育児をやめるという決断をする女性もいます．乳汁産生が止まるまでは，乳腺炎から回復し，乳房の状態を健康に保つ程度の搾乳を続けましょう．

3 乳頭痛　　10分

- 母乳育児が痛いものであってはなりません．産後数日は，飲ませ始めに，乳頭に軽い痛みを感じる母親もいます．この授乳を始めたときの痛みは，赤ちゃんと母親が上手に母乳育児ができるようになるにつれ，数日で消えていきます．痛みが非常に強く，母親が赤ちゃんに乳房を吸われるのが怖くなったり，乳頭に目に見える傷がついたりした場合は，この痛みは正常範囲ではなく，注意が必要です．
- 早期に起こる乳頭痛の原因で一番多いものは，単純で予防可能なものです．あなたの施設で乳頭痛を起こしている母親がいるなら，母親が赤ちゃんを乳房に吸いつかせるのを援助する方法を，産科スタッフ全員が知っているかどうかを確認しましょう．赤ちゃんが上手に乳房に吸着して頻繁に飲んでいるなら，たいていの母親は乳頭痛を起こさないでしょう．

痛みのある乳頭を観察し，病歴を取る

- 母親にどのような感じ(痛み)かを聞いてみましょう．
・授乳のはじめは痛いが，赤ちゃんが飲むにつれ，痛みが消えていくようなときは，吸着に関連した痛みである可能性が高い．

[*53] 搾乳した乳汁は加熱して児に与えることができる．加熱後は小さな塊(だま)ができることがあるが，それは取り除いて使用する．
[*54] セッション11に，搾乳の方法とカップ授乳の説明がある．

図12-5(左)・6(右)　痛みのある乳頭

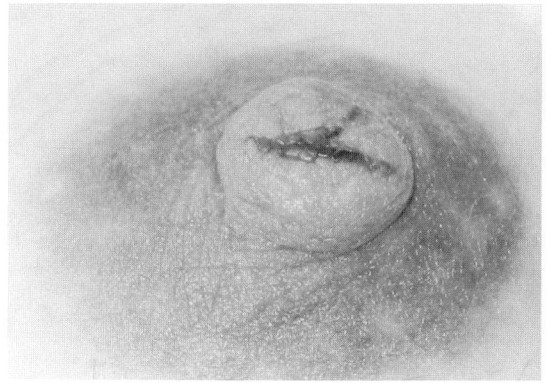

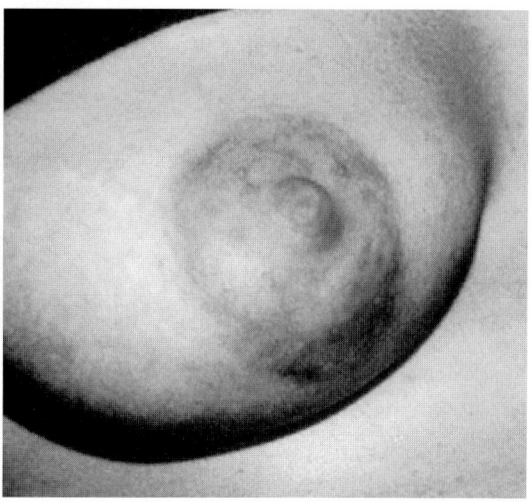

- 授乳中にだんだん痛みが強くなり，授乳が終わっても続くような痛みで，しばしば「焼けるような」とか「刺すような」とか表現される場合は，カンジダ・アルビカンスによる真菌感染である可能性が高い[*55]．
- 乳頭と乳房を観察しましょう：
- 皮膚に亀裂があるのは，通常，吸着が不適切なためである．
- 皮膚が赤くなっていたり，光沢や痒みがあったり，落屑(らくせつ)があったりして，しばしば色素脱を伴うのは，カンジダ症に多い所見である．
- カンジダ症と吸着が不適切なことによる損傷は，同時に起こることがあることを覚えておく．
- 体の他の部分と同じように，乳頭と乳房にも湿疹，皮膚炎，その他の皮膚疾患が見られることがある．

―痛みのある乳頭のスライドを見せる．
―スライド12/5(巻頭グラフXXIII，図12-5)：この乳頭には，乳頭の先を横切るように開放創がある．これはおそらく吸着が不適切なために起こった結果である．
―スライド12/6(巻頭グラフXXIII，図12-6)：この乳頭は赤くて痛みがある．乳輪周囲の紅斑と挫傷に注目のこと．これはおそらく吸着が不適切なために起こった結果である．

- 授乳をはじめから終わりまで観察しましょう．「直接授乳観察用紙」(p.166)を使いましょう．
- 赤ちゃんが乳房に吸いつく様子，吸着，吸啜を確認する．
- 母親が授乳を終わらせるのか，それとも，赤ちゃんが自分で乳房から離れるの

[*55] 口腔のカンジダ症は「鵞口瘡(がこうそう)」とも呼ばれる．

かに注目する．
- 授乳が終わったときに乳頭がどんな様子かを観察する．形がゆがんでいたり（つぶれていたり），赤くなっていたり，白い筋がついていたりするか．
● 赤ちゃんの口を見て，舌小帯とカンジダ症をチェックしましょう．
● 母親にカンジダ症の既往について，もしくは最近，抗菌薬を使用したなど，カンジダ症を起こす可能性のあることについて尋ねてみましょう．
● 母親が搾乳器を使っている場合，使用の際の位置が適切か，吸引圧が高すぎないか確認しましょう．
● 乳頭痛の原因を明らかにしましょう．乳頭痛は以下のような原因で起こることが多いものです：
- 吸着が不適切である．
- 乳房緊満から起こることもあるが，乳房緊満も乳頭痛も不適切な吸着が原因である．
- 授乳を終えるために，母親が赤ちゃんの口と乳房の密着を先に解除しないまま，赤ちゃんを乳房から"引きはがす"．
- 搾乳器を使っていて，乳頭と乳房が過度に引っ張られたり，乳房が揉まれたりしているのかもしれない．
- 赤ちゃんの口から乳頭にカンジダが感染することもある．
- 赤ちゃんの舌小帯が短くて（舌小帯短縮症），舌を下の歯茎より前方に出すことができず，乳頭に摩擦を生じる．
● よく見られるわけではありませんが，他にも乳頭痛の原因がたくさんあります．必要ならば，こういったまれな原因を調べるトレーニングを受けた人に，母親を見てもらうようにしましょう[*56]．

乳頭痛に対する援助

● 乳頭痛は近いうちに治り，また起こらないように予防できると母親を安心させましょう．
● 乳頭痛に対処しましょう：
- 母親が吸いつかせ方と抱き方を改善するのを援助する．おそらくそれだけでよい．必要ならば，さまざまな抱き方で授乳する方法を見せる．この方法は，母親の経験する痛みがどのようなものであっても，和らげるのに役立つ．というのは，赤ちゃんが痛みのある乳頭の違う場所に圧をかけるようになるため，これによって乳頭が治るまでの間，授乳を続けることができる．
- 皮膚の病的な状態を治療し，刺激のもとを取り除く．母親の乳頭と赤ちゃんの口の中の両方とも，カンジダ症を治療する．

[*56] このコースは，複雑だったりまれだったりする授乳状況に参加者が処できるようにするためのトレーニングではない．母乳育児上の困難が複雑な場合，参加者が母親を紹介できるような人を見つけておくとよい．

- 赤ちゃんの舌小帯がとても短く，下の歯茎より前方に舌を出すことができなくて，母親の乳頭が2,3週間にわたって痛いときは，赤ちゃんを紹介して舌小帯を切ってもらったほうがよいかどうか考慮する．
- 乳頭が治癒する途中で，心地よく感じる手段があったら提案してみましょう．
- 乳頭の組織に潤いを与え，痛みを和らげるために，授乳が終わった後，搾乳した母乳を乳頭に塗布する．
- 射乳反射を誘発するために，授乳の前に温湿布をあてる．
- 少しでも痛みの少ないほうの乳房から授乳を開始する．
- 授乳中に赤ちゃんが眠ってしまって，もうしっかり飲まないのに乳房に吸着したままのときは，そっと乳房から離す．
- 乳頭は1日1回だけ，通常の衛生状態を保つために洗い，毎回の授乳のたびに洗わない．石けんは自然の皮脂を除去してしまうので，使用を避ける[*57]．

乳頭痛をよくするのに役に立たない方法

- 乳頭を休ませるために**授乳をやめてはいけません**．母親に乳房緊満が起こり，ますます赤ちゃんが乳房に吸着するのがむずかしくなるでしょう．乳房から乳汁が外に出なかったら乳汁産生が減少します．
- 授乳の回数や1回の授乳時間を**制限してはいけません**．基本的な問題を解決しようとしなければ，授乳の制限は役に立たないでしょう．吸着が不適切だと，1分吸わせただけでも乳頭に損傷が生じます．吸着が適切ならば，20分吸わせていたとしても乳頭に傷はできません．
- 赤ちゃんが口にして害になる可能性のあるもの，授乳前に拭き取らなければならないもの，母親の皮膚がかぶれたり，よけいに乳頭が痛くなったりするものを乳頭に**塗ってはいけません**．軟膏は適切な吸着の代用にはなりません．
- ルーチンの手段としてニップルシールド(乳頭保護器)を**使用してはいけません**．ニップルシールドを使うことで，ますます問題が起こります．ニップルシールドによっては，乳房に対する刺激を減らし，赤ちゃんに飲み取られる乳汁の量を減らし，ひいては母乳産生量を減らすことにもなります．赤ちゃんの吸啜のしかたに影響して，使用をやめたときさらに乳頭痛がひどくなることもあります．さらに，赤ちゃんに対しては，ニップルシールドの汚染による健康上のリスクもあります．

[*57] これは乳頭痛があるときだけでなく，通常の場合にもあてはまる洗浄方法である．

4 小グループでの作業　　25分

　　参加者を4人ずつのグループに分ける．1つのグループに事例を1例ずつ割り当てて，質問について話し合ってもらう．実際に質問してコミュニケーション・スキルを使えるように，ロールプレイングをするように促す．はじめのうちは大変だとしても，実際に母親と話すときに使う言い回しを練習すると役に立つことを覚えてもらう．「コミュニケーション・スキルのリスト」(p.57)をあげて，参加者にそれを使うよう覚えてもらう．ファシリテーターは，参加者がこの演習を理解できるように巡回する．時間があれば，他のグループのために，それぞれのグループに自分たちの事例のロールプレイングをしてもらう．

—質問があるかどうか尋ねる．その後でこのセッションをまとめる．

SESSION 12 のまとめ

母親の乳房と乳頭の観察

- 授乳を観察するときはいつでも母親の乳房の状態を観察する．それだけで充分な場合が多い．母親が赤ちゃんに胸に抱いて授乳しようとするとき，もしくは赤ちゃんが哺乳を終えたときに，一番重要なことが見える．
- 困ったことが起こったときだけ，乳房にふれる．プライバシーを保証し，ふれる前には母親の許可を得る．
- 乳房と乳頭の形を見る．腫れているところはないか，皮膚に損傷や発赤はないかを探す．過去の手術の瘢痕がないかを確かめる．
- 見てわかったことを母親に話す．見つかったよいポイントを強調する．母乳育児ができるのだという自信をつけるようなことを言う．

乳房緊満の予防

- 産後早期に乳房が張るのは生理的な状態である．張りすぎであれば生理的範囲を逸脱していると考える．
- 「10ヵ条」の実践を守る：
- ・出産後すぐに肌と肌とのふれあいをして，産後1時間以内から母乳だけを無制限に飲ませることを勧める．（第4条）
- ・援助が必要な母親には，赤ちゃんを乳房に吸いつかせる方法を見せる．（第5条）
- ・母親に搾乳の方法を見せる．（第5条）
- ・水などの補足はせずに母乳だけを飲ませる．（第6条）
- ・気にかけてもらっていると感じられる雰囲気で，母親と赤ちゃんを一緒にする．（第7条）
- ・生後数日間は，赤ちゃんに24時間に少なくとも8-12回は飲んでもらうように勧める．（第8条）
- ・おしゃぶり，人工乳首，哺乳びんを使わない．（第9条）

乳房緊満の対処

- 乳汁を乳房から外に出し，乳汁分泌が持続するようにする．
- 吸着に問題があったら修正する．
- 乳輪を柔らかくし，赤ちゃんが吸着しやすくなるよう，そっと搾乳する．
- もっと頻繁に授乳する．
- 授乳後には冷湿布をあてて，気持ちよくする．
- 母親が自信をもてるようにし，快適であるように援助する．

SESSION 12 まとめ

乳管閉塞と乳腺炎（乳房の炎症）

- 授乳回数が頻繁でなかったり，適切に乳汁が外に出されなかったり，乳房の一部に圧がかかったりすると，起こることがある．

対処

- 乳汁の流れをよくする：
・赤ちゃんの吸着をチェックし，必要に応じて修正したり改善したりする．
・きつい衣服や指で乳房を圧迫していないかチェックする．
・大きな乳房は，流れがよくなるように支える．
- 以下のことを提案する：
・頻繁に授乳する．必要なら，乳汁の充満を避けるために搾乳する．
・乳頭に向かって，やさしくマッサージする．
・授乳の前には温湿布をその部位にあてる．
・母親を休ませ，乳房は休ませない．
・痛みがあれば，抗炎症薬や鎮痛薬を使用する．
- 抗菌薬は以下の場合に適応になる：
・母親の熱が24時間以上続くとき
・頻繁で効果的な授乳や搾乳を行い，24時間以上経過しても，症状が落ち着いてこないとき
・母親の状態が悪化するとき
- 母親がHIV陽性で乳腺炎や乳腺膿瘍を併発したときは以下のようにする：
・症状が続く間は，患側の乳房からの授乳を避ける．
・乳房から搾乳をして，加熱してから赤ちゃんに与えることができる．
・休息し，温かくして，水分，鎮痛薬，抗菌薬を飲む．

乳頭痛

- 授乳の観察をし，原因をつきとめる．乳頭と乳房を観察する．
- 母親を安心させる．
- 原因をただす．吸着が不適切なことが乳頭痛の一番よくある原因である．
- 授乳回数の制限をしないようにする．
- 皮膚の病変，舌小帯短縮症などのまれな原因については，しかるべき訓練を受けた人に紹介する．

セッション ⓬ の知識の確認

・どんな授乳上の困難があれば，乳房や乳頭の観察が必要だと思われるでしょうか．
　→

・律子さんがあなたに，上の子どもを母乳で育てたときに，乳房が張りすぎてとても痛くなったと話しています．今度の赤ちゃんでも，また同じことが起こるのではないかと不安に思っています．乳房緊満を予防するために，どんなことを言ってあげたらよいのでしょうか．
　→

・和代さんは，乳頭がとても痛いと訴えています．授乳の様子を見るとき，何に気をつけて見たらよいでしょうか．どのように援助することができるでしょうか．
　→

・乳管閉塞，非感染性乳腺炎，感染性乳腺炎の違いを説明しましょう．これらの状態のすべてに対して，一番重要な対処は何でしょうか．
　→

SESSION ⑫ まとめ

|資料| 3.2-12 ①

小グループでの実習のための事例 [1]

　Aさんが，あなたに乳房が痛いと言っています．乳房を観察したところ，赤くて圧痛のある特定の部位が見えました．Aさんはあなたにしこりがあると示しました．熱はありません．赤ちゃんは生後3週間です．Aさんはおそらく……

・Aさんにどのような共感の言葉をかけますか．

・この状況が生じた理由には，どのようなものが考えられますか．

・どのような質問をしたらよいでしょうか．

・Aさんにどのような役に立ちそうな情報を提供しますか．

・Aさんがこの問題を克服して母乳育児が続けられるようにするために，どのような提案ができますか．

・この問題がまた起こらないようにするために，どのような実践を勧めたらよいでしょうか．

前ページよりつづく

小グループでの実習のための事例[2]

　Bさんが，2日前からインフルエンザに罹ったような感じがしていると言っています．身体中が痛くて片方の乳房が痛むそうです．そちらの乳房を見たところ，一部が熱く，赤く，硬くなっていて，かなり圧痛があります．Bさんは熱があって，気分が悪くて仕事に行くことができません．
　Bさんの赤ちゃんは生後5か月で，母乳育児は順調でした．赤ちゃんは夜も頻繁に飲んでいました．Bさんは赤ちゃんに飲んでもらうために，仕事に出かける前に搾乳していました．そして，帰宅するとすぐに授乳していました．仕事がとても忙しくて，日中はなかなか搾乳する時間がありませんでした．
　Bさんはおそらく……

・Bさんにどのような共感の言葉をかけますか．

・この状況が生じた理由には，どのようなものが考えられますか．

・どのような質問をしたらよいでしょうか．

・Bさんにどのような役に立ちそうな情報を提供しますか．

・Bさんがこの問題を克服して母乳育児が続けられるようにするために，どのような提案ができますか．

・この問題がまた起こらないようにするために，どのような実践を勧めたらよいでしょうか．

SESSION ⑫ まとめ

前ページよりつづく

小グループでの実習のための事例［3］

　Cさんの赤ちゃんは昨日生まれました．分娩後すぐに授乳しようとしましたが，上手に吸ってくれませんでした．Cさんは，自分の乳頭が陥没していて母乳を飲ませることができないと言っています．あなたが乳房を観察してみたところ，刺激をしていないときは扁平に見えるのに気づきました．そこでCさんに，自分の指を使って乳頭と乳輪を少し伸ばすように言うと，乳頭は簡単に伸びました．

・Cさんが自分の乳頭に対して思っていることを，どのような言葉で受けとめますか．

・Cさんに自信をもってもらうためにはどうしますか．

・Cさんが赤ちゃんに授乳する助けとなるような，実際的な提案としてできることは何ですか．

セッション⑫の追加情報

> 乳房の観察

まず，質問する

- 妊娠中，乳房はどう変化したか．妊娠中に乳房が大きくなり，乳輪の色が濃くなっていたら，通常は乳汁産生のための乳腺組織が充分であることを示している．
- 今までに，乳管や神経を切断する可能性のある乳房の手術を受けたことがあるか．乳腺膿瘍で切開を受けたことがあるか．

それから，見てみる

- 乳房がとても大きかったり，とても小さかったりしているか．乳房が大きめでも小さめでも，充分な乳汁を産生できると安心させる．ただ，母親によっては赤ちゃんに吸いつかせるのに援助を必要とするかもしれない．
- 膿瘍や手術のような，過去に母乳育児に伴う問題があった可能性のある痕跡はあるか．
- どちらかの乳房が腫れ，皮膚が張って光沢を帯びているか．これは浮腫を伴う緊満があることを示唆する．乳汁来潮のときの生理的な張りでは，乳房は大きくなるが，皮膚が光沢を帯びた浮腫状になって腫れることはない．
- 乳房の皮膚に赤くなっているところがあるか．広範囲もしくは全体的に赤くなっていたら，それは緊満によるものであろう．一部分だけが赤くなっていたら，乳管閉塞(発赤の部分が小さいとき)もしくは乳腺炎(大きくて境界が明らかな発赤)かもしれない．紫色に変色していたら，膿瘍を疑う．
- 乳頭の大きさや形はどうか(長いか，扁平か，陥没しているか，非常に大きいか)．その形は吸着を困難にするようなものか．
- 乳頭に(線状の)亀裂や痛みはあるか．通常，それは，赤ちゃんが不適切な吸着をしていることを意味する．
- 乳頭に発疹や発赤があるか．

そして，ふれる

- 乳房は硬いか，軟らかいか．全般的に硬くなっていて，しこりを伴うこともある場合は，生理的な張りのこともあり，緊満のこともある．皮膚の外観(緊満の場合は光沢を帯び，生理的な張りの場合は変化なし)と，皮膚の柔軟さ(膨満しているかどうか)により，区別がつくであろう．
- 母親に，あなたが見つけたことについて話す．あなたが見たよいポイントを強調する．乳房に問題があると思わせるようなことを言ってはならない．母親が自分は母乳で育てることができる，という自信をもてるように援助する．

セッション⑫の追加情報

> **陥没乳頭をもつ母親への支援**

- その母親の乳頭が陥没しているように見えるとき：
- 出産直後からと，その後いつでも，中断しないで肌と肌とのふれあいができるようにし，赤ちゃんの好きなときに自分で乳房を探して吸いつけるようにさせる．
- 乳房が張ってくる前に，出産当日と翌日くらいは，特にていねいに授乳姿勢と吸着を援助する．陥没乳頭のある母親に，赤ちゃんは乳頭ではなく乳輪に吸いつくのだと説明する．
- 赤ちゃんが乳房を含みやすくなるような姿勢を，母親が見つけるのを援助する．例えば，赤ちゃんをテーブルの上に寝かせて，母親がその上に体をもって行って，上から乳房が赤ちゃんの口に垂れ下がるようにして含ませることでうまくいくこともある．
- 母親が自分で，そっと乳輪の形を円錐形にしてみたり，手をＣの字にして乳房をはさんで支え，赤ちゃんの口にもっていったりすることを提案する．それで赤ちゃんが乳輪に吸いつけることがある．
- 赤ちゃんは学習に時間がかかるかもしれないが，そのうちに自分で吸着できるようになると，母親に説明する．
- 母親に，乳頭で赤ちゃんの口をそっとなでて，赤ちゃんが充分に大きな口を開けてから乳房を吸いつかせるように提案する．赤ちゃんが効果的に吸着していることを確認する方法を母親に教える．
- 授乳前に乳頭を突出させるように母親に促す．母親が自分で，搾乳器や別の道具でそっと吸引して刺激してもよいし，（母親が許容できるなら）誰かに吸って引っ張り出してもらってもよい．
- 人工乳首やおしゃぶりの使用[訳注]を避ける．これらを使用すると，赤ちゃんが乳房を大きく口に含み吸着するのがさらにむずかしくなることがある．
- 赤ちゃんが吸着するのがむずかしくなるので，乳房緊満を予防する．赤ちゃんが乳房から飲むことを学習するまでの期間，必要に応じて搾乳し，カップで飲ませる．

> **シリンジ（注入器・注射器）を用いた，陥没乳頭への対処**

　この方法は，陥没乳頭を突出させ，赤ちゃんが乳房に吸着する助けとなることがある．吸引の強さを調節し，乳頭が傷つくのを避けるには，母親が自分でシリンジを用いなければならない．

[訳注]乳頭保護器やニップルシールドを含む．

- 乳頭が全部入るように，少なくとも10 mL，できれば20 mLのシリンジを用いる．
- 刃の鋭いカッターかハサミで，シリンジの外筒（いつもは針を付ける部分）のアダプター部分を切断する．
- 外筒の切断したほう（断面は粗になっている）から内筒を挿入する．
- 赤ちゃんに乳房を含ませる前に，母親が：
    - 外筒の3分の1くらいまで，内筒を引く．
    - 注射器の断面がなめらかなほう（カットしたのではないほう）を乳頭にあてる．
    - そっと内筒を引いて，30秒くらい一定の弱い圧がかかるようにする．
    - わずかに内筒を押し戻して，吸引圧を下げながら，自分の胸から注射器をはずす．
- 乳輪と乳頭の皮膚の損傷を予防するために，母親に，痛みを感じたら内筒を押し戻して吸引圧を下げるように伝える．

スライド12/7：シリンジを用いた陥没乳頭への対処（図12-7）

図12-7 シリンジを用いた陥没乳頭への対処

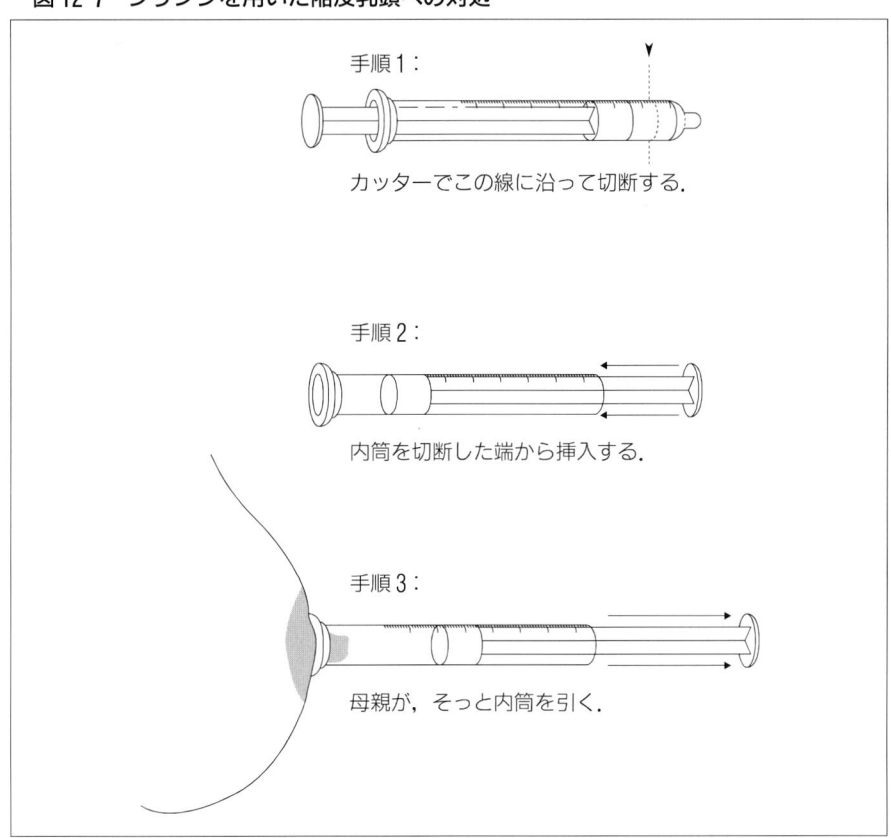

手順1：
カッターでこの線に沿って切断する．

手順2：
内筒を切断した端から挿入する．

手順3：
母親が，そっと内筒を引く．

出典）N. Kesaree, et al, (1993) Treatment of Inverted Nipple Using Disposable Syringe, *Journal of Human Lactation*; 9(1) 27-29

セッション⑫の追加情報

> **クラスでの話し合い：乳房緊満（オプション）**
>
> 　裕子さんは，3日前に健康な赤ちゃんを出産しました．赤ちゃんは新生児室にいて，決まった時間だけ授乳に連れてこられます．助産師が産科棟に見回りに行ったとき，裕子さんの乳房がかなり緊満していて痛みを訴えていることに気づきました．
> ・助産師は，この母親を援助するためにどうすればよいでしょうか．
> ・どうしたら乳房緊満を予防できたでしょうか．
> ・再び緊満が起こらないようにするにはどうすればよいでしょうか．

> **母乳で育てていない母親の乳房緊満の緩和法**
>
> - 少しでも心地よくなれるように，乳房を充分支える（けれども，乳房をきつく圧迫してはいけない．余計に不快感が増すかもしれない）．
> - 湿布を当てる．温湿布のほうが心地よいという母親もいるし，腫れがひくように冷湿布のほうがよいという母親もいる．
> - 不快感を和らげる程度に搾乳する．乳房が張りすぎたときには，1日に数回，搾乳するとよい．母親が快適であればこの必要はない．搾乳は，赤ちゃんが飲むであろう量より少ない量にとどめて，乳汁産生を刺激しないようにする．
> - 痛みを和らげる．イブプロフェンやアセトアミノフェン[*58]のような鎮痛薬を使ってもよい．人によっては，ハーブ茶のような植物性の製品を使うこともあるし，生のキャベツの葉を直接乳房に貼って，痛みや腫れを和らげることもある．
>
> 以下のようなことは勧められません：
> 　乳汁産生を抑制するような「薬物療法」[*59]．長期的には，上記のような方法のほうが効果的であると考えられています．

乳房膿瘍の治療

- 乳腺炎が早期に治療されなければ，進行して膿瘍になることもある．膿瘍は，

[*58] アスピリンは，乳幼児のライ症候群に関連するとされているので，授乳中の女性にとって第一選択薬ではない．
[*59] これまで試みられてきた薬物療法には，以下のようなものがある：
　・スチルベステロール（ジエチルスチルベステロール）―消退出血と血栓症の副作用がある．
　・エストロゲン―乳房緊満と痛みは減弱するが，中止すれば再燃する．
　・ブロモクリプチン―プロラクチン分泌を抑制する．母親の死亡，痙攣，卒中などの副作用が起こることがある．多くの国で，産後の女性への使用が中止されている．
　・カベルゴリン―プロラクチン分泌を抑制する．ブロモクリプチンよりも安全とされている．副作用として，頭痛，めまい，低血圧，鼻出血の可能性がある．

乳房内に膿が貯留したものである．痛みを伴って腫脹し，挫傷のような変色が見られることもある．

- 膿瘍は，保健医療従事者によって，注射器で穿刺してもらうか，外科的ドレナージをしてもらう必要がある．
- ドレナージチューブや切開創が乳輪から充分に離れていて，吸着の妨げにならなかったら，母親は授乳を続けてかまわない[*60]．
- 膿瘍の位置によっては，母親が患側からの授乳をできなかったり望まなかったりするかもしれない．その場合は，搾乳をする必要がある．治癒し始めたら（通常 2，3 日）すぐに，赤ちゃんは患側の乳房から哺乳を再開できる．
- 患側でない乳房からは，通常通り授乳できる．
- 乳腺炎を適切に援助することにより，膿瘍形成を予防できる．

ニップルシールド（乳頭保護器）

- 母親に乳頭痛があるときや，赤ちゃんがうまく吸啜しないときの解決法として，ニップルシールドが提案されることがある．ニップルシールドは，以下のような困難を引き起こすことがある：
・乳房と乳頭への刺激が減り，乳汁産生とオキシトシン反射を低下させる．
・体重増加不良と脱水のリスクが増す．
・ニップルシールドなしで，赤ちゃんが乳房を直接吸うことができなくなる．
・細菌やカンジダの温床となり，赤ちゃんに感染する．
・母親の乳頭がかぶれたり擦れたりする．
- 母親も赤ちゃんも保健医療従事者もニップルシールドに依存するようになり，はずすのがむずかしくなることがある．
- ニップルシールドを勧める前に，立ち止まって考える．臨床的に必要があって，一時的に用いる場合は，使用をやめることができるようになるまで，継続した支援を必ず行う．

カンジダ感染症（鵞口瘡）

- 鵞口瘡（がこうそう）は，カンジダ・アルビカンスという真菌による感染である．カンジダ感染は，しばしば，乳腺炎や他の感染症の治療のために抗菌薬を使用した後や，帝王切開後の抗菌薬使用に引き続いて起こる．母子間のピンポン感染を起こさないように，母親と赤ちゃんを同時に治療することが重要である．
- 授乳姿勢が不適切なために起こる乳頭痛も，カンジダ感染と同時に起こること

[*60] 母親が HIV 陽性の場合は，患側の乳房からの授乳の継続は勧められない．

セッション⑫の追加情報

図12-8(左)・9(右)　カンジダ感染

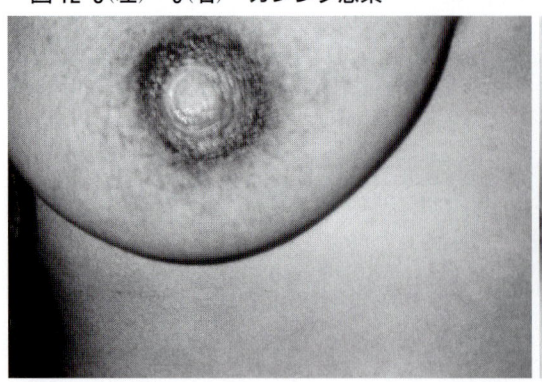

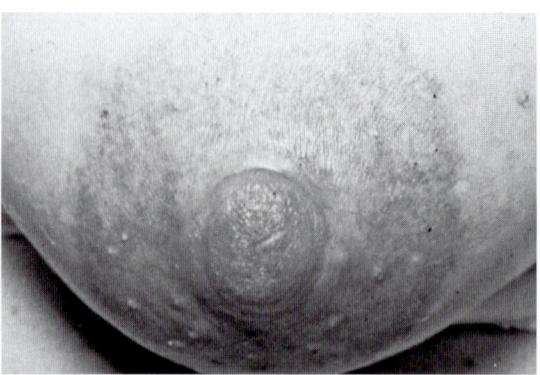

がある．カンジダに対する治療を始める前に，不適切な吸着などの乳頭痛の原因をチェックする．

―スライド12/8：色素の濃い皮膚の乳頭のカンジダ感染(巻頭グラフXXIII，図12-8)
―スライド12/9：色素の薄い皮膚の乳頭のカンジダ感染(巻頭グラフXXIII，図12-9)

- カンジダ感染のサインは：
・母親の乳頭は正常に見えるときも，赤いときも，かぶれたように見えるときもある．深く突き刺すような痛みがあり，母親は，自分の乳頭が授乳後に「ひりひり，ずきずき」すると訴えることがある．
・適切に吸着しているにもかかわらず，授乳と授乳の間にも長時間にわたり乳頭の痛みが続く．これが感染のただ1つのサインであることがある．
・赤ちゃんの口腔粘膜に白斑を認めることがある．
・赤ちゃんに真菌によるオムツ皮膚炎がみられることがある．
・母親に腟カンジダ症が生じていることがある．

カンジダ感染症の治療

- 地域のプロトコルに従って，乳頭と赤ちゃんの口の両方に薬物療法を行う．痛みがなくなるまで，7日間は治療を続ける．授乳前に乳頭から洗い落とす必要のない薬を使う．

―カンジダ感染によく使用される治療法の名前をいくつかあげてみる[訳注]．

- 人によっては，毎回の授乳後に，乳頭を空気で乾かして，日光に当てることが

[訳注] 日本ではミコナゾールの経口用ゲルがよく使用される．

有効なこともある．ブラジャーを毎日交換し，それを熱い石けん水で洗う．母乳パッドを使用している場合は，湿ったら交換する．
- 腟カンジダ症があったら，治療する．パートナーも一緒に治療する必要がある．
- 赤ちゃんのオムツを交換した後やトイレの後は，手をよく洗う．
- おしゃぶり，人工乳首，ニップルシールドの使用は，いかなるものもやめる．使用している場合は，毎日20分間煮沸し，毎週交換する．

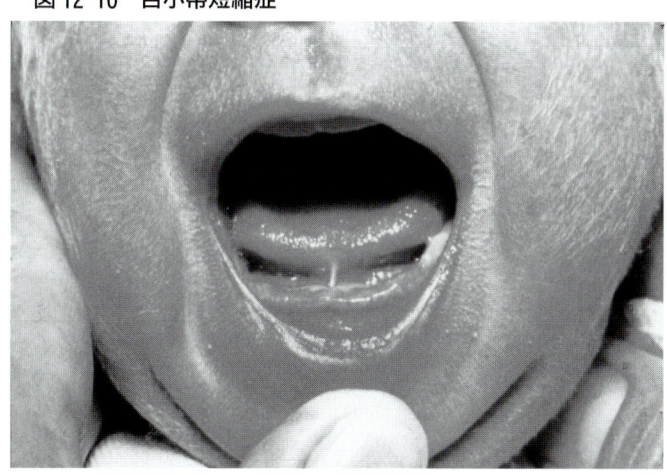

舌小帯

図12-10　舌小帯短縮症

- 舌小帯が短い赤ちゃんは，そのために舌の運動が制限されて，下の歯茎より前方へ舌を出せないことがある．その場合，舌が乳頭の基部をこすって痛みを引き起こすことがある．（スライド12/10）（巻頭グラフp.8，図12-10参照）

CLINICAL PRACTICE 2
臨床実習 2
妊娠中の女性と話す

セッションの目的　このセッションで，参加者は次のことを習得する．
1. 妊娠中の女性と赤ちゃんへの栄養法について話す．
2. 妊娠中の女性と母乳育児の確立の助けになる実践について話し合う．
3. 相手の話をよく聴き学び，信頼関係を築くようなコミュニケーション・スキルを用いる．

合計時間　60分

臨床実習の場所への往復の移動時間はこの時間に含まれません．

教材
- 「出産前チェックリスト」(資料3.2-3①，p.84参照)…各参加者にコピーを1部ずつ(オプション)
- セッション2の「コミュニケーション・スキルのリスト」(「セッション②のまとめ」p.57参照)…各参加者にコピーを1部ずつ
- 「セッション②のまとめ」をフリップ・チャートにしたもの．

臨床実習の準備
- 臨床実習をどこで行うのか，各ファシリテーターが自分のグループをどこに連れて行ったらよいかを確認しておく．以上の準備を事前にしなかった場合は，行く予定の産科棟やクリニックを訪れ，かかわってくれるスタッフに自己紹介して，スタッフにセッションの準備ができているかを確認する．

CLINICAL PRACTICE 2

1 臨床実習の説明

🕐 10分

- この臨床実習は，以下のような機会になります：
- ・妊娠中の母親と栄養法の意向について話す．
- ・妊娠中の女性と，出産後早期の肌と肌とのふれあいや母子同室，赤ちゃん主導の授乳のような，母乳育児の確立を助ける実践や，補足の栄養や人工乳首を使わないで母乳だけで育てることについて話し合う．
- ・相手の話をよく聴いて，学び，信頼関係を築くようなコミュニケーション・スキルを用いる．
- グループごとに4人のメンバーと1人のファシリテーターが組んで実習を行います．開始時には全グループが一緒に行います．順番に1人ずつ，妊娠中の女性に話す役割を担当し，その間，グループのメンバーは観察します．全員がどうやったらよいかわかったら，2人1組で実習を行うこともできます．その間，ファシリテーターは皆のところを回ります．
- **各小グループで1人の参加者が母親に話しかけます：**
- ・妊娠中の女性に自己紹介し，赤ちゃんへの栄養法について話す許可を得ましょう．
- ・小グループの場合はそのメンバーを，2人組の場合はペアを組んだ人を紹介し，あなたが乳児の栄養法について勉強中であることを説明しましょう．
- ・椅子や腰掛けを探します．
- ・会話を始める際に，妊娠中の女性に「赤ちゃんの授乳に関してはどのように考えていらっしゃいますか」や「母乳育児について，どういうことをご存知ですか」というような自由回答方式の質問を投げかけてみましょう．
- ・コミュニケーション・スキルを用いて，母親に話すよう勧めます．「コミュニケーション・スキルのリスト」参照．できるだけ多くの機会に，相手の話をよく聴いて学ぶスキルを用いて実践しましょう．
- ・母親の言葉から，すでに彼女が母乳育児について多くを知っていると思われる場合は，彼女の知識をとりあげて，褒めることができます．彼女がすでに知っている情報を伝える必要はありません．
- ・わかりやすく情報を提供します．赤ちゃんにとっても母親にとっても母乳育児が重要であることと，どうして(赤ちゃんにやさしい)実践が推奨されるのかという情報についても含めて話します．
- ・質問したりさらに情報について話し合ったりしてみましょう．女性に上の子どもがいる場合は，過去の母乳育児の経験について尋ねることができます．
- ・女性がよくやっているところを褒めるのを忘れずに，必要に応じて役立ちそうな情報を少しだけ提供しましょう．
- 妊娠中の女性が，医学的な事情で母乳育児をするつもりがないと告げた場合

は，彼女の病状について聞いてはいけません．彼女の個人的な詳細を知る必要はありません．彼女が母乳で育てないなら，ほかの誰かが赤ちゃんへの栄養法について相談にのったかどうかを尋ねることはできます．

―必要なら，乳児の栄養法についての相談に母親をどこに紹介したらよいか参加者が知っているかを確認する．

- **小グループの残りの者は観察します：**
・後ろに静かに立っていましょう．できるだけじっとして静かにします．意見を言ったり，自分たちだけで話したりするのはやめましょう．
・妊娠中の女性と参加者の間の会話について，"全体的に"観察します．例えば次のようなことに注目します：誰が会話のほとんどを話しているか，参加者は自由回答方式の質問を実行しているか，母親は自由に話していて楽しんでいるように見えるか．
・参加者のコミュニケーション・スキルについて，"具体的に"観察します．参加者が有用な非言語的コミュニケーション・スキルを使っているか，評価的な言葉を使っていないか，母親が「はい」か「いいえ」でしか答えられないような質問を頻用していないか．
- **妊娠中の女性との会話を終えたら：**
・妊娠中の女性に時間をとって協力してくれたことに感謝の意を伝え，何か励ましになったり自信がもてたりするような言葉をかけます．
・グループで他の部屋か，少し離れた場所に移動し，観察したことについて話し合います．
・(女性との)話し合いについて気づいたことや，参加者が用いたコミュニケーション・スキルについて気づいたことを話し合います．
・各参加者が，少なくとも1人の妊娠中の女性と話すようにするとよいでしょう．
- **あなたが産科棟やクリニックにいるときには，以下について注意しましょう：**
・乳児用人工乳の宣伝，試供品，乳児用人工乳の宣伝がついたペンや他の器具があるかないか．
・母乳育児の重要性や母乳育児の方法についての母親向けのポスターや小冊子
- 保健医療施設にいる間は，あなたが観察したことについて意見を述べたり，いかなる反対意見をも示したりしてはいけません．ファシリテーターが個別に意見を求めたり，教室で意見を求めたりするまで待ちましょう．

―参加者が臨床実習の間，自分たちが行うことを理解しているかどうか尋ね，質問があれば答える．臨床実習の場所までの行き方を伝える．

2 臨床実習の実際 （ファシリテーターのすること） 〔40分〕

—各小グループのファシリテーターに対して：

- 担当のグループが、「出産前チェックリスト」（これを使用するなら）と「コミュニケーション・スキルのリスト」をもっているかを確認します．仲間を観察する際に、これを用いて実習したり、注意して見るためです．
- ファシリテーターが臨床実習の場所に到着したとき：
- ・自分自身と担当のグループを、かかわってくれるスタッフに紹介する．
- ・妊娠中の女性のうち誰が話すのに適しているか、どこにいるかを尋ねる．
- 参加者が妊娠中の女性と話し終えたら、グループをその妊娠中の女性から離れた場所に連れて行き、観察したことについて話し合いましょう．以下のことを聞きましょう：
- ・どんなコミュニケーション・スキルを観察したか．
- ・提供された情報は確かで適切な量であったか．

3 臨床実習についての話し合い （進行役が留意する点） 〔10分〕

—臨床実習について話し合うためにクラスの全グループが一緒に帰る．各グループから1人の参加者に、学んだことについて簡潔に報告してもらう．

- 参加者に以下について意見を求めましょう：
- ・参加者が情報提供する際に、女性が話し合いたいと思っていた主な話題について．
- ・妊娠中の女性と話すのに、「コミュニケーション・スキルのリスト」を使用した経験について．
  参加者に、特別に関心があることについてだけ報告するよう促します．それぞれの妊娠中の女性の詳細を報告する必要はありません．
- 次回の臨床実習をよりよく行う助けになるよう、臨床実習のあらゆる点について振り返りましょう．

—何か質問がないか尋ねる．

CLINICAL PRACTICE 3
臨床実習 3
手による搾乳と
カップ授乳の観察

セッションの目的
このセッションで，参加者は次のことを習得する．
1. 母親が手による搾乳の方法を学ぶ手助けをする
2. カップ授乳の実演を観察する

セッションの時間
- 手による搾乳の実践　60 分
- カップ授乳の実演　30 分

教材
- セッション 2 の「コミュニケーション・スキルのリスト」(「セッション②のまとめ」p.57 参照)…各参加者にコピーを 1 部ずつ
- セッション 11 の「母乳の搾り方(搾乳)」の資料(p.234 参照)…各参加者にコピーを 1 部ずつ
- セッション 11 の「カップ授乳」の資料(p.236 参照)
- カップ授乳の実演：
  - 滅菌した小さいカップとカップ授乳中にこぼれたものを受け止めるためのガーゼタオル
  - 以前のセッションで用いたカップ授乳についての資料を，参加者は持参することを忘れないようにする．

臨床実習の準備
　手による搾乳の臨床実習とカップ授乳の実演は，別々の時間に行ってもよい．
　母親はカップ授乳の実演のために教室に喜んで赤ちゃんを連れてきてくれるかもしれない．場所によっては，母親は手による搾乳を学ぶためにすすんで教室にくることがあるかもしれない．
　この実演は，乳児健診や予防接種のためのクリニックの外来で行うこともある．赤ちゃんが早産児や病児の場合は，そうした赤ちゃんにとって(実習の)グループと会うことは感染のリスクになる可能性がある．カップ授乳の実演のため

には，月齢の小さい健康な赤ちゃんを探すようにする．

臨床実習をクリニックや産科棟で行う場合には，それがどこか，各ファシリテーターがどこにグループを連れていったらよいかを確認する．準備の週にそうしなかった場合には，行く予定の産科棟やクリニックを訪れ，かかわってくれるスタッフに自己紹介をして，その人たちがセッションの用意ができていることを確認する．

必要なら，手による搾乳を教えたり観察したりするために，どこかに個室がないか確認する．

産科棟やクリニックのスタッフと，赤ちゃんに与える搾母乳を入れる容器について話し合う．母親が搾った母乳をとっておきたいと希望している場合には，何か清潔な容器を利用できることを確認しておく．

カップ授乳の実演は皆が見えるように，そして母親と赤ちゃんが人数に圧倒されない，小グループでとり行う．

1 臨床実習の説明―手による搾乳

5分

参加者に実習内容を説明する．
- この臨床実習は以下の機会を与えるでしょう：
・母親が手による搾乳の方法を学ぶ助けをする．
・コミュニケーション・スキルを用いて実習する．

―搾乳の4つの要点を簡単に復習する．この実習では，搾母乳の量は問題にしないことを参加者に伝えておく．

- 4人からなる各グループを2人ずつのペアに分けます．各ペアは別々に作業します．ペアの1人が母親と話し，その間もう1人は観察します．ファシリテーターは観察しながら，必要があれば援助しながら2人1組の間を見て回ります．複数の人が見ている中で(4人1組のグループだと)手による搾乳をすることを母親はいやがるかもしれないからです．
- はじめに：
・母親に自己紹介し，話をしてもよいか許可を得ます．
・ペアを組んだもう1人を紹介し，手による搾乳について学びたいと思っていると説明します．
- 会話を始める際には，母親の調子はどうか，赤ちゃんはどうか，授乳はどんなふうかについて，自由回答方式の質問で母親にいくつか尋ねます．母親が，自分自身と赤ちゃんについて話せるように促します．母親が話し合いたくない理由があって，手による搾乳をしているからかもしれないので，そのことを念頭

において，無理に説明させてはいけません．赤ちゃんが病気の場合には，共感を示しますが，赤ちゃんの病状の詳細を話し合う必要はありません．できるかぎり，相手の話をよく聴いて学ぶというスキルを実践しましょう．

- 母親が手で母乳を搾っているかどうか質問しましょう：
- 母親が手で搾乳するようなら，手による搾乳がどのようなものか，あなたに見せることができるかどうかを尋ねます．母親のやり方を観察している間は，途中で遮ることなく見せてもらうようにします．たとえ，母親が何か間違ったことをしていると思ったとしても，中断して母親にそのことを告げるようなことをしてはいけません．
- 母親が手による搾乳をくつろいで行っていて，母乳が出ていて，自分のやり方に満足しているなら，母親がやっていることを褒め，母乳は赤ちゃんにとって最適なものであることを強調して，私たちの学習の手助けをしてくれたことに感謝の気持ちを伝えましょう．
- 母親が手で母乳をうまく搾れずに困っている場合は，何か前向きな言葉がけ（よい点を褒めるなど）をしてから，もっとやりやすくなるような方法を提案してもよいか尋ねます．そして，提案の理由を簡単な言葉で説明します．例えば，母親に指を乳房の周りで移動していくことを提案するなら，母乳は乳房のすべての部分にあり，指を動かすことでこうした部分からの乳汁分泌を助けることを説明します．
- 母親が手による搾乳について知らない場合は，どうして手による搾乳を学ぶと役立つかについて話してもよいか尋ねます．母親が同意したら，手による搾乳が母親にとって役立つ理由をいくつか説明します．そして，母親が手による搾乳の方法を学ぶ助けをしてもよいか尋ねましょう．
- 母親の視線が同じ高さになるように，座れる椅子か腰掛けを探してみます．母親が居心地がよいことを確認し，必要があればプライバシーを保てるようにしましょう．
- 母親は，皆さんに方法を見せるために少量の母乳を搾ってみせるだけでもよいですし，あるいは自分の赤ちゃんが定期的に搾母乳を与えられている場合には，赤ちゃんへの授乳に充分な量を搾るか，どちらでもかまいません．母親が母乳を赤ちゃんにあげる場合には，手を洗って，母乳に適した容器を準備する必要があります．
- 手による搾乳の援助がいるような母親を2人1組のペアが最初に見つけたときは，母親にファシリテーターも仲間入りしてもよいか許可を得てください．参加者は母親が手による搾乳の方法を学ぶ助けをし，その間，ファシリテーターは観察し，必要があれば助けます．
- **ペアを組んだもう1人は以下を観察します：**
- 後ろに静かに立っていましょう．できるだけじっと静かにします．意見を述べてはいけません．
- 手による搾乳について，「全体的に」観察します．母親はくつろいで見えるか，

痛そうにしているか，母乳はしぼれているか．観察の要点を思い出す助けとして，「母乳の搾り方(搾乳)」(p.234参照)を使うとよいでしょう．
- 母親と参加者の会話について，「全体的に」観察します．例えば以下について注目しましょう：誰が会話のほとんどを話しているか．参加者は自由回答方式で質問しているか閉じられた質問をしているか．母親は自由に話していて，話し合いを楽しんでいるように見えるか，あるいは話しにくそうにしているか．
- 参加者のコミュニケーション・スキルについて，"具体的に"観察します．参加者が有用な非言語的コミュニケーションを使っているか，評価的な言葉を使っていないか，あるいは母親が「はい」と「いいえ」で答えるような質問を頻用していないかどうか，に注目します．

● **それぞれの母親の観察を終えたら：**
- 母親に時間をとって協力してくれたことに感謝の気持ちを伝え，何か彼女を褒めたり励ましになったりするような言葉をかけます．
- ペアを組んだ人と一緒に，母親から離れた別の部屋か，少し離れた場所に移動し，あなたが観察したことについて話し合いましょう．
- 手による搾乳について気づいたことと，参加者が用いたコミュニケーション・スキルについて気づいたことを，ファシリテーターと話し合います．
● 各参加者は最低1人の母親の手による搾乳を観察するようにしましょう．すべての母親が手による搾乳の方法を学ぶ援助が必要だということはないでしょう．

● **皆さんが病棟やクリニックにいる間は以下に注意します：**
- 赤ちゃんは母親と母子同室を行っているか．
- 搾乳器があるかないか[*61]．
- 特別なケアが必要な赤ちゃんに後で授乳するために，母乳をどのように扱ったり保存しているか．
- 低出生体重児や病気の赤ちゃんは，母乳を飲めない場合にはどのように栄養を与えられているか．
● あなたが保健医療施設にいる間は，観察したことについて意見を述べたり，いかなる反対意見も示してはいけません．ファシリテーターが個別に意見を求めたり，教室で意見を求めたりするまで待ちましょう．

―参加者が臨床実習の間，自分たちがすることを理解しているかどうかを尋ね，質問があれば答える．臨床実習の場所への行き方を伝える．

[*61] 母乳を搾るのに搾乳器は必要ではない．産科棟に搾乳器が1つもなければ，このことは，スタッフが手による搾乳を母親に教える知識とスキルを充分に有していることを示しているのかもしれない．これは意欲的な実践ということになる．

2 臨床実習の実際─手による搾乳 （ファシリテーターのすること） 〔45分〕

各小グループのファシリテーターのための説明：
- ファシリテーターが臨床実習の場所に到着したら：
- かかわってくれるスタッフに自分自身と担当のグループを紹介します．
- 話をするのに適している母親が誰か，どこにいるのかを尋ねます．
- 手による搾乳で助けが必要な母親を探してもよいか，実際に援助する前に，母親を援助してもかまわないか，それとも個別に確認する必要があるかどうかについて尋ねます．
- 母親が適切にやっていることを褒めるのを忘れずに，必要なら役に立ちそうな情報を少しだけ提供します．
- 母親は搾った母乳を受ける何か─おむつ，タオルあるいは母乳を清潔な容器に保存するようなものが必要かもしれません．搾母乳を赤ちゃんに与える場合には，母親は最初に手を洗う必要があります．
- 担当のグループの2つの2人組の間を見て回ります．コミュニケーション・スキルを観察し，母親が学ぶためにどんな方法で援助しているかを観察します．必要があれば，また母親が望めば，ファシリテーター自らが2人組に実演してみせてもよいでしょう．
- 参加者の2人組が母親と話を終えたら，グループ（4人）を母親から離れたところに連れて行き，観察したことを話し合いましょう．以下のことについて質問します：
- 母親と赤ちゃんについて，全体的に観察したことは何か．
- 「母乳の搾り方（搾乳）」のどんなサインを観察したか．
- どのようなコミュニケーション・スキルを観察したか．
- 参加者に，最初に自分たち自身の行動について意見を述べてもらいましょう．それからよくできたことを強調し，関連情報を提供し，母親を次に援助するときに変えることができそうなことを提案しましょう．
- 手による搾乳のよいやり方を母親がしていて，参加者が気づかなかった場合には，それらを指摘します．

3 臨床実習についての話し合い─手による搾乳 （進行役が留意する点） 〔10分〕

─クラス全体が臨床実習について話し合うために一緒に帰る．
　参加者に学んだことを簡潔に報告してもらう．

- 参加者に以下について意見を求めます：
- ・母親と赤ちゃんの具体的状況と，搾乳や，赤ちゃんが搾母乳を飲むことに関連する状況から学んだことについて
- ・コミュニケーション・スキルを使った経験
  時間がかぎられているので，参加者は個々の母親と赤ちゃんの詳細ではなく，特別に関心をもった点についてだけ報告するようにします．
- 参加者は，母親と病棟やクリニックの双方が受け入れてくれるのなら，他の機会に母親を観察して援助するスキルを練習し続けるのもよいでしょう．参加者には2人1組で実習するように勧め，用いたスキルを一方が観察して，もう一方の参加者と後で話し合えるようにしましょう．
- 次回の実習をよりよく行う助けになるよう，臨床実習のあらゆる点について振り返りましょう．

―何か質問がないか尋ねる．

4 臨床実習―カップ授乳の実演[*62]　30分

- 多くの赤ちゃんは乳房から直接飲むことが可能であり，カップ授乳をする必要はないでしょう．保健医療従事者はカップ授乳をどう行うのかの基本的な技術を知る必要があり，実演を通じてその実際にふれます．
- カップ授乳で赤ちゃんに飲ませる方法を，すべての母親が知る必要はありませんし，すべての母親に教える必要もありません．カップ授乳がどのように行われるのかを，実演で実際に見てわかるようになります[*63]．

―セッション11に記載されているカップ授乳の要点を，復習しましょう．

ファシリテーターのための説明

- 参加者の誰もが見られるように，また，赤ちゃんと母親がたくさんの観察者に圧倒されないように小グループでカップ授乳を実演します．
- 赤ちゃんにカップ授乳してよいかどうかを母親に尋ねます．すでに搾乳か置換栄養をカップで与えている赤ちゃんがいて，カップ授乳を習いたいと望んでい

[*62] 赤ちゃんが早産や病気の場合にはグループが感染をもたらすおそれがあるので，健康な赤ちゃんを探して，カップ授乳の実演を行うようにする．

[*63] 付加的な臨床実習の位置づけで，カップ授乳の方法を母親に教える機会を，参加者に設けることはできる．この方法は，置換栄養を行っている多くの母親には必要な知識であり，"HIV and Infant Feeding: a training course"に詳しく説明されている．

る母親がその対象になるかもしれません．
- 母親に自由回答方式の質問で，赤ちゃんの様子やどのように飲んでいるかについて聞きましょう．また，どうしてカップ授乳をすることがあるのかを母親に説明しましょう．
- カップ授乳をグループに実演して見せます．それが終わったら，カップ授乳についての感想を母親に尋ね，さらに，母親からの質問があったら答えましょう．
- 母親と赤ちゃんから離れて，カップ授乳について観察したことと学んだことを，参加者と話し合います．
- 次回の実習をよりよく行う助けとなるよう，臨床実習のあらゆる点について振り返りましょう．

―何か質問がないか，尋ねる．

SECTION 3.2
SESSION 13 母親の健康に関することがら

セッションの目的	このセッションで，参加者は次のことを習得する． 1. 母乳育児をする女性の栄養のニーズについて話し合う―10分 2. 妊娠間隔をあけるのにどのように母乳育児が役立つかについて概要を説明する―10分 3. 母親が病気になったときどのように母乳育児を援助するかについて話し合う―15分 4. 薬剤と母乳育児に関する基本的な知識について調べる―10分 <div style="text-align:right">合計時間　45分</div>
教材	・スライド 13/1：授乳性無月経法（LAM）（後述，図 13-1 参照） ・スライド 13/2：HIV 陽性女性への勧告（後述，図 13-2 参照） ・「母親の病気と母乳育児」（資料 3.2-13 ①，p.292）…各参加者へのコピー（オプション） ・「母乳育児と母親への薬剤投与（要約）」（資料 13-2，p.266）…各参加者へのコピー（オプション）
ファシリテーターのための追加資料	・*Hepatitis B and breastfeeding*, UPDATE No.22, November 1996 CHD, WHO Geneva ・*Breastfeeding and maternal tuberculosis*, UPDATE No.23, Feb 1998 CHD, WHO Geneva ・WHO. *Nutrient requirements for people living with HIV/AIDS - report of a technical consultation.* (May 2003) Geneva ・WHO/UNICEF *Breastfeeding and maternal medications: Recommendations for drugs in the eleventh WHO model list of essential drugs* (2002) CHD, WHO, Geneva

1　母乳育児をする女性の栄養のニーズ　⏱10分

—母親がベッドで看護師と話している写真か，あるいはテーブルで2人で話している写真を示す．

　裕美さんの母親は，よい母乳をつくるには特別な食品を食べる必要があり，また，赤ちゃんに影響する食品もあると彼女に話しました．

問いかけ：皆さんは，母乳育児をしている女性が何を食べるべきか，あるいは何を食べてはいけないかと尋ねたとき，どのように話しますか．

- すべての母親が自分自身の健康のために，また，家族の世話ができるためには，充分な食べ物と飲み物をとる必要があります．母親が種々の食品を充分に食べれば，必要なタンパク質，ビタミンとミネラルがとれます．母親は母乳育児をしているときも，特別な食べ物を食べたり，特定の食べ物を避ける必要はありません．
- 妊娠中に女性の身体は，母乳育児中の母乳産生に役立つ脂肪を蓄積します．母乳は，一部はこの貯蔵から，そして一部は食べている食物からつくられます．
- 母乳の産生が明らかに減少するのは，よほど母親の栄養状態が悪いときです．食物が不足していると，乳汁産生のために身体に貯蔵されたものを最初に使います．充分に栄養をとっている母親と比較すると，乳汁産生量が減ったり，脂肪やビタミン類がやや少なくなったりしますが，それでも質としては良好です．
- たくさんの種類の食品がとれなかったり，1回くらい食事が食べられなかったりしても，母乳産生は減りません．しかし，忙しすぎて食べる時間がなかったり，充分な食物をとれない母親や，社会的支援のない母親は，疲労と母乳産生の不足を訴えるかもしれません．母親をいたわり，頻繁に赤ちゃんに授乳できる時間をもてるようにすると，充分な母乳産生を確保しやすくなります．
- 家族全体の食を確保するためにも，母乳育児は大切です．食費が限られている場合，赤ちゃんに人工乳を与えるより，赤ちゃんの世話ができるように母親に食べ物を提供するほうがよいのです．このことを家族と話し合いましょう．
- 母乳育児中の母親は，しばしば飲み物をたくさん飲むように勧められます．喉の渇きを癒す以上に飲み物を飲んでも母乳産生は増すことはなく，むしろ減らしてしまう恐れすらあります．母親は自分の喉の渇きに応じて，あるいは尿の出が少なくなったり，濃くなったりしたら，それに応じて飲み物をとりましょう．

―妊娠中または母乳育児中の女性のために，その地域でどんな食料援助プログラムを利用できるか述べる．

2 妊娠間隔をあけるのにどのように母乳育児が役立つのでしょうか

10分

　裕美さんは母乳育児が妊娠間隔をあけるのに役立つと聞いていましたが，これが本当かどうかについて知りたいと思いました．

問いかけ：皆さんは，母乳育児が子どもを産む間隔をあけるのに，どのように役立つかについて，どんなことを母親に話せますか．

- 母乳育児は，排卵と月経の再開を遅らせ，これによって妊娠間隔をあけるのに役立ちます．授乳性無月経法（LAM）は，母乳育児を用いて子どもをもつ間隔をあけたいと考えている女性に役立ちます．

―スライド 13/1：LAM を示します（図 13-1）．

- 以下の3つの条件が満たされる場合，LAM は 98％の避妊効果があります：
- ・母親の月経がまだ始まっていない．
- ・母親が母乳だけで育てていて，昼間も夜間も授乳間隔があきすぎない．
- ・赤ちゃんが生後6か月未満である．
- これらの3つの条件のいずれかが満たされない場合には，もう1つ別の家族計

図 13-1　授乳性無月経法（LAM；Lactation Amenorrhea Method）

- 以下の3つの問いについて，直接母親に尋ねるか，母親が自問するように勧める

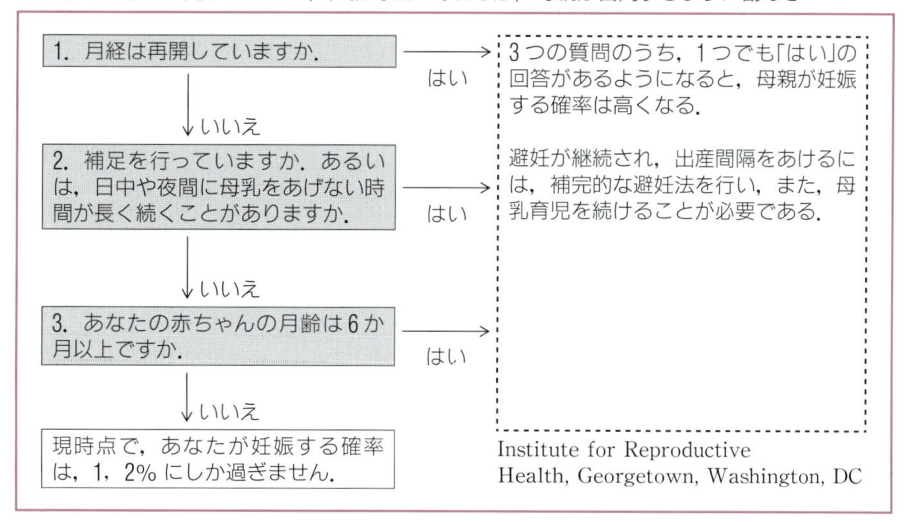

1. 月経は再開していますか．
　→はい：3つの質問のうち，1つでも「はい」の回答があるようになると，母親が妊娠する確率は高くなる．
　↓いいえ

2. 補足を行っていますか．あるいは，日中や夜間に母乳をあげない時間が長く続くことがありますか．
　→はい：避妊が継続され，出産間隔をあけるには，補完的な避妊法を行い，また，母乳育児を続けることが必要である．
　↓いいえ

3. あなたの赤ちゃんの月齢は6か月以上ですか．
　→はい
　↓いいえ

現時点で，あなたが妊娠する確率は，1，2％ にしか過ぎません．

Institute for Reproductive Health, Georgetown, Washington, DC

画の方法で妊娠を遅らせることを勧めたほうがよいでしょう．
- エストロゲンを含んでいる避妊薬を除いて，ほとんどの家族計画の方法は，母乳育児中でも使用できます．

3 母親が病気のときの母乳育児の援助　15分

　裕美さんは，隣人から，母乳育児中の母親が熱を出したり，薬を使う必要があったりする場合，母乳を飲ませるのをやめなければならないと聞いていました．

問いかけ：母親が病気になった場合の母乳育児について，母親に何を伝えることができますか．

- 授乳中の女性が病気になったときでもほとんどの場合，母乳育児を継続することができます．病気のときに，母乳育児を続けることには多くの利点があります：
・女性の身体は，感染症に対して抗体をつくる．抗体は母乳中に移行し，赤ちゃんを感染症から守る助けになる．
・突然母乳育児をやめると乳房が痛くなったり[*64]，母親が熱を出したりするかもしれない．
・母乳育児を急にやめると，赤ちゃんはたくさん泣くなどの悲嘆のサインを示すかもしれない．
・母乳産生が減少するかもしれず，母親が回復しても，母乳育児を再開することがむずかしくなるかもしれない．
・母乳育児をやめると，人工栄養によって生じるあらゆる危険に赤ちゃんをさらすことになる．
・授乳のために起きて哺乳びんを殺菌するといった，人工乳の調乳に比べると，母乳育児は，はるかに楽である．赤ちゃんを母親の脇に寝かせれば，母親は動かずに必要に応じて授乳できる．
・母親は赤ちゃんと一緒に過ごしていれば，自分の赤ちゃんが安全で，機嫌がよいか知ることができる．
・赤ちゃんは，ひき続き母乳育児の恩恵を受ける．健康が守られ，最高の栄養をとることができ，最適な成長と発達が得られ，肥満や後の健康問題のリスクが少なくなる．
- 慢性疾患をもつ母親が，母乳育児を確立するためには，さらなる援助を必要と

[*64] 乳腺炎については，セッション12を参照．

するでしょう．例えば，糖尿病の母親は分娩時に合併症を生じるかもしれません．それにより母乳育児の確立が妨げられるかもしれませんが，適切な援助があれば，彼女は普通に母乳で育てることができます．

問いかけ：母親が病気の場合，母乳育児に関してはどのような援助が必要となるでしょうか．

- 母親が病気のとき，母乳育児を支援するには：
・病気の間でも，授乳し続けることの価値を説明する．
・母親と赤ちゃんが離れるのを最小限にとどめ，一緒にいられるようにする．
・母親に熱がある場合は特に，水分をたくさん提供する．
・母親が授乳のために快適な姿勢を見つけられるように援助したり，母親が心地よく赤ちゃんを抱けるようにするにはどのように援助できるかを，他の人に教えたりする．
・直接授乳がむずかしいとき，つまり母親の身体の具合があまりにもよくない場合には，母親は搾乳をして（あるいは搾乳を手伝ってもらって），回復するまで，赤ちゃんにはカップで搾母乳を与えることもできる．
・母乳育児中に使用しても安全な治療と薬剤を選択する．
・病気の間，母乳育児が中断されていた場合には，母親が回復した後に母乳育児を再確立するように援助する．

問いかけ：母乳以外の食べ物を赤ちゃんに与える必要があるのは，母親がどんな病気になったときですか．

- 人工栄養を必要とするような母親の病気というのは極めてまれです．母乳育児が禁忌である病気なのか，それとも，病気を取りまく状況が母乳育児を困難にしているのかを識別することが重要です．
- **母親の入院**それ自体で，母乳育児が禁忌となることはありません．母親が入院する場合には，赤ちゃんは母親と一緒にいられるようにするべきです．母親が赤ちゃんを世話することができない場合には，家族に付き添い入院してもらい，赤ちゃんの世話を助けてもらえるよう頼むこともできます．
- **母親の薬物使用**：ニコチン，アルコール，エクスタシー（MDMA），アンフェタミン，コカイン，そして関連する刺激物は，母乳で育てられている赤ちゃんに有害な影響があることが明らかにされています．アルコール，オピオイド，ベンゾジアゼピン，大麻は鎮静作用を母親と赤ちゃんの両方にもたらす可能性があります．母親は，このような薬物を使用しないように勧められる必要があり，禁煙，節酒，そして薬物からの離脱のための機会と支援を与えられる必要があります．
- 母親が肺感染症，咽喉炎または消化管感染症等の**一般的な感染性疾患**に罹って

いる場合，母親の近くに赤ちゃんがいると，接触や咳嗽(がいそう)などによって，感染にさらされるリスクがあります．母親が授乳を続けると，赤ちゃんはある程度，感染症から防御されます．この時点で母乳育児をやめると，赤ちゃんは母親の感染症にかかるリスクが高まります．結核，B型肝炎や乳腺炎を含む大部分の母親の感染症では，母乳育児は禁忌ではありません．

- 母親が母乳育児できない場合，乳母(うば)[訳注](HIV陰性の状態にあることが確認された)を探すか，母乳銀行から熱処理した母乳を得るように努力したほうがよいでしょう．

―参加者に「母親の病気と母乳育児」のコピーを配布し，自分の時間を使ってリストに目を通してもらうようにする．必要に応じて大切なポイントを明らかにする．

母親がHIV/AIDS感染者の場合

―スライド13/2を示す(図13-2)．

- セッション3で述べたように，女性が検査を受けた結果，HIV陽性であるとわかった場合には，以下のように勧めます：

図13-2　HIV陽性の女性のための乳児の栄養に関する推奨

```
HIV陽性の母親は，
生後6か月間は母乳だけで育てることが勧められます．
ただし，母親が栄養法を選択するときまでに，
赤ちゃんと母親にとって，置換栄養法が，受け入れられ，
実行できる環境にあり，購入できる価格であって，持続可能であり，
しかも安全な場合は，まったく母乳を与えないことが推奨されます．
```

- HIV陽性の女性には，個々の状況に応じて自分の赤ちゃんに最適な栄養法を決定できるように，トレーニングを受けたカウンセラーとの，1対1の話し合いが必要です．

[訳注] 授乳できない母親に代わり，母乳をのませてくれる女性．

4 薬剤と母乳育児[*65]

10分

- 母親が薬剤を必要とするときに，母乳育児中でも安全に服用できる薬を医師に処方してもらうことは多くの場合可能です．大部分の薬は少量だけ母乳に移行しますが，赤ちゃんへの影響はわずかです．ほとんどの場合，薬よりも母乳育児を中止することのほうが赤ちゃんにとって危険です．
- 母親が服用する薬剤は，早産児や生後2か月未満の赤ちゃんに対しては，月齢の大きい赤ちゃんよりも影響を及ぼしやすくなります．心配な場合は，母乳育児と併用できる薬や治療を見つけることが通常可能です．
- 母乳育児中の母親が，支援者がよく知らない薬を服用している場合：
・支援者が調べている間，母親には母乳育児を続けることを促す．
・母親が長期服用しなければならない場合には，とりわけ嗜眠(しみん)傾向，哺乳力低下，黄疸などの副作用が起きているかどうか，赤ちゃんを観察する．
・WHOのリスト（どこでこのリストが入手できるかを説明する），もしくは地域で入手できる，母乳育児に支援的な「授乳と薬についてのリスト」[訳注1,2]を確認する．
・例えば医師や薬剤師など，専門性の高い保健医療従事者に情報を求めたり，必要であればもっと安全な代替薬を見つけてもらったりする．
・赤ちゃんに副作用が出て，しかも，母親の薬剤を変えることができない場合，できれば一時的にだけ，置換栄養法を考慮する．
- 伝統療法，ハーブなどの療法[訳注3]も，赤ちゃんに影響を及ぼす可能性があります．支援者の地域でそれらが一般的に用いられている場合，それらについてもっと調べてみましょう．その間母親には，母乳育児を続けるよう促し，赤ちゃんに副作用がないかを観察してもらうようにする．

―「母乳育児と母親への薬剤投与（要約）」（資料3.2-13③，p.294）を参加者に配布するか，この小冊子の全文をどこで入手できるかを伝える．この要約に示されている薬のカテゴリーを示す―母乳育児が禁忌となる場合，赤ちゃんをモニタリングしながら母乳育児を続ける場合など．

―何か質問がないか尋ねる．その後でセッションをまとめる．

[*65] このコースを受講する対象者は，薬剤を勧めることは期待されていない．
[訳注1] 日本では国立成育医療センターに妊娠と薬情報センターがあり，授乳と薬についての情報を得ることができる．
http://www.ncchd.go.jp/kusuri/junyuu.html
[訳注2] あいち小児保健医療総合センターのスペシャリストサポートのサイトから，「妊娠・授乳と薬 対応基本手引き（改訂2版）」がダウンロードできる．
http://www.achmc.pref.aichi.jp/sector/hoken/information/pdf/drugtaioutebikikaitei%20.pdf
[訳注3] 漢方薬なども含む．

SESSION セッション ⑬ のまとめ

母乳育児をする女性の栄養のニーズ

- すべての母親は健康であると感じ，家族の世話ができるように充分な食べ物をとる必要がある．
- 授乳中の母親は，特別な食べ物を食べたり，特定の食べ物を避けたりする必要はない．
- 食べ物の入手が限られている場合，赤ちゃんに人工乳を与えるよりも，母親に食べ物を提供するほうが赤ちゃんの世話をすることができ，母親・赤ちゃんの健康や栄養によく，安価である．

母乳育児は出産の間隔をあけるのにどのように役立つか

- 3つの条件が満たされる場合，LAMは98％有効：
・母親は，月経が始まっていない．
・母親は母乳だけで育てていて，授乳間隔が長すぎない．
・赤ちゃんが生後6か月未満である．
- これらの3つの条件のいずれかが満たされない場合，別の家族計画の方法を用いることが勧められる．

母親が病気のときの母乳育児の援助

- 母親が病気のとき，母乳育児を以下のように支援することができる．
・病気の間でも授乳を続けることの価値を説明する．
・母親と赤ちゃんの分離を最小限におさえ，一緒にいられるようにする．
・母親に熱がある場合はとりわけ，たくさんの飲み物を提供する．
・母親が授乳のために快適な姿勢をとれるように援助する．
・母親の体調がよくなくて授乳できない場合は，搾乳を援助し，カップで赤ちゃんに飲ませる．
・母乳育児に安全な治療と薬剤を選択する．
・母親が病気の間，母乳育児をしなかった場合には，回復したら，もう一度母乳育児ができるように赤ちゃんと母親を援助する．

薬剤と母乳育児

- 薬剤が必要な場合には，赤ちゃんに安全なものを使う．大部分の薬は少量だけ母乳に移行するが，赤ちゃんへの影響はわずかである．ほとんどの場合，母乳育児を中止することは，その薬が及ぼす以上の危険を赤ちゃんにもたらす．
- 心配ならば，副作用が起こるかどうか赤ちゃんを観察し，その薬剤についてもっと調べる．生後2か月未満の赤ちゃんには，副作用が生じやすい傾向にある．
- どこで薬剤に関する詳細な情報や助言が得られるかを知る．

セッション⓭の知識の確認

- 妊娠中の女性が，自分で特別な食品を買う余裕がないから母乳育児ができない，とあなたに言いました．彼女に母乳育児は可能だとわかってもらうには，どんなことを話せばよいでしょうか．
    →
- 母親が薬剤を服用する必要があるので，母乳育児をやめる必要があると同僚があなたに言いました．この同僚になんと答えればよいでしょうか．
    →

SESSION 13 まとめ

資料 3.2-13①

母親の病気と母乳育児

　母乳だけで育てること，とりわけ生後6か月間母乳だけで育てることは，母親にも赤ちゃんにも恩恵があり，またそれが標準である．

　にもかかわらず，赤ちゃんもしくは母親の健康上の問題によって，少数ではあるが，一時的もしくは恒久的に母乳育児をしないように推奨することが正当である場合がある．このような健康上の問題を以下にあげるが，ごくわずかの母親や赤ちゃんだけしか該当しない．また，同時に，母親の病状が重篤であっても，医学的には母乳代用品の適応にはならないような母親の健康上の問題についてもあげる．

　以下のような健康上の問題をもつ母親は，標準的なガイドラインに則った治療を受けるべきである．

母乳育児を避ける必要があるかもしれない母親

　このカテゴリーにはHIVに感染した女性が含まれる．置換栄養が受け入れられ，実行できる環境にあり，購入できる価格であって，持続可能であり，しかも安全な場合に限る．

一時的に母乳育児を避けることが必要かもしれない母親

以下の母親が含まれる：
- 敗血症のような重篤な病気に罹っていて，赤ちゃんの世話ができない母親
- 単純ヘルペス1型(HSV-1)に感染した母親：母親の乳房に病変がある場合は，すべての活動性病変が軽快するまで，赤ちゃんの口が直接触れないようにするべきである．
- 次のような**薬剤を使用している**母親：
・鎮静作用のある抗精神病薬，抗てんかん薬，オピオイド，およびこれらの薬剤の併用は，傾眠傾向や呼吸抑制などの副作用を起こすことがあり，安全な代替薬があるなら使用を避けることが望ましい．
・放射性ヨード(I-131)は，安全な代替薬があるなら避けることが望ましい．この薬剤を使用した母親は，その後約2ヵ月を過ぎたら授乳を再開できる．
・ヨードもしくはヨードフォア(ポビドンヨードなど)の過剰な局所使用，とりわけ，開放創や粘膜に使用した場合は，母乳で育つ赤ちゃんの甲状腺機能を抑制したり，電解質異常を起こしたりする可能性があるので，これらの使用は避けるべきである．
・細胞毒性のある薬剤による化学療法中は，母親は母乳育児を中断する必要がある．

健康上の問題はあるものの，母乳育児を継続することができる母親

この群には以下のような病気をもつ母親が含まれる：
- 乳房の膿瘍：患側でない乳房からは授乳を続けるべきである．治療が開始されたら患側乳房からも授乳を再開できる．
- B型肝炎：生後48時間以内もしくはその後であってもできるだけ早く，新生児にB型肝炎ワクチンを接種する[訳注]．

[訳注] 日本では，ヒト抗HBグロブリンを投与し，その後ワクチンを接種する．

- C型肝炎
- 乳腺炎：直接授乳が非常に痛い場合，乳腺炎の進行を予防するために搾乳して乳汁を外に出さなければならない．
- 結核：母親と赤ちゃんは，その国の結核治療ガイドラインに則って治療を受けるべきである．

薬物使用について

- ニコチン，アルコール，エクスタシー，アンフェタミン，コカインおよび関連する刺激薬は，母乳で育つ赤ちゃんに有害な影響があることが明らかにされている．
- アルコール，オピオイド，ベンゾジアゼピン，カナビス(大麻)は，母親および赤ちゃんに鎮静作用を及ぼすことがある．

母親はこのような薬物を使用しないように助言されるべきであり，禁煙，節酒，および薬物からの離脱の機会と支援を提供されるべきである．

- **参考資料**[訳注1, 2]
- *HIV and infant feeding: update based on the technical consultation held on behalf of the Inter-agency Task Team (IATT) on Prevention of HIV Infection in Pregnant Women, Mothers and their Infants, Geneva, 25-27 October 2006.* Geneva, World Health Organization, 2007
- (http://whqlibdoc.who.int/publications/2007/9789241595964_eng.pdf, accessed 23 June 2008)．
Breastfeeding and maternal medication: recommendations for drugs in the Eleventh WHO Model List of Essential Drugs. Geneva, World Health Organization, 2003.
- *Mastitis: causes and management.* Geneva, World Health Organization, 2000 (WHO/FCH/CAH/00.13; http://whqlibdoc.who.int/hq/2000/WHO_FCH_CAH_00.13.pdf, accessed 24 June 2008).
- *Hepatitis B and breastfeeding.* Geneva, World Health Organization, 1996 (Update No. 22).
- *Breastfeeding and Maternal tuberculosis.* Geneva, World Health Organization, 1998 (Update No. 23).

Background papers to the national clinical guidelines for the management of drug use during pregnancy, birth and the early development years of the newborn. Commissioned by the Ministerial Council on Drug Strategy under the Cost Shared Funding Model. NSW Department of Health, North Sydney, Australia, 2006.

妊娠中の薬物治療と母乳育児に関する詳しい情報は，次のアメリカ合衆国国立医学図書館(NLM)ウェブサイトで入手できる：
- http://toxnet.nlm.nih.gov/cgi-bin/sis/htmlgen?LACT

[訳注1] 日本では国立成育医療センターに妊娠と薬情報センターがあり，授乳と薬についての情報を得ることができる．http://www.ncchd.go.jp/kusuri/junyuu.html
[訳注2] あいち小児保健医療総合センターのスペシャリストサポートのサイトから，「妊娠・授乳と薬　対応基本手引き(改訂2版)」がダウンロードできる．
http://www.achmc.pref.aichi.jp/sector/hoken/information/pdf/drugtaioutebikikaitei%20.pdf

SESSION 13 まとめ

資料 3.2-13 ②
母乳育児と母親への薬剤投与（要約）

母乳育児の禁忌：
- 抗がん剤（代謝拮抗薬）
- 放射性物質（一時的に母乳育児を中止）

母乳育児の継続：

- ● 副作用の可能性あり；赤ちゃんの嗜眠状態をモニタリングする：
  - 精神病治療薬，抗けいれん薬の一部（それぞれの薬の項を参照）
- ● 可能なら代替薬を使用：
  - クロラムフェニコール，テトラサイクリン，メトロニダゾール，キノロン系抗菌薬（例：シプロフロキサシン）
- ● 赤ちゃんの黄疸をモニタリング：
  - サルファ剤，ダプソン（ハンセン病治療薬），スルファメトキサゾール＋トリメトプリム（バクタ），サルファドキシン＋ピリメタミン（ファンシダール）
- ● 代替薬を使用（乳汁産生減少の可能性）：
  - エストロゲン，エストロゲン含有の避妊薬を含む，サイアザイド系利尿薬，エルゴメトリン

- ● 通常の投与量なら安全（よく使われる薬剤）：
  - 鎮痛・解熱薬：アセトアミノフェン，アセチルサリチル酸，イブプロフェンの短期使用；モルヒネ，ペチジンの頓用
  - 抗菌薬：アンピシリン，アモキシシリン，クロキサシリンおよび他のペニシリン，エリスロマイシン
  - 結核治療薬，ハンセン病治療薬（上記ダプソンを参照）
  - マラリア治療薬（メフロキン，ファンシダールは除外），駆虫薬，抗真菌薬
  - 気管支拡張薬（例：サルブタモール），コルチコステロイド，抗ヒスタミン薬
  - 制酸薬，糖尿病薬，降圧薬，ジゴキシン
  - ヨウ素，鉄，ビタミン含有栄養サプリメント

- ● 出典

"Breastfeeding counselling: A training course", WHO/CDR/93.3-6 からの転載．
薬剤治療について詳しく知りたい方は次の文献を参照．
- WHO/UNICEF Breastfeeding and Maternal Medications (2003), www.who.int/child-adolscent-health/

SECTION 3.2
SESSION 14 母親への継続的な支援（第10条）

セッションの目的　このセッションで，参加者は次のことを習得する．
1. 母親が退院するにあたってどのように準備を整えるかを説明する―15分
2. 退院後のフォローアップと支援をどのように得られるのかを話し合う―10分
3. 雇用された女性が母乳育児を継続できる方法―10分
4. 産後2年以上にわたって母乳育児を続けることについて話し合う―10分
5. 母乳育児のグループによる支援について話し合う―30分

　　　　　　　　　　　　　　　　　　　　　　　　　　　　　合計時間　75分

教材と準備
- スライド14/1：母親同士の支援（後述，図14-1参照）
- 母親グループ，地域社会における支援，保健医療センター内の授乳クリニックなど地域で得られる支援の詳細な連絡先
- 職場での母乳育児支援に関する，国の法律や政令についての情報
- 補完食に関する国の指針や方針についての情報―これらの資料が生後6か月間母乳だけで育てることを推奨しているかどうか確認する．
- 「セッション②のまとめ」(p.57)をフリップ・チャートにしたもの．
- グループによる支援の演習の中で，2人の参加者に「母親役」を演じてもらい，彼女たちに質問のメモを渡す．

ファシリテーターのための追加資料
- *Community based strategies for breastfeeding promotion and support in developing countries.*
  WHO, Department of Child and Adolescent Health and Development (CAH) 2003
- Green, C P. *Mother Support Groups: A Review of Experience in Developing Countries.*
  BASICS II. 1998 http://www.basics.org/publications/pub/msg/contents.htm

- *Guiding principles for complementary feeding of the breastfed child.* PAHO/WHO. 2003

1 母親の退院準備を整える　〔15分〕

- 「母乳育児成功のための10ヵ条」の第10条は以下のように述べています：
  母乳育児を支援するグループづくりを後援し，産科施設の退院時に母親に紹介しましょう．
- 産科施設は，母乳育児を（または必要な場合には安全な置換栄養法を）開始し確立するために，大きな働きができるでしょう．しかし，母親は退院後も継続的に支援を必要とします．
- 地域社会によっては，母親は友人や家族から充分に支援を受けています．これができないとき，例えば母親が実家から遠い所に住んでいる場合は，保健医療施設が代わりとなる継続支援の選択肢を用意する必要があります．退院する前に，母親と必ず話し合いましょう．

―次の要点を「ストーリー」の中で伝える．

　　郁子さんと裕美さんは，赤ちゃんと一緒に家に帰るための準備をしています．

　問いかけ：母親は，赤ちゃんと一緒に退院する前に，何ができていて，何を知っておく必要があるでしょうか．

- 母親は産科施設を退院する前に，以下のことを必要としています．
・赤ちゃんに授乳できるようになる．
・生後半年間は赤ちゃんを母乳だけで育て，その後も2歳かそれ以上，補完食と並行して母乳育児を継続することの大切さがわかる．
・授乳がうまくいっていることがわかるようになる．
・母親が必要な継続的支援を得る方法がわかる．

▊赤ちゃんに授乳できるようになる

- 母乳育児支援の研修を受けた保健医療従事者は，母親が赤ちゃんに母乳をあげているところをそれぞれ観察し，母親と赤ちゃんが母乳育児をする方法がわかっているかどうかを確認しましょう．
- 母親には以下のことが必要です：
・赤ちゃん主導の授乳，つまり欲しがるたびに欲しがるだけ飲ませる方法と，赤

ちゃんがどのような様子を示すかを知っている．
- 赤ちゃんの「おっぱいを欲しがるサイン」に気づく．
- 赤ちゃんが上手に乳房に吸いつくこと（適切な吸着）ができるように赤ちゃんを抱ける．
- 効果的な授乳が行われているかどうか，赤ちゃんが健康かどうかのサインを知っている．
- 自分が母乳不足でないかと思ったらどうするかを知っている．
- 搾乳できる．
- 母親が母乳で赤ちゃんを育てない場合，置換栄養法を援助するための研修を受けた保健医療従事者は，その母親が以下のことを知っているかどうかを確かめる必要があります：
- 受け入れられ，実行できる環境にあり，購入できる価格であって，持続可能であり，しかも安全であるという条件を満たす置換栄養法のうち，どれを使用するのが，彼女の場合に適しているか．
- 充分な量の置換栄養法用の人工乳を手に入れる方法．
- 置換栄養法に伴うリスクを減少させる方法．
- 保健医療従事者は，母親と赤ちゃんが産科施設から退院する前に，彼女（あるいは他の養育者）が置換栄養法を準備することができるかどうか，そして安全な方法でその人工乳を赤ちゃんに与えることができるかどうかを観察する必要があります．

母乳だけで育てることと，母乳育児を継続することの大切さを理解する

- 母親が家に帰ると赤ちゃんに母乳以外の食べ物や水分を補足するようプレッシャーがあるかもしれません．彼女が産科施設を後にする前に，生後半年間，母乳だけで育てることの大切さをもう一度強調しましょう．
- 生後6か月が過ぎたら，赤ちゃんは母乳のほかにも食べ物が必要になります．母乳は良質な栄養，病気からの保護，そして母親と赤ちゃんのきずなを提供し続けます．母乳は，2年間かそれ以上の期間，健康を守り栄養を供給するという意味で大切です．
- 母親がHIV陽性で母乳育児を選択したなら，赤ちゃんを「母乳だけ」で育てることが最善です．混合栄養，つまり，母乳とそのほかの食べ物や水分を与えることで，HIV感染のリスクが増大することがわかっているからです．

授乳がうまくいっているかどうかわかる

- 私たちは，何か問題があったら連絡してくださいと母親によく言います．でも，母親になったばかりの女性は，何がふつうのことで，何が問題なのかがわ

からないかもしれません．母親が，退院間もない時期の母乳育児が順調にいっているとわかるサインには以下のことがあります：
・赤ちゃんは意識がしっかりしていて活動的で，24時間以内に少なくとも8回は母乳を飲んでいる．
・24時間のうちに落ちついて眠る時間帯が何回かある．
・赤ちゃんは24時間に色の薄い尿でオムツを6枚以上濡らし，1日に3回以上便をしている[*66]．
・乳房は授乳後よりも授乳前のほうが張った感じがあり，乳房と乳頭は痛みがなく快適である．
・全般的に母親は赤ちゃんの世話を自信をもってやっている．

■ 母親が必要とする支援はどのように得られるかを話し合う

- 母親には支援が必要です．母親は，帰宅すると，赤ちゃんの世話について自信をつけていくような援助をしてくれる家族・友人・保健医療従事者などを必要とします．以下のような場合には特別に援助が必要でしょう：
・上の子どもの世話や家事など，時間を要することが多い．
・子育てが初めてである．
・赤ちゃんの授乳で困っていることがある．
・赤ちゃんを置いて，家の外で働く必要がある．
・応援してくれる人たちとの接点がほとんどなくて孤立している．
・多くの人たちから混乱するような矛盾するアドバイスを受けている．
・母親か赤ちゃんに健康上の問題がある．
- 母親は，ほかからの援助なしにすべてを自分でこなさないといけないと思い込んでいる場合があります．援助を求めたら，自分が悪い母親であるとか，能力がないと思われるのではないかと考えているのかもしれません．
- 私たちは皆，新しい仕事やスキルを学ぶときは，それを習得する時間が必要ですし，ほかの人からの援助が必要かもしれません．母親になることにも同じような練習が必要です．新しいスキルを習得する必要があります．その地域に支援サービスが存在するだけでは充分でないこともあります．赤ちゃんを初めてもった母親には，援助を得たり，利用できる支援を活用したりするように促す必要があるかもしれません．
- 置換栄養法で赤ちゃんを育てている母親を継続支援することはとても大切です．その置換栄養の選択肢を適切に用いているかを確認し，母親が栄養法を変更したいと思ったらいつでも援助することが必要です．
- 妊娠中の女性と話すときに，困ったときには支援サービスを利用できることを伝えておくと役立つでしょう．そうすれば，最初から自信をもつ助けになるか

[*66] 月齢の進んだ赤ちゃんでは，便の回数は少なくなるが，便はやわらかいままのはずである．

もしれません．

2 退院後のフォローアップと支援
⏱10分

▍地域で利用できる資源

―スライド14/1「母親同士の支援」を見せる（図14-1）

　裕美さんと郁子さんは，ときどき会って，座って赤ちゃんについて話します．裕美さんは，郁子さんの話を聴くのが好きです．なぜなら，その子は郁子さんのの2番目の子どもで，裕美さんは郁子さんの経験と知識を聴くのが貴重だと考えているからです．

問いかけ：地域社会では誰が，母親の授乳や子育てに関しての継続的支援を提供できるでしょうか．

▍家族と友人

- 一般に，家族や友人は母乳育児への大切な支援者となるでしょう．しかし，家族や親戚のほかの女性が早期に補足したり食べ物を与えていたりする場合は，「生後6か月間，母乳だけで育てる」ための支援は，たいてい不足しています．
- 置換栄養法を用いている母親も，家族や友人からの支援が必要です．HIV陽性の母親は，母乳育児と置換栄養法の混合栄養ではなく，置換栄養法だけで育

図14-1　母親同士の支援

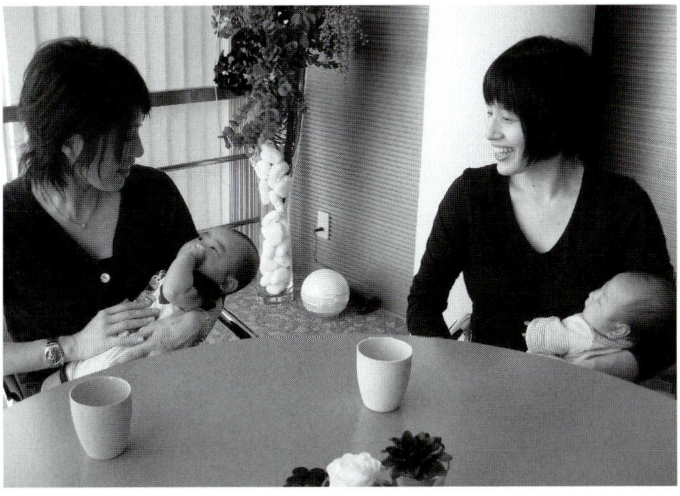

てるための支援が必要かもしれません．

プライマリ・ケアと地域社会の保健医療従事者

- 保健医療従事者が母親や乳幼児に接触するときは，いつでも，赤ちゃんの授乳と世話に関して母親を援助し支援することができます．保健医療従事者が自分たちでそうすることができない場合，母親に支援を提供できる別の人を紹介できることもあるでしょう．
- 地域で保健活動をする保健医療従事者やボランティアは，多くの場合，病院を基点として働いている保健医療従事者よりも家族に近く，もっと多くの時間を割くことができるかもしれません．効果的に支援するために，地域で保健活動をする保健医療従事者やボランティアは，赤ちゃんの授乳と世話に関して母親を支援するための研修を受ける必要があります．
- 地域の保健医療センターに，予約制ではない「母乳クリニック」を設置することもできます．つまり，母乳育児中の母親が連絡をしてきた時点ですぐに援助できる，研修を受けたスタッフがいることを意味します．複数の母親と一緒に会って，母親たちが経験を交換できるようにしても効果があるかもしれません．母親の支援グループがこのようなクリニックから生まれる可能性があります．
- また，女性の保健医療従事者自身が赤ちゃんを産んだら，生後半年間，母乳だけで育て，その後は適切な補完食を加えていくことで，自分たちの地域社会で実例を示すことができるでしょう．

母親同士の支援（母親から母親への支援）

- 母親同士の支援は通常，地域を基点としています．1対1の支援のこともあるでしょうし，グループを基盤としての支援が提供されていることもあるでしょう．経験をもつ母親が，母親になったばかりの女性に，個別に支援を提供してもよいでしょう．経験をもつ母親に，地域内の母親になったばかりの女性に名前を教えてもよいかどうか許可をとってみましょう．
- グループは，何人かの母親が自分たちで始める場合もあれば，地域で保健活動をする保健医療従事者やボランティアが始める場合もあるでしょう．HIV陽性の女性のためには，特別な支援グループがあるかもしれません．
- そうした母親同士の支援は，簡単に利用しやすく，無料もしくはとても安いものです．理想的には，支援するために研修を受けた母親に，困っている母親が，いつでも助けを求められるとよいでしょう[67]．
- 母親同士の支援グループでは：

---

[67] 電話，手紙，あるいは地域によっては電子メールによって，支援を提供することもあるだろう．

- 母親自身の地域内(共同体)で援助を得ることができる．
- 情報や支援を親戚や友人から得るという，女性の伝統的な様式を強化できる．
- 授乳や赤ちゃんの世話が，保健医療従事者に解決してもらわなければならない問題としてではなく，ごくふつうのこととしてみなされる．
- 経験をもつ母親が，グループでの話し合いを進めたり，援助したりする．
- 母親たちは安心し自信をもつようになる．
- 経験をもつ母親だけではなく，妊娠中の女性も参加できる．
- 母親はグループの集いの外でもお互いを助け合い，友情を築くことができる．
- 母親同士の支援グループには，研修や発行物，他のサービスなどを提供している，より大きなネットワークの一部となっているものもあります．グループのリーダーやファシリテーターである経験をもつ母親たちを，保健医療従事者の研修に招いて協力を得たり，病棟やクリニックに招いて，妊娠中の女性や新しく母親になった女性たちに紹介してもよいでしょう．

現存のグループによる支援が利用できないとき

- 自分の地域に利用できる支援グループがない場合は，母親が産科施設を退院する前に：
- 自宅で家族からどのような支援が得られるかを話し合う．
- できれば，どのように母親を助けることができるかを家族と話す．
- 母親に病院やクリニックに連絡する際の担当者の名前を教える．母親は産後1週間目に自分と赤ちゃんの健診を受ける必要がある[訳注1]．そこでは必ず授乳(母乳をあげているところ)を観察する．その他いつでも困ったことや質問があるときにも行けるようにする．
- 母親はまた，出産後6週間目の定期健診[訳注2]を受け，赤ちゃんを連れて行くことで赤ちゃんも一緒に健診を受けられるようにする．
- 母親に最適な授乳方法についての要点を思い出してもらう．
- 多くの場合，重要なことを忘れないようにメモや印刷物を渡すと助けになる．それらは正確な情報でなければならず，母乳代用品や哺乳びん，人工乳首などを製造したり販売したりしている企業からのものであってはならない．
- できれば母親たちが家に帰った後も連絡をとり，授乳の調子はどうかと話を聴く．
- 病院によっては母親の支援グループをつくり，保健医療従事者が主導して病院で会合を開いているところもあります．母親が授乳に関して困難を感じているときに訪問できる母乳外来や栄養相談もあるかもしれません．

[訳注1] 日本では産後4-6日入院してから退院することが多いが，退院後1週間の健診を行っている施設もある．
[訳注2] 日本では1か月健診である．

―詳細な連絡先など，地域で得られる支援の情報源を具体的に提供する．

▍赤ちゃんにやさしい地域社会

- 地域によっては，「赤ちゃんにやさしい地域社会」という構想をうち立ててきたところもあります．皆さんの勤務先の施設も，周辺の地域でこの構想を育みたいと願っているかもしれません．国際的に認められた取り組みかたというものはありませんが，基本的な要素としては，「母乳育児成功のための10ヵ条」の適用可能な部分をすべて反映させるように，地域社会におけるニーズについて話し合うといいでしょう．
- 赤ちゃんにやさしい地域社会では，次のようなことを行うことができるでしょう：

・保健医療システム，または地域で供給している保健医療ケアが「赤ちゃんにやさしい」ことをめざし，早期からの母乳育児，そして母乳だけで育てることを積極的に支持する．

・早期から母乳だけで育て，母乳育児を継続するために，充分なスキルの支援を得られる場を紹介でき，それを地域が認めている．

・月齢に合った内容と回数で，赤ちゃんの気持ちに応えるような補完食を，母乳育児を継続しながら食べさせる方法についての支援が提供される．

・母親同士の支援体制，またはそれに似たものがある．

・「国際規準」に違反したいかなる商業慣行，流通業者，販売店，サービスなども，その地域社会に存在しない．

・地方自治体や市民社会が，母親と家族が最適な乳児の栄養法を満足に行えるよう積極的に支援するような，変化をもたらす運動を創造し支援する．この変化の例としては，ワークシェアリング，必要な場合に母乳育児中の母親が援助者のもとに行く費用が公的負担となるようにすること．地域で指導的な立場にある人の中から「母乳育児を応援したり保護したりしてくれる人」を見つけること，そして職場が母乳育児に協力的になること．

3 雇用されている女性の母乳育児継続のために

⏱10分

- 多くの母親は，職場復帰を理由として，早期に母乳以外のものを補足したり，母乳育児をやめたりします．母親が職場に復帰しても，可能なかぎり母乳を赤ちゃんに与え続けられるように，保健医療従事者が母親を援助することができます．

問いかけ：職場復帰したあとも母乳育児を続けることを勧めるのはなぜでしょうか．

- このコースで以前に話し合った一般的な母乳育児の大切さに加え，以下の理由から，家の外で働く女性にとって母乳育児は大切です：
・赤ちゃんが病気にかかりにくいので，病児の看病のために仕事を休む時間がそれだけ少なくなる．
・夜の授乳が楽なので，母親はより睡眠がとれる．
・赤ちゃんと一緒に過ごす時間をもてて，赤ちゃんとの親密なきずなが保てる．
・赤ちゃんに授乳しながら体を休めることができる．
・赤ちゃんと特別な１対１の関係をもてる．

問いかけ：雇用者が皆さんに，なぜ職場復帰後も女性が母乳育児をするのを支援するべきなのかと聞いてきたら，どう答えますか．

- 母乳育児を続けるように女性を支援する雇用者には，次のような利益があります：
・子どもが健康なので，母親は仕事を休むことが少ない．
・赤ちゃんの健康を心配することが少ないので，母親が仕事に集中できる．
・雇用者は熟練した働き手を雇い続けることができる．
・女性は，育児を応援してくれる雇用者のために働こうと，さらに意欲をもつ．
・家族や地域社会は，育児を応援してくれる雇用者を高く評価する．
・母乳で育てられた子どもたちが大人になって，将来，健康な働き手になる．

問いかけ：職場復帰を考えている母親との話し合いの要点は何でしょうか．

- 母親が職場に復帰する予定の数週間前に，次のようなことを話し合いましょう：
・職場に赤ちゃん連れで出勤できるか．
・職場の近くで保育ができるか．そうすれば，休憩時間に授乳に行ったり，赤ちゃんを職場に連れてくることができる．
・赤ちゃんの月齢が進むまで，勤務時間を短縮したり，勤務日数を減らすことはできるか．
- 勤務時間に赤ちゃんに直接に母乳を飲ませられない場合は，次のように提案しましょう：
・産休の間は，母乳だけを頻繁に授乳する．
・母親と赤ちゃんが一緒にいられる間（夜，早朝，休日）は，母乳育児を続ける．
・必要もないのにほかの食べ物を与え始めない．職場に復帰する数日前で充分である．
・搾乳のやり方を覚えて，保育者に頼んで赤ちゃんにあげてもらう．
・できれば，職場で約３時間ごとに搾乳する．そうすれば母乳の産生を維持でき

るし，乳房を楽にできる．母乳を出せば乳房はさらに多くの母乳をつくる[*68]．
- 保育者に，哺乳びんではなくカップを使って，安全に愛情をこめて授乳するように教える．そうすると赤ちゃんは母親が家にいるときは乳房を吸いたがる．
- 仕事と母乳育児を両立しているほかの母親と連絡をとり，サポートを得る．
● 母乳育児と仕事についての情報の多くは，学生である母親にも適用されます．

− (オプションとして) 女性の保健医療従事者の多くが幼児の母親である．皆さんの施設を，母乳育児にやさしい職場にするにはどうしたらよいか．
− 働く母親を保護する国内法や国の方針について紹介する．

4　2年以上，母乳育児を続けられるような援助　10分

- この年齢になったらもう母乳育児が重要ではなくなる，といった特定の年齢は，赤ちゃんにはありません．母乳育児によって，母親とのきずなは続きますし，病気から守られ，よい栄養をあげることができます．
- 月齢の大きい赤ちゃんや幼児の母乳育児は，子どもが病気になったときに重要になるはずです．病気の子どもは，ほかの食べ物への食欲を失ったときでも，母乳を飲むことはできるでしょう．そのことで，病気になっても子どもの体重が減ることなく，水分を補給できます．
- 母乳育児は，痛みがあったり，きげんのわるい子どもをなだめることもできます．
- 月齢の進んだ赤ちゃんへの母乳育児は，新生児の母乳育児とは違います．赤ちゃんが周りの様子に気がつくようになると，物音や動きに気をとられて母乳を飲むのを途中でやめることもあるでしょう．
- 幼児は1日に1，2回母乳を飲むだけかもしれませんし，もっと頻繁に飲むかもしれません．子どもによっては，痛い思いをしたときや気分を落ちつけたいときだけ母乳を飲むということもあるでしょう．
- 子どもが大きくなるにつれ，職場や家族からかけられるプレッシャーを乗り越えるため，特別な支援が必要となるかもしれません．話し合うことで，母親自身の状況に適した解決法を見つける手助けができます．

補完食[*69]

- 生後半年を過ぎると，赤ちゃんは充分な量の母乳をもらい続けながら，ほかの

[*68] 搾乳と保存の方法についてはセッション11を参照．
[*69] 補完食に関する詳細は，「補完食カウンセリング：研修コース
 （*Complementary Feeding Counseling: a training course.*）」を参照．

食べ物も必要となります．母乳にとって代わるわけではなく，母乳の栄養を補完するという意味で，これを「補完食」と呼びます．
- 赤ちゃんが1歳になるまでは，母乳（母乳で育てていない場合は母乳代用品）が赤ちゃんの主食であるべきです．家族の食事から，適切な食べ物を与えながら，乳房からも頻繁に飲ませ続けましょう．生後6か月から12か月までは，さまざまな種類の食べ物を食べ，その歯ごたえを味わう練習期間です．母乳の産生を維持するために，補完食を食べさせるより先に，子どもに母乳を飲ませてみることを続けます．
- 子どもは，自然な成長発達段階として，母乳をやめる準備ができたときに母乳を自分でやめます．急に母乳をやめてはいけません．子どもから栄養ある食べ物を取り上げることですし，母親は乳房が痛くなるし，子どもにとっても母親にとっても苦痛だからです．子どもが徐々に授乳の回数を減らせるようにし，母親は子どもへの心配りを続けながら，毎日，ほかの食べ物をたくさん食べられるように気をつけましょう．

母子に関する，国のその他の保健医療政策（地方自治体でのものも含む）

- 母乳育児への継続した支援は，次のような保健医療や栄養に関する国の政策によってもなされます：
・安全な母性プログラム(Safe Motherhood Program, SMP)
・小児疾病統合管理(the Integrated Management of Childhood Illness, IMCI)
・拡大予防接種計画(the Expanded Programme of Immunization, EPI)
・鉄分とビタミンA補足のための微量元素補足プログラム
・新生児スクリーニング・プログラム
・早期の子どもの発達プログラム
・家族計画

5 グループによる支援—クラスでの演習　30分

演習の紹介
- 母親同士の支援グループでファシリテーターは，適切なコミュニケーション・スキルを使え，充分な乳児の栄養に関する知識をもっていることが必要です．そうした経験のある母親が，研修コースに参加することで，そうしたスキルを身につけることもできます．
- 私たちはこの演習で，どのようにグループの中で，コミュニケーション・スキルを活用して，新しく母親になったばかりの女性たちを援助できるかを見るこ

とができます.

6-8人の参加者に輪になってもらう.参加者のうちの2人が,「母親になったばかりの女性」役を演じて,質問をする.他の参加者は,「母親同士の支援グループ」の「経験ある母親」役を演じて,「母親になったばかりの女性」役を支援する.参加者の1人をトレーニングを受けたピア[訳注]・ファシリテーター役とする.つまり,話し合いの方向を導いて,すべての「母親」役が何らかの貢献ができる機会をもてるように気配りをする「経験のある母乳育児中の母親」役になる.

他の参加者は,輪の外に出て観察する.

支援グループの参加者には,「他の経験ある母親」役として,質問をしている「母親になったばかりの女性」役と話して援助するように頼む.講義ではなく,親しげな会話のような感じで行うようにする.このコースで実践したコミュニケーション・スキルを思い出してもらう.

グループで話し合う質問の例を以下にあげるが,グループで質問を考えてもかまわない.グループから情報が出てこなかった場合は,ファシリテーター役が情報を提供する.そのときに話し合う要点を以下にあげる.しかし,グループの参加者が,上手に応えている場合は,講義に流れないようにする.これは,母親同士のグループ支援であって,臨床的な症例研究ではない.

グループの「経験ある母親」役に,赤ちゃんが同じくらいの月齢だったときに同様の心配事をどのように乗り越えたかを短く語ってもらうように促す.こうした経験を分かち合うことで,「母親になったばかりの女性」役ばかりにスポットが当たらない助けになる.こうして,母親がお互いに学びあって,よくある母乳育児の心配事には多くの解決法があることが示されるという「ピア・サポートの真髄」が実感される.

「質問」例1

「真治は生後8か月で健康です.毎日2食のお粥を食べ,私が仕事から家に帰るといつでもおっぱいを飲んでいます.昨日は,夕方から夜にかけて,おっぱいを飲むのを嫌がりました.今朝になって起きたときも,まったくおっぱいを受けつけません.1日に4回,哺乳びんで人工乳を飲んでいるので,多分,もう母乳をやめたほうがいいのですよね」

話し合いの要点の例

母親の話に耳を傾け,母親が話をしやすいように応答し,母親が自分の状況に

[訳注] ピア(pear)とは,同じ立場の者という意味.この場合は,母親という同じ立場.ピア・カウンセラー,ピア・サポーターの「ピア」と同じ.

ついて考えをめぐらせるよう心に留める．

　こうした状況を母親はどうしたいと考えているのか．

　その母親がすでに試してみたことは何か．何ができそうか，考えていることがあるか．

- この月齢の赤ちゃんの中には，歯が生えることや口の中が痛くて乳房から母乳を飲むのを拒否する子がいるが，その可能性はどうか．
- 授乳の様子はどうか．母乳を飲んでいるときに，周りのことが気になる赤ちゃんもいる．母親が忙しくて授乳を急いでいるのかもしれない．
- 「家に帰るといつでも」というのは具体的にどのくらいの頻度なのか．赤ちゃんと一緒に過ごす時間を増やすことはできるか．例えば，買い物に出かけたりどこかを訪問したりするときに，赤ちゃんを連れて行ったり，休日に母乳育児をしているのか．
- 母親と赤ちゃんはどこで寝ているのか（一緒に寝ているか）．夜の授乳はどのようにしているのか．
- 母親と離れているとき，赤ちゃんはどのくらい食べたり，人工乳を飲んだりしているのか．母親が帰宅したときに，赤ちゃんがちょうどお腹がすいて母乳を飲むように，特に午後の時間帯での食事や人工乳の回数を減らすことはできるか．
- 赤ちゃんに野菜，果物，肉などを与えると，摂取する食品の幅も広がるし，おかゆだけを食べているときほど，満腹にはならないかもしれない．おかゆだけ与えるのではなく，さまざまな食べ物を与えることについて，母親はどう考えているのか．
- 1歳を過ぎても，母乳は，食事の重要な位置を占め続ける．

「質問」例2

　「久実は生後3か月で，とても頻繁に母乳を飲みます．けれども満足しません．授乳を終えてすぐに泣くこともよくあります．どうも私の母乳が足りなくなったように思います．ほかの食べ物をスプーンであげるか，母乳以外のミルクを始めたほうがよいでしょうか」

話し合いの要点の例

　母親の話に耳を傾け，母親が話をしやすいように応答し，母親が自分の状況について考えをめぐらせるよう心に留める．

　こうした状況を母親はどうしたいと考えているのか．

　その母親がすでに試してみたことは何か．何ができそうか，考えていることがあるか．

- 赤ちゃんは，上手に飲むには助けが必要な場合がある．母親は，母乳育児につ

いてよくわかっている人に，赤ちゃんに授乳しているところを見てもらったことはあるか．
・赤ちゃんは，時計が授乳の時間だと知らせる前に飲みたくなったり，相手にされたくなったり，もっと心地よい気分になりたくなったすることもある．母親は，ぐずっている赤ちゃんを落ち着かせるために，もっと抱いたり，乳房を含ませたりすることについてどう考えているのか．
・赤ちゃんが充分に成長していたら，泣いている赤ちゃんをなだめるためにどのような提案があるか．

演習のまとめ

グループの「母親になったばかりの女性」役の人に，自分たちの心配ごとが話し合われているときにどのような気持ちだったかを聞いてみる．「経験ある母親」役の人に，コミュニケーション・スキルを使うことをどのように感じたか尋ねてみる．そして，「オブザーバー（観察者）」に気がついたことを尋ねる．忘れずに，上手に使ったスキルを強化する．

─何か質問がないか尋ねる．その後でこのセッションをまとめる．

SESSION 14 のまとめ

母親の退院の準備を整える

- 母親は産科施設を退院する前に，以下のことを必要としている：
- 赤ちゃんに授乳できるようになる．
- 生後半年間は赤ちゃんを母乳だけで育て，その後も2歳かそれ以上，補完食と並行して母乳育児を継続することの大切さがわかる．
- 置換栄養法の場合，適切な人工乳を手に入れ，安全に準備する方法を知っている．
- 授乳がうまくいっていることがわかるようになる．
- 母親が必要な継続的支援を得る方法がわかる．

退院後のフォローアップと支援

- 母親が産科施設を退院する前に：
- 自宅でどのように家族が支援してくれるのかを話し合う．
- できれば，どのように母親を助けることができるかを家族と話す．
- 母親に病院やクリニックまたは地域で連絡する際の担当者の名前を教え，家庭訪問などで産後1週間目に健診を受ける手配をする．そこでは母乳をあげているところを観察してもらう．また，出産後6週間目の定期健診も同様に手配する．
- 母親に，地域にある母親支援グループや，母親になったばかりの女性を支援してくれる経験ある母親の名前を伝える．
- 母親に母乳の飲ませ方や役立つ方法についての要点を思い出してもらう．
- 母乳代用品や哺乳びんをマーケティングするような印刷物を母親に渡してはならない．
- 母親が家に帰った後も連絡をとり，授乳の調子はどうかと話を聴く．

雇用されている女性のための母乳育児の保護

- 母親が職場に復帰をしても母乳育児は大切であり続ける．
- 母乳育児を支援することは，雇用者にも利益がある．
- 母親が職場に復帰する予定の数週間前に，次のようなことを話し合う：
- 職場に赤ちゃん連れで出勤できるか．
- 職場の近くで保育ができるか．そうすれば，休憩時間に授乳に行ったり，赤ちゃんを職場に連れてきてもらったりすることができる．
- 赤ちゃんの月齢が進むまで，勤務時間を短縮したり，勤務日数を減らすことはできるか．
- 勤務時間に赤ちゃんに直接に母乳を飲ませられない場合は，次のように提案する：
- 産後休業(産休)の間は，母乳だけを頻繁に授乳する．

SESSION ⑭ まとめ

- 搾乳のやり方を覚えて，保育者に頼んで赤ちゃんにあげてもらう．
- 仕事と母乳育児を両立している他の母親と連絡をとり，サポートを得る．

2年以上，母乳育児を続ける

- 母乳育児によって，月齢の進んだ赤ちゃんや幼児は，母親とのきずなは続き，病気から守られ，よい栄養をもらうことができる．
- 赤ちゃんが1歳になるまでは，母乳（母乳で育てていない場合は母乳代用品）が赤ちゃんの主食であるべきである．生後6か月以降は，赤ちゃんは頻繁に飲み続け，母乳（または母乳代用品）のほかにも食べ物が必要になる．こうした赤ちゃんに食べ物を食べさせるとしても，母乳にとって代わるわけではなく，母乳の栄養を補完するという意味で，「補完食」と呼ぶ．
- 母乳の量を維持するために，補完食を食べさせる前に乳房から頻繁に飲ませ続けるように母親に勧める．母親が母乳をやめたければ，子どもが徐々に回数を減らせるようにし，毎日，ほかの食べ物をたくさん食べられるように気をつけるように提案する．

セッション⑭の知識の確認

- 皆さんの地域で母親を支援する資源を3つあげましょう．
  →
- 母親同士の支援が母親に役立つ可能性があるのはなぜか，理由を2つあげましょう．
  →
- 月齢の進んだ赤ちゃんと母親にとって，母乳育児が大切な理由を2つあげましょう．
  →

セッション⑭の追加情報

母親同士の支援グループをつくる

- 多くの地域で，母親は，母親同士の支援グループがあることが最良の助けになる．こうしたグループは，大きいグループである必要もなければ，高度な研修を受けたファシリテーターがいる必要もない．心が温かく，親切なファシリテーターで，どのように母乳育児をするかを知っていて，ほかの女性を助けることができればよい．皆さんの住む地域にこうした支援グループがない場合は，その成長を助けるのもよい．

・経験ある母乳育児中の母親を見つけ，ほかの母親が「ファシリテーター」として受け入れるかをみる．

・ファシリテーターに正確な情報と援助を提供するが，実際にグループを運営し，集いでの話し合いを進行するのは(ファシリテーターになる)母親に任せる．

・母親の家や公共施設で，グループが頻繁に集まるよう促す．集いでは，母親は，自分の気持ち，経験した困難，それらを解決した方法を分かち合う．話し合えるような特定の話題を提案してもよい．

・すべての母親に，最も近くにある支援グループについて教え，できるかぎり，母親をファシリテーターに紹介する．

・ファシリテーターに求められたら，正確な情報と支援を提供できるようにする．

・病院や母乳クリニックでの研修活動に，ファシリテーターも参加してもらう．

・ファシリテーターにコミュニケーション・スキルや話を聴くスキルの研修を提供する．

SECTION 3.2
SESSION 15 あなたの病院を「赤ちゃんにやさしく」するには

セッションの目的　このセッションで，参加者は次のことを習得する．
1. 「赤ちゃんにやさしい」という実践の意味を説明する—20分
2. BFHIアセスメントの過程を説明する—10分
3. どうすれば既存のプログラムにBFHIを組み込むことができるかを話し合う—5分

合計時間　35分

　このセッションには演習が含まれているので，その分の時間を要する．どの演習を行うかは，参加者のグループの必要に応じて決める．
　「自己査定ツール」(セクション4.1参照)を用いて保健医療施設を評価してもよい．どのくらい多くの人(母親とスタッフ)に意見を聞くかによるが，1，2時間かそれ以上の時間がかかる．
　質問リストを使って計画を立ててもよい．セッションの時間に加え，1時間かそれ以上，計画を書く時間を要する．計画にかかわっていたり，影響を受けたりするような人々と話し合う必要があるとさらに時間が必要となる．

教材
- スライド15/1：コースの目的(後述，図15-1参照)
- セッション1の「母乳育児成功のための10ヵ条」のリスト
- WHO/UNICEFの「自己査定ツール」と「世界共通評価基準」のコピーを4-6人の各グループに1部ずつ．自己査定の演習を行うのであれば，さらにコピーが必要となる．

オプションとしての方針アセスメント
- 病院の方針や方針の実例のコピーと，「母乳育児/乳児の栄養法に関する病院の方針チェックリスト」(資料3.2-15①，p.328)のコピーを4-6人の各グループに1部ずつ．

オプションとしての計画立案用
- 計画の演習用にスライド15/2-15/6(後述，図15-2～6参照)
- 計画の見本「BFHIプロジェクトのための行動計画の作成」(資料3.2-15④，p.337)

SESSION 15

参照)を各小グループに1部ずつ.

ファシリテーターのための追加資料
- BFHIの教材セット：Baby-Friendly Hospital Initiative—Revised Updated and Expanded for Integrated Care：統合ケアに向けた最新・改訂版
  - セクション1：背景と実施[訳注]
  - セクション4：病院の自己査定とモニタリング

1　「赤ちゃんにやさしい」実践とは何か　⏱20分

- セッション1で，このコースの目的を確認しましょう．

—スライド15/1を見せ，読み上げる（図15-1）．

図15-1　このコースの目的

> このコースの目的は，
> 早期から母乳だけで育てることができるように，
> スタッフ1人ひとりが自信をもって母親を支援し，
> その施設が「赤ちゃんにやさしい」と認められるように
> 変わっていくことです．

- 「赤ちゃんにやさしい病院」は：
- 「母乳育児成功のための10ヵ条」を実行する．
- 母乳代用品を製造または販売・流通する企業からの無料の支給品やサンプル，販売促進の資料を受け取らない．
- 母乳で育てられない赤ちゃんに対して，最適な栄養法と援助（ケア）ができるようにする．

—「10ヵ条」のリストを画面に示すか，参加者がセッション1を受けているなら，資料を受け取っていることを確認する．
—参加者に**第1条**を読み上げてもらう．
問いかけ：病院が，方針を文書にして見えるところに提示することがなぜ重要なのでしょうか．

[訳注] セクション1は5つの部分で構成されている．本書ではそのうち，セクション1.3「赤ちゃんにやさしい病院運動（BFHI）のための世界共通評価基準」だけを訳しており，他の4項は続刊に掲載予定．

- 方針は，スタッフや施設がルーチンとして何を求められているのかを明確にし，強制力のあるものでなければなりません．また，その施設でどのような援助（ケア）が受けられるのかを，両親に伝えるのにも役立ちます．
- BFHIの要件を満たすために，方針は「10ヵ条」のすべてを網羅し，同様に母乳代用品の無料提供の禁止，哺乳びんや人工乳首の使用禁止，販売促進資料配布の禁止も明記したものでなければなりません．
- HIV感染が高率な地域では，母乳で育てない母親へのルーチンに関して，スタッフや施設に何が求められているのかを明確にしなければなりません．

―この第1条について何か質問がないかを尋ねる．
―参加者に第2条を読み上げてもらう．
問いかけ：病院にとって，スタッフをトレーニングすることがなぜ重要なのでしょうか．

- スタッフが「赤ちゃんにやさしい」実践を行っていない施設で働いていたなら，そのような実践について研修を受ける必要があります．
- 知識のあるスタッフは，協力して必要な変化を起こし，赤ちゃんにやさしくない実践を排除し，母親と赤ちゃんが，母乳育児ができるように支援するような「赤ちゃんにやさしい」実践を発展させていくことができます．

―この第2条について何か質問がないかを尋ねる．
―参加者に第3条を読み上げてもらう．
問いかけ：病院のスタッフが妊娠中の女性と話し合うことが，なぜ重要なのでしょうか．

- 妊娠中の女性には，乳児用人工乳などの市販の製品を勧めるようなものではなく，正確な情報が必要です．1人ひとりの女性に合ったものでなければなりません．知識の豊富な保健医療従事者と話し合わないまま，妊娠中の女性が誤った情報に基づいて，栄養法を決めてしまうかもしれません．

―この第3条について何か質問がないかを尋ねる．
―参加者に第4条を読み上げてもらう．

- この条項は現在，以下のように解釈されています：
出生後すぐに，赤ちゃんを母親に抱いてもらい，少なくとも1時間は肌と肌とのふれあいをします．赤ちゃんが乳房から飲もうとしているタイミングに母親が気づくように促します．必要なら援助を申し出ます．

問いかけ：母親と赤ちゃんが生後すぐにふれあえるように援助することがなぜ重

要なのでしょうか．

- 肌と肌とのふれあいは：
- 赤ちゃんの体温を維持し，呼吸や心拍を安定させる助けとなる．
- 母乳育児を始める助けとなる．
- 母親と赤ちゃんが互いを理解する助けとなる．
- 赤ちゃんや母親が生後すぐに医療介入を必要とする場合には，状態が安定してから，すぐに肌と肌とのふれあいを始めることができます．

―この第4条について質問がないかを尋ねる．
―参加者に**第5条**を読み上げてもらう．
問いかけ：母親と赤ちゃんに授乳の方法を伝える[訳注]ことがなぜ重要なのでしょうか．

- 家族や友人が母乳を飲ませているのをほとんど見たことがない母親もいます．そういう母親にいくつかの要点を伝える[訳注]と，母乳育児がうまくいく助けになります．

問いかけ：赤ちゃんの体勢について観察するときのポイントは何でしょうか．

- 赤ちゃんの体は：
- 耳と肩と腰部が**一直線**になっていて，首がねじれたりうつむいたりのけぞったりしていない．
- 母親の体に**密着**させ，乳房を赤ちゃんに近づけるのではなく，赤ちゃんを乳房に近づける．
- 頭，肩を**支える**．生まれたばかりの赤ちゃんであれば，体全体を支える．
- 赤ちゃんを**乳房に向けて**近づける．そのとき，赤ちゃんの鼻と乳頭を向き合わせるようにする．

問いかけ：乳房への吸着について観察するときのポイントは何ですか．

- 適切な吸着のサインとは：
- 下顎が乳房に付いている(か，ほとんど付きそうである)．
- 口を大きく開けている．
- 下唇は外側にめくれている．
- 口の下部よりも口の上部に，乳輪がよく見える．

[訳注] 原文はshow(見せる，示す)．人形や乳房模型，図などを使って説明することも含んでいる(セッション7参照)．

問いかけ：有効な哺乳を示す主要なサインは何ですか．

- 有効な哺乳のサインとは：
・ゆっくり，深く吸啜し，嚥下の音がする．
・充分に頬が張り，頬が引っ込むことはない．
・赤ちゃんが落ち着いて飲んでいる．
・赤ちゃんは自分から哺乳をやめ，満足している．
・母親が痛みを感じない．

問いかけ：母親が搾乳している場合には，どんなことが助けとなるでしょうか．

- 母親が次のことができれば，手による搾乳の助けになります：
・母乳を出やすくする．
・乳管を見つける．
・乳管の上から乳房を圧迫して搾乳する．
・乳房のあらゆる部分から繰り返し搾る．

問いかけ：母乳で赤ちゃんを育てていないなら，母親は赤ちゃんの栄養法について何を知っておく必要があるのでしょうか．

- 母親は以下のことを知る必要があります：
・どんな種類の置換栄養が，受け入れられ(acceptable)，実行できる環境にあり(feasible)，購入できる価格であって(affordable)，持続可能であり(sustainable)，しかも安全(safe)であるのか(AFASS)．
・どのように置換栄養を入手し，安全に調乳し，与えるか．

―この第5条について何か質問がないかを尋ねる．
―参加者に第6条を読み上げてもらう．
問いかけ：新生児に母乳だけを与えることがなぜ重要なのでしょうか．

- 母乳は，塗料のように赤ちゃんの消化管の内部を覆って赤ちゃんを守ります．他の食べ物や飲み物はこの防御を洗い流してしまいます．他の食べ物や飲み物は，赤ちゃんに感染の機会を与える可能性があります．
- 母乳だけで育てることが勧められない医学的理由があると思われる場合には，検討するための情報が利用できます．

―この第6条について何か質問がないかを尋ねる．
―参加者に第7条と第8条を読み上げてもらう．
問いかけ：母親と赤ちゃんが24時間終日一緒にいることがなぜ重要なのでしょ

うか．

- 母子同室をすることにより，母親は赤ちゃんの欲しがるサインを知ることができますし，どのように赤ちゃんの世話をすればよいかを学べます．また同室することで，時間による授乳（規則授乳）ではなく，それらのサインに応じて赤ちゃんが欲しがるときに授乳すること（自律授乳）ができます．授乳してもらうために泣かなければならないと，赤ちゃんは泣くことにエネルギーを使ってしまい，充分に哺乳しないまま眠ってしまうことがあります．

―この第7条と第8条で何か質問がないかを尋ねる．
―参加者に**第9条**を読み上げてもらう．
問いかけ：人工乳首やおしゃぶりを与えないことがなぜ重要なのでしょうか．

- 人工乳首やおしゃぶりの使用は：
・赤ちゃんが直接乳房から哺乳することを学ぶ邪魔をするかもしれない．
・乳汁産生に影響するかもしれない．
・その母親（もしくは保健医療従事者）にとってその赤ちゃんの世話がたいへんであり，助けが必要だということを示しているのかもしれない．

―この第9条について何か質問がないかを尋ねる．
―参加者に**第10条**を読み上げてもらう．
問いかけ：母親が出産施設を退院した後，あなたの地域ではどこで母乳育児の支援を受けることができるでしょうか．

- 母乳育児その他の育児の支援は，以下から得ることができるでしょう：
・家族や友人
・保健医療従事者
・組織化された支援グループやカウンセラー
・自然発生的な支援グループやカウンセラー
・他の地域サービス
- 支援の必要性や，どこで支援を受けられるかを，退院までに母親1人ひとりと話し合っておきましょう．

―この第10条について何か質問がないかを尋ねる．

- 病院は「赤ちゃんにやさしい」と認められるために，「**母乳代用品のマーケティングに関する国際規準**」とその後の関連決議に従わなければなりません．
- 「国際規準」の目的は，すべての乳児に安全で充分な栄養を供給することです．

問いかけ：この目的を達成するために何ができるでしょうか．

- この目的を達成するには：
・母乳育児を保護，推進，支援しなければならない．
・母乳代用品が必要なときには，それらが適正に使用されることを保証しなければならない．
・乳児の栄養法(授乳)について充分な情報を提供しなければならない．
・母乳代用品を推進するような広告類を禁止しなければならない．
・「国際規準」(および/または地域の法律)の違反をしかるべき機関に報告しなければならない．

―「国際規準」について何か質問がないかを尋ねる．

- **「お母さんにやさしい」出産時の実践**とは，その女性が，自分にはできると感じ，主体的に取り組むことができて，支援されていると実感するように支えることです．そうすればその女性は，はっきりと目覚めて周りのものに興味をもった状態の自分の赤ちゃんと，かかわることができるのです．

問いかけ：この目的を達成するためには，どのような陣痛や出産での実践が役立ちますか．

- 「お母さんにやさしい」実践とは：
・陣痛に寄り添う．
・侵襲的な介入を制限する．
・鎮痛薬の影響に注目する．
・軽い食べ物や飲み物を提供する．
・不必要な帝王切開を避ける．
・母親と赤ちゃんの早期接触を促す．
- 保健医療施設がBFHIの実践を行うのは，認証や賞状を得ることだけがその目的ではありません．さらに重要なのは，母親と赤ちゃんの健康を増進させ，それによって利益が地域に広がることです．
- この運動は，母乳育児にやさしい運動というよりは「赤ちゃんにやさしい病院運動」です．「赤ちゃんにやさしい病院」での実践の多くは母乳で育てられていない赤ちゃんと母親にとっても有益です．

2 「赤ちゃんにやさしい」アセスメントの過程　10分

▌自己査定

- BFHIの過程は，まず病院が変わることを決め，責任ある病院関係者とともにグループまたは委員会を組織することから始まります．通常，これらは決定権をもつ病院の管理職と，母乳育児に関心をもち，母乳育児の知識があるスタッフから構成されます．
- 委員会は，病院の方針や実践が母乳育児を支援しているか，あるいはそうでないかを，「自己査定ツール」を用いて審査する2, 3名の委員を選出します．母親とスタッフの経験は，実践が適切かどうかをアセスメントする鍵となる情報源です．

―自己査定ツールの質問票を参加者に見せ，2, 3分でざっと目を通してもらう：
質問票には各実践についての質問と「はい」または「いいえ」の回答が記されている．参加者は質問票の詳細まで見る必要はない．

- 自己査定ツール質問票の「はい」または「いいえ」には，通常の日に照らし合わせて正直に答えます．今は適切にできていないが間もなくできそうな項目や，たまたま完璧に実践できた日のことを答えても，それは現状を反映していることにはなりません．外部アセスメントをする委員が今日きたら，何がわかるかを想像するとよいでしょう．
- 病院が行っている実践のうち，何が赤ちゃんとお母さんにやさしくて，何がそうでないかがわかったら，よりやさしいケアにつながる行動計画を立てることができます．その行動計画を前進させるには予定表が必要です．予定表があれば予算設定や財源獲得の助けにもなります[*70]．
- このコースのようなトレーニングは通常，アセスメントの過程の早い段階で必要となります．すべてのスタッフが必要なトレーニングを受けておくと，新たな実践が定着し，病院は自己査定を繰り返し行うことができます．
- 病院が自己査定ツールのすべての質問に「はい」と答えられるようになれば，外部アセスメントを要請します．

オプションの演習（追加の時間が必要）

このコースを行う前に，別の演習として，または話し合いの際に，保健医療施

[*70] 変化のための計画に関するオプションの演習(p.333参照)は，この点に取り組むものである．

設に自己査定ツール質問票を記入してもらってもよい．何人の母親とスタッフに回答してもらうかによるが，1，2時間かそれ以上の時間を要する．

外部アセスメント

- 自己査定ツール質問票に記入した後，委員会とコーディネーターは病院の他のスタッフに必要な変化を生じさせる助けとならなければなりません．充分な変化があったと考えられたら，その国の「赤ちゃんにやさしい病院」の認定機関は「世界共通評価基準」を用いて外部アセスメントを行います．「世界共通評価基準」は世界共通です．「世界共通評価基準」を厳しくした国はありますが，各国や各病院の基準に合わせてやさしくすることはできません．
- 1人または複数の外部アセスメントをする委員が，予備訪問を行うことがよくあります．そのときにはアセスメント過程の説明，病院がそれまで実施してきた方針や研修のプロセスの調査，実際にアセスメントの準備ができているかの確認，ほかにしておかなければならないことについての助言を行います．これにより病院がまだ準備できていないとわかった場合には，このアセスメント過程が懲罰を与えるものではなく，教育的なものになります．実践を改善しようと一所懸命やってきた病院がアセスメントで充分な成績が得られなかったとき，非常に落胆するからです．
- 外部アセスメントでは，多職種から成るアセスメント・チームが産科施設を訪問し，スタッフや母親にインタビューし，実践を観察し，さまざまな書類を検討します．外部からのアセスメントは，病院の規模によって2日間かそれ以上（夜間も）かかることがあります．
- 可能であれば，アセスメント・チームの病院への訪問に先立って，スタッフ教育カリキュラムや病院の方針，母乳育児に関するデータ，産前教育で提供される情報などについての書類の評価を行います．
- 妊娠中の女性や出産後間もない女性たちとのインタビューがアセスメントの鍵となります．また，スタッフの知識や実践をアセスメントするには，産科施設で直接に母親たちと接するスタッフへのインタビューも重要です．病院管理職が活動について報告するだけでは充分ではありません．
- 外部アセスメント・チームが「赤ちゃんにやさしい病院」を認定するのではありません．外部アセスメント・チームは，国内のBFHI認定を担当する機関や，その国の母乳育児委員会，その他の認定機関に提出する報告書を作成するだけです．
- 国内の担当機関が必要に応じてWHOとUNICEFに相談し，その病院を「赤ちゃんにやさしい病院」として認定してよいかどうかを決定します．その病院が評価基準を満たしていなければ，「赤ちゃんにやさしい病院」の認定へ向けての活動を行っているという証明書と，どのような改善が必要かについての指針が渡されます．

モニタリングの継続

- 「赤ちゃんにやさしい」状況であると認定された病院は，「赤ちゃんにやさしい病院」として認定され続けるために，「世界共通評価基準」に定められた水準を維持すること，また「国際規準」に従うことを要求されます．次のアセスメントまでその水準を維持するために，実践内容をモニタリングする必要があります．
- モニタリングするには，実践に関する情報を集める必要があります．それには<u>活動内容よりも成果や結果についての情報</u>が求められます．例えば，肌と肌とのふれあいの利点を列挙した情報の用紙を利用できるかどうかを測定するのではなく，出産直後に肌と肌のふれあいを行った赤ちゃんと母親の数がどのくらいかを集計します．

問いかけ：病院が行っているやり方を知るには，どのような実践をモニタリングするのが有用だと思いますか．

- 病院の方針が測定可能な方法で書かれていると，モニタリングは容易です．例えば，次のような文章をモニタリングするのはとても難しいでしょう．「分娩後できるだけ早期に，のぞましくは30分以内に，母親が赤ちゃんと肌と肌とのふれあいができるようにする」という文章で，"できるだけ早く"とか"のぞましい"というのはどのように測定すればよいでしょうか．
- 次のような方針の文章であればモニタリングしやすいでしょう．「出生後5分以内に，どのような栄養法を希望しているかとは関係なく，少なくとも60分間，すべての母親が赤ちゃんを抱いて，肌と肌とのふれあいをする」

外部再アセスメント

- 「赤ちゃんにやさしい」と認定された病院が，定期的に再アセスメントされることは重要です．この再アセスメントによって，病院は「10ヵ条」と「国際規準」を守り続け，母親と赤ちゃんが必要な支援を受け続けることができるようになります．
- UNICEFは，ほぼ3年ごとに病院を再アセスメントすることを推奨していますが，その国のBFHI認定にあたる機関が再アセスメントの時期と行程を最終決定するよう提案しています．
- 再アセスメントは，アセスメントのときと同じく，外部のチームによって行われるべきです．再アセスメントにはアセスメント・ツールを全部そのまま用いることもできますが，国によっては簡単でアセスメントに時間がかからないアセスメント・ツールを用いたり，小規模のアセスメント・チームで行ったほうが対費用効果がすぐれている場合も多くあります．UNICEFは，その国の担当機関が選択できるいくつかのツールに加えて，再アセスメントの計画のため

- のガイドラインも用意しています．
- 病院は，再アセスメントを受けたあとで，「赤ちゃんにやさしい病院」として更新されます．更新できなかった場合は，「赤ちゃんにやさしい病院」の公式の再認定を受けるまでに改善が必要な「10ヵ条」の項目の実践について，取り組むことが求められます．

3 「赤ちゃんにやさしい病院運動」を既存のプログラムに取り入れる

5分

- 国や国際的に定められた認定過程や，質の保証や改善プログラム[訳注1]に参加している病院もあります．これらのプログラムは，質の高いケアへのアプローチとして，アクセスの公平性，サービスの質，説明責任を果たすことなどを含みます．
- 「赤ちゃんにやさしい病院運動」(BFHI)は，これらの質の保証のためのプログラムに合うものです．BFHIは測定可能な評価基準を備えており，国際的な水準を満たしています．また病院がそれらの評価基準や水準を満たしているかをアセスメントするツールがあります．病院にすでに質の保証やその認定システムが整っているのであれば，そのシステムの計画とモニタリング・ツールを用いればよいでしょう．
- 病院においては産科と小児科もしくは母乳育児委員会や乳児栄養委員会が，「BFHI」の責任をもつことになるかもしれません．あるいは質の向上委員会の責任になるのかもしれません．BFHIが病院全体の質の向上委員会の管轄になれば，その運動を実施するための資源（予算や人）の獲得を助け，母乳育児を支援する実践の大切さを病院全体に広く知らせることになります．
- 産科施設のスタッフの専門性は通常，母親と赤ちゃんのケアにあります．質の管理部門のスタッフの専門性は，病院のケアの質を測定し，改善するためにあります．例えば，質の管理部門はBFHIの存在やアセスメントのための水準やツールが入手できることを知らないかもしれません．産科スタッフも，質の向上委員会が自己査定ツールを使いやすくしたり，発展させたり，既存の定期監査の方法に組み込みやすいようにしたり，改善を計画しやすいようにしたりするために，何ができるかを知らないかもしれません．どちらの専門性もより良いサービスを提供するために用いることができ，互いの専門性について理解し，協力して活動する必要があります．
- BFHIは「安全な母性(Safe Motherhood)プログラム」[訳注2]および/または

[訳注1] 財団法人日本医療機能評価機構が行っている認定プログラムのようなものを指している．
[訳注2] 1987年，International Conference on Better Health for Women and Children through Family Planningにおいて，女性の安全な妊娠・出産を目的として提唱された行動計画．UNFPA（国連人口基金），UNICEF，WHOなど10機関が共同で実施している．当初は2000年までに妊産婦死亡率を半分にすることを目標とした．

「IMCI（小児疾患統合管理）計画」を取り入れることができます．しかし，病院が「赤ちゃんにやさしい病院」に認定されるためには，BFHIのための「世界共通評価基準」を用いてアセスメントされなければなりません．

―何か質問がないか尋ねる．その後でこのセッションについてまとめる．
―閉会セッションの概要が，オプションの演習ページの後にある．

SESSION セッション⑮ のまとめ

- 「BFHI 自己査定ツール」によって，保健医療機関は，どんな実践が適切で，どの部分に注意すべきかがわかる．改善のために計画を立てることが，変化の助けとなる．
- 外部アセスメントは，充分な支援が実践できるようなときに要請する．
- 高い水準を維持するには，継続的なモニタリングと再アセスメントが必要である．
- BFHIは他のプログラム，例えば病院の質の改善プログラムなどがあれば，それに取り入れることができる．

セッション⑮の知識の確認

・病院がBFHIの外部アセスメントを要請するほうがよい理由を2つあげましょう．
　→
・なぜ「赤ちゃんにやさしい」という認定が終点ではないのか．継続的なモニタリングがなぜ重要なのかを，職場の同僚に話すように説明しましょう．
　→

SESSION 15 オプションの演習

（オプションの演習）
病院の方針をアセスメントする

最低 **30分**

- 検討し直すべき既存の母乳育児の方針があるかもしれない．病院によっては方針がないことがあるし，また作成中かもしれない．
- 方針とは，決定権をもつ立場にある人々が同意してできたいくつかのルールの集合である．通常，助産・看護・産科・小児科・病院管理を含むあらゆる部門の管理職がこれを担う．方針が実施されるようになるには，全員の同意が必要である．それには一堂に会して話し合う必要がある．同意までには数か月かかることがある．
- 方針は長すぎても，詳しすぎてもいけない．スタッフが要求された実践を行う助けとなるような追加のプロトコルやガイドライン，インフォメーション・シートがあるかもしれない．
- 方針は理解しやすい言葉で書かれていなければならないし，内容は測定できるほうがよい．例えば，方針に「スタッフは母乳育児を支援するために可能なあらゆることを行う」と書いてあったとする．ところがこれをどのようにモニタリングすればよいのだろうか．このことについては，後ほどモニタリングについて検討するときに詳しく述べる．

▌小グループ演習

　このコースが病院で行われているならば，その病院の方針をふり返る．病院以外の場所で行われているのであれば，このセッションの付録に示した母乳育児の方針の例を用いる．その方針が「母乳育児成功のための10ヵ条」のすべてを網羅しているのかどうか，無料の支給品や宣伝商品を受け取らないこと，また母乳で育てていない母親を支援することを記載しているかを評価する．
　「母乳育児と乳児栄養法に関する病院の方針のチェックリスト」を使って，赤ちゃんとお母さんにやさしくなるためにはどこを変えたらよいかチェックする．
　時間を有効に使うために，グループ分けをして，それぞれの小グループが，「方針のチェックリスト」のうち，2，3の項目を受け持つようにする．そうしてそれぞれのグループで明らかにしたことを他のグループに報告する．方針の内容が明快に書かれているか，また行動は測定可能でモニタリングしやすいように書かれているかを忘れずに確認する．
　この演習について2分間で説明し，「10ヵ条」が方針に含まれているかどうかの確認に10分，グループのフィードバックと話し合いに15分を配分する．

　—「方針のチェックリスト」は資料 3.2-15 ① 1 (p.328) を参照．

- このコースを行っている病院の方針を使ってもよいし，巻末に掲載されている方針の例を利用してもよい．
- 例えば「ニコニコ病院の方針」(資料3.2-15②, p.330参照)の論点としては，以下のようなものが考えられる：

・モニタリングするにはむずかしい，例えば「できるかぎりのことを行う」とか「できるだけ早く」というような語句が使われているのはどうだろうか．

・乳房の詳細な観察を，出産前のすべての母親に行う必要はないのではないか．

・母乳育児の重要性を話し合う前に，どのように授乳するかについての選択を尋ねるのはおかしくはないか．

・赤ちゃんを"乳房に吸いつかせてあげる"必要はあるのだろうか．赤ちゃんは自分で母親の乳房に吸いつくことができる．このときに重要なのは，哺乳よりも肌と肌とのふれあいと時間なのではないか．

資料 3.2-15-①

母乳育児と乳児栄養法に関する病院の方針チェックリスト

［注］病院の方針は，このチェックリストにあるようなものとまったく同じ表現や要点である必要はないが，これらの主要な論点のすべてあるいはほとんどを網羅すべきである．方針は長すぎないように注意する．長いものはしばしば読まれないこともあるので，短めの方針（3-5ページ）のほうが効果的である．

方針は，以下の点を明確に網羅するべきである：		はい	いいえ
第1条	方針は，ルーチンにすべての（新しい）スタッフに伝える．	☐	☐
	「10ヵ条」と母乳で育てていない母親への支援に取り組むという方針の概要が，あらゆるふさわしい場所に掲示され，スタッフと母親が簡単に理解できる言語と言葉づかいで書いてある．	☐	☐
第2条	すべての臨床スタッフへの（部署に応じた）トレーニングには，以下を含んでいる： ・直接授乳と母乳分泌の援助方法（少なくとも20時間か，すべての必須項目を網羅する．3時間の臨床実習を含む）． ・母乳で育てられていない乳児の栄養法． ・「母乳代用品のマーケティングに関する国際規準」と「世界保健総会の関連決議」を支持する上での施設とそのスタッフの役割．	☐ ☐ ☐	☐ ☐ ☐
	新規に着任したスタッフは，着任後6か月以内にトレーニングを受ける．	☐	☐
第3条	すべての妊娠中の女性は，以下について情報を提供されている： ・基本的な母乳育児の方法と困ったときの対処法． ・赤ちゃんに生後6か月間に補足物を与えることのリスク．	☐ ☐	☐ ☐
第4条	すべての母親と赤ちゃんは： ・出生直後に肌と肌とのふれあいをし，少なくとも60分間は続ける． ・赤ちゃんが母乳を飲もうとしているサインを見つけるよう促し，必要があれば助けを申し出る．	☐ ☐	☐ ☐
第5条	母乳で育てている母親すべてに対して，さらに産後6時間以内に授乳援助の申し出がある． すべての母乳育児中の母親は，抱き方と吸いつかせ方を教えられている．	☐ ☐	☐ ☐
	すべての母親は，手による搾乳の方法を教えてもらっている（あるいは小冊子をもらうか，援助を求める紹介先を教えてもらっている）．	☐	☐
	母乳で育てないと決めたすべての母親は： ・さまざまな栄養法の選択肢についてのリスクと方法について情報を提供され，それぞれの状況にふさわしい決定をする助けを得ている． ・選択した栄養法の調乳方法を教えてもらい，学んだことを実演するように言われている．	☐ ☐	☐ ☐
	新生児治療室に入院している赤ちゃんの母親は： ・母乳分泌が開始し，分泌量が増加し，そして，その分泌量を維持するための援助が，出産後6時間以内に提供されている． ・手による搾乳の方法を見せてもらい，母乳分泌を維持できるよう，24時間に少なくとも6-8回，授乳するか搾乳する必要があることを教えられている． ・母親が母乳で育てないことを計画している場合は，さまざまな栄養法の選択肢のリスクと利点，乳房のケアの方法についての情報を提供されている．	☐ ☐ ☐	☐ ☐ ☐

前ページよりつづく

第6条	補足物や置換栄養は，以下のような場合にのみ赤ちゃんに与えられる： ・医学的適応がある場合 ・さまざまな選択肢とそれぞれのリスクと利点についてのカウンセリングを受けた後，「母親が充分に情報提供された上で選択」した場合，補足の理由が文章化されている．	☐	☐
第7条	すべての母親と赤ちゃんは，夜も含めて母子同室をして一緒にいる．	☐	☐
	母子分離は，文書による正当な理由がある場合のみになされる．	☐	☐
第8条	母乳で育てている母親は，赤ちゃんが空腹であるサインと満足しているサインを見分ける方法を教えられている．	☐	☐
	授乳の回数や継続時間には何の制限も設けない．	☐	☐
第9条	母乳で育つ赤ちゃんには，哺乳びんと人工乳首を使わずに授乳している．	☐	☐
	母親は，哺乳びんを使うことのリスクについて教えられている．	☐	☐
	母乳で育つ赤ちゃんには，おしゃぶりを与えていない．	☐	☐
第10条	母乳育児・乳児の栄養法について，退院後にどこで助けや支援を受けられるかについて，少なくとも1か所(病院，地域の保健医療サービス，支援グループ，ピア・カウンセラーなど)の情報が提供されている．	☐	☐
	病院は，乳児の栄養法(授乳)についての支援を提供する母親の支援グループや他の地域サービスを後援したりコーディネートしたりする役割を担っている．	☐	☐
	母親には，退院後すぐに(望ましくは退院後2-4日後と次の週にもう一度)，赤ちゃんの栄養法(授乳)についての援助を受ける方法についての情報を提供している．	☐	☐
国際規準	方針は，母乳代用品の販売促進を禁止している．	☐	☐
	方針は，哺乳びん，人工乳首とおしゃぶりの販売促進を禁止している．	☐	☐
	方針は，母乳代用品の見本や贈呈品，哺乳びんや人工乳首，およびこれらの製品をマーケティングするようなパンフレットなどを，妊娠中の女性や出産後の母親，そしてその家族に対して配布することを禁じている．	☐	☐
お母さんにやさしいケア	方針では，以下のような「お母さんにやさしい」実践を求めている： ・女性は，自分が選んだ付添人に陣痛と出産の間，ずっといてもらうよう促される．	☐	☐
	・本人が希望する場合は，女性は陣痛中も歩いたり動いたりすることや，出産時は自分の好きな姿勢をとるよう勧められている．ただし，合併症のために制限が特別に必要で，その理由を本人に説明した場合はこのかぎりではない．	☐	☐
	・人工破膜，会陰切開，陣痛の誘発や促進，帝王切開や(鉗子や吸引などの)器具を用いた分娩などの侵襲的な手技を用いない．ただし，合併症のために制限が特別に必要で，その理由を本人に説明した場合はこのかぎりではない．	☐	☐
	・個人的な好みを尊重しつつ，合併症のために鎮痛薬や麻酔薬が必要となる場合以外は，薬を用いないで痛みを緩和する方法を考慮するように女性に促している．	☐	☐
HIV*	すべてのHIV陽性の母親は，さまざまな乳児の栄養法の選択肢のリスクと利点についての情報と，母親の置かれた状況で最もよい選択をするための個別のカウンセリングを受ける．	☐	☐
	HIV陽性の母親を支援するスタッフは，HIVと乳児の栄養法に関するトレーニングを受ける．	☐	☐

＊ 方針の「HIVに関連した内容」については，国の担当機関がBFHIのアセスメントにHIVの基準を含むべきであると決定した場合にのみ，アセスメントすべきである．

資料 3.2-15-②（分析の実例A）

「ニコニコ病院」の母乳育児の方針

［注］以下の方針は改善の余地があるかもしれないことに注意する．「赤ちゃんにやさしい病院運動」に合致した方針の例ばかりではない．

目的

1. 母乳育児をする母子の数を増やし，母乳育児の期間を長くする．
2. 教え方を標準化したり，矛盾した助言をなくしたり，実際にケアを実施するなどして，母乳育児がうまくいくように母親と赤ちゃんを支援する．

方針

出産前

・スタッフは母乳育児の推進に取り組み，母乳育児ができるという自信を母親がもてるように，できるかぎりのことを行う．

最初の産前健診では以下のことを行う：
  (a) 乳房の診察を詳細に行う．
  (b) どのような栄養法を選ぶのかを確認し，決めていなければ，母乳育児を勧める．
  (c) 母乳育児の利点や方法を説明した印刷物を渡す．

分娩室にて

・出産の後はできるだけ早く赤ちゃんを乳房に吸いつかせてあげる．できれば赤ちゃんの吸啜が最も強い生後30分までに開始するが，生まれて1時間の間に行うことが望ましい．看護師は最初の授乳のときに立ち会い，正しい授乳方法と姿勢を教える．

産後の病棟で

・自律授乳について：授乳回数に上限を設けるべきではないが，正期産の新生児は最低1日5, 6回の授乳を行い，授乳間隔を5時間以上あけないようにする．
・母子同室の実施：杓子定規のようなルーチンケアは避ける．例えば，授乳と授乳の間に沐浴や体重測定，検温のために，寝ている赤ちゃんを起こさない．母親には，赤ちゃんが目覚めたらこのような処置をするのでスタッフに声をかけるように伝える．
・母親と助産師との間の効果的なコミュニケーションおよび交代時のスタッフ間の連絡は，助言や言葉かけに一貫性をもたせるために不可欠である．
・哺乳状態を次のように記録する：長く上手に哺乳する・短く上手に哺乳する・うまく哺乳しない．
・母乳育児が確定するまでは，母乳で育てられている赤ちゃんには人工乳首やおしゃぶりを与えない．
・入院中にすべての母親に，搾乳の方法と母乳の保存方法について教える．

退院時に

・地域に根ざしている支援グループ，地域の診療所，病院のフォローアップ外来の利用について情報を提供する．

> 資料 3.2-15-③（分析の実例 B）

「スクスク病院」の母乳育児の方針

[注] 以下の方針は改善の余地があるかもしれないことに注意する．「赤ちゃんにやさしい病院運動」に合致した方針の例ばかりではない．

母乳育児は母親・赤ちゃんの双方にとって重要であるので，スクスク病院のスタッフは，「母乳育児の保護，推進，支援」に取り組む．ここに掲げている方針は，私たちが妊娠中の女性や母親，その家族に効果的かつ一貫した情報提供および支援を行う助けとなるものである．

WHO/UNICEF の「母乳育児成功のための 10 ヵ条」と「母乳代用品のマーケティングに関する国際規準」(1981)，そしてその後の関連決議を守ることは，われわれの実践の基本である．

1. すべてのスタッフは病院に就職した際に，職種に関連した母乳育児の方針についてのオリエンテーションを受ける．
2. 妊娠中の女性，乳幼児のケアに携わるすべてのスタッフと学生は，母乳育児の援助方法に関する最低 20 時間のトレーニングコースを受ける義務がある．新規に採用された職員は，まだ受講していないのであれば，就業 6 か月以内にトレーニングを受けるように調整する．また，再研修コースを定期的に提供している．
3. 助産師は妊娠期に母乳育児の重要性と基本的な方法について妊娠中の女性と話し合い，その女性のカルテにその内容を記載しなければならない．
4. 予定している栄養法の内容にかかわらず，すべての母親に，生後 30 分以内に赤ちゃんとの肌と肌とのふれあいを少なくとも 30 分間は行ってもらう．母親ができないときには家族にしてもらってもよい．母親と赤ちゃんが落ち着いたところで，産科病棟や新生児治療室で肌と肌とのふれあいを行ってもらうように促す．
5. 出産後 30 分以内に母乳育児が始められるように，すべての母親に対して支援を申し出る．さらに生後 6 時間以内に赤ちゃんを抱いて吸着させるように，助産師から母親へ支援を申し出る．
6. 母子同室は病院としての方針であり，医学的・臨床的な適応がないかぎりは母親と赤ちゃんを離ればなれにしない．母親と赤ちゃんが離ればなれになる必要が生じたときには，乳汁分泌が始まり，それが維持できるように援助する．
7. 生後早期には，赤ちゃんが眠りがちだったり母親の乳房が緊満したりするときには起こさなければならないことがあるが，すべての赤ちゃんが赤ちゃん主導の哺乳をできるようにするのが基本である．赤ちゃんが片方の乳房を飲み終えてから，もう片方の乳房を授乳する．
8. 母乳育児を行っている母親は，助産師から，手による搾乳の仕方や必要であれば搾乳器を使った方法を教えてもらう．
9. 補足物は，医学的・臨床的に必要な場合にだけ与える．すべての補足の栄養や飲み物について，赤ちゃんのカルテに，与えた理由とともに記載する．処方された補足の飲み物を与えるときには，カップか経鼻胃管を用いる．

前ページよりつづく

10. 母乳育児が確定するまでの間は，おしゃぶりや人工乳首を赤ちゃんに与えない．
11. 母乳代用品や，哺乳びん，人工乳首，おしゃぶりの広告を許可してはならない．人工乳を与えることを選んだ母親には退院前に，個別に助産師が，安全な人工栄養法について教える．
12. 退院までに，地域で利用できる母乳育児支援サービスについて，それぞれの母親と相談する．

　以上の方針から逸脱することについてはすべて，その理由とともに母親および赤ちゃんのカルテに記録する．スタッフが署名し，日時を記載する．

　病院の母乳育児の方針が守られているかどうかは，病院のクオリティ・オフィス(質の向上部門)が少なくとも年1回監査する．

この方針の公布日：＿＿＿＿＿＿＿＿＿＿＿＿＿＿＿＿＿
この方針の審査日：＿＿＿＿＿＿＿＿＿＿＿＿＿＿＿＿＿

変化のための計画（オプションの演習）
どのような計画が変化を進めるか[*71]

最低 30分

- 変化は系統だった方法で計画すれば進展しやすくなる．計画を立てると目標達成に向けたプロジェクトの活動に集中しやすい．プロジェクトを進めるには計画に従って予定表をつくると実行しやすい．また，計画があると予算を立てやすく，財源を得やすくなる．
- 計画を立てるにはいろいろな方式があるが，ほとんどは似ており，呼び方が違うだけである．

―ここでスライド 15/2 からスライド 15/6 を計画の各段階に従って提示し，読み上げる（図 15-2～6）．

いまどこにいるのか

―スライド 15/2（図 15-2）

- 「自己査定ツール」が，この問いに答えを出してくれる．保健医療従事者や家族が適切な実践を実行する上で妨げとなるものや困難をもたらすものを列挙する．計画の中でうまくいっている活動や強化できる活動に注目するのを忘れない．

図 15-2　計画を立てる第 1 段階

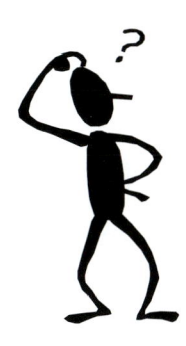

いまどこにいるのか

[*71] もともと Genevieve Becker が作成したもので，*Complementary Feeding Counseling Course*, WHO/UNICEF 2004 のセッション 15 Sustaining Practices の中で許可を得て使用されたもの．

SESSION 15 オプションの演習

どこをめざしたいのか

―スライド 15/3(図 15-3)

図 15-3　計画を立てる第 2 段階

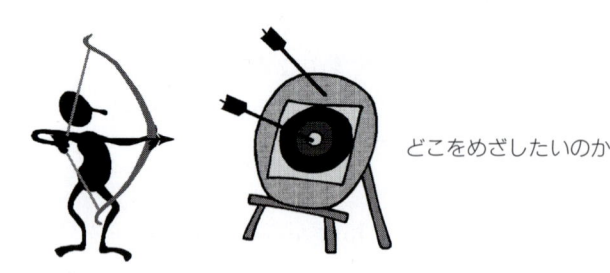

どこをめざしたいのか

- この段階で，ゴールや目標を設定する．目標は，具体的で(specific)，測定でき(measurable)，達成可能で(achievable)，直接結びつく(relevant)ものが望ましく，また，期限(time limit)を設ける(これを SMART ゴールという)．
- 目標がやさしすぎると，どうにでもなると考えて傍観したり何もしない人々が出てきてしまう．目標があまりにも高すぎたり，その人々に直接結びつくものでなかったりすると，その目標が達成不可能であると決めてやってみようともしないかもしれない．期限内に達成できるような現実的なものを目標にする．

どのようにしたら目的地に着くことができるのか

―スライド 15/4(図 15-4)

- ゴールや目標を定めたなら，それに向けての最善の行動を決める必要がある．

図 15-4　計画を立てる第 3 段階

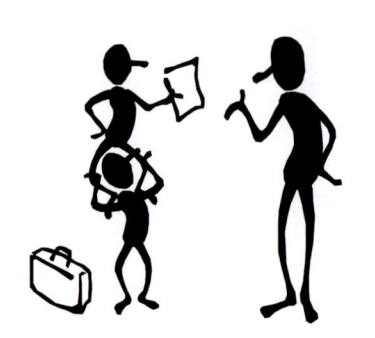

どのようにしたら
目的地に着くことが
できるのか

さまざまな選択肢が考えられるが，何を選択するかは，現場のニーズ，利用できる資源，実行力，変化を維持する力による．どんなときにもあてはまる唯一の最善の行動というものはない．
- ゴールへ到達するために進行具合を判断する責任をもった人を，各ゴールや活動に割り振ることが重要である．大きなゴールをさらに小さないくつかのゴールに分割して，それぞれを数人のグループに振り分ける．1人がすべてを実施する必要はない．
- 目標を達成するために必要な課題をこなす時間を設定する．課題を2，3週間で到達できるように分割して活動するとよい．1年以内というような期限の設定の仕方だと，その年の終わりごろになるまで取り組もうとしないからである．
- ゴールを設定し達成する際に，同僚や担当する家族，地域のリーダーを巻き込むように計画する．
- この段階での取り組みを続けながら，行動を実行するにはどのような資源が必要かを考える．

正しい方向に向かっているのかどうかをどのように知るのか

—スライド 15/5（図 15-5）

- 正しい方向に進んでいるのか．これまでに目標やゴールに到達したことがあるか．目標や活動が具体的で測定できるものであれば，それらを達成したかどうかを知るのはやさしい．
- この段階は，モニタリングと評価（evaluation）ともいわれている．モニタリングはプロジェクトや活動の最中に，正しい方向に向かっているかどうかを確認するために行うとよい．評価はプロジェクトや活動の最中や終了後に，活動の効果を測定するために行うとよい．しかし，評価の手段はプロジェクト終了後ではなく，ゴールを設定するときにその一部として決める必要がある．

図 15-5　計画を立てる第 4 段階

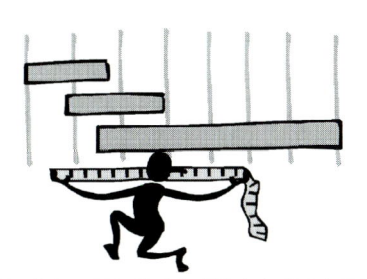

正しい方向に向かっているのかどうかをどのように知るのか

SESSION 15 オプションの演習

どのように実践を続けていくか

—スライド 15/6(図 15-6)

- 持続(sustain)という言葉は物事を将来にわたって続けていく,という意味である.実践を持続することは,短期間だけ存在する特別の活動ではなく,新しい実践を通常の業務の一部とすることで達成できる.
- 計画するときには,新たな活動を,すでに行っている活動やプロセスにつなげる方法を見つけるようにする.まったく新しい活動を始めるよりも,すでに行っている活動を拡げていくほうがやさしいことが多い.

図 15-6　計画を立てる第 5 段階

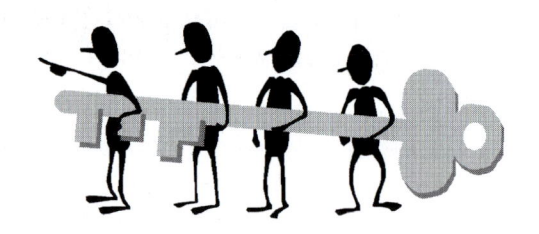

どのように実践を続けていくか

—次ページに例示した計画について話し合う.計画の各段階に注目する.

　追加の演習では,参加者が選んだ活動に合わせた計画を立てる.詳細な計画を立てるには,実行する実践にもよるが,1 時間かそれ以上かかるだろう.

| 資料 | 3.2-15-④ |

BFHI プロジェクトのための行動計画の作成[*72]
母子同室を例[*73] として

- 目的は 24 時間母子同室をする母子の数を増やすことである．

いまどこにいるのか．現状はどうか．
　　　　　月　　　　日　に行った母子同室についての監査の結果
　　　　％の母子が 24 時間同室している．
　　　　％の母子が日中のみ同室している（夜は同室していない）．
　　　　％の母子が医学的な理由で，24 時間同室していない．
　　　　％の母子が正常なお産のあと直ちに同室を始めた．
　　　　％の帝王切開を受けた母親が，赤ちゃんに対応できるようになってから 30 分以内に同室を始めた．

どのようにしたいのか．ゴールや目標は何か．
　　　　　月　　　　日，母子同室についての監査の結果
　　　　％の母子が 24 時間同室している．
　　　　％の母子が日中のみ同室している（夜は同室していない）．
　　　　％の母子が医学的な理由で 24 時間同室していない．
　　　　％の母子が正常なお産のあと直ちに同室を始めた．
　　　　％の帝王切開を受けた母親が，赤ちゃんに対応できるようになってから 30 分以内に同室を始めた．

　24 時間母子同室をしていないすべての母子について，その理由とともに，＿＿＿＿＿＿＿＿＿＿＿＿＿＿＿に記載する．この記録を 3 か月ごとに検証し，母子分離の要因で対処できるものがあるかどうかを確認する．

どのようにして目標にたどり着くのか（方法）

活動リスト	活動責任者	開始日 到達日
専門職も非専門職も含む**すべてのスタッフ**に対し，母子同室がすべての母親にとって標準的な方針であることが掲示され，知らされる．		
すべてのスタッフが，自分の担当部署に，この方針がどのような意味をもつかということについて，産科棟での 20 分のセッションに参加し，**教育を受ける**．		

　　[*72] アイルランドの BFHI の許可を得て使用
　　[*73] この活動計画は母子同室に焦点を合わせている．注意を払う必要がある他の実践や「10ヵ条」の内容については，別に活動計画を作成する必要があるだろう．

SESSION 15 オプションの演習

前ページよりつづく

関与するすべてのスタッフが，**母親が赤ちゃんを落ちつかせるのを援助する方法**を教えられ，また，母子同室の重要性を母親や両親にどのように説明したらよいかについて教えられている．スタッフは産科棟での20分のセッションを受けたり，20時間コースでこの母子同室というトピックについて取り上げたりして，教育を受ける．		
産前クラスや他の情報源を通じて，両親に母子同室の大切さと母子同室が病院の方針であることを**説明する．**		
医学的な理由や母親の要求により，**母子同室をしていない母子**については，その理由を含め＿＿＿＿＿に**記載する．** プロジェクトの最初の1か月間は，毎週この**記録が記入されているかを確認する．**記入していなければ問題に取り組む．		
この記録はプロジェクトの開始から1か月が経過した時点と，その後は3か月ごとに**分析し，**母子分離に関係する要因で取り組むことができそうなものがないかを確認する（それらは別の計画として取り組む）．		
指名された担当者は，次の4か月間，月に一度，無作為に選んだある晩に母子同室の監査を行う．結果を＿＿＿＿＿に記録し，病棟のナースステーションに**掲示する．**		

どのようにして，正しい方向に向かっているのかどうかを知るのか．（評価）

　開始後4か月頃に，1か月に1日，任意の日に監査を行い，母子同室している母子数が目標値を上回り増加している．

　開始後4か月の時点で，ある1週間の母子同室の程度に関してデータを収集して統計値を明らかにし，上記に概説したようにどのくらい早く母子同室を開始したかを調べる．このデータ収集の責任者は＿＿＿＿＿＿である．

　同室しなかった母子の数と期間，および同室しなかった理由を記載する．

　同室しなかった理由と，それぞれの理由の頻度を記載したリストを作成する．担当者は＿＿＿＿＿＿＿＿＿＿である．

　産後1週間以内のすべての母親に，母子同室の経験について，退院時に簡単な書式の質問紙に記入してもらう．この書式の企画担当は＿＿＿＿＿である．書式の回答を確認したのは＿＿＿＿＿，分析した結果を報告したのは＿＿＿＿＿である．

どのように実践を持続するのか．（持続性）

　＿＿＿＿＿＿＿は，任意の1か月のある晩に，母子同室の方針がどのくらい行われているかを監査する．結果は＿＿＿＿＿に記録し，産科棟に掲示する．同室しなかった理由は＿＿＿＿＿に記録し，3か月単位で，取り組みが必要な要因を調べる．これは＿＿＿＿＿＿＿が責任をもって行う．母子同室の重要性について，妊娠中に会ったときに（産前クラスだけではなく）女性に説明する．その担当者は，＿＿＿＿＿である．
新規採用のスタッフに対して母子同室の方針についてオリエンテーションを行う．その担当者は＿＿＿＿＿である．

前ページよりつづく

財源（活動を実施するには，どのような資源が必要か）

設備：母子同床する場合やベッドが狭い場合には，ベッド幅のある，より大きなベッドが必要となるかもしれない．

スタッフ(初期)：スタッフがトレーニングに参加するには，交代用のスタッフが必要である．スタッフは1週あたり半日を数週間にわたって使い，このプロジェクトの調整役やスタッフ教育を担ったり(教育するスタッフ数による)，記録システムを開発したり，プロジェクトを評価したりする．

持続的な活動：ひと月に15分間を使って，同室しなかった例数を数える．ひと月あたり1時間を使って改善が持続的になされているかをモニタリングし，新しいスタッフにオリエンテーションする．

母子同室について妊娠中の女性と話し合う時間を確保するには，妊娠期を担当するスタッフの増員が必要かもしれない．

スタッフに情報を提供するコピーや印刷物が必要である．

プロジェクト全体の責任者＿＿＿＿＿＿＿＿＿＿＿＿＿＿＿＿＿＿

開始日＿＿＿＿＿＿＿＿＿＿＿＿＿＿　　目標達成日＿＿＿＿＿＿＿＿＿＿＿＿＿＿

SECTION 3.2　閉会 SESSION

セッションの時間
　閉会のセッションの時間は，外部の人がスピーチに来るか，参加証明書を渡すかどうかで変わってくる．外部から誰も来ない場合は，閉会式は15分くらいになるだろう．

閉会の準備
・参加証明書を発行して渡す場合は，準備をしておく．
・誰に謝辞を捧げるかリストを作成しておく．
・参加者に，閉会までに「コースの評価用紙」を書いてもらう．
・このコースの後でフォローアップや，さらなるトレーニングをする計画があるかどうか，他の病院評価があるかどうかを明らかにする．

セッションの概要
● このコースに参加し，経験や思い，アイデアを共有してくれたことに対して感謝する．

　このコースの要点は：
・母乳育児は，母親と赤ちゃんにとって大切なものである．
・ほとんどの母親と赤ちゃんは，母乳育児ができる．
・母乳で育てていない母親や赤ちゃんには，健康を保てるようにさらなる援助（ケア）が必要である．
・施設(病院)の業務が，赤ちゃんや母親にやさしかったり，やさしくなかったりすることがある．
・「赤ちゃんにやさしい病院運動」を実施することで，よい実践が行われるようになる．

—コースについて質問があるかどうかを尋ねる．

● このコースに参加したことで，皆さんが母親を支援するために必要な知識・スキル，そして自信がさらについたことを願っています．職場に戻られたら，お勤めの保健医療施設で，矛盾のない情報と実践を提供する力となってください．

—コースのフォローアップや継続する活動の計画をここで話し合う．
—コース企画者などに感謝する．
—必要に応じて，参加証明書を配布する．

SECTION 1
背景と実施

　セクション1は，改訂されたプロセスと，持続性，統合性についての手引きです．また，BFHIが広がりを見せ，ある程度の持続性をもって社会に受け入れられなければならないことを認識した上で，国や保健医療施設や地域の状況に応じてさらに加えることのできる複数のオプションについての手引きを提供しています．セクション1は，以下のサブセクションに分かれています．国と病院レベルでの実施（セクション1.1），BFHIの「世界共通評価基準」（セクション1.2），「母乳代用品のマーケティングに関する国際規準」のコンプライアンス（セクション1.3），「赤ちゃんにやさしい」拡大と統合のオプション（セクション1.4），情報源，参考文献，ウェブサイト（セクション1.5）です[訳注]．

[訳注] 本書は「ベーシック・コース」として実践者，管理者，保健医療行政職など，母乳育児支援にかかわるすべての人を読者対象にしている．このセクション1の全文は本書の続刊である「アドバンス・コース」に掲載されるが，特にセクション1.3は「ベーシック・コース」の理解に不可欠であるため，本書にも掲載する．また，本書の構成で，若い番号のセクション1.3をセクション3の後に配置してあるのは，その順序で学ぶのが適切であるからである．

SECTION 1.3

「赤ちゃんにやさしい病院運動」(BFHI)のための世界共通評価基準

「10ヵ条」「国際規準」およびそのほかの項目を評価するための基準

　「赤ちゃんにやさしい病院運動」(BFHI)のための世界共通評価基準は，「母乳育児成功のための10ヵ条」と「母乳代用品のマーケティングに関する国際規準」の各項目がどのくらい守られているかを評価するための基準として使用します．「10ヵ条」と「国際規準」のそれぞれについて以下にあげた基準は，「赤ちゃんにやさしい病院」認定のための，世界共通の最低限の基準です．「お母さんにやさしいケア」と「HIVと乳児の栄養法」については別の評価基準を設けてあります．「お母さんにやさしいケア」に関しては，産科スタッフがこの項目についてのトレーニングを必ず受けてから，徐々に導入することが推奨されます．「HIVと乳児の栄養法」に関する評価基準については，それぞれの国の方針決定者が，産科施設を利用する女性のHIV有病率によって，必要かどうかを考慮します．

　本書のセクション4.1に提示されているBFHIの自己査定ツールは，「10ヵ条」が全部実践できているか，「国際規準」を守っているか，「お母さんにやさしいケア」と「HIVと乳児の栄養法」の評価基準を満たしているかを，産科施設が自分たちで予備的にアセスメントするためのツールです．「世界共通評価基準」は，外部からのアセスメントの際に，どのように「赤ちゃんへのやさしさ」を測るかということを具体的に述べています．そのため，産科施設が外部アセスメントに備える上でたいへん有用です．「世界共通評価基準」はこのセクションとは別に，自己査定のときに参照しやすいように，自己査定ツールのセクションにも掲載しています．

　乳児の栄養法と「10ヵ条」の実践に関する統計データの収集を，病院が産科の記録システムに加え，その実施を検討することが重要です．データ収集のプロセスは，どのようなものであるにせよ，既存の情報収集システムに組み入れることが最良です．その病院がデータ収集の方法についての手引きや書式の見本を必要とする場合は，担当責任者が，セクション4.2に載っている「BFHIモニタリングのためのガイドラインとツール」の中のデータ収集ツールを参照しましょう．

第1条　母乳育児についての基本方針を文書にし，関係するすべての保健医療スタッフに周知徹底しましょう．

第1条の評価基準

■その施設には文書にした母乳育児もしくは乳児の栄養法についての方針があり，「10ヵ条」のすべてに取り組み，「母乳代用品のマーケティングに関する国際規準」を守ることによって母乳育児を保護することが書かれている．さらにHIV陽性の母親が，乳児の栄養法についてのカウンセリングと，本人の状況に最もふさわしい選択ができるような，個別のガイダンスが受けられる必要がある．その方針は「10ヵ条」やその他の項目をどのように実施するべきかについての手引きを含むべきである．

■その方針は，母親と赤ちゃんのケアをするすべてのスタッフが読めるようになっている．少なくとも「10ヵ条」「国際規準と世界保健総会(WHA)の関連決議」「HIV陽性の母親への支援」を含んだ方針の要約が，妊娠中の女性，母親，乳児，および，子どものための保健医療施設のすべての部署によく見えるように掲示してある．すべての部署とは，産前のケアを行ったり(産前健診や出産前クラスなど)，陣痛・分娩室のある場所，産科棟，新生児のケアをする場所，新生児治療室，(もし，あれば)正常新生児の観察室などである．その方針の要約が母親やスタッフが一番理解しやすい言語と表現で書かれ，掲示されている．

第2条　この方針を実践するのに必要な技能を，関係するすべての保健医療スタッフにトレーニングしましょう．

第2条の評価基準

■妊娠中の女性，母親，および乳児にたとえ少しでも接する機会のある保健医療スタッフ全員が，母乳育児と乳児の栄養法についての方針に関するオリエンテーションを受けている，と産科施設の責任者が報告[訳注1]する．そのオリエンテーションは充分なものである．

■さまざまな職種のスタッフを対象にした，母乳育児の推進と支援についてトレーニングするためのカリキュラムのコピーもしくは講義の概要を実際に参照できる．そして新規雇用者の研修計画を見ることができる．

■母親や乳幼児と接する臨床スタッフで，6か月以上勤務している者のうち80%以上がトレーニングを受けた，と研修記録から証明できる．そのトレーニングは，院内研修であっても，採用前のものであってもかまわないし，丁寧にスーパーバイズ(見守り・助言)された自己学習やインターネットによる通信教育でもよい．ただし，「10ヵ条」「国際規準と関連決議」および「お母さんにやさしいケア」を網羅したものである．母親へ充分な援助を行うのに必要な知識とスキルの向上のためには，目標を定めたトレーニングが最低20時間は必要であろう．スーパーバイズの下での臨床実習は最低でも3時間必要である．

■研修記録には，臨床スタッフでない職員も，その職種に応じて充分なトレーニングを受けたことが記録されている．トレーニングの内容は，自分の子どもに適切な栄養を与えることができるように，母親を支援するのに必要なスキルと知識である．

■母乳で育てていない母親をどう支援するかというトレーニングもスタッフに行っている．母乳で育てていない母親への支援をトレーニングするコース概要を印刷した資料を実際に参照できる．そのトレーニングは以下の主要項目を網羅している：

- さまざまな栄養方法についての利益とリスク．
- 受け入れられ(acceptable)，実行できる環境にあり(feasible)，購入できる価格であって(affordable)，持続可能であり(sustainable)，しかも安全(safe)である(以上，原語の頭文字をとってAFASSと呼んでいる)栄養法を選ぶための援助．
- 母乳代用品の安全で衛生的な調乳方法と与え方，保存方法．
- さまざまな栄養法[訳注2]の教え方．
- 母乳育児をしている母親が影響されて，人工乳を使うことを最小限に抑える方法．

■ このトレーニングを受けるスタッフの職種や割合は，その施設のニーズに対して充分なものである．
■ 臨床スタッフ*を無作為に選んで質問したとき：
- 少なくとも80%が，職種に応じたトレーニングを受けたと答える．もしくは，産科施設で働いて6か月未満なら，少なくとも，施設の方針と自分がその実践のために果たす役割についてのオリエンテーションを受けたと答える．
- 少なくとも80%が，母乳育児を支援し，推進することに関する5つの質問のうち4つに正しく答えることができる．
- 少なくとも80%が，自分の子どもに母乳以外のものを与えるつもりだと言っている妊娠中の女性と話し合うべき問題を，2つ述べることができる．

■ 臨床スタッフではない職員**を無作為に選んで質問したとき：
- 少なくとも70%が，その施設で働き始めたときから現在までの間に，母乳育児の推進と支援に関するオリエンテーションもしくはトレーニングを受けたと答える．
- 少なくとも70%が，母乳育児がなぜ大切なのかについて，最低1つの理由を説明できる．
- 少なくとも70%が，母乳育児を支援するための，産科施設で可能な実践について，1つ述べることができる．
- 少なくとも70%が，母親が赤ちゃんに充分な栄養を与えることができるように，自分たちがその女性にどのような支援ができるかを，最低1つ述べることができる．

[訳注1]「赤ちゃんにやさしい病院」認定の外部アセスメントをする委員に報告すること．
[訳注2]搾母乳の加熱方法や母乳銀行の母乳の使用法，自家製の人工乳をつくる方法なども含まれる．
* 臨床スタッフとは，妊娠中の女性・母親・その赤ちゃんに対して，臨床的なケアを提供する職員のことである．
** 臨床スタッフではない職員とは，妊娠中の女性・母親・その赤ちゃんに対して，臨床的ではないケアを提供したり，他の業務で接触したりする非医療職のスタッフのことである．

第3条　妊娠した女性すべてに母乳育児の利点とその方法に関する情報を提供しましょう．

第3条

■ その病院に産前健診の外来や産前入院制度があれば：
- 母乳育児について最低限の情報が含まれた文書と，妊娠中の女性すべてに配布する印刷物があればそれを見ることができる．
- 出産前の話し合いは，母乳育児の大切さ，生後すぐから肌と肌とのふれあいをし，継続することの大切さ，母乳育児の早期開始，24時間の母子同室，赤ちゃんの欲しがるサインに合わせた，もしくは赤ちゃん主導の授乳，頻繁な授乳により充分な母乳産生量が得られること，適切な授乳姿勢と吸いつかせ方，生後6か月間は母乳だけで育てること，人工乳やほかの母乳代用品を与えることのリスク，そして，ほかの食べ物が食べられるようになった生後6か月以降も母乳育児が重要である

ことは変わらないという事実を網羅している．
- 少なくとも2回産前健診に来たことがある，妊娠末期(第三半期)にある女性を無作為に選んで質問したとき：
  - 少なくとも70％が，スタッフが個別に話したり，もしくはグループで話し合ったりしたときに母乳育児に関する情報が含まれていたと証言する．
  - 少なくとも70％が，以下の項目のうち2つについて話し合った内容を充分に説明することができる：肌と肌とのふれあいの大切さ，母子同室，生後6か月以内の母乳育児期間中に補足物を与えるリスク．

第4条　産後30分以内に母乳育児が開始できるよう，母親を援助しましょう．
　この条項は現在では以下のように解釈される．
　出産後すぐに赤ちゃんを母親に抱いてもらい，少なくとも1時間は肌と肌とのふれあいをする．赤ちゃんが乳房から飲もうとしているタイミングに母親が気づくように促し，必要なら援助を申し出る．

第4条の評価基準

- 産科棟に入院中の経腟分娩もしくは全身麻酔をせずに帝王切開をした母親を無作為に選んで質問したとき：
  - 少なくとも80％が，医学的に正当な理由で遅れたのでないかぎり，出生後ただちに，もしくは5分以内に赤ちゃんと肌と肌とのふれあいを開始し，離れることなく1時間以上接触を継続したと証言する．

  ［注］できれば1時間より長く肌と肌とのふれあいを続けることが望ましい．というのは，乳房に吸いつくまでに60分以上かかる赤ちゃんもいるからである．

  - 少なくとも80％が，最初の肌と肌とのふれあいをしているときに，赤ちゃんが乳房に吸いつこうとするサインを見つけるように促され，必要なときは援助を申し出てもらったと証言する．

  ［注］赤ちゃんを強制的に乳房に吸いつかせてはならないが，赤ちゃんに吸いつく用意ができたら吸いつけるように支援するほうがよい．母親が望むのであれば，スタッフが母親を介助して，赤ちゃんの準備ができたときに乳房に吸いつけるようにしてもよい．

- 全身麻酔をかけて帝王切開をした母親を無作為に選んで質問したとき，少なくとも50％の母親が，麻酔からさめて赤ちゃんに応えることができるようになったら，すぐに赤ちゃんを抱っこして肌と肌とのふれあいを行い，その後は通常どおりの手順であった，と答えなければならない．
- 新生児病棟に入院中の赤ちゃんの母親を無作為に選んで質問したとき，少なくとも80％の母親が，肌と肌をふれあって抱っこする機会があったと答える．できなかった場合は，なぜできなかったかという正当な理由をスタッフが述べることができる．
- 必要なら，経腟分娩を観察して，第4条が守られているかどうか次の点を確認する．少なくとも75％の赤ちゃんが，生後5分以内に母親の胸に抱いてもらって肌と肌をふれあい，離れることなしに最低60分は継続している．母親は赤ちゃんの欲しがるサインの見つけ方を教えてもらい，必要があればスタッフが援助を申し出る．これらの手順ができない場合には正当な理由がなければならない．
（オプション）

第5条　母親に母乳育児のやり方を教え，母と子が離れることが避けられない場合でも母乳分泌を維持できるような方法を教えましょう．

第5条の評価基準

- 産科施設の責任者は，母乳育児の経験のない母親，もしくは，以前母乳育児に問題があった母親に対して，特別の配慮と支援が産前・産後の両方の時期に提供されていると報告する．
- スタッフが母乳代用品の安全な調乳方法とその与え方を該当する母親にやってみせているのを観察して，見た回数の75％でそのやり方にもれがなく正確で，母親に「自分でもやってみる」ようにしてもらっていることを確認する．
- 臨床スタッフを無作為に選んで質問したとき：
  - 少なくとも80％が，母乳を飲ませるための抱き方と吸いつかせ方（吸着）を母親に教えていること，その適切なテクニックについて説明したりやってみせたりできること，できない場合は助言を得るためにそのシフト内で誰に母親を紹介したらよいかを答えることができる[訳注]と答える．
  - 少なくとも80％が，手による搾乳方法を教え，そのための実行可能なテクニックを説明したりやってみせたりでき，できない場合は，そのシフト内で誰に助言を求めるのがよいかを母親に紹介できると答える．
  - 少なくとも80％が，母乳で育てない母親が安全な調乳方法についてどのような支援を得ているか，もしくは，助言を得るためにそのシフト内で誰に母親を紹介したらよいかを述べることができる．
- （帝王切開受術者を含む）母親を無作為に選んで質問したとき：
  - 母乳育児をしている母親の少なくとも80％が，産後6時間以内に，看護スタッフの誰かが再度授乳援助を申し出たと答える．
  - 母乳育児をしている母親の少なくとも80％が，スタッフの誰かが抱き方と吸いつかせ方の援助を申し出たと答える．
  - 母乳育児をしている母親の少なくとも80％が，授乳時の適切な抱き方について説明したり，やってみせたりできる．
  - 母乳育児をしている母親の少なくとも80％が，赤ちゃんが適切に吸着し，哺乳していることを示すサインにはどのようなものがあるかを答えることができる．
  - 母乳育児をしている母親の少なくとも80％が，手による搾乳方法を見せてもらったか，印刷した情報をもらい，必要になったときどこで援助が得られるかを教えられていると答える．
  - 母乳を与えないと決めた母親の少なくとも80％が，調乳したり，赤ちゃんに与えたりするときにスタッフが援助を申し出てくれたと答え，どんな助言をもらったかを述べることができる．また，お手本を見せてもらった後で，自分でも調乳してみるように言われたと答える．
- 新生児治療室入院中の赤ちゃんの母親を無作為に選んで質問したとき：
  - 母乳で育てているか，そうしたいと思っている母親のうち，少なくとも80％が，出産後6時間以内に母乳分泌が開始するような援助（訳注：搾乳など），および，母乳分泌を維持するような援助を受けたと答える．
  - 母乳で育てているか，そうしたいと思っている母親のうち，少なくとも80％が，母乳を手で搾る方法を教えてもらったと答える．
  - 母乳で育てているか，そうしたいと思っている母親のうち，少なくとも80％が，母乳を手で搾る方法をどのように教えてもらったかを適切に説明したりやってみせたりすることができる．
  - 母乳で育てているか，そうしたいと思っている母親のうち，少なくとも80％が，母乳分泌を維持するためには24時間に6回以上授乳するか，もしくは搾乳する必要があると教えてもらったと答える．

[訳注] どのシフト（交代勤務）内でも，誰か適切な支援ができる人がいる必要がある．

第6条　医学的に必要でないかぎり，新生児には母乳以外の栄養や水分を与えないようにしましょう．

第6条の評価基準

- 病院のデータから，昨年出生した正期産児のうち少なくとも75％が，出生から退院まで直接授乳したか搾母乳のみを与えられたことが示される．そうでない場合は，医学的理由があったと記載されている．
- その産科施設で使用されている，母乳育児や乳児栄養法に関するすべての臨床プロトコルや基準を見直して，それらがBFHIの水準や最新のエビデンスに基づいたガイドラインに沿ったものであると示される．
- 母乳代用品を与えること，時間を決めた授乳，その他の不適切な実践内容を勧めるような資料が母親に配布されていない．
- 病院内には，母乳育児をしている母親から離れた別の場所に，人工乳の調乳などの栄養法を教えるために必要な設備を備えた適切な場所がある．
- 産科棟および（もし，あれば）新生児室を視察して，少なくとも80％の赤ちゃんが，母乳のみを与えられている．ほかのものを与えられている場合は，納得のいく医学的理由がある．
- 母親を無作為に選んで質問したとき，少なくとも80％が，自分の子どもが母乳だけ，もしくはほかの人が搾乳した母乳，もしくは母乳銀行から得た母乳だけを飲んでいると答える．それ以外のものを飲んでいる場合は，医学的に許容される理由があるとスタッフが答える．
- <u>母乳で育てないと決めた母親</u>を無作為に選んで質問したとき，少なくとも80％が，さまざまな栄養法の選択肢についてスタッフと話し合い，その母親の状況にふさわしい決定ができるように援助してもらったと答える．
- <u>新生児治療室に入院している赤ちゃんの母親で，母乳で育てないと決めた母親</u>を無作為に選んで質問したとき，少なくとも80％が，さまざまな栄養法の選択肢のリスクと利点について，スタッフと話し合ったと答える．

第7条　お母さんと赤ちゃんが一緒にいられるように，終日，母子同室を実施しましょう．

第7条の評価基準

- 産科棟および（もし，あれば）新生児室を視察して，母親とスタッフに話を聞いたとき，少なくとも80％の母親と赤ちゃんが一緒にいると証言する．そうでない場合は，離れていることについての正当な理由がある．
- 無作為に母親を選んで質問したとき，少なくとも80％が，赤ちゃんは生まれてからずっと同じ部屋で一緒にいると答える．そうでない場合は正当な理由がある．

第8条　赤ちゃんが欲しがるときに欲しがるだけの授乳を勧めましょう．

第8条の評価基準

■無作為に母乳で育てている母親を選んで質問したとき：
・少なくとも80％が，赤ちゃんが空腹であると気づくための方法を教えてもらっていると答え，少なくとも2つの「飲みたがっているサイン」を述べることができる．
・少なくとも80％が，回数も時間も制限せずに赤ちゃんが欲しがるだけ飲ませるように助言されていると答えるか，同様のことを言われていると答える．

第9条　母乳で育てられている赤ちゃんに人工乳首やおしゃぶりを与えないようにしましょう．

第9条の評価基準

■産科棟および（もし，あれば）新生児室を視察して，母乳で育っている赤ちゃんの，少なくとも80％が，哺乳びんや人工乳首を使用していないことが見てわかる．哺乳びんや人工乳首を使用している場合は，母親がそのリスクに関する情報を与えられている．
■母乳で育てている母親を無作為に選んで質問したとき，少なくとも80％が，自分たちの知るかぎり，哺乳びんと人工乳首で，自分の子どもに飲ませられたことはないと答える．
■無作為に選んだ母親のうち，少なくとも80％が，自分たちの知るかぎり，おしゃぶりを自分の子どもに吸わせられたことはないと答える．

第10条　母乳育児を支援するグループづくりを後援し，産科施設の退院時に母親に紹介しましょう．

第10条の評価基準

■産科施設の責任者は以下のように報告する：
・自宅へ帰った後に授乳に関して援助が必要になった場合，どこで支援が得られるかという情報を母親に渡してある．そして，その責任者は，少なくとも1つの情報源について簡単な説明ができる．
・その施設は，母親同士の支援グループの設立を後援したり，母乳育児や乳児の栄養に関して母親を支援している地域のサービスとの調整をしたりしている．そう報告したスタッフ自身が，どのようなことが行われているか，少なくとも1つに関して説明できる．
・スタッフは，退院後すぐ（生後2-4日に1回と生後第2週目がのぞましい）に，その産科施設もしくは地域で，充分なスキルのある母乳育児支援者に母親と赤ちゃんを見てもらうように促している．その支援者は授乳のアセスメントができ，必要なら何らかの支援をすることもできる．また，スタッフは適切な照会システムと訪問（もしくは受診）のふさわしいタイミングを述べることができる．
■書類を監査して，退院前の母親に印刷した情報を配布していることが示される．そして，その情報が適切なら，母親が自宅に帰った後に授乳に関する援助をどこでどのように入手できるかということと，利用可能な援助手段が少なくとも1つは含まれている．
■母親を無作為に選んで質問したとき，少なくとも80％が，自宅に帰ってから授乳に関する疑問がわいた場合には，その施設からの援助を得る方法，もしくは支援グループやピア・カウンセラー，その他の地域保健サービスに連絡するにはどうすればよいかを教えてもらったと答える．また，その母親たちは，利用可能な援助手段を少なくとも1つは答えることができる．

SECTION 1.3

「母乳代用品のマーケティングに関する国際規準」のコンプライアンス(遵守)

「国際規準」のコンプライアンスに関する評価基準

■産科サービスの責任者は，以下のように報告する：
・母乳代用品，哺乳びん，人工乳首，おしゃぶりの製造業者や販売業者に雇用されている者が，妊娠中の女性や母親と直接的にも間接的にも接触することはない．
・病院は，母乳代用品，哺乳びん，人工乳首，おしゃぶりの製造業者や販売業者から，無料の贈呈品，科学的でない文献，物品や備品，金銭，院内研修や行事の補助を受け取っていない．
・妊娠中の女性や母親およびその家族は，マーケティングのための物品，試供品，おみやげパックを，施設から受け取っていない．おみやげパックの中身には，母乳代用品，哺乳びん，人工乳首，おしゃぶり，その他の授乳するための道具や割引券が含まれていない．

■母乳育児や乳児の栄養法に関する方針を調べてみて，それが「国際規準」およびその後の世界保健総会(WHA)の関連決議を支持するものであることが示される．その方針は，以下を禁じている：
・母乳代用品，哺乳びん，人工乳首，おしゃぶりおよびその使用を促進するような物品の製造業者や販売業者によって提供されたポスターや物品などを掲示すること．
・妊娠中の女性や母親が，上記の業者に雇用されている者と，その施設内で直接的もしくは間接的に接触すること．
・母乳代用品，哺乳びん，人工乳首，おしゃぶり，もしくはこれらの製品をマーケティングするための物品の入ったおみやげパックや試供品を妊娠中の女性や母親およびその家族に配布すること．
・上記の製造業者や販売業者からの無料の贈呈品(食べ物を含む)，文献，物品，備品，金銭，院内研修や行事への補助を病院が受け取ること．
・人工乳が必要でない人に調乳方法を実演して見せること．
・無料もしくは低価格の母乳代用品や備品を受け取ること．

■記録や領収書を監査して，特殊ミルクを含む母乳代用品や他の備品が卸売価格かそれ以上の価格で保健医療施設に購入されたことが示される．

■栄養士が働いている産前・産後のサービスやその他の部署を視察し，母乳代用品，哺乳びん，おしゃぶり，および国内法によって国際規準の範囲内に含めると定められた製品を推奨するような物品が，母親や妊娠中の女性，スタッフに対して，掲示されていたり配布されていたりしないことが示される．

■院内を視察して，そのとき使用中でないかぎり，乳児用人工乳の缶および使用前の哺乳びんが，見えないようにしまわれている．

■臨床スタッフを無作為に選んで質問したとき，少なくとも80%が，乳業会社からの無料試供品を母親に渡さないことがなぜ重要であるかという理由を2つあげることができる．

「お母さんにやさしいケア」

> 「お母さんにやさしいケア」に関する世界共通評価基準
>
> [注] その施設のスタッフが「お母さんにやさしいケア」についての方針と実践についてのトレーニングを受けてから、この評価基準を加える.
>
> ■病院の方針を監査して，お母さんにやさしい陣痛中や分娩時の実践と手順が要求されていることが示される．それには以下の項目を含む：
> ・本人の希望に応じて，自分の選択した付添人にいてもらって，陣痛中や分娩時に継続して身体的/精神的支援を受けることを促す．
> ・本人の希望に応じて，陣痛中に飲み物や軽い食べ物をとってもらう．
> ・個人の好みを尊重しつつ，合併症のために鎮痛薬や麻酔薬が必要となる場合以外は，薬を用いないで痛みを緩和する方法を用いることを考慮するように促す．
> ・本人が希望する場合は，陣痛中も歩いたり動いたりすることを促し，分娩時は自分の好みの体位をとることができるようにする．ただし，合併症のために制限が特別に必要で，その理由を本人に説明した場合はこのかぎりではない．
> ・人工破膜，会陰切開，陣痛の誘発や促進，（鉗子や吸引などの）器具を用いた分娩，帝王切開などの侵襲的な手段を含まないケア．ただし，合併症のために特別に必要で，その理由を本人に説明した場合はこのかぎりではない．
>
> ■臨床スタッフを無作為に選んで質問したとき：
> ・少なくとも80％が，陣痛・分娩中に母親が心地よいと感じ，主体性を保つのに役立つために推奨される実践と手順を少なくとも2つは述べることができる．
> ・少なくとも80％が，合併症のために必要となった場合を除き，ルーチンにしてはならない陣痛・分娩時の手順を少なくとも3つあげることができる．
> ・少なくとも80％が，母乳育児を順調に開始しやすくなるような陣痛・分娩時の実践と手順を少なくとも2つ述べることができる．
>
> ■妊娠中の女性を無作為に選んで質問したとき：
> ・少なくとも70％が，陣痛・分娩の間ずっと自分の希望する付添人にいてもらうことができるとスタッフが話してくれたと報告し，そして，なぜそれが役に立つかという理由を少なくとも1つ答えることができる．
> ・少なくとも70％が，陣痛中の痛みに対処し，なるべく楽になるための方法や，母親，赤ちゃんそして母乳育児のためには何がよりよいのかを，少なくとも1つスタッフに教えてもらったと報告する．

SECTION 1.3

HIVと乳児の栄養法（オプション）

[注]HIVと乳児栄養法に関連する支援の有無を産科サービスの評価に加える必要があるかどうかは，その国のBFHIコーディネート団体もしくは，しかるべき方針決定者が決定する．この決定をする際のガイドラインとして，BFHIのセクション1.2（訳注：未訳，続刊）を参照．

HIVと乳児の栄養法に関する「世界共通評価基準」（オプション）

■産科施設の責任者は以下のように報告する：
- 病院は以下の件に関して充分であるとみなされる方針と手順をもっている．つまり，妊娠中の女性に対してHIVの検査とカウンセリングを提供するか，できない場合は，できるところを紹介する．HIVの母子感染予防に関するカウンセリング．HIV陽性の母親と妊娠中の女性に対して，子どもの栄養法をどのように選択するかについての，個別でプライバシーの保たれたカウンセリング．秘密を守るという保証．
- HIV陽性，もしくはリスクが心配される母親は，HIVの検査と乳児の栄養法をカウンセリングする地域支援サービスがあれば，そこへ紹介される．

■乳児の栄養法に関する方針を監査して，HIV陽性の母親に以下の事項を含むカウンセリングを受けるように求めていることが示される．つまり，さまざまな乳児栄養法のリスクと利点に関する情報と，その母親の状況にあった選択をするための個別のガイダンス，その選択をするにあたっての支援である．

■HIVと乳児栄養法に関するカリキュラムと研修記録の監査で，以下のことが示される．つまり，HIV陽性の女性の割合と，妊娠中の女性と母親に対して，HIVと乳児栄養法に関連する支援を提供するのに必要なスタッフ数を考慮して，トレーニングは適切で充分なものであること．そのトレーニングは以下を網羅する：
- 妊娠中，陣痛・分娩中，授乳中のHIV感染のリスクと予防
- HIVの検査とカウンセリングの重要性
- その地域で利用可能な栄養法の選択肢
- HIV感染に関する混合栄養の危険性
- HIV陽性の女性に対して，さまざまな栄養法の利点と欠点に関するカウンセリングをしたり，母乳だけで育てる援助をしたり，人工栄養の場合の支援を提供したりする場を準備する（注：乳児栄養の相談員への紹介を含んでもよい）．
- HIV陽性の母親が母乳育児を決めた場合の支援方法．適切な時期に置換栄養に移行するための支援方法を含む．
- HIV陰性，もしくは陽性か陰性かわからない母親が，なるべく置換栄養の影響を受けないようにする方法

■産前の母親に提供する情報を監査すると，この問題に関して以下の重要な項目が網羅されていることがわかる．［HIVに感染した女性が自分の子どもに感染させるとしたら，どのような経路があるか．およそどのくらいの割合で母乳育児によって子どもが感染するのか（あるいは感染しないのか）．HIVの検査とカウンセリングの重要性．どこでできるか．HIV陽性の女性が充分な情報を得た上で子どもの栄養法を選択することの大切さと，必要なカウンセリングを受けることができる場所．］

■さまざまな栄養法を実際に行う方法について書かれた印刷物を，退院前にHIV陽性の母親に配布したり，そのことを話し合ったりしている記録などから印刷物が適切に活用されていることがわかる．その中には，置換栄養だけで育てる方法，母乳だけで育てる方法，適切な時期に母乳育児をやめる方法，そして混合栄養の危険性に関する情報が含まれている．

■臨床スタッフを無作為に選んで質問したとき：
・少なくとも80%が，HIV陽性の女性や母親の秘密やプライバシーを守るための手段を少なくとも1つあげることができる．
・少なくとも80%が，生後6か月以内の栄養法に関して，HIV陽性の母親から子どもへの感染を予防するのに役に立つ対策や方法を少なくとも2つ述べることができる．
・少なくとも80%が，HIV陽性の母親と，赤ちゃんの栄養法を決めるためのカウンセリングをするときに，話し合うべき2つの要点をあげることができる．

■少なくとも2回の産前健診を受けているか入院している，妊娠末期(第三半期)の女性を無作為に選んで質問したとき：
・少なくとも70%が，HIVやAIDSと妊娠について，スタッフが話してくれたと答える．
・少なくとも70%が，HIV陽性の女性が赤ちゃんにHIVを感染させることがあると話してくれたと答える．
・少なくとも70%が，妊娠した女性がHIVについて検査したり相談したりすることがなぜ大切なのかについて，スタッフが話してくれたことを，少なくとも1つ説明できる．
・少なくとも70%が，HIV陽性かどうかを知らない女性が自分の子どもをどの栄養法で育てるかを決めるときに何を考えなければならないかについて，スタッフが話してくれたことを少なくとも1つ説明できる．

SECTION 1.3

付録 1.3-1

母乳代用品の使用が許容される医学的理由

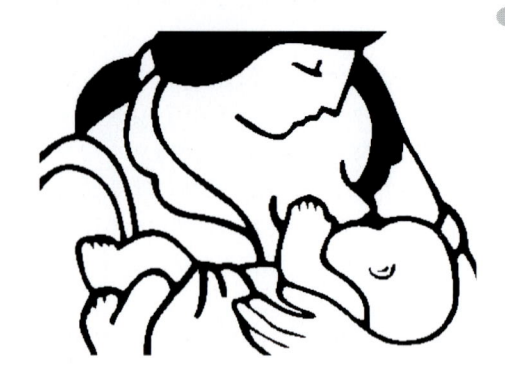

まえがき

　補足の医学的理由として許容されるもののリストは，当初WHOとUNICEFが1992年に出版した「赤ちゃんにやさしい病院運動」(BFHI)のテキストの付録として作成された．

　WHOとUNICEFは，1992年以降に明らかになった科学的な新しいエビデンスをもとに，このリストを改訂することに同意し，同時にBFHIのテキストも改訂することにした．この作業過程は，Child and Adolescent Health and Development (CAH) と Nutrition for Health and Development (NHD) 部門が主導して行った．2005年に改訂版リストの草案はBFHIのテキストの査読者に公開された．2007年の9月にWHOはさまざまな分野の専門家の一団を迎え入れ，さらにすべての地域のWHOの代表が参加してこの改訂版リストの草案を検討するためのインターネットによるネットワークがつくられた．改訂版リストの草案は参加に同意した専門家全員に公開された．それにつづく草案が以下の3つの相互に関連する過程に基づいて準備された．a) 専門家によるコメントを何度か回覧する，b) 最新で関連のあるWHOのテクニカル・レビューおよびガイドライン (参考文献リストを参照) を編集する，c) WHOの他部門 (Making Pregnancy Safer, Mental Health and Substance Abuse, および Essential Medicines) からの，全般的なコメントおよび専門家から提示された特定の問題や疑問に対するコメントを取り入れる．

　テクニカル・レビューおよびガイドラインは，トピックの数が限定されるためWHOからの入手はできなかった．その場合，特定の地域のWHOの部門や外部専門家と情報交換をしながら助言を受け，エビデンスを明らかにしていった．

　特に，エビデンスを付加するために以下の情報源を使用した：

- The Drugs and Lactation Database (LactMed)　これはアメリカ合衆国のNational Library of Medicineが運営している，授乳中の母親が使用する可能性のある薬に関するデータベースで，査読を経て参考文献が網羅されている．
- The National Clinical Guidelines for the management of drug use during pregnancy, birth and the early development year of the newborn　これはオーストラリアのニューサウスウェールズ州保健省が2006年に行ったレビューである．

　最終的なリストは外部および内部の査読者に公開され合意を得て，この文書に載せられている．

　母乳代用品を一時的および長期に使用することが許容される医学的理由のリストは，母親と新生児にかかわる保健医療専門家のための独立したツールとしてでも，また，BFHIのテキストの一部としてでも，どちらの場合にも使用できるように作成されている．なお，これは2012年までに改訂される予定である．

謝辞

　このリストはWHOのChild and Adolescent Health and DevelopmentおよびNutrition for Health and Development部門が，UNICEFおよびWHOのMaking Pregnancy Safer, Essential Medicines, Mental Health and Substance Abuseの各部門と協力して作成した．リストを最新のものにするために以下の専門家が重要な貢献をしてくれた．全員，利益相反がないことを明言している．

Philip Anderson, Colin Binns, Riccardo Davanzo, Ros Escott, Carol Kolar, Ruth Lawrence, Lida Lhotska, Audrey Naylor, Jairo Osorno, Marina Rea, Felicity Savage, Maria Asunción Silvestre, Tereza Toma, Fernando Vallone, Nancy Wight, Anthony Williams and, Elizabeth Zisovska.

はじめに

　ほとんどすべての母親が母乳育児を成功させることができる．すなわち，産後1時間以内に母乳育児を開始し，生後6か月間は母乳だけで育て，（適切な補完食を与えながら）2年かそれ以上母乳育児を続けることができるのである．

　生後6か月間母乳だけで育てることは，母親と乳児にとりわけ有益である．

　母親と乳児の健康に関して母乳育児がよい影響を及ぼすことは，あらゆる状況で観察されている．母乳育児は以下の急性感染症のリスクを減らす：下痢，肺炎，中耳炎，インフルエンザ桿菌感染症，髄膜炎，尿路感染症[1]．また，母乳育児は将来のこのような慢性疾患からも子どもを守る：1型糖尿病，潰瘍性大腸炎，クローン病．乳児期に母乳で育てられた子どもが青年期や成人期に達したとき，平均血圧が低く，血清総コレステロールが低く，2型糖尿病の罹患率が低く，過体重や肥満が少なくなる[2]．母乳育児は女性の排卵の再開を遅らせ，産後出血，閉経前乳ガンと卵巣ガンのリスクを減らす[3]．

　しかしながら，乳児もしくは母親の健康上の問題によって，少数ではあるが，一時的もしくは恒久的に母乳育児をしないように勧めることが妥当であるとされることがある[4]．この条件にあてはまる母親や乳児はごく少数でしかないが，以下のリストにその条件をあげる．また，同時に，母親が重篤な状況であっても，母乳代用品を使用する医学的理由にはならない場合についてもあげる．

　母乳育児の中断を考慮するときには常に，母乳育児の利点とその特定の条件が存在することによるリスクを秤にかけなくてはならない．

児の条件

母乳を含め特殊ミルク以外の乳汁を摂取するべきではない児

- 古典的ガラクトース血症：ガラクトースを含まない特殊ミルクが必要である．
- メープルシロップ尿症：ロイシン，イソロイシン，バリンを含まない特殊ミルクが必要である．
- フェニルケトン尿症：フェニルアラニンを含まない特殊ミルクが必要である（充分なモニタリングのもとで，いくらかは母乳育児が可能である）．

前ページよりつづく

母乳が一番よい栄養ではあるが，期間限定で母乳に加えてほかの食べ物も必要な可能性のある児

- 出生体重が 1,500 g 未満（極低出生体重児）
- 在胎 32 週未満（極早産児）
- 代謝の適応障害があったり，グルコースの需要が増加していたりするために低血糖のリスクがあり，直接授乳が最適な状況で行われているか，もしくは搾母乳を与えられているかしても，血糖値が上昇しない児．以下のような児が相当する[5]：早産児，SGA（在胎週数に対して出生体重の少ない児），分娩時の低酸素/虚血性ストレスが著しかった児，病児，母体糖尿病児．

母親の条件

以下の条件にあてはまる母親は，標準的なガイドラインに則って治療を受けなければならない．

恒久的に母乳育児を避けることが妥当であるかもしれない母親の条件

- ■HIV 感染[*74]：置換栄養が AFASS（受け入れられ，実行できる環境にあり，購入できる価格であって，持続可能であり，しかも安全）である場合[6]．そうでない場合は，生後 6 か月間母乳だけで育てることが推奨される．

一時的に母乳育児を避けることが妥当であるかもしれない母親の条件

- 母親が重篤で児の世話ができないようなとき．例）敗血症
- 単純ヘルペス 1 型（HSV-1）：活動性病変が軽快するまでは，母親の乳房にある病変部と児の口の直接の接触を避けなければならない．
- 母親の薬剤使用

・鎮静作用のある精神疾患治療薬，抗けいれん薬，オピオイド（モルヒネなど）単独および多剤を併用している場合は，児に傾眠，呼吸抑制などの副作用を生じることがある．安全な代替薬が使用できるなら，使用を避けたほうがよい[7]．

・より安全な代替薬が使用できるなら，放射線活性のある I-131 は使用を避けたほうがよい．I-131 を使用した母親は，使用後約 2 か月たてば母乳育児を再開できる．

・ヨードやヨードフォア（例：ポビドンヨード）の過剰な局所使用，とりわけ，開放創や粘膜への使用は，母乳を飲んでいる児の甲状腺機能低下や電解質異常を起こすことがあるので，避けるべきである．

・細胞毒性のある薬による化学療法中は，母親は母乳育児を中断する必要がある．

[*74] HIV に感染している母親の場合，児にとってどのような栄養法が最適かは，母親の健康状態を含め，母親と児の置かれた状況によってそれぞれ異なる．その母親が受けることができる保健サービス，カウンセリング，支援などを考慮しなければならない．置換栄養が AFASS でないならば，生後 6 か月間は母乳だけで育てることが推奨される．置換栄養が AFASS なら，HIV に感染した女性は母乳育児を完全に避けることが推奨される．生後 6 か月間に混合栄養（人工乳やその他の食べ物を与えながら母乳も飲ませること）をすることは，HIV 陽性の母親の場合，常に避けるべきである．

前ページよりつづく

母親の健康に問題があっても，注意しながら母乳育児を続けることができる母親の条件

- 乳房の膿瘍：膿瘍のないほうの乳房からは直接授乳できる；治療を開始すれば患側乳房からも授乳が再開できる[8]．
- B型肝炎：生後48時間以内もしくはできるだけ早く，児にB型肝炎ワクチンを接種するべきである[訳注][9]．
- C型肝炎
- 乳腺炎：直接授乳すると痛みが激しい場合は，病状の進行を食い止めるために，搾乳によって乳汁を乳房の外に出さなくてはならない[8]．
- 結核：母親と児はその国の結核のガイドラインに則って治療するべきである[10]．
- 薬物使用[*75][11]：
  - 母親がニコチン，アルコール，エクスタシー，アンフェタミン，コカインおよび類似の刺激薬を使用している場合は，児への有害作用が報告されている．
  - アルコール，オピオイド，ベンゾジアゼピン，カナビス(大麻)は母親へも児へも鎮静作用を起こすことがある．

母親はこのような薬物を使用しないように助言されなければならないし，禁煙，節酒，および薬物からの離脱のための機会や支援を与えられなければならない．

● 参考文献

(1) *Technical updates of the guidelines on Integrated Management of Childhood Illness (IMCI). Evidence and recommendations for further adaptations*. Geneva, World Health Organization, 2005.

(2) *Evidence on the long-term effects of breastfeeding: systematic reviews and meta-analyses*. Geneva, World Health Organization, 2007.

(3) León-Cava N et al. *Quantifying the benefits of breastfeeding: a summary of the evidence*. Washington, DC, Pan American Health Organization, 2002 (http://www.paho.org/English/AD/FCH/BOB-Main.htm, accessed 26 June 2008).

(4) Resolution WHA 39.28. Infant and Young Child Feeding. In: *Thirty-ninth World Health Assembly, Geneva, 5-16 May 1986. Volume 1. Resolutions and records. Final*. Geneva, World Health Organization, 1986 (WHA39/1986/REC/1), Annex 6: 122-135.

(5) *Hypoglycaemia of the newborn: review of the literature*. Geneva, World Health Organization, 1997 (WHO/CHD/97.1; http://whqlibdoc.who.int/hq/1997/WHO CHD 97.1.pdf, accessed 24 June 2008).

(6) *HIV and infant feeding: update based on the technical consultation held on behalf of the Inter-agency Task Team (IATT) on Prevention of HIV Infection in Pregnant Women,*

[*75] こういった薬物の使用中止をしないことを選択した母親，もしくは，やめられない母親は，それぞれの状況において母乳育児をすることのリスクと利益について，個別のアドバイスを得なければならない．こういった薬物を最近使用した母親は，そのときに一時的に授乳を避けるように考慮しなければならないかもしれない．

[訳注] 日本ではヒト抗HBグロブリンを投与した後にワクチンを接種する．

前ページよりつづく

Mothers and their Infants, Geneva, 25-27 October 2006. Geneva, World Health Organization, 2007 (http://whqlibdoc.who.int/publications/2007/9789241595964 eng.pdf, accessed 23 June 2008).

(7) *Breastfeeding and maternal medication: recommendations for drugs in the Eleventh WHO Model List of Essential Drugs*. Geneva, World Health Organization, 2003.

(8) *Mastitis: causes and management*. Geneva, World Health Organization, 2000 (WHO/FCH/CAH/00.13; http://whqlibdoc.who.int/hq/2000/WHO FCH CAH 00.13.pdf, accessed 24 June 2008).

(9) *Hepatitis B and breastfeeding*. Geneva, World Health Organization, 1996. (Update No. 22).

(10) *Breastfeeding and Maternal tuberculosis*. Geneva, World Health Organization, 1998 (Update No. 23).

(11) *Background papers to the national clinical guidelines for the management of drug use during pregnancy, birth and the early development years of the newborn*. Commissioned by the Ministerial Council on Drug Strategy under the Cost Shared Funding Model. NSW Department of Health, North Sydney, Australia, 2006. http://www.health.nsw.gov.au/pubs/2006/bkg_pregnancy.html

Further infomation on maternal medication and breastfeeding is available at the following United States National Library of Medicine (NLM) website:
http://toxnet.nlm.nih.gov/cgi-bin/sis/htmlgen?LACT

● さらに情報を得るための連絡先：
Department of Nutrition for Health and Development
　E-mail: nutrition@who.int
　Web: www.who.int/nutrition

Department of Child and Adolescent Health and Development
　E-mail: cah@who.int
　Web: www.who.int/child adolescent health

Address: 20 Avenue Appia, 1211 Geneva 27, Switzerland

SECTION 4
病院の自己査定とモニタリング

　セクション4は，病院管理者とスタッフが，はじめは自分たちの施設が外部アセスメントを受ける準備ができているかどうかを決めるのに使うことができます．いったん「赤ちゃんにやさしい」と認定されたら「10ヵ条」を引き続き守っているかどうかをモニタリングするために使います．このセクションには，自己査定ツール（セクション4.1）と，ガイドラインおよびモニタリングのためのツール（セクション4.2）が含まれています[訳注]．

[訳注] 本書『UNICEF/WHO 母乳育児支援ガイド ベーシック・コース』には続刊『UNICEF/WHO 母乳育児支援ガイド アドバンス・コース』が予定されている．このセクション4はいずれのコースにも必要な内容なので，重複掲載される．

SECTION 4.1 病院の自己査定のためのツール

病院の自己査定ツールを用いて方針と実践をアセスメントする

　「赤ちゃんにやさしい病院」の認定を受けようとしている，産科サービスを提供している病院や保健医療施設は，第一歩として，「母乳育児の成功のための10ヵ条」に沿った実践が現段階でできているかを査定するとよいでしょう．「自己査定のためのツール」(p.367-390)は，病院や産科施設，他の保健医療施設で，現在の実践がどの程度「10ヵ条」に沿っているか，また1989年のWHO/UNICEFの共同声明「母乳育児の保護，推進，支援：産科医療施設の特別な役割」の勧告をどのくらい実践しているかを査定するために作成されました．これはまた，施設が「母乳代用品のマーケティングに関する国際規準」とその後の世界保健総会での関連決議にどのくらい充分に従っているか，施設が「お母さんにやさしいケア」を提供しているかどうか，どのくらい充分にHIV陽性の女性とその赤ちゃんを支援しているかを判断する手助けにもなります．

　多くの場合では，自己査定を行う前に，病院で決定権をもつ者と方針作成者が「赤ちゃんにやさしい病院運動(BFHI)」のゴールと目的についてのオリエンテーションに参加すると役立つでしょう．オリエンテーションのセッションは，セクション2「赤ちゃんにやさしい病院運動の強化と持続：意思決定者のためのコース」(訳注：続刊)や，セクション3「赤ちゃんにやさしい病院における母乳育児の推進と支援：産科医療スタッフのための20時間コース」(本書)の中のセッション15「あなたの病院を赤ちゃんにやさしい病院にするには」を使って，そして，この後に話し合う「自己査定のためのツール」と「赤ちゃんにやさしい病院運動のための世界共通評価基準」(以下「世界共通評価基準」)を検討しながら行っていくことができるでしょう．

　次に述べる「自己査定のためのツール」によって，産科サービスを提供している病院や他の保健医療施設の関連部門の責任者や長は，母乳育児支援における実践をまずはじめに査定したり，再検討したりできるでしょう．このはじめに行う自己査定チェックリストの完了は手続きの最初の段階ですが，それだけでは病院が

「赤ちゃんにやさしい病院」として認定されることにはなりません．

　また，病院が「赤ちゃんにやさしい病院」として認定されるかどうかを決める外部アセスメントの手引きである「世界共通評価基準」について，自分たちの母乳育児のプログラムの有効性を考える際にもスタッフで点検するとよいでしょう．簡単に参照できるように，「10ヵ条」の各条項，「国際規準」「お母さんにやさしいケア」「HIVと乳児の栄養法」のそれぞれについての「世界共通評価基準」を，「自己査定のためのツール」の項目と同じ場所に再掲載しています．「自己査定のためのツール」には以下の4つの付録も含まれます．

・付録1．母乳育児/乳児栄養法に関する病院の方針チェックリスト(p.386参照)
・付録2．「母乳代用品のマーケティングに関する国際規準」の要旨のリストと，それを支持する上での管理者やスタッフの役割(p.388参照)
・付録3．HIVと乳児の栄養法についての勧告(p.389参照)
・付録4．母乳代用品の使用が許容される医学的理由(p.356参照)

　国内で制定した評価基準と地域の経験から，「赤ちゃんにやさしい病院運動」に責任をもつ国や担当機関が，この世界共通の自己査定のツールにそのほかの関連する項目を追加してもかまいません．施設で母乳育児を阻害すると考えられる実践はどんなものでも，この自己査定の過程でよく考え直すことになるでしょう．

　いまだそうしていないなら，病院は栄養法についての統計の収集と「10ヵ条」の実施を，産科のカルテに加えるよう考慮し，望ましくは，既存の情報収集のシステムがどのようなものだとしてもそれに統合することが重要です．病院がこのデータ収集方法と利用できる書式についての手引きを必要とする場合，担当スタッフは本書のセクション4.2「『赤ちゃんにやさしい病院』のモニタリングのためのガイドラインとツール」の中にある，見本となるデータ収集ツールを参照することができます．

自己査定の結果の分析

　理想的な状況では，このツールの中のほとんどの質問に対しては「はい」と答えることになるでしょう．否定的な回答が多かった場合は，「WHO/UNICEFの共同声明」と「母乳育児の成功のための10ヵ条」の推奨と相違があることを示唆するでしょう．「自己査定」の質問に答えることに加え，要求されている水準を満たしているかを判断するために，指針として(10ヵ条の)それぞれの条項であげた「世界共通評価基準」を用いて，スタッフと母親に非公式な調査を行うことを病院は考慮できます．

　施設がほとんどの質問に「はい」と答えることができると，「赤ちゃんにやさしい病院」として認定を受けるために，次の段階に進もうと考えるかもしれません．国によっては，次の段階でアセスメント前に訪問を行うことがあり，地域の相談員が保健医療施設を訪れて，そこの管理職やスタッフと一緒に作業し，その施設がアセスメントに備えられるようにしています．

その後，国内のBFHI調整団体と相談して，外部アセスメント・チームによる訪問を計画します．外部アセスメント委員は，その病院が「赤ちゃんにやさしい病院」として認定するための評価基準を満たしているかを判断するために，「病院の外部アセスメント・ツール」を用います．

「自己査定ツール」での答えの多くが「いいえ」だった病院や，出生から退院まで直接授乳もしくは搾母乳を用いて母乳だけを飲んでいる赤ちゃんがその産科施設で出生した新生児の少なくとも75％という水準に満たない病院では，行動計画を作成しようと考えることもあるでしょう[*76]．その目的は，はじめから母乳だけで育てることを阻害するような実践を排除し，促進するような実践を広げていくことです．

行　動

自己査定の結果は，国内のBFHI調整団体と共有すべきでしょう．

外部アセスメントを計画する前に知識と実践での改善が必要なら，母乳育児援助について国や国際的なトレーナー養成コースに参加したか，ラクテーション・コンサルタントとして国や国際的に認定を受けた上級専門家による支援のもとで，施設のスタッフにトレーニングを計画してもよいでしょう．

多くの状況では，保健医療施設と地域社会レベルの両方で，母乳育児に関する援助を提供できる専門家によるさまざまな中核グループをつくっていくことは意義深いと考えられています．地域社会を基盤に活動する相談員（訳注：日本における母子保健推進員）や伝統的な産婆などと母親の支援グループを通じて，母親は家庭にいながら教育と支援を受けることができます．このことは，母乳だけを与えて母乳育児を継続することがまれである地域では重要な役割を演じます．

これまでそうしていなければ自己査定の時点で，「母乳育児支援委員会」やBFHIチームを組織することは，有用でしょう．この委員会やチームは，「国際規準」を守っているかどうかのモニタリングを含め，BFHIの実施とモニタリングに関するすべての活動を調整する責任を担います．委員会は，トレーニングの調整や，必要があれば，追加的な自己査定，外部アセスメント，自己モニタリングと再アセスメントなど，すべての追加的な活動のリーダーやコーディネーターを務めることができます．構成員には，運営上の鍵となりリーダーシップをとる立場にある数名の人々とともに，さまざまな分野の専門家（例えば，新生児科医，小児科医，産科医のような医師，看護師，助産師，栄養士，ソーシャル・ワーカーなど）を含むとよいでしょう．

施設は，関連する地域の担当機関と，UNICEFやWHOの事務所に相談することで，保健医療施設の「赤ちゃんにやさしい」程度を増すことに貢献するような

[*76] ほかで述べたように，正当な医学的理由のために母乳育児をしなかったり，HIV陽性の母親など，充分に説明を受けた上での選択によって母親が母乳育児をしなかったりする場合には，そうした母親を75％の一部として数えることができる．

方針とトレーニングについて，さらに情報の提供を受けることができるでしょう．

外部アセスメントの準備

「赤ちゃんにやさしい病院」のアセスメントと認定に臨む前に，以下を作成するとよいでしょう：
・「母乳育児の成功のための10ヵ条」すべてと「国際規準」を守ることを網羅し，同様に(その国の)評価基準に含まれていれば，「HIVと乳児の栄養法」も網羅するような，文書にした母乳育児/乳児の栄養法に関する方針
・(その国の)評価基準に含まれていれば，「お母さんにやさしいケア」について文書にした方針
・母乳育児援助と，母乳で育てられていない乳児の栄養法について，および「お母さんにやさしいケア」について母親と赤ちゃんをケアする病院スタッフに行うトレーニングを文書にしたカリキュラム
・これらのトピックスについて，出産前教育の中で網羅した内容の概説

「HIVと乳児の栄養法」，評価基準がアセスメントに含まれる場合は，これらのトピックスに関するスタッフの研修と出産前教育に関連した文書も作成するべきでしょう．

また，アセスメントには以下が必要です：
・乳児用人工乳とさまざまな関連備品の購入の証明
・母親や赤ちゃんをケアするスタッフのリストと必要な項目について受けたトレーニングの時間

外部アセスメント・チームは，アセスメントの前にチーム・リーダーにこれらの文書を集めて準備することを要求するかもしれません．

資料 4.1-1 病院の自己査定のためのツール①

自己査定質問票
病院のデータ・シート

病院と管理者の情報
病院の名前と住所_____
_____

病院のカテゴリー：あてはまるものすべてに印をつけてください．
　　□産科病院　　　　□公的病院　　　　□総合病院　　　　□個人開業の産院　　　　□大学病院
　　□総合（もしくは地域）周産期母子センター　　□その他（具体的に：　　　　　　　　　　　）

病院の責任者か管理者の名前と肩書き：_____
電話番号/内線番号：_____　E-mail アドレス：_____

産科部門の責任者の名前と肩書き：_____
電話番号/内線番号：_____　E-mail アドレス：_____

病院の総ベッド数：_____　　　職員の総数：_____

産科サービス（健診や出産前教育）部門の情報
産科サービスを行っていますか（院内もしくは院外で）　　　　　　　　　□はい　□いいえ
（"いいえ"の場合この項の最後の質問まで飛ばしてください）

産前サービス部門の責任者の名前と肩書き：_____
電話番号/内線番号：_____　E-mail アドレス：_____

この病院で分娩する母親のうち，この病院の産前健診を受けるのは？　　　_____％
産前健診を院外で行っていますか．　　　　　　　　　　　　　　　　　　□はい　□いいえ
"はい"の場合いつ，どこで行っていますか．_____
ハイリスク妊娠のためのベッドがありますか．　　　　　　　　　　　　　□はい　□いいえ
"はい"の場合何床ありますか．_____
産前健診を受けずに分娩に来る女性の割合は？　　　　　　　　　　_____％　□不明

陣痛・分娩部門の情報
陣痛・分娩部門の責任者の名前と肩書き：_____
電話番号/内線番号：_____　E-mail アドレス：_____

産科および関連サービス部門の情報：
産科部門の責任者の名前と肩書き：_____
電話番号/内線番号：_____　E-mail アドレス：_____
産後入院のベッド数：_____
正期産の赤ちゃんと一緒に産科棟に入院している母親の数は，1日平均_____名
この病院には（低出生体重児，早産児，病児などのための）治療が必要な新生児のための病棟がありますか．
　　　　　　　　　　　　　　　　　　　　　　　　　　　　　　　　　　□はい　□いいえ
"はい"の場合病棟の名前は？_____　1日平均入院数は？_____
管理者の名前：_____
複数の病棟がある場合は，その名前_____　1日平均入院数_____
管理者の名前：_____
産科棟に新生児室がありますか．　　　　　　　　　　　　　　　　　　　□はい　□いいえ
"はい"の場合1日平均預かる数は_____名
責任者の名前：_____

前ページよりつづく

母乳育児および乳児の栄養法を担当するスタッフについて
次にあげるスタッフで，母乳育児をする女性（BF），母乳代用品を使用する女性（BMS），「HIVと乳児の栄養」に関するカウンセリングの提供（HIV）について，直接に責任をもっているのは誰ですか．あてはまるものすべてに印をつけてください．

	BF	BMS	HIV		BF	BMS	HIV
看護師	☐	☐	☐	小児科医	☐	☐	☐
助産師	☐	☐	☐	産科医	☐	☐	☐
新生児治療室/新生児集中治療室看護師	☐	☐	☐	乳児栄養相談員	☐	☐	☐
				非専門家/ピア・カウンセラー	☐	☐	☐
管理栄養士	☐	☐	☐				
栄養士	☐	☐	☐	他のスタッフ（具体的に）			
ラクテーション・コンサルタント	☐	☐	☐	＿＿＿＿＿＿＿＿＿＿＿＿	☐	☐	☐
				＿＿＿＿＿＿＿＿＿＿＿＿	☐	☐	☐
総合診療医	☐	☐	☐				

母乳育児や「HIVと乳児の栄養法」に関する委員会が病院内にありますか． ☐はい ☐いいえ
"はい"の場合それはどのようなものですか．
＿＿

BFHIコーディネーターが院内にいますか． ☐はい ☐いいえ
"はい"の場合名前は：＿＿＿＿＿＿＿＿＿＿＿＿＿＿

出産のデータ：
昨年の総分娩数＿＿＿＿＿＿のうち，
＿＿＿＿＿＿％は，全身麻酔でない帝王切開による
＿＿＿＿＿＿％は，全身麻酔の帝王切開による
＿＿＿＿＿＿％の乳児は，新生児治療室/NICUや同様の病棟へ入院が必要となった

乳児の栄養法のデータ：
昨年，病院から退院した児の総数＿＿＿＿＿＿のうち，
＿＿＿＿＿＿％は，出生から退院まで母乳だけ（搾母乳，もらい乳を含む）を与えられた．
＿＿＿＿＿＿％は，入院中に母乳以外のもの（人工乳，糖水など）を少なくとも1回は与えられたが，その医学的理由が記録されている（母親が自分はHIV陽性だと知っていて，充分な情報を与えられた上で置換栄養法を選択した場合は，医学的理由とみなされる）．
＿＿＿＿＿＿％は，医学的理由の記載なく，母乳以外のものが少なくとも1回与えられた．
　［注］上記にあげた総パーセンテージは100％になること．

　上記のデータは，昨年生まれた赤ちゃんの少なくとも75％が出生から退院までの間に，直接授乳だけであったか，もしくは搾母乳やもらい乳を与えられたことを示す．ヒトの乳以外を与えられた場合は，医学的理由が記載されていること． ☐はい ☐いいえ
　［注］上記の1と2にあてはまるものは，75％以上の中に含める．

HIV/AIDSのデータ
妊娠中の女性がHIVの検査とカウンセリングを受けた割合：＿＿＿＿＿＿％
赤ちゃんの出生時にHIV陽性と知らされた母親の割合：＿＿＿＿＿＿％

データの出所
上記のデータの情報源を記載してください：
＿＿

資料 4.1-1 病院の自己査定のためのツール②

各条項のチェックシート/評価基準

第1条 母乳育児についての基本方針を文書にし，関係するすべての保健医療スタッフに周知徹底しましょう．

		はい	いいえ
1.1	保健医療施設には，産科施設で「母乳育児の成功のための10ヵ条」のすべての条項に取り組み，そしてHIV陽性の母親を支援していることを書いた，母乳育児/乳児の栄養に関する方針についての文書がありますか．	□	□
1.2	その方針は，母乳代用品，哺乳びん，人工乳首の販売促進活動すべてを禁止し，母乳育児を保護するものですか．	□	□
1.3	その方針は，妊娠中の女性や他の人々に配るような商業的な試供品や支給品，またはそれらの製品を販売促進するための資料が入ったおみやげセットの配布を禁止していますか．	□	□
1.4	母乳育児/乳児の栄養に関する方針は，母親と赤ちゃんをケアするすべてのスタッフが参照できるように，すぐ手に取れるようになっていますか．	□	□
1.5	「10ヵ条」「母乳代用品のマーケティングに関する国際規準と世界保健総会(WHA)の関連決議」「HIV陽性の母親への支援」に関する内容を含めて，母乳育児/乳児の栄養法についての方針の要約が，母親，乳児，および/または子どものための保健医療施設のすべての場所で，掲示したり展示したりしてありますか．	□	□
1.6	その方針の要約は，母親やスタッフが一番理解しやすい言語と表現で書いて，掲示していますか．	□	□
1.7	その方針の有効性を評価するための仕組みがありますか．	□	□
1.8	母乳育児と乳児の栄養法に関連した方針やプロトコルのすべては，最新のエビデンスに基づいた基準に合っていますか．	□	□

［注］付録4.1-1：病院の方針を評価する上で有用なツールである「母乳育児と乳児栄養法に関する病院の方針チェックリスト」を参照．この方針を監査したり評価したりするためのツールが，保健システムや病院レベルで作成されていなければならない．

第1条の評価基準

■その施設には文書にした母乳育児もしくは乳児の栄養法についての方針があり，「10ヵ条」のすべてに取り組み，「母乳代用品のマーケティングに関する国際規準」を守ることによって母乳育児を保護することが書かれている．さらにHIV陽性の母親が，乳児の栄養法についてのカウンセリングと，本人の状況に最もふさわしい選択ができるような，個別のガイダンスが受けられる必要がある．その方針は「10ヵ条」やその他の項目をどのように実施するべきかについての手引きを含むべきである．

■その方針は，母親と赤ちゃんのケアをするすべてのスタッフが読めるようになっている．少なくとも「10ヵ条」「国際規準と世界保健総会(WHA)の関連決議」「HIV陽性の母親への支援」を含んだ方針の要約が，妊娠中の女性，母親，乳児，および，子どものための保健医療施設のすべての部署によく見えるように掲示してある．すべての部署とは，産前のケアを行ったり（産前健診や産前クラスなど），陣痛・分娩室のある場所，産科棟，新生児のケアをする場所，新生児治療室，（もし，あれば）正常新生児の観察室などである．その方針の要約が母親やスタッフが一番理解しやすい言語と表現で書かれ，掲示されている．

前ページよりつづく

第2条　この方針を実践するのに必要な技能を，すべての関係する保健医療スタッフにトレーニングしましょう．

		はい	いいえ
2.1	妊娠中の女性，母親，および乳児をケアするスタッフ全員がそこでの仕事を開始するときに，母乳育児/乳児の栄養法についての病院の方針に関するオリエンテーションを受けますか．	☐	☐
2.2	妊娠中の女性，母親，および赤ちゃんをケアするスタッフ全員が，母乳育児の重要性を理解するとともに，母乳育児を保護・推進・支援する施設の方針とサービスについて熟知していますか．	☐	☐
2.3	妊娠中の女性，母親，および乳児をケアするスタッフは（あるいはこれらの責任を担う役割を頻繁にローテーションするようならすべてのスタッフは），仕事に着任して6か月以内に，母乳育児の推進と支援についてのトレーニングを受けますか．そうでないなら，どこか別のところで充分なトレーニングを受けていますか．	☐	☐
2.4	そのトレーニングは，「母乳育児成功のための10ヵ条」と「母乳代用品のマーケティングに関する国際規準」のすべてを網羅するものですか．	☐	☐
2.5	臨床スタッフへのトレーニングは，スーパーバイズ（見守り・助言）の下で最低3時間の臨床経験を含む，少なくとも合計20時間のものですか．	☐	☐
2.6	臨床スタッフでない職員へのトレーニングは，赤ちゃんへの母乳育児がうまくいくように母親を支援する上で必要なスキルと知識を提供するために充分で，彼らの役割に添うものですか．	☐	☐
2.7	母乳で育てられていない乳児の栄養法と，母乳で育てないという選択をした母親への支援について，母親と赤ちゃんをケアするすべてのスタッフあるいは指定したスタッフのどちらかに対しても，トレーニングを提供していますか．	☐	☐
2.8	妊娠中の女性，母親，および乳児をケアする臨床スタッフは，母乳育児の推進と支援，および母乳で育てていない母親のケアに関する簡単な質問に答えることができますか．	☐	☐
2.9	付き添いの介護者，ソーシャルワーカー，事務員，清掃担当者，配膳スタッフなどの臨床スタッフではない職員は，母乳育児について，および赤ちゃんに授乳中の母親を支援する方法についての簡単な質問に答えることができますか．	☐	☐
2.10	保健医療施設は，特定のスタッフに，母乳育児の援助について専門のトレーニングを用意していますか．	☐	☐

第2条の評価基準

■妊娠中の女性，母親，および乳児にたとえ少しでも接する機会のある保健医療スタッフ全員が，母乳育児と乳児の栄養法についての方針に関するオリエンテーションを受けている，と産科施設の責任者が報告[訳注]する．そのオリエンテーションは充分なものである．

■さまざまな職種のスタッフを対象にした，母乳育児の推進と支援についてトレーニングするためのカリキュラムのコピーもしくは講義の概要を実際に参照できる．そして新規雇用者の研修計画を見ることができる．

■母親や乳幼児と接する臨床スタッフで，6か月以上勤務している者のうち80%以上がトレーニングを受けた，と研修記録から証明できる．そのトレーニングは，院内研修であっても，採用前のものであってもかまわないし，丁寧にスーパーバイズされた自己学習やインターネットによる通信教育でもよい．ただし，「10ヵ条」「国際規準と関連決議」および「お母さんにやさしいケア」を網羅したものである．母親へ充分な援助を行うのに必要な知識とスキル

[訳注]「赤ちゃんにやさしい病院」認定の外部アセスメントをする委員に報告すること．

前ページよりつづく

の向上のためには，目標を定めたトレーニングが最低20時間は必要であろう．スーパーバイズ（見守り・助言）の下での臨床実習は最低でも3時間必要である．
■研修記録には，臨床スタッフでない職員も，その職種に応じて充分なトレーニングを受けたことが記録されている．トレーニングの内容は，自分の子どもに適切な栄養を与えることができるように，母親を支援するのに必要なスキルと知識である．
■母乳で育てていない母親をどう支援するかというトレーニングもスタッフに行っている．母乳で育てていない母親への支援をトレーニングするコース概要を印刷した資料を実際に参照できる．そのトレーニングは以下の主要項目を網羅している：
・さまざまな栄養方法についての利益とリスク
・受け入れられ(acceptable)，実行できる環境にあり(feasible)，購入できる価格であって(affordable)，持続可能であり(sustainable)，しかも安全(safe)である(以上，原語の頭文字をとって AFASS と呼んでいる) 栄養法を選ぶための援助
・母乳代用品の安全で衛生的な調乳方法と与え方，保存方法
・さまざまな栄養法[訳注]の教え方
・母乳育児をしている母親が影響されて，人工乳を使うことを最小限に抑える方法
■このトレーニングを受けるスタッフの職種や割合は，その施設のニーズに対して充分なものである．
■臨床スタッフ*を無作為に選んで質問したとき：
・少なくとも80％が，職種に応じたトレーニングを受けたと答える．もしくは，産科施設で働いて6か月未満なら，少なくとも，施設の方針と自分がその実践のために果たす役割についてのオリエンテーションを受けたと答える．
・少なくとも80％が，母乳育児を支援し，推進することに関する5つの質問のうち4つに正しく答えることができる．
・少なくとも80％が，自分の子どもに母乳以外のものを与えるつもりだと言っている妊娠中の女性と話し合うべき問題を，2つ述べることができる．
■臨床スタッフではない職員**を無作為に選んで質問したとき：
・少なくとも70％が，その施設で働き始めたときから現在までの間に，母乳育児の推進と支援に関するオリエンテーションもしくはトレーニングを受けたと答える．
・少なくとも70％が，母乳育児がなぜ大切なのかについて，最低1つの理由を説明できる．
・少なくとも70％が，母乳育児を支援するための，産科施設で可能な実践について，1つ述べることができる．
・少なくとも70％が，母親が赤ちゃんに充分な栄養を与えることができるように，自分たちがその女性にどのような支援ができるかを，最低1つ述べることができる．

[訳注] 搾母乳の加熱方法や母乳銀行の母乳の使用法，自家製の人工乳をつくる方法なども含まれる．
＊ 臨床スタッフとは，妊娠中の女性・母親・その赤ちゃんに対して，臨床的なケアを提供する職員のことである．
＊＊ 臨床スタッフではない職員とは，妊娠中の女性・母親・その赤ちゃんに対して，臨床的ではないケアを提供したり，他の業務で接触したりする非医療職のスタッフのことである．

SECTION 4.1

前ページよりつづく

第3条　妊娠した女性すべてに母乳育児の利点とその方法に関する情報を提供しましょう．

		はい	いいえ
3.1	病院内で産前健診をしていますか*．または，産前用の入院棟がありますか．	☐	☐
3.2	（3.1 の質問に対して）「はい」の場合，産前サービスを受ける妊娠中の女性に，母乳育児の重要性と方法について情報を提供していますか．	☐	☐
3.3	妊娠期の記録には，妊娠中の女性と母乳育児について話し合ったかどうかについての記載がありますか．	☐	☐
3.4	出産前教育は，口頭と文書のいずれによっても，母乳育児の重要性と方法に関連した重要な話題を網羅していますか．	☐	☐
3.5	妊娠中の女性は，人工栄養についての口頭や文書での販売促進活動や，人工栄養についての集団指導を受けることのないように配慮されていますか．	☐	☐
3.6	産前サービスを受ける妊娠中の女性は，出生後6か月の母乳育児中に補足物を与えることのリスクを述べることができますか．	☐	☐
3.7	産前サービスを受ける妊娠中の女性は，母と子の出生後早期の肌と肌とのふれあいの重要性と，母子同室の重要性について説明できますか．	☐	☐
3.8	母親の妊娠中の記録を出産時に見ることができますか．	☐	☐

＊ 病院が産前健診をしていない場合は，第3条と「世界共通評価基準」に関連した質問は当てはまらないので，飛ばしてよい．

第3条の評価基準

■ その病院に産前健診の外来や産前入院制度があれば：
・母乳育児について最低限の情報が含まれた文書と，妊娠中の女性すべてに配布する印刷物があればそれを見ることができる．
・出産前の話し合いは，母乳育児の大切さ，生後すぐから肌と肌とのふれあいをし，継続することの大切さ，母乳育児の早期開始，24時間の母子同室，赤ちゃんの欲しがるサインに合わせた，もしくは赤ちゃん主導の授乳，頻繁な授乳により充分な母乳産生量が得られること，適切な授乳姿勢と吸いつかせ方，生後6か月間は母乳だけで育てること，人工乳やほかの母乳代用品を与えることのリスク，そして，ほかの食べ物が食べられるようになった生後6か月以降も母乳育児が重要であることは変わらないという事実を網羅している．

■ 少なくとも2回産前健診に来たことがある，妊娠末期（第三半期）にある女性を無作為に選んで質問したとき：
・少なくとも70％が，スタッフが個別に話したり，もしくはグループで話し合ったりしたときに母乳育児に関する情報が含まれていたと証言する．
・少なくとも70％が，以下の項目のうち2つについて話し合った内容を充分に説明することができる：肌と肌とのふれあいの大切さ，母子同室，生後6か月以内の母乳育児期間中に補足物を与えるリスク．

前ページよりつづく

第4条　産後30分以内に母乳育児が開始できるよう，母親を援助しましょう．

この条項は現在では以下のように解釈される．

出産後すぐに赤ちゃんを母親に抱いてもらい，少なくとも1時間は肌と肌とのふれあいをする．赤ちゃんが乳房から飲もうとしているタイミングに母親が気づくように促し，必要なら援助を申し出る．

		はい	いいえ
4.1	経腟分娩で出生した赤ちゃんや，全身麻酔をせずに帝王切開で出生した赤ちゃんは，出生後すぐに母親と肌と肌とのふれあいをして，母親にはこのふれあいを少なくとも1時間は続けるように促していますか．	□	□
4.2	全身麻酔下の帝王切開で出生した赤ちゃんは，母親が麻酔からさめて赤ちゃんに応えることができるようになったらすぐに肌と肌とのふれあいを行いますか．また，その後は経腟分娩と同じ手順で行っていますか．	□	□
4.3	この肌と肌とのふれあいの間，すべての母親は「赤ちゃんがおっぱいを欲しがっているサイン」に気づくよう支援されていて，必要なときには援助を申し出てもらっていますか．	□	□
4.4	専門治療が必要な赤ちゃんの母親には，そうできない正当な理由がないかぎり，赤ちゃんを抱いて肌と肌とのふれあいをすることを促していますか．	□	□

第4条の評価基準

■産科棟に入院中の経腟分娩もしくは全身麻酔をせずに帝王切開をした母親を無作為に選んで質問したとき：

・少なくとも80％が，医学的に正当な理由で遅れたのでないかぎり，出生後ただちに，もしくは5分以内に赤ちゃんと肌と肌とのふれあいを開始し，離れることなく1時間以上接触を継続したと証言する．

[注] できれば1時間より長く肌と肌とのふれあいを続けることが望ましい．というのは，乳房に吸いつくまでに60分以上かかる赤ちゃんもいるからである．

・少なくとも80％が，最初の肌と肌とのふれあいをしているときに，赤ちゃんが乳房に吸いつこうとするサインを見つけるように促され，必要なときは援助を申し出てもらったと証言する．

[注] 赤ちゃんを強制的に乳房に吸いつかせてはならないが，赤ちゃんに吸いつく用意ができたら吸いつけるように支援するほうがよい．母親が望むのであれば，スタッフが母親を介助して，赤ちゃんの準備ができたときに乳房に吸いつけるようにしてもよい．

■全身麻酔をかけて帝王切開をした母親を無作為に選んで質問したとき，少なくとも50％の母親が，麻酔からさめて赤ちゃんに応えることができるようになったら，すぐに赤ちゃんを抱っこして肌と肌とのふれあいを行い，その後は通常どおりの手順であった，と答えなければならない．

■新生児病棟に入院中の赤ちゃんの母親を無作為に選んで質問したとき，少なくとも80％の母親が，肌と肌をふれあって抱っこする機会があったと答える．できなかった場合は，なぜできなかったかという正当な理由をスタッフが述べることができる．

■必要なら，経腟分娩を観察して，第4条が守られているかどうか次の点を確認する．少なくとも75％の赤ちゃんが，生後5分以内に母親の胸に抱いてもらって肌と肌をふれあい，離れることなしに最低60分は継続している．母親は赤ちゃんの欲しがるサインの見つけ方を教えてもらい，必要があればスタッフが援助を申し出る．これらの手順ができない場合には正当な理由がなければならない．

前ページよりつづく

第5条　母親に母乳育児のやり方を教え，母と子が離れることが避けられない場合でも母乳分泌を維持できるような方法を教えましょう．

		はい	いいえ
5.1	スタッフは，母乳で育てている母親全員に対して，出産後6時間以内に授乳をするときには，さらに援助を申し出ていますか．	□	□
5.2	スタッフは，母乳で育てている母親とそうでない母親の両方に対して，赤ちゃんにきちんと栄養をあげられるよう援助するために，提供すべき種類の情報を説明し，どのようなスキルを使って援助しているかを示すことができますか．	□	□
5.3	母乳育児の援助について専門のトレーニングを受けたスタッフやカウンセラーがいて，保健医療施設に入院中および退院の準備のときに，母親にいつでも助言できるようになっていますか．	□	□
5.4	赤ちゃんが新生児治療室に入院していて，母乳で育てないと決めた母親に対して，スタッフは他の栄養法の選択肢と乳房のケアについての助言を申し出ていますか．	□	□
5.5	母乳で育てている母親は，赤ちゃんに授乳するための適切な授乳姿勢と吸いつかせ方(吸着)をやってみせることができますか．	□	□
5.6	母乳で育てている母親は，手による搾乳の方法を見せてもらったり，搾乳に関する情報をもらったり，必要な場合にはどこに助けを求めたらよいか，助言を受けていますか．	□	□
5.7	今まで母乳育児の経験のない母親や，過去に母乳育児上の問題があった母親に対して，保健医療施設のスタッフは，産前と産後の両方の時期に，特別の注意を払って支援を行っていますか．	□	□
5.8	母乳で育てないと決めた母親には，個別に赤ちゃんへの栄養法(人工乳)の準備の方法と赤ちゃんへの飲ませ方を示して，その後に，自分自身で栄養法の準備をしてもらっていますか．	□	□
5.9	赤ちゃんが新生児治療室に入院していて，母乳で育てようとしている母親は，母乳分泌を確立するために，出産後6時間以内に搾乳の開始を支援されたり，母乳分泌を維持するために，頻繁に搾乳することを支援されたりしていますか．また，どのくらい頻繁に搾乳したほうがよいかを教えてもらっていますか．	□	□

第5条の評価基準

■産科施設の責任者は，母乳育児の経験のない母親，もしくは，以前母乳育児に問題があった母親に対して，特別の配慮と支援が産前・産後の両方の時期に提供されていると報告する．
■スタッフが母乳代用品の安全な調乳方法とその与え方を該当する母親にやってみせているのを観察して，見た回数の75％でそのやり方にもれがなく正確で，母親に「自分でもやってみる」ようにしてもらっていることを確認する．
■臨床スタッフを無作為に選んで質問したとき：
・少なくとも80％が，母乳を飲ませるための抱き方と吸いつかせ方(吸着)を母親に教えていること，その適切なテクニックについて説明したりやってみせたりできること，できない場合は助言を得るためにそのシフト内で誰に母親を紹介したらよいかを答えることができる[訳注]と答える．
・少なくとも80％が，手による搾乳方法を教え，そのための実行可能なテクニックを説明したりやってみせたりでき，できない場合は，そのシフト内で誰に助言を求めるのがよいか

[訳注] どのシフト(交代勤務)内でも，誰か適切な支援ができる人がいる必要がある．

前ページよりつづく

を母親に紹介できると答える．
- 少なくとも80％が，母乳で育てない母親が安全な調乳方法についてどのような支援を得ているか，もしくは，助言を得るためにそのシフト内で誰に母親を紹介したらよいかを述べることができる．

■（帝王切開受術者を含む）母親を無作為に選んで質問したとき：
- 母乳育児をしている母親の少なくとも80％が，産後6時間以内に，看護スタッフの誰かが再度授乳援助を申し出たと答える．
- 母乳育児をしている母親の少なくとも80％が，スタッフの誰かが抱き方と吸いつかせ方の援助を申し出たと答える．
- 母乳育児をしている母親の少なくとも80％が，授乳時の適切な抱き方について説明したり，やってみせたりできる．
- 母乳育児をしている母親の少なくとも80％が，赤ちゃんが適切に吸着し，哺乳していることを示すサインにはどのようなものがあるかを答えることができる．
- 母乳育児をしている母親の少なくとも80％が，手による搾乳方法を見せてもらったか，印刷した情報をもらい，必要になったときどこで援助が得られるかを教えられていると答える．
- 母乳を与えないと決めた母親の少なくとも80％が，調乳したり，赤ちゃんに与えたりするときにスタッフが援助を申し出てくれたと答え，どんな助言をもらったかを述べることができる．また，お手本を見せてもらった後で，自分でも調乳してみるように言われたと答える．

■新生児治療室入院中の赤ちゃんの母親を無作為に選んで質問したとき：
- 母乳で育てているか，そうしたいと思っている母親のうち，少なくとも80％が，出産後6時間以内に母乳分泌が開始するような援助（訳注：搾乳など），および，母乳分泌を維持するような援助を受けたと答える．
- 母乳で育てているか，そうしたいと思っている母親のうち，少なくとも80％が，母乳を手で搾る方法を教えてもらったと答える．
- 母乳で育てているか，そうしたいと思っている母親のうち，少なくとも80％が，母乳を手で搾る方法をどのように教えてもらったかを適切に説明したりやってみせたりすることができる．
- 母乳で育てているか，そうしたいと思っている母親のうち，少なくとも80％が，母乳分泌を維持するためには24時間に6回以上授乳するか，もしくは搾乳する必要があると教えてもらったと答える．

第6条　医学的に必要でないかぎり，新生児には母乳以外の栄養や水分を与えないようにしましょう．

		はい	いいえ
6.1	病院のデータは，昨年退院した正期産児のうちの少なくとも75％が，出生から退院まで母乳だけを飲んでいたことを示していますか（あるいは搾母乳だけを飲んでいましたか）．そうでない場合には，許容できる医学的理由がありましたか．	☐	☐
6.2	母乳で育てられている赤ちゃんは，許容できる医学的理由があったり，充分に情報提供された上での選択がないかぎり，母乳以外の食べ物や飲み物を与えられることはないですか．	☐	☐
6.3	施設は，母乳代用品による栄養，規則授乳や他の不適切な実践を勧めるような資料を掲示したり，配布したりしないよう配慮していますか．	☐	☐
6.4	母乳で育てないと決めた母親は，スタッフと他のさまざまな栄養法の選択肢について話し合い，自分の状況には何が適しているかを決めるのを助けてもらったと答えていますか．	☐	☐
6.5	施設には，人工乳や他の選択肢である栄養法の準備の方法を実演するのにふさわしい場所や，必要な用具や備品が，母乳で育てている母親から離れたところにありますか．	☐	☐
6.6	母乳育児と乳児の栄養法に関連するすべての臨床のプロトコルや標準は，BFHIの水準やエビデンスに基づいたガイドラインに添っていますか．	☐	☐

第6条の評価基準

■病院のデータから，昨年出生した正期産児のうち少なくとも75％が，出生から退院まで直接授乳したか搾母乳のみを与えられたことが示される．そうでない場合は，医学的理由があったと記載されている．

■その産科施設で使用されている，母乳育児や乳児栄養法に関するすべての臨床プロトコルや基準を見直して，それらがBFHIの水準や最新のエビデンスに基づいたガイドラインに沿ったものであると示される．

■母乳代用品を与えること，時間を決めた授乳，その他の不適切な実践内容を勧めるような資料が母親に配布されていない．

■病院内には，母乳育児をしている母親から離れた別の場所に，人工乳の調乳などの栄養法を教えるために必要な設備を備えた適切な場所がある．

■産科棟および（もし，あれば）新生児室を視察して，少なくとも80％の赤ちゃんが，母乳のみを与えられている．ほかのものを与えられている場合は，納得のいく医学的理由がある．

■母親を無作為に選んで質問したとき，少なくとも80％が，自分の子どもが母乳だけ，もしくはほかの人が搾乳した母乳，もしくは母乳銀行から得た母乳だけを飲んでいると答える．それ以外のものを飲んでいる場合は，医学的に許容される理由があるとスタッフが答える．

■<u>母乳で育てないと決めた母親</u>を無作為に選んで質問したとき，少なくとも80％が，さまざまな栄養法の選択肢についてスタッフと話し合い，その母親の状況にふさわしい決定ができるように援助してもらったと答える．

■<u>新生児治療室に入院している赤ちゃんの母親</u>で，母乳で育てないと決めた母親を無作為に選んで質問したとき，少なくとも80％が，さまざまな栄養法の選択肢のリスクと利点について，スタッフと話し合ったと答える．

前ページよりつづく

第7条　お母さんと赤ちゃんが一緒にいられるように，終日，母子同室を実施しましょう．

		はい	いいえ
7.1	母親と赤ちゃんは，出産直後から一緒にいて，かつ/もしくは母子同室をしていますか．	☐	☐
7.2	帝王切開で出産した母親や全身麻酔で他の処置を行われた母親は，母親が赤ちゃんのニーズに応えられるようになったらすぐに一緒にいて，かつ/または母子同室を開始していますか．	☐	☐
7.3	母親と赤ちゃんは，ただし充分に正当な理由があって母子分離が行われている場合を除く．24時間一緒に（母子同室や母子同床）いますか．	☐	☐

第7条の評価基準

- 産科棟および（もし，あれば）新生児室を視察して，母親とスタッフに話を聞いたとき，少なくとも80％の母親と赤ちゃんが一緒にいると証言する．そうでない場合は，離れていることについての正当な理由がある．
- 無作為に母親を選んで質問したとき，少なくとも80％が，赤ちゃんは生まれてからずっと同じ部屋で一緒にいると答える．そうでない場合は正当な理由がある．

第8条　赤ちゃんが欲しがるときに欲しがるだけの授乳を勧めましょう．

		はい	いいえ
8.1	母乳で育てている母親は，赤ちゃんが空腹のときにみせるサインの見分け方を教えてもらっていますか．	☐	☐
8.2	母乳で育てている母親は，赤ちゃんが欲しがるだけ頻繁に，長く，母乳を飲ませるように勧められていますか．	☐	☐
8.3	母乳で育てている母親は，乳房が張りすぎたときにも飲ませようとしてみたほうがよいことを教えてもらっていますか．	☐	☐

第8条の評価基準

- 無作為に母乳で育てている母親を選んで質問したとき：
- 少なくとも80％が，赤ちゃんが空腹であると気づくための方法を教えてもらっていると答え，少なくとも2つの「飲みたがっているサイン」を述べることができる．
- 少なくとも80％が，回数も時間も制限せずに赤ちゃんが欲しがるだけ飲ませるように助言されていると答えるか，同様のことを言われていると答える．

前ページよりつづく

第9条　母乳で育てられている赤ちゃんに人工乳首やおしゃぶりを与えないようにしましょう．

		はい	いいえ
9.1	母乳で育っている赤ちゃんは哺乳びんを使わずにケアされていますか．	☐	☐
9.2	母親は，哺乳びんや人工乳首を使って授乳したり他の飲み物をあげたりすることのリスクについて，スタッフから情報を提供されていますか．	☐	☐
9.3	母乳で育っている赤ちゃんは，おしゃぶりを使わずにケアされていますか．	☐	☐

第9条の評価基準

- 産科棟および（もし，あれば）新生児室を視察して，母乳で育っている赤ちゃんの，少なくとも80％が，哺乳びんや人工乳首を使用していないことが見てわかる．哺乳びんや人工乳首を使用している場合は，母親がそのリスクに関する情報を与えられている．
- 母乳で育てている母親を無作為に選んで質問したとき，少なくとも80％が，自分たちの知るかぎり，哺乳びんと人工乳首で，自分の子どもに飲ませられたことはないと答える．
- 無作為に選んだ母親のうち，少なくとも80％が，自分たちの知るかぎり，おしゃぶりを自分の子どもに吸わせられたことはないと答える．

前ページよりつづく

第10条 母乳育児を支援するグループづくりを後援し，産科施設の退院時に母親を紹介しましょう．

		はい	いいえ
10.1	スタッフは，退院が近い母親と，退院後の授乳のプランについて話し合いますか．	☐	☐
10.2	病院には，退院後早期の産後健診や母乳外来，家庭訪問や電話相談など，退院後に母親を継続支援するシステムがありますか．	☐	☐
10.3	その施設は，母親の支援グループの結成を後援したり，それらのグループと，授乳についての支援を母親に提供してくれる他の地域サービスとの調整をしたりしますか．	☐	☐
10.4	母親は，施設の継続支援システムや母親の支援グループ，ピア・カウンセラーや，利用可能ならプライマリ・ヘルスケアや母子保健センターなどの地域保健サービスに，授乳の支援を受けるよう紹介されますか．	☐	☐
10.5	適切で利用可能な継続支援をどこで得られるかについて，退院前に母親が利用できる印刷資料がありますか．	☐	☐
10.6	母親は，退院後すぐに（望ましくは出産後2-4日で，第2週目にもう一度）[訳注]，母親がどのように授乳しているかをアセスメントができ，必要に応じて支援できるような，地域の保健医療従事者や充分なスキルのある母乳育児支援者に会うように勧められていますか．	☐	☐
10.7	その施設では，産科サービスで，トレーニングを受けた母親支援グループのカウンセラーが，母乳育児と乳児の栄養に関するカウンセリングをしてもよいことになっていますか．	☐	☐

第10条の評価基準

■産科施設の責任者は以下のように報告する：
・自宅へ帰った後に授乳に関して援助が必要になった場合，どこで支援が得られるかという情報を母親に渡してある．そして，その責任者は，少なくとも1つの情報源について簡単な説明ができる．
・その施設は，母親同士の支援グループの設立を後援したり，母乳育児や乳児の栄養に関して母親を支援している地域のサービスとの調整をしたりしている．そう報告したスタッフ自身が，どのようなことが行われているか，少なくとも1つに関して説明できる．
・スタッフは，退院後すぐ（生後2-4日に1回と生後第2週目がのぞましい）に，その産科施設もしくは地域で，充分なスキルのある母乳育児支援者に母親と赤ちゃんを見てもらうように促している．その支援者は授乳のアセスメントができ，必要なら何らかの支援をすることもできる．また，スタッフは適切な照会システムと訪問（もしくは受診）のふさわしいタイミングを述べることができる．
■書類を監査して，退院前の母親に印刷した情報を配布していることが示される．そして，その情報が適切なら，母親が自宅に帰った後に授乳に関する援助をどこでどのように入手できるかということと，利用可能な援助手段が少なくとも1つは含まれている．
■母親を無作為に選んで質問したとき，少なくとも80％が，自宅に帰ってから授乳に関する疑問がわいた場合には，その施設からの援助を得る方法，もしくは支援グループやピア・カウンセラー，その他の地域保健サービスに連絡するにはどうすればよいかを教えてもらったと答える．また，その母親たちは，利用可能な援助手段を少なくとも1つは答えることができる．

[訳注] 日本では通常4-6日入院するので，退院後1週間ごろにアセスメントするのが望ましい．

前ページよりつづく

「母乳代用品のマーケティングに関する国際規準」のコンプライアンス(遵守)

		はい	いいえ
Code.1	保健医療施設は,無料か低価格の母乳代用品の提供を断り,卸売価格かそれ以上の価格で購入していますか.	☐	☐
Code.2	母乳代用品,哺乳びん,人工乳首やおしゃぶりの販売促進活動を施設で行うことはなく,妊娠中の女性や母親にはどんな資料も展示したり配布したりしてはいませんか.	☐	☐
Code.3	母乳代用品,哺乳びん,人工乳首やおしゃぶりの製造業者や販売業者に雇われている者には,妊娠中の女性や母親とのいかなる接触も禁止していますか.	☐	☐
Code.4	病院は,「国際規準」の適用範囲内にある製品の製造業者や販売業者からの,無料の贈呈品,科学的でない文献,物品や備品,金銭,院内研修や行事の補助を拒否していますか.	☐	☐
Code.5	病院では乳児用人工乳の缶とびん入りの液体人工乳(訳注:後者は,日本では現時点で市販されていない)が,使わないときには見えないところにしまってありますか.	☐	☐
Code.6	病院は,妊娠している女性や母親およびその家族に,マーケティングのための品物や試供品,そして母乳代用品,哺乳びん,人工乳首,おしゃぶり,その他の備品や割引券などのおみやげパックを渡すことをやめていますか.	☐	☐
Code.7	スタッフは,乳業会社からの無料試供品や販売促進のための物品を母親に渡さないことがなぜ重要であるかを理解していますか.	☐	☐

「国際規準」のコンプライアンスに関する「評価基準」

■ 産科サービスの責任者は,以下のように報告する:
・母乳代用品,哺乳びん,人工乳首,おしゃぶりの製造業者や販売業者に雇用されている者が,妊娠中の女性や母親と直接的にも間接的にも接触することはない.
・病院は,母乳代用品,哺乳びん,人工乳首,おしゃぶりの製造業者や販売業者から,無料の贈呈品,科学的でない文献,物品や備品,金銭,院内研修や行事の補助を受け取っていない.
・妊娠中の女性や母親およびその家族は,マーケティングのための物品,試供品,おみやげパックを,施設から受け取っていない.おみやげパックの中身には,母乳代用品,哺乳びん,人工乳首,おしゃぶり,その他の授乳するための道具や割引券が含まれていない.
■ 母乳育児や乳児の栄養法に関する方針を調べてみて,それが「国際規準」およびその後の世界保健総会(WHA)の関連決議を支持するものであることが示される.その方針は,以下を禁じている:
・母乳代用品,哺乳びん,人工乳首,おしゃぶりおよびその使用を促進するような物品の製造業者や販売業者によって提供されたポスターや物品などを掲示すること.
・妊娠中の女性や母親が,上記の業者に雇用されている者と,その施設内で直接的もしくは間接的に接触すること.
・母乳代用品,哺乳びん,人工乳首,おしゃぶり,もしくはこれらの製品をマーケティングするための物品の入ったおみやげパックや試供品を妊娠中の女性や母親およびその家族に配布すること.
・上記の製造業者や販売業者からの無料の贈呈品(食べ物を含む),文献,物品,備品,金銭,院内研修や行事への補助を病院が受け取ること.
・人工乳が必要でない人に調乳方法を実演して見せること.
・無料もしくは低価格の母乳代用品や備品を受け取ること.
■ 記録や領収書を監査して,特殊ミルクを含む母乳代用品や他の備品が卸売価格かそれ以上の価格で保健医療施設に購入されたことが示される.
■ 栄養士が働いている産前・産後のサービスやその他の部署を視察し,母乳代用品,哺乳びん,おしゃぶり,および国内法によって国際規準の範囲内に含めると定められた製品を推奨するような物品が,母親や妊娠中の女性,スタッフに対して,掲示されていたり配布されていたりしないことが示される.
■ 院内を視察して,そのとき使用中でないかぎり,乳児用人工乳の缶および使用前の哺乳びんが,見えないようにしまわれている.
■ 臨床スタッフを無作為に選んで質問したとき,少なくとも80%が,乳業会社からの無料試供品を母親に渡さないことがなぜ重要であるかという理由を2つあげることができる.

「お母さんにやさしいケア」

[注]その施設のスタッフが「お母さんにやさしいケア」についての方針と実践についてのトレーニングを受けてから，この評価基準を加える．

		はい	いいえ
MF.1	病院の方針では，以下のような「お母さんにやさしい」陣痛中と分娩時の実践と手順を求めていますか．		
	・母親本人が希望する場合，自分が選択した付添人にいてもらって，陣痛中と分娩時に継続して身体的・精神的支援を受けることを促す．	☐	☐
	・母親本人が希望する場合，陣痛中に飲み物や軽食をとってもらう．	☐	☐
	・母親本人の個人的な好みを尊重しつつ，合併症のために鎮痛薬や麻酔薬が必要な場合以外は，薬を用いないで痛みを緩和する方法を使うことを考慮するように促す．	☐	☐
	・母親本人が希望する場合は，陣痛中も歩いたり動いたりすることを促し，分娩時は自分の好きな姿勢をとることができるようにする．ただし，合併症のために制限が特別に必要で，その理由を本人に説明した場合はこのかぎりではない．	☐	☐
	・人工破膜，会陰切開，陣痛の誘発や促進，（鉗子や吸引などの）器具を用いた分娩，帝王切開などの侵襲的な手技を含まないケアをする．ただし，合併症のために特別に必要で，その理由を本人に説明した場合はこのかぎりではない．	☐	☐
MF.2	スタッフは，上記に述べたような「お母さんにやさしい」陣痛中と分娩時の方針と手順についてのオリエンテーションとトレーニングを受けていますか．	☐	☐
MF.3	母親本人が希望する場合，陣痛中や分娩時に継続して身体的・精神的支援を受けられるよう，自分が選択した付添人にいてもらってもよいことを，妊娠期ケアで（施設が提供している場合）知らせていますか．	☐	☐
MF.4	ひとたび陣痛が始まった場合には，付添人を歓迎し，母親が望む支援を提供するよう促していますか．	☐	☐
MF.5	薬によらない陣痛の緩和方法の用い方と，母親と赤ちゃんにとって何がさらによいかについて，産前サービスで（施設が提供している場合）母親に助言していますか．	☐	☐
MF.6	母親と赤ちゃんにとっては，合併症のために特別に必要とされないかぎり，薬剤の使用は避けるか最小限であるほうが望ましいと，母親に伝えていますか．	☐	☐
MF.7	合併症のために制限が特別に必要でないかぎり，陣痛中も動きまわったり，分娩時は自分の好きな姿勢をとったりしてもよいことについて，産前サービスで（施設が提供している場合）母親に伝えていますか．	☐	☐
MF.8	合併症のために制限が特別に必要でないかぎり，陣痛中も動きまわったり，希望があれば，分娩時は自分の好きな，いかなる姿勢をとったりしてもよいと，実際に母親に促していますか．	☐	☐

「お母さんにやさしいケア」に関する世界共通評価基準

[注]その施設のスタッフが「お母さんにやさしいケア」についての方針と実践についてのトレーニングを受けてから，この評価基準を加える．

■病院の方針を監査して，お母さんにやさしい陣痛中や分娩時の実践と手順が要求されていることが示される．それには以下の項目を含む：

・本人の希望に応じて，自分の選択した付添人にいてもらって，陣痛中や分娩時に継続して身体的/精神的支援を受けることを促す．

・本人の希望に応じて，陣痛中に飲み物や軽い食べ物をとってもらう．

・個人の好みを尊重しつつ，合併症のために鎮痛薬や麻酔薬が必要となる場合以外は，薬を

SECTION 4.1

前ページよりつづく

　　用いないで痛みを緩和する方法を用いることを考慮するように促す．
- 本人が希望する場合は，陣痛中も歩いたり動いたりすることを促し，分娩時は自分の好みの体位をとることができるようにする．ただし，合併症のために制限が特別に必要で，その理由を本人に説明した場合はこのかぎりではない．
- 人工破膜，会陰切開，陣痛の誘発や促進，(鉗子や吸引などの)器具を用いた分娩，帝王切開などの侵襲的な手段を含まないケア．ただし，合併症のために特別に必要で，その理由を本人に説明した場合はこのかぎりではない．

■臨床スタッフを無作為に選んで質問したとき：
- 少なくとも80％が，陣痛・分娩中に母親が心地よいと感じ，主体性を保つのに役立つために推奨される実践と手順を少なくとも2つは述べることができる．
- 少なくとも80％が，合併症のために必要となった場合を除き，ルーチンにしてはならない陣痛・分娩時の手順を少なくとも3つあげることができる．
- 少なくとも80％が，母乳育児を順調に開始しやすくなるような陣痛・分娩時の実践と手順を少なくとも2つ述べることができる．

■妊娠中の女性を無作為に選んで質問したとき：
- 少なくとも70％が，陣痛・分娩の間ずっと自分の希望する付添人にいてもらうことができるとスタッフが話してくれたと報告し，そして，なぜそれが役に立つかという理由を少なくとも1つ答えることができる．
- 少なくとも70％が，陣痛中の痛みに対処し，なるべく楽になるための方法や，母親，赤ちゃんそして母乳育児のためには何がよりよいのかを，少なくとも1つスタッフに教えてもらったと報告する．

前ページよりつづく

HIV と乳児の栄養法（オプション）

[注]HIV と乳児栄養法に関連する支援の有無を産科サービスの評価に加える必要があるかどうかは，その国の BFHI 調整団体もしくは，しかるべき方針決定者が決定する．この決定をする際のガイドラインとして，BFHI のセクション 1.2（訳注：未訳，続刊）を参照．

		はい	いいえ
HIV.1	母乳育児と乳児の栄養に関する方針では，HIV 陽性の女性が自分の赤ちゃんの栄養法について情報提供された上で選択をする際に手助けするよう，女性への支援を求めていますか．	☐	☐
HIV.2	妊娠中の女性は，HIV 陽性の女性が母乳育児の期間も含めて赤ちゃんに HIV 感染をさせる可能性があることを教えられていますか．	☐	☐
HIV.3	妊娠中の女性は，HIV の検査とカウンセリングを受けることの重要性について，情報を提供されていますか．	☐	☐
HIV.4	スタッフは以下についてのトレーニングを受けていますか： ・妊娠，陣痛・分娩，母乳育児の期間中の HIV 母子感染のリスクとその予防について ・HIV の検査とカウンセリングを受けることの重要性 ・HIV 陽性の女性が充分に情報提供された上で赤ちゃんへの栄養法を選択し，それを安全に実施できるよう支援する方法	☐	☐
HIV.5	スタッフは，HIV 陽性である妊娠中の女性と母親の秘密やプライバシーを守る配慮をしていますか．	☐	☐
HIV.6	さまざまな栄養法を実施する方法について書いた，マーケティングの内容を含んでいない印刷物を利用でき，栄養法の選択に応じて退院前に母親に配布しますか．	☐	☐
HIV.7	HIV 陽性か，そのリスクが高い懸念がある母親は，HIV 検査と乳児の栄養に関するカウンセリングのための地域の支援サービスについて，情報を提供されたり紹介してもらっていますか．	☐	☐

HIV と乳児の栄養法に関する「世界共通評価基準」（オプション）

■産科施設の責任者は以下のように報告する：
・病院は以下の件に関して充分であるとみなされる方針と手順をもっている．つまり，妊娠中の女性に対して HIV の検査とカウンセリングを提供するか，できない場合は，できるところを紹介する．HIV の母子感染予防に関するカウンセリング．HIV 陽性の母親と妊娠中の女性に対して，子どもの栄養法をどのように選択するかについての，個別でプライバシーの保たれたカウンセリング．秘密を守るという保証．
・HIV 陽性，もしくはリスクが心配される母親は，HIV の検査と乳児の栄養法をカウンセリングする地域支援サービスがあれば，そこへ紹介される．
■乳児の栄養法に関する方針を監査して，HIV 陽性の母親に以下の事項を含むカウンセリングを受けるように求めていることが示される．つまり，さまざまな乳児栄養法のリスクと利点に関する情報と，その母親の状況にあった選択をするための個別のガイダンス．その選択をするにあたっての支援である．
■HIV と乳児栄養法に関するカリキュラムと研修記録の監査で，以下のことが示される．つまり，HIV 陽性の女性の割合と，妊娠中の女性と母親に対して，HIV と乳児栄養法に関連する支援を提供するのに必要なスタッフ数を考慮して，トレーニングは適切で充分なものであること．そのトレーニングは以下を網羅する：
・妊娠中，陣痛・分娩中，授乳中の HIV 感染のリスクと予防

SECTION 4.1

前ページよりつづく

- HIVの検査とカウンセリングの重要性
- その地域で利用可能な栄養法の選択肢
- HIV感染に関する混合栄養の危険性
- HIV陽性の女性に対して，さまざまな栄養法の利点と欠点に関するカウンセリングをしたり，母乳だけで育てる援助をしたり，人工栄養の場合の支援を提供したりする場を準備する(注：乳児栄養の相談員への紹介を含んでもよい)．
- HIV陽性の母親が母乳育児を決めた場合の支援方法．適切な時期に置換栄養に移行するための支援方法を含む．
- HIV陰性，もしくは陽性か陰性かわからない母親が，なるべく置換栄養の影響を受けないようにする方法

■産前の母親に提供する情報を監査すると，この問題に関して以下の重要な項目が網羅されていることがわかる．[HIVに感染した女性が自分の子どもに感染させるとしたら，どのような経路があるか．およそどのくらいの割合で母乳育児によって子どもが感染するのか(あるいは感染しないのか)．HIVの検査とカウンセリングの重要性．どこでできるか．HIV陽性の女性が充分な情報を得た上で子どもの栄養法を選択することの大切さと，必要なカウンセリングを受けることができる場所．]

■さまざまな栄養法を実際に行う方法について書かれた印刷物を，退院前にHIV陽性の母親に配布したり，そのことを話し合ったりしている記録などから印刷物が適切に活用されていることがわかる．その中には，置換栄養だけで育てる方法，母乳だけで育てる方法，適切な時期に母乳育児をやめる方法，そして混合栄養の危険性に関する情報が含まれている．

■臨床スタッフを無作為に選んで質問したとき：
- 少なくとも80%が，HIV陽性の女性や母親の秘密やプライバシーを守るための手段を少なくとも1つあげることができる．
- 少なくとも80%が，生後6か月以内の栄養法に関して，HIV陽性の母親から子どもへの感染を予防するのに役に立つ対策や方法を少なくとも2つ述べることができる．
- 少なくとも80%が，HIV陽性の母親と，赤ちゃんの栄養法を決めるためのカウンセリングをするときに，話し合うべき2つの要点をあげることができる．

■少なくとも2回の産前健診を受けているか入院している，妊娠末期(第三半期)の女性を無作為に選んで質問したとき：
- 少なくとも70%が，HIVやAIDSと妊娠について，スタッフが話してくれたと答える．
- 少なくとも70%が，HIV陽性の女性が赤ちゃんにHIVを感染させることがあると話してくれたと答える．
- 少なくとも70%が，妊娠した女性がHIVについて検査したり相談したりすることがなぜ大切なのかについて，スタッフが話してくれたことを，少なくとも1つ説明できる．
- 少なくとも70%が，HIV陽性かどうかを知らない女性が自分の子どもをどの栄養法で育てるかを決めるときに何を考えなければならないかについて，スタッフが話してくれたことを少なくとも1つ説明できる．

前ページよりつづく

まとめ

	はい	いいえ
あなたの病院は，母乳育児の保護，推進，支援のための「**10ヵ条**」のすべての条項を充分に実施していますか． "いいえ"の場合：回答が"いいえ"であった10ヵ条それぞれの質問を一覧にしましょう．	☐	☐
あなたの病院は，「**母乳代用品のマーケティングに関する国際規準**」を充分に守っていますか． "いいえ"の場合：回答が"いいえ"であった「国際規準」に関連した質問を一覧にしましょう．	☐	☐
あなたの病院は，「**お母さんにやさしいケア**」を提供していますか． "いいえ"の場合：回答が"いいえ"であった「お母さんにやさしいケア」に関連した質問を一覧にしましょう．	☐	☐
あなたの病院は，HIVと乳児の栄養法に関して充分妥当な支援を提供していますか．（必要があれば）(訳注：オプション項目のため) "いいえ"の場合：回答が"いいえ"であったHIVと乳児の栄養法に関連した質問を一覧にしましょう．	☐	☐
「自己査定」にあるこれらの質問への回答が"いいえ"である場合は，どんな改善が必要ですか． 改善が必要な場合は，何か援助がほしいでしょうか．援助が必要な場合は書いてください．		

　この書式は，病院が自己査定する過程を助けるために提供しています．同様に，病院や保健医療施設は，「世界共通評価基準」について検討することも推奨されます．「赤ちゃんにやさしい病院」に認定されるための「世界共通評価基準」を満たしているかどうかを判断するアセスメント前訪問や外部アセスメントの準備ができて要請したい場合は，BFHIに関連する国の保健医療担当機関に申請する助けとして，完成したこの書式を提出してもよいでしょう．

　この書式によって実際に改善の必要性が示された場合，病院は日常業務を整理しなおし，スタッフの再トレーニングを行い，新しいケアのパターンを築くために，数か月を費やすことが勧められます．その後，再度，自己査定の過程を繰り返します．経験的に，充分に妥当なトレーニングを行って大きく変化するには3，4か月かかることがわかっています．海外研修よりも調整が簡単で，多くのスタッフが参加できる国内研修や院内研修が推奨されます．

[注]この書式とアセスメント前訪問や外部アセスメントの要請には，連絡先と住所のリストを送付するとよい．

付録 4.1-1
母乳育児と乳児栄養法に関する病院の方針チェックリスト

[注] 病院の方針は，このチェックリストにあるようなものとまったく同じ表現や項目である必要はないが，これらの主要な論点のすべてあるいはほとんどを網羅すべきである．方針は長すぎないように注意する．長いものはしばしば読まれないこともあるので，短めの方針（3-5ページ）のほうが効果的である．

方針は，以下の点を明確に網羅するべきです：		はい	いいえ
第1条	方針は，ルーチンにすべての(新しい)スタッフに伝える．	☐	☐
	「10ヵ条」と母乳で育てていない母親への支援に取り組むという方針の概要を，あらゆるふさわしい場所に掲示し，スタッフと母親が簡単に理解できる言語と言葉づかいで書いている．	☐	☐
第2条	すべての臨床スタッフへの(部署に応じた)トレーニングには，以下を含んでいる： ・母乳育児とその援助(少なくとも20時間か，すべての基本的事項を網羅する．3時間の臨床実習を含む)． ・母乳で育てられていない乳児の栄養法． ・「母乳代用品のマーケティングに関する国際規準」と「世界保健総会の関連決議」を支持する上での施設とそのスタッフの役割．	☐ ☐ ☐	☐ ☐ ☐
	新規に着任したスタッフは，着任後6か月以内にトレーニングを受ける．	☐	☐
第3条	すべての妊娠中の女性は，以下について情報を提供されている： ・基本的な母乳育児の方法と困ったときの対処法． ・赤ちゃんに生後6か月間に補足物を与えることのリスク．	☐ ☐	☐ ☐
第4条	すべての母親と赤ちゃんは： ・出生直後に肌と肌とのふれあいをし，少なくとも60分間は続ける． ・赤ちゃんが母乳を飲もうとしているサインを見つけるよう促し，必要があれば助けを申し出る．	☐ ☐	☐ ☐
第5条	母乳で育てている母親すべてに対して，さらに産後6時間以内に授乳援助の申し出がある．	☐	☐
	すべての母乳育児中の母親は，抱き方と吸いつかせ方を教えられている．	☐	☐
	すべての母親は，手による搾乳の方法を教えてもらっている(あるいは小冊子をもらうか，援助を求める紹介先を教えてもらっている)．	☐	☐
	母乳で育てないと決めたすべての母親は： ・さまざまな栄養法の選択肢についてのリスクと方法について情報を提供され，それぞれの状況にふさわしい決定をする助けを得ている． ・選択した栄養法の準備の方法を教えてもらい，学んだことを実演するように言われている．	☐ ☐	☐ ☐
	新生児治療室に入院している赤ちゃんの母親は： ・母乳分泌が開始し，分泌量が増加し，そして，その分泌量を維持するための援助が，出産後6時間以内に提供されている． ・手による搾乳の方法を見せてもらい，母乳分泌を維持できるよう，24時間に少なくとも6-8回，授乳するか搾乳する必要があることを教えられている． ・母親が母乳で育てないことを計画している場合は，さまざまな栄養法の選択肢のリスクと利点，乳房のケアの方法についての情報を提供されている．	☐ ☐ ☐	☐ ☐ ☐

前ページよりつづく

第6条	補足物や置換栄養は，以下のような場合にのみ赤ちゃんに与えられる： ・医学的適応がある場合 ・さまざまな選択肢とそれぞれのリスクと利点についてのカウンセリングを受けた後，「母親が充分に情報提供された上で選択」した場合，補足の理由が文章化されている．	☐ ☐	☐ ☐
第7条	すべての母親と赤ちゃんは，夜も含めて母子同室をして一緒にいる．	☐	☐
	母子分離は，文書による正当な理由がある場合のみになされる．	☐	☐
第8条	母乳で育てている母親は，赤ちゃんが空腹であるサインと満足しているサインを見分ける方法を教えられている．	☐	☐
	授乳の回数や継続時間には何の制限も設けない．	☐	☐
第9条	母乳で育つ赤ちゃんには，哺乳びんと人工乳首を使わずに授乳している．	☐	☐
	母親は，哺乳びんを使うことのリスクについて教えられている．	☐	☐
	母乳で育つ赤ちゃんには，おしゃぶりを与えていない．	☐	☐
第10条	母乳育児と乳児の栄養法について，退院後にどこで助けや支援を受けられるかについて，少なくとも1か所(病院，地域の保健医療サービス，支援グループ，ピア・カウンセラーなど)の情報が提供されている．	☐	☐
	病院は，乳児の栄養法(授乳)についての支援を提供する母親の支援グループや他の地域サービスを後援したりコーディネイトしたりする役割を担っている．	☐	☐
	母親には，退院後すぐに(望ましくは退院後2-4日後と次の週にもう一度)，乳児の栄養法(授乳)についての援助を受ける方法についての情報を提供している．	☐	☐
国際規準	方針は，母乳代用品の販売促進を禁止している．	☐	☐
	方針は，哺乳びん，人工乳首とおしゃぶりの販売促進を禁止している．	☐	☐
	方針は，母乳代用品の見本や贈呈品，哺乳びんや人工乳首，およびこれらの製品をマーケティングするようなパンフレットなどを妊娠中の女性や出産後の母親，そしてその家族に対して配布することを禁じている．	☐	☐
お母さんにやさしいケア	方針では，以下のような「お母さんにやさしい」実践を求めている： ・女性は，自分が選んだ付添人に陣痛と出産の間，ずっといてもらうよう促される．	☐	☐
	・本人が希望する場合は，女性は陣痛中も歩いたり動いたりすることや，出産時は自分の好きな姿勢をとるよう勧められている．ただし，合併症のために制限が特別に必要で，その理由を本人に説明した場合はこのかぎりではない．	☐	☐
	・人工破膜，会陰切開，陣痛の誘発や促進，帝王切開や(鉗子や吸引などの)器具を用いた分娩などの侵襲的な手技を用いない．ただし，合併症のために制限が特別に必要で，その理由を本人に説明した場合はこのかぎりではない．	☐	☐
	・個人的な好みを尊重しつつ，合併症のために鎮痛薬や麻酔薬が必要となる場合以外は，薬を用いないで痛みを緩和する方法を考慮するように女性に促している．	☐	☐
HIV*	すべてのHIV陽性の母親は，さまざまな乳児の栄養の選択肢のリスクと利点についての情報と，母親の置かれた状況で最もよい選択をするための個別のカウンセリングを受ける．	☐	☐
	HIV陽性の母親を支援するスタッフは，HIVと乳児の栄養法に関するトレーニングを受ける．	☐	☐

* 方針の「HIVに関連した内容」については，国の担当機関がBFHIのアセスメントにHIVの基準を含むべきであると決定した場合にのみ，アセスメントすべきである．

SECTION 4.1

付録 4.1-2[*77]
母乳代用品のマーケティングに関する国際規準

「国際規準」の要旨
- 消費者一般に対して，母乳代用品とその他の製品の宣伝・広告をしてはいけない．
- 母乳代用品と支給品を産院に寄付してはいけない．
- 母親に試供品を渡してはならない．
- 保健医療施設で販売促進活動をしてはいけない．
- 企業の社員は，母親に助言してはいけない．
- 保健医療従事者に贈り物をしたり，試供品を個人的に提供してはいけない．
- 母親に乳児の栄養について教えるとき，企業によって支援を受けたり，提供されたような場所や用具，教材を使用してはいけない．
- 製品のラベル(表示)には，人工栄養を理想化するような赤ちゃんの写真や絵，その他の写真や絵を使用してはいけない．
- 保健医療従事者への情報は，科学的で事実に基づいていなければならない．
- ラベル(表示)を含む人工栄養法に関する情報には，母乳だけで育てることの利点と人工栄養法に関連した費用や危険性について説明すべきである．
- 不適切な製品，例えば加糖練乳(コンデンスミルク)を乳児用に販売促進してはいけない．

「国際規準」を支持する上での病院管理者とスタッフの役割
- 無料あるいは低価格で支給される母乳代用品を，保健医療施設で受け取ってはならない．
- 母乳代用品は，他の食品や薬剤と同様の方法で，少なくとも卸売り価格で保健医療施設で購入すべきである．
- 妊娠中の女性は，人工栄養法を販売促進するような資料を受け取ってはならない．
- 母乳代用品による授乳は，保健医療従事者だけが，それを必要とする妊娠中の女性，母親，その家族に対してだけ実演するべきである．
- 保健医療施設では，母乳代用品を妊娠中の女性や母親の目の届かない場所に隠しておくべきである．
- 保健医療施設を通して，母乳育児を阻害するような母乳代用品の試供品，おみやげパックや関連する支給品が，妊娠中の女性や母親に渡ることがあってはいけない．
- 「国際規準」の適用範囲内にある製品の販売促進を誘導するような金銭や物品を，保健医療従事者やその家族は受け入れてはならない．
- 「国際規準」の適用範囲内にある製品の製造業者や販売業者は，奨学金，研修旅行，研究助成金，学会などのような，いかなる助成でも，保健医療従事者に提供した場合は，所属機関に情報開示すべきである．提供された側も同様の情報開示をしなければならない．

[*77] このBFHI教材セットのセクション2(訳注：未訳，続刊)として改訂された，World Health Organization and Wellstart International, Geneva, Switzerland の「保健医療施設における母乳育児の推進：病院管理者と方針決定者のための短期コース」より改変．

付録 4.1-3
HIV と乳児の栄養法についての勧告[*78]

状況	保健医療従事者のための手引き
母親の HIV 感染の状況が不明の場合	・HIV 検査とカウンセリングを受けることを勧める． ・最適な栄養法を勧める（生後 6 か月間は母乳だけで育て，約 6 か月の時点で適切な補完食を開始し，24 か月かそれ以上，母乳育児を続ける）． ・HIV の曝露を避けるための方法について，母親とそのパートナーにカウンセリングする．
母親が HIV 陰性の場合	・最も安全な乳児の栄養法として，母乳だけで育てることを勧める（生後 6 か月間は母乳だけで育て，約 6 か月の時点で適切な補完食を開始し，24 か月かそれ以上，母乳育児を続ける）． ・HIV の曝露を避けるための方法について，母親とそのパートナーにカウンセリングする．
母親が HIV 陽性の場合	・国のガイドラインに沿って，母子感染を予防するために抗レトロウイルス薬を提供する． ・受け入れられ，実行できる環境にあり，購入できる価格であって，持続可能であり，しかも安全である（AFASS）かどうかという情報を含め，さまざまな乳児の栄養法の選択肢のリスクと利点について，母親にカウンセリングを提供する． ・母親が自分の置かれた状況に応じて，最もふさわしい乳児の栄養の選択肢を選ぶよう援助したり，個別ガイダンスを受けるよう紹介する． ・早期に（選択した栄養法を）中止した後の乳児の栄養について，母親にカウンセリングを提供する．あるいは個別ガイダンスを受けるよう紹介する． ・それが適切な場合は，家族計画と小児保健担当者に母親を紹介する． ・利用可能で適切であれば，抗レトロウイルス薬を含めた長期の保健医療ケアができる場所を母親に紹介する．
母親が HIV 陽性で母乳をあげることを選択した場合	・最初の 6 か月は母乳だけで育てる必要があり，置換栄養法が受け入れられ，実行できる環境にあり，購入できる価格であって，持続可能であり，しかも安全となった時点で，母乳育児を中止することを説明する． ・母乳だけから置換栄養だけに安全に移行することを計画し実行するための支援を行う． ・母親の乳房の病的状態に対して，予防と治療を行う．乳児の鵞口瘡を治療する． ・何か問題が生じた場合に，適切な援助を受けられるところを母親が知っているかを確かめる．
母親が HIV 陽性で，母乳を加熱処理したり，もらい乳をしたりなどの選択をした場合	・できるだけ安全に，その選択を続けていけるよう母親を支援する．
母親が HIV 陽性で，置換栄養を選択した場合	・母親にその選択を実施する技術を伝える． ・母親に，カップ授乳や衛生的な調乳方法，保存を含めた置換栄養法の技術を，母乳育児をしている母親から離れた場所で教える．

[*78] この表は，WHO/Linkages document, Infant and Young Child Feeding: A Tool for Assessing National Practices, Policies and Programmes, World Health Organization, Geneva, 2003. http://www.who.int/child-adolescent-health/publications/NUTRITION/IYCF_AT.htm）の付録 10，p.137 より改変．

SECTION 4.1

付録 4.1-4

母乳代用品の使用が許容される医学的理由

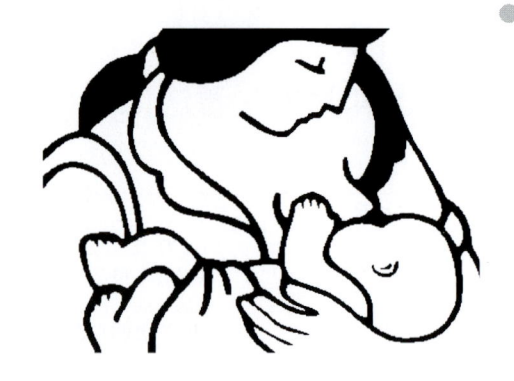

付録 1.3-1 の再掲

pp.356-360 参照

SECTION 4.2 「赤ちゃんにやさしい病院」のモニタリングのためのガイドラインとツール

「赤ちゃんにやさしい病院運動」(BFHI)のモニタリングを国内で進めていくための手引き

▍背景[*79]

「赤ちゃんにやさしい病院運動」(以下,BFHI)が始まってから2007年までに,世界中でおよそ2万にのぼる施設が「赤ちゃんにやさしい病院」として正式に認定されました.BFHIの大きな功績は,すべての地域における母乳育児の増加,そして赤ちゃんの罹患率や死亡率の低下への貢献でしょう.母乳育児に関するこの運動(BFHI)は,世界で初めて,地域・言語・経済・政治体制の境界を超えていく,大きなきっかけとなりました.少なく見積っても,100万人を超える保健医療従事者が,国連での公用語とその他の諸国の言語で書かれているWHO/UNICEFの資料を使って,BFHIの実務研修を受けてきました.

子どもを産んだすべての女性は,わが子のために母乳をつくり出すことができる力をもっています.裕福でも貧しくても,高学歴であっても字が読めなくても,すべての母親は,(訳注:外で何かを入手する必要もなく)家庭の中で自分が自由に与えることができる,最良の乳児食－母乳－をつくり出すことができるのです.

母乳で育てる権利は,赤ちゃんのためだけではなく,母親自身の健康を守るためのものであり,母乳はどこの誰でもつくり出し,与えることができる資源だということを女性に気づかせてくれたのが,BFHIだったのです.

健康と自立,さらに子どもの発達にこれほどの恩恵をもたらしてくれる介入はめったにないでしょう.しかも,低コストであるという点ではBFHIの右に出るものはないでしょう.

同時に,「赤ちゃんにやさしい」実践は,母乳で育てない女性に対しても,商業

[*79] モニタリングと再アセスメントの理論的根拠と多様な目的について,同じ情報が確実に提示されるため,この手引きの最初の2つの項目(訳注:「背景」と「モニタリングと再アセスメントの理論的根拠」)に関してはセクション5「BFHIの再アセスメントのための指針とツール」の文書(訳注:未訳,非公開)の中にも同様に載せてある.

的圧力を受けずに偏らない情報によって栄養法を選ぶこと，そして，親子のよいきずなを促す早期の継続的な母子接触の支援を受けることを保証します．

　2002年に世界保健総会とUNICEFによって「WHO/UNICEF乳幼児の栄養に関する世界的な運動戦略」が承認されましたが，その中でも世界的な運動であるBFHIの機運を盛り上げていくことが謳(うた)われています．「世界的な運動戦略」は，「イノチェンティ宣言」の達成目標の妥当性と緊急性を再び明言しています．そこには，「母乳育児成功のための10ヵ条」の施行と，「母乳代用品のマーケティングに関する国際規準」とその後の世界保健総会の関連決議の完全な適用，BFHIの実施の継続，BFHに認定された保健医療施設を継続してモニタリングし再アセスメントすることが含まれています．すでに「赤ちゃんにやさしい」と認定されている施設を同じように質の高い水準で維持していくことが，BFHIが引き続き影響力をもち続けることにつながっています．

モニタリングと再アセスメントの理論的根拠

世界共通水準の維持

　BFHIを担う諸国の機関は，保健医療施設がいくぶん後退したり，さらには古い産科ケアのやり方に逆戻りする傾向さえあったりすることを認識し，「赤ちゃんにやさしい」という水準をどのように維持するかというガイドラインをUNICEF事務所に要請してきました．これらのガイドラインは，そのような諸国の担当機関の要請に応えています．

　衰退の理由はさまざまです．BFHIをよく知らない新しい管理職が赴任するかもしれません．スタッフの離職率が高く，まだトレーニングされていない新しいスタッフが配属されるかもしれません．もしくは，家族が以前の慣れ親しんだケアの方法を望んだり，人工乳のおみやげを欲しいと言ってきたりすることもあるでしょう．（人工乳の）新しいマーケティング方法によって商業的影響が増したことも考えられます．不完全な人間のすることですから，実践が変わったり間違ったりする可能性もあります．理由が何であろうと，管理職の強い意志や多くのスタッフの献身的な仕事，そしてBFHIの立派な方針の文書が存続しているにもかかわらず，実践がずれていくことがあるのです．

　BFHIについての信頼を保ち続けるためには，定期的なモニタリングと再アセスメントが必要です．中心となる担当機関に多大な負担がかかることなく，積極的姿勢でこれらを行うにはどのようにしたらよいのかが課題です．抜きうち検査と予定した検査を併せて行うのがおそらく効果的でしょう．

モニタリングと再アセスメントの具体的な目的

　共通した3つの目的は次の通りです：

- 施設のスタッフが「赤ちゃんにやさしい」実践を維持していくことを支援し，それを動機づける．
- 施設での母親の経験が，母乳育児に役立っているかどうかを検証する．
- 施設が「10ヵ条」のいずれか1つでもあまり実施していないということがないかどうか，そして必要な改善をもたらすためにさらに働きかける必要があるかどうかを特定する．

　4つめの目的は，無料または低価格の母乳代用品や哺乳びん・人工乳首の供給を廃止するという国家政策に関連しています．

- 地方自治体や他の担当組織が，「母乳代用品のマーケティングに関する国際規準」とその後の世界保健総会の決議を実施し強化しているかを検証する．

　とはいえ，モニタリングと再アセスメントでは，それぞれ焦点が異なります．

モニタリング

　モニタリングとは，BFHIの継続的な実践を助けるために，「10ヵ条」の履行に関する情報を提供できるような，データを収集し，再検討するための具体的な活動です．モニタリングは，病院自体が計画したり，その病院を管理する上位機関が計画したりすることもできます．モニタリングをする人が病院内にいるか，あるいは病院内に配置されているスタッフがモニタリングを行う場合，比較的安い経費に抑えられるでしょう．病院における母乳育児支援と母親が子どもをどのような栄養法で育てているかの実際の両方を調べるために，継続的にあるいは定期的に(例えば半年ごとや1年ごと)にデータを収集するべきでしょう．病院経営者やスタッフは，改善を必要としている領域を特定し，どのようにして必要な変化をもたらすかを計画するにあたって，その結果を活用するべきです．そのモニタリングの結果や行動計画は，どのようなBFHI調整団体であれ，国内のBFHI担当機関と共有するべきです．指摘された改善をするための計画を話し合うこともできますし，改善に必要な技術的指導や支援を，国のレベルから受けることもできます．

　可能ならば，「世界共通評価基準」から項目を抽出してそれが守られているかどうかをモニタリングする機能は，病院の機能評価や質保証という，さらに広範なシステムに統合していくべきでしょう(p.398参照)．

再アセスメント

　再アセスメントとは，すでに「赤ちゃんにやさしい」として認定された病院が，「10ヵ条」やほかの「赤ちゃんにやさしい」とする評価基準を守り続けているかを判断するための，"再評価"と言えるでしょう．それはたいてい，「世界共通評価基準」によって継続的に評価するという目的で，BFHIの国内の担当機関によって計画され，予定が決められます．そして，外部のチームによる再アセスメントの訪問調査を含んでいます．経費削減のために，外部のチームは同じ区域や地域から招くこともできるでしょう．再アセスメントは，モニタリングよりも包括的に

行うことが多く，たとえ再アセスメント・チームがその地域にあったとしても，たいていはモニタリングを行う以上の人材・費用を必要とします．このように人材と財源が必要なので，多くの国々では，病院の再アセスメントは3年に一度だけ行えるかもしれません．しかし，どれくらいの頻度で再アセスメントが必要かという最終的な決定は，国の担当機関へゆだねられるべきです．

　それぞれの国が，モニタリングと再アセスメントの一方を実施するか，あるいは両方なのかを決定してかまいません．可能ならば，両者の目的は異なるので，両方を施行することが推奨されています．

　モニタリングのための方策は，後述の資料で述べます．モニタリングに用いるいくつかのツールをセクション4.2の付録の中で紹介しています．再アセスメントのための方策とツールは，BFHIの文書をまとめたセクション5.3（訳注：非公開）の中で，アセスメント・ツールに続いて紹介しています．セクション5.3は，UNICEF事務所や，BFHIの国内の担当機関，そして再アセスメントをする委員だけが入手できるようにすべきです．再アセスメントに用いるツールは，病院自体やそのスタッフが入手できないようにしなければなりません．これは病院に，どのように検査されるかが明確にわかるという不公平な利益をもたらすからです．

　しかし，国によっては，BFHIの水準を維持する最も効率的で費用効果の高い方法として，外部の（つまりもっと経費がかかる）再アセスメントを利用するのではなく，現在行っている内部のモニタリングのシステムを発展させることを決めるかもしれません．そうした場合，それらの国々では，セクション5.3に紹介している再アセスメント・ツールを，モニタリングのために利用したいでしょうし，それを病院がモニタリングを目的として利用できるようにすることもできます（他の国では外部の再アセスメントのために使われているので，モニタリング目的でこのアセスメント・ツールを使う国では，どこの病院にでも配布されるということがないように注意しなければなりません．外部アセスメントの過程の公正さを危険にさらすことになるからです）．

モニタリングのための方法論

保健医療施設はどのようにして水準を維持することができるか

　理想的には，母乳育児を推進し支援する実践を，日常的に検証するべきです．管理職は，施設自体による（おそらくBFHIを通して，もしくは各部門の代表者による乳児栄養委員会を通して）継続的な自己査定の方法を見つけることが勧められます．国内の担当機関がモニタリングの報告を要求することは，水準を維持する励みになるでしょう．国内の担当機関から年に一度，各保健医療施設のBFHIの担当委員会に対して，「10ヵ条」のすべての項目がどれくらい実施されているか，（母乳代用品や関連製品の）無料もしくは低価格の支給品がないか，「お母さ

んにやさしいケア」を提供しているかについて具体的な報告を求めることもできるでしょう．そして「HIVと乳児の栄養法」についての評価基準もモニタリングしているのであれば，それについてもどのくらい守っているかの報告も含まれるでしょう．

内部モニタリングの方法

自己査定ツール

「病院の自己査定ツール」（本書，セクション4.1，pp.367-390参照）を継続的に使用することで，定期的にケアの実践状況を再検討したり，実践の後退に初期の段階で気づいたりすることができます．

カルテの調査

患者のカルテを定期的に調査することで，肌と肌とのふれあいの制限，母親と新生児との分離，おしゃぶりや哺乳びんの使用などといった，古いパターンのケアへと後戻りしている傾向を明らかにすることができます．カルテ調査には，ケアがダブル・スタンダードではないかを確かめるために，母乳育児をしていない女性も含むべきです．例えば，母乳育児をしていない母親であっても，わが子との継続的な肌と肌とのふれあい，母子同室，商業的影響からの保護が必要です．

「授乳記録」や「母子手帳」の調査

国によっては，出生直接の肌と肌とのふれあい，初回授乳，そして，赤ちゃんが退院する前に母乳以外の飲み物や食べ物を与えられていないかどうかなどの重要な情報が「授乳記録」や「母子手帳」に記載され，渡されるようにしています．そのような情報が記載されていれば，そのことによってこのような実践の基本的な重要性を強調できるでしょうし，またこれらの指標についてのデータを収集し，標準となる記録を構成することができます．

乳児栄養法に関する病院の方針の調査

乳児栄養法に関する病院の方針を定期的に監査することは，改訂版BFHIにおける「第1条」に関する「世界共通評価基準」，および，「国際規準」の中で病院に適用される項目に，その病院の方針が添っていることを確認したり，その方針が守られているかどうかを判断したりするのに役立ちます．陣痛と分娩に関する方針も，「お母さんにやさしいケア」の評価基準に取り組んでいるかどうかをアセスメントするために調査するべきです．

研修記録や教材の調査

多くの職場では，スタッフの入れ替わりが日常茶飯事ですし，時間が経つにつれてスタッフの知識やスキルも低下していきます．そこで，新しいスタッフをトレーニングするための，また，現職スタッフに必要な再研修を提供するための，

継続的な制度を保健医療施設が設けることは必須です．有効なモニタリング・システムにより，現存のトレーニング・カリキュラムと最近のスタッフ・トレーニングの記録を両方とも調査することで，必要な知識とスキルが維持されていることを確認できます．

受領された明細書の調査

母乳代用品，哺乳びん，人工乳首などの乳児栄養関連製品の使用，購入，全額支払いの記録を調査することで，管理職が，それらが病院に無料や低価格で供給されていないことを確かめることができます[*80]．

ちょっとした計画立案

スタッフが各チームで，3つの「ア」のつく過程，つまり，BFHの実践について，アセスメント，アナライズ(分析)し，それらによって適切なアクション(行動)へと決定を行うこともできます．関係スタッフには，病院の母乳育児委員会か乳児栄養委員会の構成員や，関係する保健所や保健センター[訳注]のスタッフを含むべきでしょう．可能な改善を提案するためには，母親と赤ちゃんに最も身近なスタッフに入ってもらうとよいでしょう．

母親の経験から学ぶ

無作為に選んだ母親の意見は，実践の現状がどのようであるかを明らかにする助けになるでしょう．

母親の退院時の聞き取り調査

母親へのケア(援助)を提供していない人で，母親にとって産科サービスとは無関係に思える人が，退院時に母親に選択的な質問を行います．聞き取りをする人は，施設外あるいは，産科部門以外の人もしくは産科棟以外の人が行ってもよいでしょう．

母親の退院時の質問紙調査

質問紙に答えられる程度の識字教育を受けている母親が多い病院では，退院時に簡単な書式を渡して記入してもらい，設置された箱の中に退院時に投函してもらうことができます．あるいは，母親が帰宅したらすぐに記入してもらい，返信用封筒で郵送してもらうように頼むことができます．しかし，このようなやり方

[*80] 病院外にある中央購入部門で購入するような大病院のシステムや，病院だけの仕様の既製の栄養を使用している施設においては，家庭用の栄養と価格比較ができないので，明細書による調査は困難かもしれない．どのくらいの経費が妥当かを見積る方法を，その国のBFHI調整団体とできるだけ協力して工夫する必要がある．

[訳注] 海外には，病院と提携している母子クリニックがあるが，日本の場合は地域の保健所や保健センターがこの役割を担っているので，「保健センター」と訳した．

がむずかしい国もあるでしょう．また，全部答えないまま退院前に提出されると，その回答率はかなり低くなる傾向にあります．

保健所や保健センター（以下保健センター）での個別聞き取り調査
　病院のある地域の保健センターで，毎月，無作為に選んだ何人かの女性を対象に，産科施設での経験について質問します．おそらく出産後の最初の健診で行うのが好機でしょう．質問票の回収をここで行うこともできます．

保健センターでの聞き取り調査（フォーカス・グループ）
　病院の産科スタッフのメンバーや，産科施設とは関係のない人物が保健センターへ行き，母乳育児に関するあらゆる困難や疑問を知るために，母親たちと集団で話をしてもよいでしょう．聞き取りをする人が所属施設へ持ち帰った報告は，退院前の支援や，地域の支援への委託システムの改善に役立てられます．
　母親が経験について自由に語ることができるように，自由回答式質問には次のような項目を含めるとよいでしょう．
・妊娠中，赤ちゃんの栄養法（授乳）についてどのような情報が提供されたか．
・病院の実践に関する情報や分娩後に母親が利用できる栄養法の支援についての情報は，どのようなものが提供されたか．
・陣痛と分娩に関してどのような情報が提供されたか．そうした情報を聞いたことが，その後の母乳育児にどのように影響したか．
・この期間（妊娠中）に学んだことでどのようなことが役立ったか．
・どれくらい充分に，分娩前に母乳育児について準備ができていたと感じているか．
・入院中，赤ちゃんの栄養法（授乳）について，受けた支援に関するもので，何が一番役に立ったか．
・何が一番役に立たなかったか．
・病院で受けた支援は，どれくらいあなたの期待に応じていたか．
・退院してから知ったことで，病院で話しておいて欲しかったことは何か．
・赤ちゃんの栄養法（授乳）がもっと楽になるように，病院にいる間に，ほかの女性が学ぶとよいと思えることは何か．
・赤ちゃんの栄養法（授乳）について質問があるとき，誰に話すか，あるいはどこへ行くか．

家庭訪問での情報収集
　国によっては，母親は，産後に助産師のサービスを受けたり，家庭で産後の母親や出生後の赤ちゃんを支援するために，保健師など[訳注]から家庭訪問を受けた

[訳注] 日本の場合も「こんにちは赤ちゃん事業」として保健医療専門家やボランティアの訪問を受けるシステムがある．

りといったフォローアップのシステムがあったりします．このような助産師/保健師などに，余計な文書業務や訪問時間を費やさなくてもよいように配慮して，簡単なチェックリストを使いながらデータを集めてもらうこともできます．

小児科への再入院

保健医療施設で生まれた赤ちゃんが，下痢，呼吸器感染症，栄養失調などで，再入院することになった場合は，その病気が母乳育児の情報や支援が充分でなかったことが関連しているかどうか，入院歴に加えて質問をします．

情報の収集，記録，そして評価には，時間がかかり，スタッフの時間も費やすという意味で費用もかかります．「赤ちゃんにやさしい病院」は，スタッフにとって割に合わない余計な作業にならないように，こうした費用もモニタリングのシステムの中に計算しておく必要があります．慎重に計画した母親への面接や統計データの収集が，看護学生，助産学生，医学生，博士課程の学生によってなされる継続的なプロジェクトになることもあるでしょう．大学付属病院においては，統計学，研究方法，そしてもちろん母乳育児に関する学際的なカリキュラムの一部としてもよいでしょう．

BFHIのモニタリングを質の保証や病院機能評価制度へ統合する

BFHIの水準を保っているかどうかを，統合され費用効果の高い方法でモニタリングするという観点では，BFHIのモニタリングを，監査や質の保証を行う病院のプログラムへ統合する可能性を探ること，そしてBFHIのアセスメントや再アセスメントを，国の病院機能評価制度[訳注]に統合する仕組みを探求することも重要でしょう．

病院が監査や質保証システムを有している場合は，BFHIの「10ヵ条」のうちのいくつかあるいはすべて，および関連する評価基準も，そのシステムに組み込むことができるかどうかを探ることが有用です．質保証プログラムは広範囲の健康指標を含んでいることが多いので，通常，母乳育児とBFHIに関連する指標の中から少数の指標を選ぶことが必要となるでしょう．このことは「10ヵ条」すべてを網羅できないことを意味するでしょうが，監査や質保証システムの中に組み込むほうが，評価過程を確実に継続できる助けとなるという利点があります．

病院機能評価が行われている国では，BFHIに関する評価基準を施設認定の条件リストに加える工夫をすることが有用です．病院が水準を保っているかどうかを定期的にアセスメントすることが，その施設が評価対象のサービスの質を維持し改善することを促します．重要なBFHIの評価基準をこのような病院機能評

[訳注] 日本では，財団法人日本医療機能評価機構が行っている病院機能評価事業がこれにあたる．

価の標準に統合できれば，主要な水準について定期的なアセスメントを確実に行えるでしょう．

モニタリングのためのツールの見本

　1991年にBFHIが始まってから今まで，病院が使えるような，いくつかのモニタリング方法論やツールが開発されてきました．これらの方法論やツールは，このセクションの付録を参照してもらうとよいのですが，その前に以下に簡単に紹介しましょう．それらは，とても簡単な記録方法から，簡潔な調査や観察，母親への自己記入式質問紙を含んだ，より包括的なモニタリング・ツールまでさまざまです．簡単なモニタリング・システムを考案するために，そして，データ収集，解析，利用を明確に区分しつつ，それぞれの作業に充分な時間が取れるように，配慮が必要です．付録で取り上げている方法論やツールは，次のような内容を含んでいます：

付録4.2-1：乳児の栄養法（授乳）記録およびレポート

　「乳児の栄養法（授乳）記録」(p.405)は，「10ヵ条」の多くが実施されているかどうかということと，母親の授乳の実際をモニタリングする手段として，産科棟での母親の経験を知るために利用できます．そして，データ入力の手引きと簡単な書式の例，さらに，そのデータを提示するために使う「乳児の栄養法（授乳）レポートの要約」が付録4.2-1に収録されています(p.406)．個々の赤ちゃんと母親の情報を記録するための書式は，それぞれの状況にふさわしい使い方で，簡単に使うことができます．これには，以下のような項目を含みます．
・分娩様式：初期の肌と肌とのふれあいと母乳育児援助
・直接授乳：補足や置換栄養を与えたかどうかその理由と方法
・赤ちゃんの場所(母子同室，新生児室など)
・その他：栄養法(授乳)にかかわるあらゆる問題

　さらに，問題に対処するためにとった行動を記録するための欄もあります．この書式で記録することは，特別な調査をしなくても，産科施設の母乳育児の実践状況に関する重要な指標を収集する最良の手段となります．

　この記録からの情報は，定期的に（毎月あるいは3か月ごとに）「乳児の栄養法（授乳）レポートの要約」にまとめることができます．このレポートの情報は，「赤ちゃんにやさしい」保健医療施設が，早期の肌と肌とのふれあい，母乳だけで育てること（医学的な理由を除く），哺乳びんによる授乳をしないこと，母子同室などの，BFHIに関連する重要な実践を充分に行っているかどうかを追跡するのに役立ちます．

　乳児栄養法(授乳)の実践に関するデータを集めるシステムがすでに機能しているならば，既存のデータをレポートの要約に簡単に記入することができます．ま

だ栄養法(授乳)の実践に関するデータ収集を行っておらず，スタッフの時間や人材がかぎられているという制約のために，日常業務としてそれを行うことができない保健医療施設は，実践のサンプルの情報を得るために，一定期間(例えば，2週間，1か月，3か月)のデータを記録する要員を任命するとよいでしょう．実際に可能なら，栄養法(授乳)に関する主要なデータを収集することを通常業務に取り入れるように施設に促すとよいでしょう．このデータは，どのような改善が必要とされているかを判断するのに役立ち，再アセスメントの調査の一部として必要になるでしょう．

付録 4.2-2：スタッフのトレーニング記録およびレポート

　このトレーニングの記録は，保健医療施設が，母親や赤ちゃんのケアを行っている医療スタッフについての継続的なトレーニングの記録を残すためのものです．母乳育児を推進し支援するために，また母乳育児をしていない母親を支援するためにどのような基礎トレーニングや再教育トレーニングを受けたか，などの記録が残されていきます．このトレーニング記録には，スタッフが，「お母さんにやさしいケア」や，「HIVと乳児の栄養法」についてどのようなトレーニングを受けているかを記録するための欄もあります．国内の担当機関の判断でBFHIの一部としてアセスメントされることになります．

　1列目にはスタッフの名前を記入します．各列は，時間の経過とともにデータを記入するのに充分な大きさになっています．例えば，スタッフのいくつかのトレーニング経験に関するデータは，トレーニングに関する項目に記入します．記録は，データを更新しやすいように鉛筆で記入してもよいでしょう．スタッフが部署から異動した場合や退いた場合は，その名前は横線で消しましょう．記録はコンピュータによって更新することもできます．

　この記録の情報を，定期的に「臨床スタッフのトレーニングレポート(要約)」(p.412)にまとめることもできます．この要約によって，支援に必須の最新のトレーニングを受けているスタッフの割合がどれくらいいるのか，そして，必要な再教育トレーニングがなされたかについても，素早く集計することができます．

　スタッフ・トレーニングに関するデータを収集するためのシステムがすでに機能しているならば，既存のデータを要約レポートに簡単に記入することができます．必要ならば，現在のデータ収集システムを改良したり，新しいカテゴリーや領域を追加したり，可能であればコンピュータで処理できるようにしてもよいでしょう．

付録 4.2-3：BFHIのモニタリング・ツール

　付録4.2-3は，記録や文書を簡単に調査できる書式と，退院時に母親に記入してもらうことができる質問票を含んでいます．調査は以下に焦点を絞っていま

す．
1） 乳児の栄養法に関する病院の方針が，現時点で提示されていて守られているかどうか，その方針が「10ヵ条」に対応していて，実践に必要な手引きとなっているかどうか，また「国際規準」やその他の「評価基準」を守っているかどうか，を判断するための必須データを収集すること．
2） 新しく赴任したスタッフへのトレーニングや，勤務をしているスタッフのための定期的な再トレーニングといった，継続的で効果的な研修システムが職場で行われていることを証明する記録や，トレーニング教材を調査すること．
3） 母乳代用品や関連備品の購入に際して，「国際規準」を守っているかどうかを証明する領収・請求書などの記録を監査すること．

　こうした文書の調査によって，保健医療施設が「第1条」（方針），「第2条」（トレーニング），「国際規準」に沿った実践をしているかを簡単に証明することができます．

　退院直前の母親に質問紙を配布する方法は，病院がそのほかの「10ヵ条」（第3条から第10条まで）や，母乳で育てない母親への支援に関連する項目，「お母さんにやさしいケア」や「HIVと乳児の栄養法」の内容を実践しているかどうかを継続的にモニタリングするには，とても費用効果が高いでしょう．

　母親が書式の内容を読んで理解することができるならば，退院時に質問紙の回答項目に印をつけてもらうことができます．この付録で紹介した例には，調査をどのように行うか，母親への調査協力の依頼書，そして質問紙そのものを載せています．さらに，質問の集計と結果の統計を出す書式も付いています．質問紙のほとんどは，母親が単に該当する回答項目に印をつけるだけのものですので，回答する側にとっても分析する側にとっても負担になりません．

　読み書きができない母親がいる場合は，退院時にインタビュー形式で質問してもよいでしょう．インタビューを行う場合，可能なかぎり，母親のケアや産科サービスと関係のないインタビューアーを選ぶ配慮が必要です．そうすれば，回答者は，自分たちが受けたケアについて遠慮なくアセスメントすることを負担に感じなくてすむでしょう．このモニタリング・ツールには，退院後数か月たってからの母親にも使えるフォローアップの質問紙やそのデータを収集した後で使える要約シートも含んでいます．

付録4.2-4：「赤ちゃんにやさしい病院運動」の再アセスメント・ツールおよびモニタリングへの利用の可能性

　国によっては，「赤ちゃんにやさしい」と認定された施設の現在の状態を追跡する唯一の手段として，内部によるモニタリングのシステムに焦点を合わせています．外部からの再アセスメントは，経費を減らすために外部アセスメントをする委員が同じ区域や地域の者であったとしても，その移動や時間を含むので，通常，内部のモニタリングに比べてその過程で経費がかかります．一方，内部によ

るモニタリングは，保健医療施設内のスタッフが行います．外部からのアセスメントは偏りが生じないことを保証するには最善の方法ですが，内部のモニタリングでも，スタッフに率直な意見を述べようという意欲があれば，役立つ結果が得られるでしょう．

　アセスメントされる人に関係のない施設内での部門から内部のモニター(モニタリングする人)を任命できれば，公平に行うことが保証できるでしょう．しかし，施設内での政治的な駆け引きがあったり，モニターが正確な査定を行うために母乳育児について精通していなければならなかったりという理由から，これはむずかしいかもしれません．

　この付録は，BFHI の文書のセクション 5.3(訳注：非公開)でも紹介されている「BFHI の再アセスメント・ツール」についての説明です．この再アセスメント・ツールは，通常，UNICEF の職員，BFHI の国内の担当機関，そして再アセスメントに関係する委員のみが入手できます．しかし，内部のモニタリングが唯一の方法ならば，UNICEF の職員または国内の担当機関が，モニタリング過程で，再アセスメント・ツールを利用できるようにすると決めることもあるでしょう．

付録 4.2-1
乳児の栄養法(授乳)記録およびレポート

はじめに

「乳児の栄養法(授乳)記録」[*81](p.405参照)は,産科サービスで行われる1組の母と子の栄養法(授乳)の実践に関する主要なデータを,病院が記録するために利用できる見本の書式です.記録は毎日更新するようになっています.1行ごとに,1人の赤ちゃんの記録をします.何らかの変化や問題が生じたときは,記録を更新します.例えば,初日は完全に母子同室で,2日目に処置のために1時間以上,母親と離された場合は,その変化が生じたときに記録します.「乳児の栄養法(授乳)記録」の記入にあたっての指針が,下記に続いています.また,「乳児の栄養法(授乳)レポートの要約」は,「乳児の栄養法(授乳)記録」で得たデータを要約の形で記入していきます(p.406参照).

データは,病院がBFHI(10ヵ条)の主要な条項,つまり第4条(早期授乳),第6条(母乳以外の補足をしない),第7条(母子同室),第9条(人工乳首やおしゃぶりの不使用)といった条項をどれくらい充分に実践しているかをモニタリングするのに利用できます.「何らかの問題」と「対応」という欄があることで,スタッフにどんな授乳の問題も書きとめて,それらを解決するために何がなされたかを記録する簡便な方法となります.すなわちこの「乳児の栄養法(授乳)記録」は,全般的なデータ収集のツールとして,また問題点とそれぞれの親子の支援として行った対策を記録する書式として役立ちます.この書式は,すでに他のモニタリングの仕組みを備えている病院では,最も使いやすいように改変することができます.例えば,問題点や対策がすでに個々の母親のカルテやメモに記録されている場合は,これらの欄に授乳姿勢や吸着の援助(第5条)を記録したり,退院時にフォローアップの情報が提供されたかどうか(第10条)を記録したりするという用い方をしてもかまいません.

「乳児の栄養法(授乳)記録」記入の指針

栄養法(授乳)記録の正確な記入と結果の解析はとても重要です.それは,記録が乳児の栄養法(授乳)について容易で簡便なモニタリングを可能にし,最適の栄養法を推進する実践を可能にするからです.この業務に特別に任命されトレーニングを受けたスタッフが,これらの指針にそって,栄養法に関するデータを収集するようにすべきです.また,病院で生まれたそれぞれの赤ちゃんについて,1人ずつ記入していく必要があります.そして退院までに赤ちゃんの状態や実践に変化があれば,記録を更新していきます.

[*81] この書式は次の文献のSection II "I. A. Infant feeding record"を改変したもの.BFHI Monitoring Tool, of the WHO/Wellstart document, *BFHI: Monitoring and Reassessment: Tools to Sustain Progress*, Genova, World Health Organization, 1999 (WHO/NHD99.2) http://www.who.int./nut/publication.htm

SECTION 4.2

前ページよりつづく

保健医療機関名 モニタリングする保健医療機関名を記入する．

記録者 この書式に記録する担当者名を記入する．

赤ちゃんのID 施設や病棟で割り当てられた赤ちゃんの診療記録番号（ID番号）を記入する．

分娩日 赤ちゃんが出生した年月日を記入する．

分娩方法 次の区分で番号を記入する．

(1)経腟分娩，(2)全身麻酔なしの帝王切開，(3)全身麻酔の帝王切開

肌と肌とのふれあいと直接授乳の支援の申し出 以下について記録する．

(1)出生後（あるいは全身麻酔の帝王切開から回復後）5分以内に，少なくとも1時間以上，母親と赤ちゃんが肌と肌のふれあいを行っていたかどうか．赤ちゃんが乳房を直接吸う準備ができたときに，どのように母親に教えたか．必要があればどのように援助を申し出たか，あるいは母子の接触を遅らせるか，中断するような正当な理由があったか．(2)この基準に合わなかったかどうか．

母乳育児かどうか 以下について記載する．

(1)該当する，(2)該当しない．母親が母乳育児を開始したが，途中でやめた場合は，この欄にそのことを記載する．

補足 母乳以外の飲み物や食べ物を赤ちゃんに与えること．これは次のような項目を含む2つの欄に分ける．

〈内容〉以下について記録する．(1)赤ちゃんは水分[訳注]を与えられたかどうか，(2)補足は人工乳だったかどうか，(3)手製で調合した人工乳か，(4)その他のものを与えられたかどうか，何を与えられたのかを明記する．

〈理由〉以下について記録する．(1)早産児のため（在胎週数/出生体重），(2)重度の低血糖のため，(3)先天性代謝異常があるため，(4)頻繁に母乳を飲ませたにもかかわらず，急性脱水症が生じたため（黄疸のための光線療法などによる），(5)重篤な母親の病気のため，(6)母親の服薬のため，(7)母親がHIV陽性で，置換栄養が受け入れられ，実行できる環境にあり，購入できる価格であって，持続可能であり，しかも安全である（AFASS），(8)母親が充分説明を受けた上で選択したため，(9)その他（理由を明記する）

置換栄養 赤ちゃんが家族と同じ食品を充分に食べられる年齢になるまで，必要な栄養素を母乳以外の栄養でとる場合．可能な置換栄養とその理由を，上記の補足の場合と同じリストから選ぶ．

赤ちゃんの授乳方法 以下について記録する．

(1)直接授乳をしている，(2)哺乳びんで飲んだ，(3)カップで飲んでいる，(4)ほかの何かを用いて飲んでいる場合（明記する）

赤ちゃんの場所 以下について記録する．

(1)赤ちゃんは母子同室（母と子が24時間，昼も夜も同じ部屋で過ごす）で，出生後からずっと一緒にいて，正当な理由がないかぎり離れない，(2)新生児室や，健康な赤ちゃんを観察する場所にいる，(3)新生児治療室にいる，(4)その他（明記する）

授乳姿勢や吸着，授乳に関する何らかの問題 問題を簡潔に明記する．

対応 問題に対してどのように対処し，結果がどうであったか，数語でまとめる．

退院日 赤ちゃんが病院を退院した年月日を記入する．

[訳注]日本では糖水を与えることが多いのでここに含める．

前ページよりつづく

乳児の栄養法(授乳)記録

保健医療施設名:

記録日、毎日、もしくは何か変化や問題が生じたとき、および退院時に行う。必要な場合はページを追加する。

記録者:

赤ちゃんのID	分娩日	分娩方法 1=経腟 2=帝切(全身麻酔なし) 3=帝切(全身麻酔下)	肌と肌とのふれあいと直接授乳の支援の申し出[1] 1=規準に合致 2=規準外	母乳育児かどうか 1=該当する 2=該当しない	補足[2][訳注] /置換栄養[3] 何を 0=なし 1=水・糖水 2=人工乳 3=自家製の人工乳 4=その他(記載) 理由[4]	授乳方法 1=直接授乳 2=哺乳びん 3=カップ 4=その他(記載)	赤ちゃんの場所[5] 1=母子同室 2=新生児室/観察室 3=新生児病棟 4=その他(記載)	授乳姿勢や吸着、授乳に関する何らかの問題:	対処	退院日

1) 肌と肌とのふれあいと直接授乳の支援の申し出:出生後(回復後)5分以内に、母親と赤ちゃんが少なくとも1時間以上の肌と肌とのふれあいをしていたかどうか。赤ちゃんが「おっぱい」を欲しがっているサインを母親に教えたか。必要があったときに援助を申し出たか(ふれあいの遅れが正当な場合を除いて)。
2) 補足:母乳以外の何らかの飲み物や食べ物[訳注]原文には「ない」が、日本では糖水を補足する施設が多いので、糖水は1に合めることとした。
3) 置換栄養:家族と同じに食べられる年齢になるまで、必要とする栄養素を母乳以外の栄養で補うこと。
4) 理由:1. 早産児、2. 母乳以外の何らかの食品を充分に食べられる年齢になる赤ちゃん、3. 先天性代謝異常症をもつ赤ちゃん、4. 急性の脱水症にある赤ちゃん(黄疸のための光線療法など)、5. 重篤な母親の病気、6. 母親の服薬、7. 母親がHIV陽性で置換栄養はAFASS、8. 母親の充分な説明を受けた上での選択、9. その他(記載)
5) 母子同室の定義:正当な理由がないかぎり出生から母子が24時間、同じ部屋で過ごす。

前ページよりつづく

施設名
データ収集期間　　～
報告者
報告日(年月日)

乳児の栄養法(授乳)レポートの要約

「乳児の栄養法(授乳)記録」から最新のデータを記入し，下記の指標のパーセントを計算する．「乳児の栄養法(授乳)記録」を使用していない場合は，他の資料からデータを記載する．その際は資料の出典を示す．

データの種類	数	%
データ収集期間中に退院した赤ちゃんの総数		
分娩方法		
経腟		
全身麻酔をしない帝王切開		
全身麻酔下の帝王切開		
出生後(あるいは母親が反応できるようになって)5分以内に開始し，少なくとも1時間以上の肌と肌とのふれあい，直接授乳の支援の申し出		
栄養法の種類(合計を100%にすること)		
完全に母乳だけ(補足なし)		
混合栄養(母乳と補足)		
置換栄養 　　　　(母乳ではなく，その他の飲み物や食べ物を与える)		
授乳方法		
直接授乳		
哺乳びん		
カップ		
その他(記入してください)		
赤ちゃんの場所		
母子同室/母子同床		
新生児室/観察室		
新生児病棟		
その他		
授乳姿勢や吸着に関連した問題や栄養法に関する問題(要約してください)：		

データの出典：

付録 4.2-2
スタッフのトレーニング記録およびレポート

はじめに

　この書式は，母と子を援助する臨床スタッフの，乳児の栄養法に関するトレーニング状況を記録するために用いることができます．臨床スタッフ以外のトレーニングの記録にも使用できます．このトレーニングはおそらくそれほど広範にわたるものではないので，受けたトレーニングの内容によって，情報の記録の書式をもっと簡単に変更してもかまいません．
　「**スタッフのトレーニング記録**」(p.408 参照)は，「赤ちゃんにやさしい病院運動」(BFHI)に参加する施設にとって重要となる4つのタイプのトレーニングを網羅しています．
・母乳育児の推進と支援
・母乳で育てていない母親への支援
・お母さんにやさしいケア
・HIV と乳児の栄養法

　BFHI の新しい「世界共通評価基準」は，母と子の援助にかかわるすべてのスタッフに「母乳育児の推進と支援」についてのトレーニングを要求しています．そして「母乳で育てていない母親への支援」をどのように提供するかというトレーニングを，このような母親のニーズに確実に対応できるよう，充分な数のスタッフに実施するよう要求しています．陣痛・分娩の担当スタッフ（そしてそこに配属される可能性のある人々）は，「お母さんにやさしい」出産の実践に関するトレーニングを受けるべきです．他のスタッフもこのような問題に関するオリエンテーションを受けるべきでしょう．「HIV と乳児の栄養法」に関するトレーニングはオプションで，国内の BFHI 担当機関がこれらの項目を BFHI に含むべきかどうかを判断します．HIV に関するトレーニングを受けるべきスタッフの人数と職種は，HIV 陽性の妊娠中の女性や母親がどのようなスタッフを必要とするかによります．「HIV と乳児の栄養法」についてのトレーニングはいかに「母乳で育てていない母親への支援」をするかという内容を充分に網羅するかもしれません．この場合，施設はこれらの2つのトピックに関連する項目を同時にトレーニングしてもかまいません．
　次の2ページ(pp.408-409)は，それぞれのスタッフが上記にあげた4つのトピックに関するトレーニングを受けたことを記録するためのものです．各スタッフの ID と氏名を1ページ目の最初の列に記載します．「お母さんにやさしいケア」や「HIV と乳児の栄養法」のトレーニングについては，同じ ID と氏名を2ページ目の最初の列にも転記し，続けて記録します．
　「**乳児の栄養法（授乳）に関するトレーニングの種類と内容**」(p.411 参照)という表題のページには，施設のスタッフのために提供されたコースやセッション，トレーニング活動を，それぞれに列挙されている内容にそって記録できます．「スタッフのトレーニング記録」に記されているスタッフが，ここにあげたトレーニングを受けた場合，コースやほかの活動での ID 番号は，「コース/内容」を参照して簡単に記入することができます．そうすることで繰り返す内容を記入する手間が省けます．
　最後に「**臨床スタッフのトレーニングレポート（要約）**」(p.412 は参照)は，さまざまな種類のトレーニングを受けた臨床スタッフの人数と割合に関する統計を施設が提示するための書式です．「母乳育児の推進と支援」に関するトレーニングは母と子を援助するすべてのスタッフが受けなければなりませんが，前にも述べたように，ほかのトピックに関するトレーニングを受けるべきスタッフの職種と割合は，施設の必要性によって異なります．

前ページよりつづく

保健医療施設名：＿＿＿＿＿＿＿＿
データ収集者名：＿＿＿＿＿＿＿＿

スタッフのトレーニング記録

ID/氏名	業務開始日	職位/専門職種	配置部門	母乳育児の推進と支援に関するトレーニング			母乳で育てていない母親への支援に関するトレーニング（HIVと乳児の栄養法に関するトレーニングと同様の場合もある）		
				日付	コース/内容[1]	総時間数 臨床時間	日付	セッション/内容	総時間数

1) コース、トレーニングのセッション、院内研修と臨床研修もしくはスーパーバイズ（見守りと助言）の下での経験を記入する。その内容は"トレーニングの種類と内容"の表の番号で示す。各種のトレーニングの"コース/内容"の欄に、トレーニングのID番号を用いる。

前ページよりつづく

保健医療施設名：_____

スタッフのトレーニング記録（2ページ目）

ID/氏名 (1ページ目と同じリスト)	「お母さんにやさしいケア」のトレーニング			「HIVと乳児の栄養法」に関するトレーニング（オプション）		
	日付	セッション/内容[1]	総時間数	日付	セッション/内容[1]	総時間数

1) コース、トレーニングのセッション、院内研修と臨床研修もしくはスーパーバイズ（見守りと助言）のもとでの経験を記入する。その内容は"トレーニングの種類と内容"の表の番号で示す。各種のトレーニングの"セッション/内容"の欄に、トレーニングのID番号を用いる。

409

前ページよりつづく

臨床スタッフのトレーニング記録の記入のための指針

この書式に記入するための手引きは以下のとおりです．

氏名 保健医療施設で母や子のケア(援助)にかかわるすべての臨床スタッフの氏名を記入する(何のトレーニングも受けていないスタッフであっても)．

業務開始日 スタッフが母や子のケアを担当する役割に就いて，働き始めた日を記入する(年月日)．

職位 肩書きを記入する．肩書きが明確でない場合は専門職種も記入する．臨床の専門職には，小児科医，産科医，他の医師(具体的に記載)，看護師，助産師，管理栄養士，栄養士，研修医，看護研修生，医学生や看護学生(患者のケアにかかわる場合)，看護助手などが含まれます(国や保健医療制度によって記載が異なります)．

配置部門 配置された主な部門名を記入する．例えば，婦人科病棟，産前外来，陣痛・分娩部門，産後部門・産科棟，など．

トレーニングに関する情報 トレーニングのそれぞれの種類(母乳育児の推進と支援，母乳で育てていない母親への支援，お母さんにやさしいケア，HIV と乳児の栄養法)について，実施した日付，内容/コース，そして総時間を記入します．「母乳育児の推進と支援」のトレーニングに関しては，総時間と，スーパーバイズ(見守りと助言)の下で臨床時間の両方を記入します．各スタッフが2つ以上のトレーニングを受けているかもしれません．特定の内容について何もトレーニングを受けなかった場合は，その欄は空欄のままにしておきます．

コース/内容 トレーニングには，公式のコース，個別セッション，院内研修，スーパーバイズの下での経験などが含まれます．これらすべてのタイプのトレーニングを記入します．「トレーニング記録」への記入を簡便にするために，次のページの「乳児の栄養法(授乳)に関するトレーニングの種類と内容」の表に，複数のスタッフが受講したコースやセッションの名称や内容を記入してください．また，ID 番号をふってください．「トレーニングの記録」の「コース/内容」の欄にはその ID 番号を記入するようにします．

前ページよりつづく

乳児の栄養法（授乳）に関するトレーニングの種類と内容

［注］WHO/UNICEF の標準コースの全内容を用いる場合，コース名を記載するだけでよい．

トレーニングの ID	コース，セッション，トレーニング活動の名称	内容（項目に言及）
	母乳育児の推進と支援に関するトレーニング：	
	母乳で育てていない母親への支援に関するトレーニング：	
	「お母さんにやさしいケア」に関するトレーニング：	
	「HIV と乳児の栄養法」に関するトレーニング：	

SECTION 4.2

前ページよりつづく

保健医療施設名：＿＿＿＿＿＿＿＿＿＿

臨床スタッフのトレーニングレポート（要約）

データの種類	数	％
母親と乳児をケアした臨床スタッフの人数		
母乳育児の推進と支援に関するトレーニング		
母乳育児の推進と支援に関するトレーニングを，少なくとも20時間受けた臨床スタッフの人数		
そのトレーニングの一環として，3時間以上，スーパーバイズ（見守りと助言）の下で臨床トレーニングを受けたスタッフの人数		
母乳育児の推進と支援に関して充分にトレーニングされた臨床スタッフの割合		％
母乳で育てていない母親の支援に関するトレーニング		
母乳で育てていない母親の支援に関する，必要な内容を網羅したトレーニングを受けた臨床スタッフの人数		
母乳で育てていない母親の支援に関して充分にトレーニングされた臨床スタッフの割合		％
「お母さんにやさしいケア」に関するトレーニング		
HIVと乳児の栄養法に関する，必修内容を網羅したトレーニングを受けた臨床スタッフの人数		
HIVと乳児の栄養法に関する，支援をできるように充分にトレーニングされた臨床スタッフの割合		％
「HIVと乳児の栄養法」に関するトレーニング		
「お母さんにやさしいケア」に関する，必修内容を網羅したトレーニングを受けた臨床スタッフの人数		
「お母さんにやさしいケア」と支援をできるように，充分にトレーニングされた臨床スタッフの割合		％

付録 4.2-3

BFHIのモニタリング・ツール

はじめに

　付録4.2-3は，記録や文書を簡単に調査できる書式と，退院時に母親に記入してもらうことができる質問票を含んでいます．また，施設で実践されている「10ヵ条」すべてとBFHIのその他の項目についての調査結果の集計を出す「調査結果の要約」の書式も付いています．また，退院数か月後の赤ちゃんの栄養法についての情報を収集するために使うフォローアップの質問紙もあります．
　記録や文書・教材の調査は以下に焦点を絞っています．

1) 乳児の栄養法に関する病院の方針が，現時点で提示されていて守られているかどうか，その方針が「10ヵ条」「国際規準」「お母さんにやさしいケア」「HIVと乳児の栄養法」などに関して必要な手引きになっているかどうかを判断するための必須データを収集すること．
2) 新しく赴任したスタッフへのトレーニングや，勤務をしているスタッフのための定期的な再トレーニングといった，継続的で効果的な研修システムが職場で行われていることを証明する記録や，トレーニング教材を調査すること．
3) 母乳代用品や関連備品の購入に際して，「国際規準」を守っているかどうかを証明する領収・請求書などの記録を検査すること．

　こうした調査によって，保健医療施設が「第1条」(方針)，「第2条」(トレーニング)，「国際規準」に沿った実践をしているかを簡単に証明することができます．
　退院直前の母親に質問紙を配布する方法は，病院がそのほかの「10ヵ条」(第3条から第10条まで)や，母乳で育てない母親への支援に関連する項目，「お母さんにやさしいケア」や「HIVと乳児の栄養法」の内容を実践しているかどうかを継続的にモニタリングするには，とても費用効果が高いでしょう．
　母親が書式の内容を読んで理解することができるならば，退院時に質問紙の回答項目に印をつけてもらうことができます．この付録で紹介した例には，調査をどのように行うか，母親への調査協力の依頼書，そして質問紙そのものを載せています．さらに，質問紙の集計と結果の統計を出す書式も付いています．質問紙のほとんどは，母親が単に該当する回答項目に印をつけるだけのものですので，回答する側にとっても分析する側にとっても負担になりません．
　読み書きができない母親がいる場合は，退院時にインタビュー形式で質問してもいいでしょう．インタビューを行う場合，可能な限り，母親のケアや産科サービスと関係のないインタビューアーを選ぶ配慮が必要です．そうすれば，回答者は，自分たちが受けたケアについて遠慮なくアセスメントすることを負担に感じなくてすむでしょう．
　質問紙やインタビューに答えること，そしてその調査結果を分析することは，母親にとってもスタッフにとっても，かなりの時間を要します．したがって，無作為に抽出した一定の人数やある割合の母親だけに回答してもらうのが有用かもしれません．別の手段としては，毎年2週間や1か月

前ページよりつづく

といった特定の期間だけ情報を集めることもできます．要約のシートを使えば，調査結果は簡単に集計できます．この要約シートは，アセスメント・ツールで使用されているものと類似したものです．それらのデータを適切な時期に分析し検討して，何か改善が必要とされる場合は，その計画の手引きとして結果を活用することが大切です．

　フォローアップの質問紙は，退院した母親に送って，現在の栄養法を聞き，栄養法（授乳）の問題を乗り越えるために必要な援助を受けてきたかどうかを調査します．この短い質問紙は，「24時間を振り返る」形での質問を使っており，WHOやUNICEFで推奨されているものです．この質問紙は，赤ちゃんが生後3,4か月といった特定の月齢になったときに送付することが推奨されています．というのは，モニタリング期間を通してデータが比較でき，傾向が正確につきとめられるからです．（ただし，赤ちゃんは生後5か月未満である必要があります．多くの赤ちゃんがまだ母乳だけで育てられているはずの月齢だからです．）質問紙を郵送すると回収率が低くなることが多いので，状況に応じては，郵送というのは有効な手段ではないかもしれません．そうした場合，モニタリング・チームは，（電話による調査が可能なら）母親に電話で連絡をとることを考えてもよいでしょう．多くの母親が乳児健診や予防接種などのために施設を再受診したり，（生後5か月未満の）ほぼ同月齢の赤ちゃんへの自宅訪問が複数予定されていたりするならば，この質問紙を使って短いインタビューを行うよい機会となるでしょう．インタビューをすることだけを目的に調査員が自宅訪問をすることも可能ですが，ボランティアか学生のプロジェクトとして行われる場合を除き，この選択肢は費用がかなりかかってしまうかもしれません．

　このフォローアップ調査は，WHOの推奨である「生後6か月間母乳だけで育てること」をどのくらいの割合の母親たちが実践しているのか，また，母親たちが必要を感じている支援を受けているかについて知ることができるので，施設にとって役立つフィードバックとなります．調査が定期的に行われると，同月齢の赤ちゃんをもった母親たちの栄養法（授乳）の動向を常に測定することができるので，病院としても時間経過による動きをモニタリングできます．施設が「10ヵ条」の実践を改善し，つまりは母乳育児支援を改善した場合に，母親の栄養法（授乳）が改善されたかどうかを調査するのに有用でしょう．母乳だけで育てる率が低いままであれば，施設は「第10条」の実践をもっと改善できるかどうか，つまり，母親たちが退院した後の母乳育児を援助するために，母親支援グループを後援したり，施設でのサービスや地域でのサービスを提供したりすることができるかを探ってみるべきでしょう．

抜粋した記録や文書・教材の調査

第1条：方針の調査

1.1	母乳育児や乳児の栄養法の方針を調査し，その方針が次の項目を充分に網羅していることを示している． ☐「母乳育児成功のための10ヵ条」（単に「10ヵ条」が書かれているだけではなく，適切な方針の手引きも書かれていること） ☐「母乳代用品のマーケティングに関する国際規準」と施設やスタッフが守る必要のある規則 ☐HIV陽性の母親が，さまざまな乳児栄養法のそれぞれの利点と不利な点についての情報，自分の状況に応じた選択肢を選ぶための個別のガイダンスと母親自身の選択が支援されることを含めたカウンセリングを受ける必要性	すべての項目が充分に網羅されている ☐はい ☐いいえ	1.1
1.2	その方針は，適切な言語で書かれ，施設のすべての適所に掲示されていることが観察される．	☐はい ☐いいえ	1.2
1.3	管理職やスタッフと話し合った結果，スタッフは，その方針を知っていて，その方針は適切に実践されている．	☐はい ☐いいえ	1.3

第2条：トレーニング教材と記録の調査

2.1	トレーニングのカリキュラム，コースの概要，参加者名簿を調査し，以下が示される． ☐妊娠中の女性，母親，乳児のケアにかかわる臨床スタッフの少なくとも80％が，少なくとも20時間のトレーニングを受けている． ☐トレーニングには，少なくともスーパーバイズ（見守りと助言）下での3時間の臨床経験が含まれる．	どちらの評価基準も満たしている ☐はい ☐いいえ	2.1
2.2	トレーニングのカリキュラムやコースの概要は，以下の項目を充分網羅している． ☐母乳育児成功のための10ヵ条 ☐「国際規準」のコンプライアンス（遵守） ☐母乳で育てない母親への支援 ☐お母さんにやさしいケア ☐HIVと乳児の栄養法（オプション）	どの項目も充分に網羅している ☐はい ☐いいえ	2.2
2.3	少なくとも2年ごとにスタッフは適切な再トレーニングを受けている．	☐はい ☐いいえ	2.3

「国際規準」のコンプライアンス（遵守）：母乳代用品の購入に関する記録の調査

C.1	記録と領収書は，特殊ミルク・授乳のために使われる備品を含め，いかなる母乳代用品について，保健医療施設が卸値以上で購入していることを示している． ・情報源，記録の年月日，監査した領収書 _____ _____ _____	☐はい ☐いいえ ☐母乳代用品を1つも使用していない	C.1

SECTION 4.2

前ページよりつづく

退院時の母親への質問紙やインタビュー

はじめに

　後述する質問紙*82 は，出産前のサービスや出産後に産科棟で受けたサービスについての経験をどう思っているかについて母親から意見をもらうために使用する書式の見本です．

　この質問紙は国の全体で用いても，特定の産科施設で使用してもかまいません．継続的なモニタリングのツールとして，とても有用です．母親には退院する前に質問紙に記入し，封筒に入れて封をしてもらうことができます．そうすれば，回答内容を極秘にすることができます．質問紙をある一定の期間(例えば調査によって2週間，1か月など)配布したり，無作為の抽出によって，毎月ある一定の人数の母親に記入してもらったりすることもできます．「調査結果の要約」の表には30人の回答者からのデータを記録するスペースがあります．これは，推奨される最低限の数といえます．もっと多くの回答が入手可能であれば，追加のシートを使用しましょう．

　質問紙は，母親自身に記載してもらえば，スタッフが母親にインタビューする時間の節約になるので，とても費用効果が高いものです．母親が読むことができるなら，回答を書かずにチェックするほうが簡単に回答できるでしょう．

　もちろん読むことができない母親が多い場合には，質問紙は適切ではありません．

　読み書きができない母親が多い場合は，質問紙を用いてインタビューをし，項目について尋ねるのもよいでしょう．この方法をとる場合は，母親の回答に影響を及ぼさないように，可能なかぎり，インタビューアーには調査を受ける母親にケアを提供したことのない人や，産科サービスと関連のない人を選ぶ配慮をすべきです．

　第3条から第10条のそれぞれの項目と「母乳代用品に関する国際規準」の遵守，お母さんにやさしい出産の実践，母乳で育てていない母親への支援，そしてオプションとして「HIVと乳児の栄養法」に関連する質問があります．母親に対する質問紙なので，方針(第1条)やスタッフのトレーニング(第2条)は含んでいません．これらについては，前述の簡潔な「抜粋した記録や文書・教材の調査」でアセスメントをします．

　2つの質問紙があります．1つは母乳育児をしている母親用，もう1つは母乳で育てていない母親用なので，母親はどちらか適したほうを選択できます．こうすることで，母乳育児をしている母親に「"母乳で育てていない母親用の質問"への回答は飛ばしてください」と頼んだり(またその逆のパターンもあります)することで起こる混乱を避けられます．実施可能だったら，質問紙を配布したりインタビューを行うスタッフが，母親に母乳育児をしているかどうかを聞いてから適切な質問紙のほうを渡すこともできます．

　質問3には，「HIVと乳児の栄養法」に関する項目が2つあります．BFHIプログラムがこの内容を網羅していない場合は，「HIVと乳児の栄養法」の要約とともに，この2項目は削除することができます．

　結果が病院で解析される場合は，最後のページ(母親の住所と氏名を記入するページ)は，切り離せるので，それは後日，フォローアップを行うスタッフのみが見るようにします．スタッフや解析処理を手伝う研究者は，「調査結果の要約」表を使って，「10ヵ条」の条項と内容について，結果を集

---

*82 この質問紙は，ノルウェーのBFHIが開発し使用している質問紙に基づいている．国際的に使用できるように，新しいBFHI世界共通評価基準を反映して実際的に改変されている．

前ページよりつづく

　計することができます．いくつかの質問は，母乳で育てている母親と，母乳で育てていない母親の両方に尋ねているので，どちらの質問紙にも載っています．それ以外は，どちらかの母親に特定した質問になっています．ある質問が，特定の回答者にそぐわない場合(例えば，母親が母乳で育てていないのに，質問が母乳で育てている母親向きである場合)，モニター(モニタリングをする人)は，その母親の応答を「0」(母乳ではない)と記録します．母親が答えていなかったり，その母親にとって適切な質問でなかったりといった理由で「0」をつけた回答に関しては，集計に加えてはなりません．

　要望があれば，フォローアップ調査を計画し，数か月後に母親に連絡をとって，(「24時間を振り返る」方式を用いて)現在の栄養法を聞き，栄養法(授乳)の支援が必要だったか，そして支援を受けたかどうかを調査します．この目的のために使用する質問紙の見本は，退院時の質問紙の後に載せてあります[付録4.2-3：「BFHIのモニタリング・ツール」の「はじめに」のページ(前述，p.413)の最後の段落に，フォローアップ調査の目的や，実施方法，どのように結果を用いるかについての説明が書かれているので参照してください]．

前ページよりつづく

お母さまへ

　出産後，病院で受けられた赤ちゃんの栄養法（授乳）についてのカウンセリングや支援について，以下のような質問にお答えいただくお時間をいただければ幸いです．

　（病院名）は，「赤ちゃんにやさしい病院運動（BFHI）」をこれまで数年間実践してきました．すべてのスタッフは，赤ちゃんに最適な授乳をするにはどうすればよいかについて，一貫性のある正確な情報を提供できるよう研鑽を積んでまいりました．

　カウンセリングがどれくらい適切になされ，お母さま方が必要とされる支援を提供できたのかどうかを知ることはとても重要です．何が役立ったか，あるいは何を改善すればよいのかを知ることができますように，この用紙にご記入いただきたく存じます．

　赤ちゃんをどのような栄養法で育てていらっしゃるかにより，「母乳で育てているお母さま用」，もしくは「母乳で育てていないお母さま用」の質問用紙のどちらかをお選びください．

　いくつかの選択肢にチェックする形ですので，簡単に答えることができます．どうぞ自由にご意見をお聞かせください．もちろん，質問にお答えになるかどうかはご自由です．すべての用紙の内容について，秘密を厳守いたしますし，産科のスタッフは，皆さまがどのようにお答えになられたかを知ることはございません．

　用紙にご記入いただけましたら，備え付けの封筒に入れて封をしてください．そして，ナースステーションにお持ちください（あるいは備え付けの箱にお入れください）．封筒は，開封しないまま調査チームに送られます．後日，お母さまが特定されることなく，私どもの病院の実態について知らされます．

　それでも，よろしければ用紙の最後に切り離すページに，お名前を書いていただけますでしょうか（秘密は守られます）．このようなお願いを申し上げる理由は，数か月後に私どものチームが，質問に答えてくださったできるだけ多くのお母さまに連絡を差し上げて，赤ちゃんの栄養法（授乳）についてどうなったかを教えていただきたいためです．最後のページで，連絡を差し上げてよいかどうかをお尋ねいたします．

　用紙を出していただくのをお忘れになったり，家にお持ち帰りになられたりした場合は，以下にお送りください：

_____
　病院の住所，担当者

　ご協力，ありがとうございました．皆さまとお子さまのご多幸をお祈り申し上げます．

敬具

（チームリーダーの署名）

母乳で育てているお母さまへ

	施設名：_____ 回答記入日：_____	
	妊娠中のご経験についての質問	
1.	出産前，何回この施設で健診をお受けになりましたか．_____回 □いいえ　"いいえ"と答えた方は質問4へ．	
2.	その健診では，スタッフは，あなたの陣痛や出産に関連した以下の項目について話をしましたか． "はい"ならばチェック(✓)をしてください． □陣痛中と出産時に自分の選んだ付添人にいてもらうことができること． □陣痛中に痛みに対処し，母と子にとって（鎮痛剤や麻酔に代替できる）よりよい方法．	〔MF.1〕
3.	その健診では，スタッフは以下のような項目についての情報を提供しましたか． "はい"ならばチェック(✓)をしてください． □出産直後に赤ちゃんと肌と肌をふれあって過ごすことの大切さ □1日24時間母子同室もしくは母子同床の大切さ □母乳で育てる場合，生後6か月間に水や人工乳などの補足物を赤ちゃんに与えることのリスク □HIV陽性の女性が赤ちゃんにHIVを感染させる可能性があるかどうか □妊娠中の女性がHIV検査とカウンセリングを受ける理由	〔3.1〕 〔HIV.1〕 〔HIV.2〕
	出産，妊娠中についての質問	
4.	陣痛中に歩いたり動いたりすることを促されましたか． □はい　　□いいえ　「いいえ」の場合その理由_____	〔MF.2〕
5.	お子さんはいつ生まれましたか．日付_____　およその時刻_____ 出生体重_____g	〔Gen.1〕
6.	どのような出産方法でしたか． □正常分娩（下から：経腟） □帝王切開（お腹を切った：全身麻酔なしで） □帝王切開（お腹を切った：全身麻酔で） □そのほか：（書いてください）_____	〔Gen.2〕
7.	赤ちゃんへの栄養法は何ですか． □母乳だけ □母乳と人工乳（粉ミルク）の両方 □人工乳（粉ミルク）だけ（まったく母乳を与えていない） □そのほか：（記載してください）_____ [お願い]母乳で育てているか，混合の場合はこのまま質問への回答を続けてください．まったく母乳を与えていない場合は，「母乳で育てていないお母さまへ」の質問紙にご回答ください．	〔Gen.3〕
8.	出産後どれくらいして赤ちゃんを抱きましたか． □すぐに　　□5分以内　　□30分以内　　□1時間以内 □自分が目を覚ましてからすぐに（全身麻酔で帝王切開をした場合） □そのほか：（出産後どのくらい経っていましたか）_____ □覚えていない　　□まだ抱いていない 赤ちゃんをまだ抱いていない場合は，質問13へ	〔4.1〕
9.	最初，どのように赤ちゃんを抱きましたか． □肌と肌をあわせて　　□赤ちゃんはくるまれていたので，肌と肌をあわせないで	〔4.2〕

前ページよりつづく

10.	抱いたのが出産後 5 分以上経っていた場合，理由は何でしたか． （□5 分以上遅れることはなかった） □赤ちゃんは援助や観察が必要だった □私が全身麻酔をかけられていて，目を覚ましていなかった． □私が赤ちゃんを抱きたくなかった，もしくは，抱く余力がなかった． □赤ちゃんをすぐに連れてきてもらえなかった理由はわからない． □そのほか：＿＿＿＿＿＿＿＿＿＿＿＿＿＿＿＿＿＿＿＿＿＿＿＿	(4.3)
11.	初めて赤ちゃんを抱いていた時間は，どのくらいの長さでしたか． □30 分より少なかった　　□30 分以上 1 時間未満 □1 時間以上　　□もっと長く：＿＿＿＿＿＿＿時間　　□覚えていない	(4.4)
12.	初めて赤ちゃんと一緒にいた時，だれかが，あなたに，赤ちゃんがおっぱいを飲む用意ができたサインを見つけるように促したり，直接授乳の援助を申し出たりしましたか． □はい　　□いいえ	(4.5)
13.	最初のとき以降に，スタッフは，母乳育児の援助を申し出ましたか． □はい　　□いいえ "はい" の場合産後どのくらいたってから，援助を申し出てもらえましたか． □赤ちゃんが生まれてから 6 時間以内　　□赤ちゃんが生まれて 6 時間以降	(5.1)
14.	退院までに，スタッフが，母乳を飲ませるときの抱き方や吸いつかせ方の援助をしましたか． □はい　　□いいえ　　□スタッフは援助を申し出たが私には必要なかった．	(5.2)
15.	a．スタッフは，手による搾乳の方法をやってみせたり，情報を提供したりしましたか．　　　　　　　　　　　　　　　□はい　　□いいえ b．自分で搾乳をしてみましたか．　　□はい　　□いいえ "はい" の場合しぼることができましたか．　□はい　□ある程度　□いいえ	(5.3) (5.4)
16.	出産後，お母さんが産科病棟にいるあいだ，赤ちゃんはどこにいましたか． □赤ちゃんは昼夜，ずっと私と一緒にいた． □赤ちゃんが一緒にいないときがあった． 　➤赤ちゃんが離れていたことがあったら，どこにいたのか，またその理由と，離れていた時間はどのくらいの長さだったのか教えてください． 　＿＿＿＿＿＿＿＿＿＿＿＿＿＿＿＿＿＿＿＿＿＿＿＿＿＿＿＿＿＿＿＿ ［注］赤ちゃんが，夜間や夜間のある時間帯だけあなたと離れてケアされていた場合，上記に書き込んでください．	(7.1)
17.	授乳の回数について，どんな助言を受けましたか． □何の助言もなかった． □赤ちゃんがお腹を空かせている様子を示すたび（赤ちゃんが欲しがるたびに） □1 時間ごと □1，2 時間ごと □2，3 時間ごと □そのほか（教えてください）＿＿＿＿＿＿＿＿＿＿＿＿＿＿	(8.1)
18.	赤ちゃんにどのくらい長くおっぱいを吸わせたらいいか，どんな助言を受けましたか． □何の助言もなかった． □限られた時間　その場合，どのくらいの時間ですか＿＿＿＿＿＿ □赤ちゃんが欲しがるだけ長く □そのほか（教えてください）＿＿＿＿＿＿＿＿＿＿＿＿＿＿	(8.2)

前ページよりつづく

19.	赤ちゃんは生まれてから，母乳以外のものを与えられましたか． □はい　　□いいえ　　□わからない "いいえ"か"わからない"場合は，質問22へ． 「はい」の場合，何を与えられましたか． あてはまるものすべてにチェック(✓)をしてください． □人工乳(粉ミルク) □水，糖水 □そのほかの液体(それは何でしたか)＿＿＿＿＿＿＿＿＿ □わからない	〔6.1〕
20.	質問19が「はい」の場合，赤ちゃんに補足物(母乳以外のもの)を与えられた理由は何ですか． あてはまるものすべてにチェック(✓)をしてください． □私が頼んだ □医師，もしくは他のスタッフが補足物を勧めたが，理由は言われていない． □医師，もしくは他のスタッフが補足物を勧めた．(その理由を書いてください．) 理由は＿＿＿＿＿＿＿＿＿＿＿＿＿＿＿＿＿＿＿＿＿ □そのほか(理由を教えてください)＿＿＿＿＿＿＿＿＿＿＿＿＿＿＿＿＿ □わからない □何の補足物も与えられていない	〔6.1〕
21.	補足物を与えられた場合，何で飲ませられていましたか． □哺乳びん　　□コップ　　□スプーン　　□そのほか：＿＿＿＿＿＿＿＿＿ □わからない	〔9.1〕
22.	あなたが産科棟にいた間，あなたの知っているかぎりで，赤ちゃんは哺乳びんの乳首や「おしゃぶり」を吸っていたことがありますか． □はい　　□いいえ　　□わからない	〔9.2〕
23.	人工乳(粉ミルク)を宣伝しているようなリーフレットや試供品をもらいましたか． □はい　　□いいえ もらった場合，どのようなものをもらいましたか． □人工栄養や関連製品を勧めている，乳業会社のリーフレット □人工乳(粉ミルク)，哺乳びんなどの関連品のおみやげや試供品 □そのほか(教えてください)＿＿＿＿＿＿＿＿＿＿＿＿＿＿＿	〔Code.2〕
24.	退院後に母乳育児について何か困ったら，どうやって，どこに助けを求めればよいのか，スタッフから提案がありましたか． □はい　　□いいえ	〔10.1〕
25.	"はい"の場合，どのような提案をもらいましたか． あてはまるものすべてにチェック(✓)をしてください． □病院から援助を受ける □保健医療専門家から援助を受ける 　➤　□電話相談 　➤　□母親支援グループか，ピア・カウンセラー(ボランティアの相談員)から援助をもらう □別の地域のサービスから援助してもらう □そのほか　(教えてください)＿＿＿＿＿＿＿＿＿＿＿＿＿＿＿	〔10.2〕

ご協力をいただき，ありがとうございました！

　この用紙を書き終えた後，何かご不明な点がございましたら，家に帰られる前にスタッフにお尋ねください．お答えいただいたことに感謝し，私どもの産科部門をさらによいものにしていく所存です．

母乳で育てていないお母さまへ

施設名＿＿ 回答記入日＿＿＿＿＿＿＿＿＿＿＿＿＿＿＿＿＿＿＿＿＿＿＿＿＿＿＿＿＿＿＿＿＿＿＿＿		
妊娠中のご経験についての質問		
1.	出産前，何回この施設で健診をお受けになりましたか．＿＿＿＿＿回 □いいえ　"いいえ"と答えた方は質問4へ	
2.	その健診では，スタッフは，あなたの陣痛や出産に関連した以下の項目について話をしましたか．"はい"ならばチェック(✓)をしてください． □陣痛中と出産時に自分の選んだ付添人にいてもらうことができること． □陣痛中に痛みに対処し，母と子にとって(鎮痛剤や麻酔に代替できる)よりよい方法．	(MF.1)
3.	その健診では，スタッフは以下のような項目についての情報を提供しましたか． "はい"ならばチェック(✓)をしてください． □出産直後に赤ちゃんと肌と肌をふれあって過ごすことの大切さ □1日24時間母子同室もしくは母子同床の大切さ □母乳で育てる場合，生後6か月間に水や人工乳などの補足物を赤ちゃんに与えることのリスク □HIV陽性の女性が赤ちゃんにHIVを感染させる可能性があるかどうか □妊娠中の女性がHIV検査とカウンセリングを受ける理由	(3.1) (HIV.1) (HIV.2)
出産，妊娠中についての質問		
4.	陣痛中に歩いたり動いたりすることを促されましたか． □はい　　□いいえ　"いいえ"の場合　その理由＿＿＿＿＿＿＿＿＿＿＿＿＿＿＿＿	(MF.2)
5.	お子さんはいつ生まれましたか．日付＿＿＿＿＿＿＿　およその時刻＿＿＿＿＿＿＿ 出生体重＿＿＿＿＿＿＿g	(Gen.1)
6.	どのような出産方法でしたか． □正常分娩(下から：経腟) □帝王切開(お腹を切った：全身麻酔なしで) □帝王切開(お腹を切った：全身麻酔で) □そのほか：(書いてください)＿＿＿＿＿＿＿＿＿＿＿＿＿＿＿＿＿＿＿＿＿	(Gen.2)
7.	赤ちゃんへの栄養法は何ですか． □人工乳(粉ミルク)だけ(まったく母乳を与えていない) □母乳と人工乳(粉ミルク)の両方 □母乳だけ □そのほか：(記載してください)＿＿＿＿＿＿＿＿＿＿＿＿＿＿＿＿＿＿＿＿＿ ［お願い］人工乳(粉ミルク)だけで育てている(母乳をまったく与えていない)場合はこのまま質問への回答を続けてください．少しでも母乳を与えている場合は，「母乳で育てているお母さまへ」の質問紙にご回答ください．	(Gen.3)
8.	出産後どれくらいして赤ちゃんを抱きましたか． □すぐに　　□5分以内　　□30分以内　　□1時間以内 □自分が目を覚ましてからすぐに(全身麻酔で帝王切開をした場合) □そのほか：(出産後どのくらい経っていましたか)＿＿＿＿＿＿＿＿＿＿＿＿＿＿＿ □覚えていない　　□まだ抱いていない	(4.1)
9.	最初，どのように赤ちゃんを抱きましたか． □肌と肌をあわせて　　□赤ちゃんはくるまれていたので，肌と肌をあわせないで	(4.2)

10.	抱いたのが出産後5分以上経っていた場合，理由は何でしたか． （□5分以上遅れることはなかった） □赤ちゃんは援助や観察が必要だった □私が全身麻酔をかけられていて，目を覚ましていなかった． □私が赤ちゃんを抱きたくなかった，もしくは，抱く余力がなかった． □赤ちゃんをすぐに連れてきてもらえなかった理由はわからない． □そのほか： ＿＿＿＿＿＿＿＿＿＿＿＿＿＿＿＿＿＿＿＿＿	(4.3)
11.	初めて赤ちゃんを抱いていた時間は，どのくらいの長さでしたか． □30分より少なかった　　□30分以上1時間未満 □1時間以上　　□もっと長く：＿＿＿＿＿＿時間　　□覚えていない	(4.4)
12.	初めて赤ちゃんと一緒にいた時，あなたが万が一そうしたいときのために，スタッフのだれかが，直接授乳の援助を申し出たりしましたか． □はい　　□いいえ □私が母乳で育てる予定がないことをスタッフは知っていたので，尋ねられなかった．	(4.5)
13.	出産後，お母さんが産科病棟にいるあいだ，赤ちゃんはどこにいましたか． □赤ちゃんは昼夜，ずっと私と一緒にいた． □赤ちゃんが一緒にいないときがあった． 赤ちゃんが離れていたことがあったら，どこにいたのか，またその理由と，離れていた時間はどのくらいの長さだったのか教えてください． ＿＿＿＿＿＿＿＿＿＿＿＿＿＿＿＿＿＿＿＿＿＿＿＿＿＿＿＿＿＿＿ [注]赤ちゃんが，夜間や昼間のある時間帯だけあなたと離れてケアされていた場合，上記に書き込んでください．	(7.1)
14.	赤ちゃんは生まれてから，何を飲んでいましたか． □人工乳（粉ミルク） □水，糖水 □そのほかの液体（それは何でしたか）＿＿＿＿＿＿＿＿＿＿ □わからない	(6.1)
15.	赤ちゃんが母乳ではなく人工乳（粉ミルク）を飲んでいる理由を教えてください． あてはまるものすべてにチェック（✓）をしてください． □私の選択した栄養法であった． □医師，もしくは他のスタッフが人工乳を勧めたが，理由は言われていない． □医師，もしくは他のスタッフが人工乳を勧めた．（その理由を書いてください） 　理由は＿＿＿＿＿＿＿＿＿＿＿＿＿＿＿＿＿＿＿＿＿ □そのほか（理由を教えてください）＿＿＿＿＿＿＿＿＿	(6.1)
16.	出産後，入院中に，だれかがあなたに，赤ちゃんへの栄養をどのように用意してあげたらよいかをやってみせるように申し出ましたか． □はい　　□いいえ 「はい」の場合，どのような助言をもらいましたか． あてはまるものすべてにチェック（✓）してください． □正確な調乳の方法 □赤ちゃんへの授乳の方法 □調乳する練習 □自宅に帰ってから調乳して授乳する方法 □そのほかの助言：＿＿＿＿＿＿＿＿＿＿＿＿＿＿＿＿＿	(5.5)
17.	人工乳（粉ミルク）を宣伝しているようなリーフレットや試供品をもらいましたか． □はい　　□いいえ もらった場合，どのようなものをもらいましたか． □人工栄養や関連製品を勧めている，乳業会社のリーフレット □人工乳（粉ミルク），哺乳びんなどの関連品のおみやげや試供品 □そのほか（教えてください）＿＿＿＿＿＿＿＿＿＿＿＿＿	(Code.2)

前ページよりつづく

18.	退院後に赤ちゃんへの栄養法〔授乳〕について何か困ったら，どうやって，どこに助けを求めればいいのか，スタッフから提案がありましたか． □はい　　□いいえ	(10.1)
19.	"はい"の場合どのような提案をもらいましたか． あてはまるものすべてにチェック(✓)をしてください． □病院から援助を受ける □保健医療専門家から援助を受ける 　➢　□電話相談 　➢　□母親支援グループか，ピア・カウンセラー(ボランティアの相談員)から援助をもらう □別の地域のサービスから援助してもらう □そのほか(教えてください)_____	(10.2)

ご協力をいただき，ありがとうございました！

　この用紙を書き終えた後，何かご不明な点がございましたら，家に帰られる前にスタッフにお尋ねください．お答えいただいたことに感謝し，私どもの産科部門をさらによいものにしていく所存です．

前ページよりつづく

―――― 切り離すページ（秘密を守るためです）――――

　よろしければ，以下にお名前とご住所をお書きください．産科における毎日の日常業務や，母乳育児についての助言が，その後の母乳育児にどのように影響するかについて，もっと理解する必要性を強く感じています．そこで私どもは数か月後にできるだけたくさんのお母さまに連絡を差し上げて，母乳育児がどのようになったかをお尋ねすることを計画しています．連絡を差し上げることに同意いただけましたら，以下の項目にご記入ください．

お 名 前：＿＿＿＿＿＿＿＿＿＿＿＿＿＿＿
ご 住 所：＿＿＿＿＿＿＿＿＿＿＿＿　　電話番号：＿＿＿＿＿＿＿＿＿＿＿＿＿＿＿
赤ちゃんの生年月日：＿＿＿＿＿＿＿＿＿　メールアドレス：＿＿＿＿＿＿＿＿＿＿＿＿
　　　　　　　　　　　　　　　　　　　　　（携帯電話の番号やメールアドレス
　　　　　　　　　　　　　　　　　　　　　　でもかまいません）

　ご協力どうもありがとうございました．

前ページよりつづく

BFHI のモニタリング：調査結果の要約

施設の名前と住所 _____
モニタリング期間の日付 _____
モニタリング・チームの構成員 _____

第1条 母乳育児についての基本方針を文書にし、関係するすべての保健医療スタッフに周知徹底しましょう。

1.1	母乳育児や乳児の栄養法の方針を調査し、その方針が次の項目を充分に網羅していることを指し示している。 □「母乳育児成功のための10ヵ条」が網羅されている（単に「10ヵ条」が書かれているだけではなく、適切な方針の手引きも書かれていること） □「母乳代用品のマーケティングに関する国際規準と施設やスタッフが守る必要のある規則 □HIV 陽性の母親が、さまざまな乳児栄養法のそれぞれの利点と不利な点についての情報、自分の状況に応じた選択肢を選ぶためのガイダンスと母親自身の選択が支援されることを含めたカウンセリングを受ける必要性	すべての項目が充分に網羅されている □はい □いいえ	1.1
1.2	その方針は、適切な言語で書かれ、施設のすべての適切な場所に掲示されていることが観察される。	□はい □いいえ	1.2
1.3	管理職やとスタッフが知り合った結果、スタッフは、その方針を知っており、その方針は適切に実践されている。	□はい □いいえ	1.3

第2条 この方針を実践するのに必要な技能を、すべての保健医療スタッフにトレーニングしましょう。

2.1	トレーニングのカリキュラム、コースの概要、参加者名簿を調査し、以下が示される。 □妊娠中の女性、母親、乳児のケアにかかわる臨床スタッフのうち少なくとも80％が、少なくとも20時間のトレーニングを受けている。 □トレーニングには、少なくともスーパーバイズ（見守りと助言）下での3時間の臨床経験が含まれる。	どちらの評価基準も満たしている □はい □いいえ	2.1
2.2	トレーニングのカリキュラムやコースの概要は、以下の項目を充分に網羅している。 □母乳育児成功のための10ヵ条 □国際規準の遵守 □母乳で育てない母親への支援 □お母さんにやさしいケア □HIVと乳児の栄養法（オプション）	どの項目も充分に網羅している □はい □いいえ	2.2
2.3	少なくとも2年ごとにスタッフは適切な再トレーニングを受けている。	□はい □いいえ	2.3

退院質問紙に回答した母親の一般情報

G.1	以下の母親は、少なくとも出生体重が1,500g以上だと報告している。 Y=yes N=no, 0＝回答なし
	( )1　( )2　( )3　( )4　( )5　( )6　( )7　( )8　( )9　( )10
	( )11　( )12　( )13　( )14　( )15　( )16　( )17　( )18　( )19　( )20
	( )21　( )22　( )23　( )24　( )25　( )26　( )27　( )28　( )29　( )30

総計：_____人：_____%　Q5

前ページよりつづく

G.2	以下の母親は、経腟分娩、全身麻酔なしの帝王切開、全身麻酔による帝王切開を報告している。 V＝経腟　C-WGA＝全身麻酔なしの帝王切開　C-GA＝全身麻酔による帝王切開　0＝回答なし 　_1　_2　_3　_4　_5　_6　_7　_8　_9　_10 　_11　_12　_13　_14　_15　_16　_17　_18　_19　_20 　_21　_22　_23　_24　_25　_26　_27　_28　_29　_30	Q6	V： ___人　のうち ___% C-WGA： ___人　のうち ___% C-GA： ___人　のうち ___%
G.3	以下の母親は、母乳栄養のみ、混合栄養、人工栄養のみと報告している。 BF＝母乳栄養のみ　MF＝混合栄養　NBF＝人工栄養 　_1　_2　_3　_4　_5　_6　_7　_8　_9　_10 　_11　_12　_13　_14　_15　_16　_17　_18　_19　_20 　_21　_22　_23　_24　_25　_26　_27　_28　_29　_30	Q7	BF： ___人　のうち ___% MF： ___人　のうち ___% NBF： ___人　のうち ___%
第3条	妊娠した女性すべてに母乳育児の利点とその方法に関する情報を提供しましょう。		
3.1	以下の母親は、産前健診で以下の3つの要点のうち少なくとも2つをスタッフから聞いたと報告している。産前健診や産前ケアを受けていない Y＝yes N＝no，　0＝回答なし ( )1　( )2　( )3　( )4　( )5　( )6　( )7　( )8　( )9　( )10 ( )11　( )12　( )13　( )14　( )15　( )16　( )17　( )18　( )19　( )20 ( )21　( )22　( )23　( )24　( )25　( )26　( )27　( )28　( )29　( )30	Q3	総計： ___人： ___%
第4条	産後30分以内に母乳育児が開始できるよう、母親を援助しましょう。この条項は現在では以下のように解釈される。出産後すぐに赤ちゃんを母親に抱いてもらい、少なくとも1時間は肌と肌のふれあいをする。赤ちゃんが乳房から飲もうとしているタイミングに母親が気がつくように促し、必要なら援助を申し出る。		
4.1	以下の母親は、出産直後、もしくは出産後5分以内に（全身麻酔の場合は意識がもどって反応できるようになったらすぐに）赤ちゃんを抱っこすることができたと報告している。 Y＝yes N＝no，　0＝回答なし ( )1　( )2　( )3　( )4　( )5　( )6　( )7　( )8　( )9　( )10 ( )11　( )12　( )13　( )14　( )15　( )16　( )17　( )18　( )19　( )20 ( )21　( )22　( )23　( )24　( )25　( )26　( )27　( )28　( )29　( )30	Q8	総計： ___人： ___%
4.2	以下の母親は、最初に肌と肌をふれあって赤ちゃんを抱いたと報告している。 Y＝yes N＝no ( )1　( )2　( )3　( )4　( )5　( )6　( )7　( )8　( )9　( )10 ( )11　( )12　( )13　( )14　( )15　( )16　( )17　( )18　( )19　( )20 ( )21　( )22　( )23　( )24　( )25　( )26　( )27　( )28　( )29　( )30	Q9	総計： ___人： ___%

前ページよりつづく

4.3	以下の母親は、最初に赤ちゃんを抱かせてもらうのが遅くならなかったと報告するか、遅くなった場合は正当な医学的な理由があった。（子どもが援助や観察が必要だった、母親が全身麻酔から回復中だったなどの正当な理由） Y=yes　N=no,　0=回答なし ( )1　( )2　( )3　( )4　( )5　( )6　( )7　( )8　( )9　( )10 ( )11　( )12　( )13　( )14　( )15　( )16　( )17　( )18　( )19　( )20 ( )21　( )22　( )23　( )24　( )25　( )26　( )27　( )28　( )29　( )30	総計：_____人：_____%　のうち	Q10
4.4	以下の母親は、1時間以上赤ちゃんを抱いていたと報告している。 Y=yes　N=no,　0=回答なし ( )1　( )2　( )3　( )4　( )5　( )6　( )7　( )8　( )9　( )10 ( )11　( )12　( )13　( )14　( )15　( )16　( )17　( )18　( )19　( )20 ( )21　( )22　( )23　( )24　( )25　( )26　( )27　( )28　( )29　( )30	総計：_____人：_____%　のうち	Q11
4.5	以下の母親は、赤ちゃんと最初に一緒にいたときに、スタッフが、赤ちゃんの乳房を吸う用意ができているサインを母親が見つけるように促し、直接授乳の援助を申し出たと報告している。 Y=yes　N=no,　0=回答なし ( )1　( )2　( )3　( )4　( )5　( )6　( )7　( )8　( )9　( )10 ( )11　( )12　( )13　( )14　( )15　( )16　( )17　( )18　( )19　( )20 ( )21　( )22　( )23　( )24　( )25　( )26　( )27　( )28　( )29　( )30	総計：_____人：_____%　のうち	Q12
第5条　母親に母乳育児の方法を教え、母と子が離れることが避けられない場合でも母乳分泌を維持できるような方法を教えましょう。		
5.1	以下の母乳で育てている母親は、出産後6時間以内にスタッフが母乳育児の援助をしたと報告している。 Y=yes　N=no,　0=回答なし ( )1　( )2　( )3　( )4　( )5　( )6　( )7　( )8　( )9　( )10 ( )11　( )12　( )13　( )14　( )15　( )16　( )17　( )18　( )19　( )20 ( )21　( )22　( )23　( )24　( )25　( )26　( )27　( )28　( )29　( )30	総計：_____人：_____%　のうち	Q13 (BF) (BF)：母乳で育てている。
5.2	以下の母乳で育てている母親は、退院前にスタッフが抱つき方と吸いつかせ方を援助したと報告している。 Y=yes　N=no,　0=回答なし ( )1　( )2　( )3　( )4　( )5　( )6　( )7　( )8　( )9　( )10 ( )11　( )12　( )13　( )14　( )15　( )16　( )17　( )18　( )19　( )20 ( )21　( )22　( )23　( )24　( )25　( )26　( )27　( )28　( )29　( )30	総計：_____人：_____%　のうち	Q14 (BF)

5.3	以下の母乳で育てている母親は、スタッフが、手での搾乳をして見せたか、搾乳の方法に関する情報を伝えたと報告している。 Y=yes N=no、0=回答なし ( )1 ( )2 ( )3 ( )4 ( )5 ( )6 ( )7 ( )8 ( )9 ( )10 ( )11 ( )12 ( )13 ( )14 ( )15 ( )16 ( )17 ( )18 ( )19 ( )20 ( )21 ( )22 ( )23 ( )24 ( )25 ( )26 ( )27 ( )28 ( )29 ( )30	総計：_____人：_____のうち_____％	Q15a (BF)
5.4	以下の母乳で育てていない母親は、自分で搾乳してみて、少なくともある程度はしぼれたと報告している。 Y=yes N=no、0=回答なし ( )1 ( )2 ( )3 ( )4 ( )5 ( )6 ( )7 ( )8 ( )9 ( )10 ( )11 ( )12 ( )13 ( )14 ( )15 ( )16 ( )17 ( )18 ( )19 ( )20 ( )21 ( )22 ( )23 ( )24 ( )25 ( )26 ( )27 ( )28 ( )29 ( )30	総計：_____人：_____のうち_____％	Q15b (BF)
5.5	以下の母乳で育てていない母親は、誰かが人工乳の調乳の方法と赤ちゃんへの授乳方法を教えるように申し出て、少なくとも役立つ助言を2つもらったと報告している。 Y=yes N=no、0=回答なし ( )1 ( )2 ( )3 ( )4 ( )5 ( )6 ( )7 ( )8 ( )9 ( )10 ( )11 ( )12 ( )13 ( )14 ( )15 ( )16 ( )17 ( )18 ( )19 ( )20 ( )21 ( )22 ( )23 ( )24 ( )25 ( )26 ( )27 ( )28 ( )29 ( )30	総計：_____人：_____のうち_____％	Q16 (NBF) (NBF)： 母乳で 育てて いない。
第6条	医学的に必要でないかぎり、新生児には母乳以外の栄養や水分を与えないようにしましょう。		
6.1	以下の母親は、赤ちゃんは生まれてから母乳以外のものを何ももらえられていないと報告しているか、与えられた場合は医学的に正当な理由があったと報告している。 Y=yes N=no、0=回答なし ( )1 ( )2 ( )3 ( )4 ( )5 ( )6 ( )7 ( )8 ( )9 ( )10 ( )11 ( )12 ( )13 ( )14 ( )15 ( )16 ( )17 ( )18 ( )19 ( )20 ( )21 ( )22 ( )23 ( )24 ( )25 ( )26 ( )27 ( )28 ( )29 ( )30	総計：_____人：_____のうち_____％	Q19 & 20 (BF) & Q14 & 15 (NBF)
第7条	母親と赤ちゃんがいっしょにいられるように、終日、母子同室を実施しましょう。		
7.1	以下の母親は、昼夜赤ちゃんと一緒にいたと報告している。そうでない場合は、正当な理由があった。 Y=yes N=no、0=回答なし ( )1 ( )2 ( )3 ( )4 ( )5 ( )6 ( )7 ( )8 ( )9 ( )10 ( )11 ( )12 ( )13 ( )14 ( )15 ( )16 ( )17 ( )18 ( )19 ( )20 ( )21 ( )22 ( )23 ( )24 ( )25 ( )26 ( )27 ( )28 ( )29 ( )30	総計：_____人：_____のうち_____％	Q16 (BF) & Q13 (NBF)

前ページよりつづく

第8条	赤ちゃんが欲しがるときに欲しがるだけの授乳を勧めましょう。		
8.1	以下の母乳で育てている母親は、赤ちゃんが空腹に思えるときはいつでも赤ちゃんに授乳したと報告している。 Y=yes N=no, 0=回答なし ( )1 ( )2 ( )3 ( )4 ( )5 ( )6 ( )7 ( )8 ( )9 ( )10 ( )11 ( )12 ( )13 ( )14 ( )15 ( )16 ( )17 ( )18 ( )19 ( )20 ( )21 ( )22 ( )23 ( )24 ( )25 ( )26 ( )27 ( )28 ( )29 ( )30	総計：_____人：_____のうち_____％	Q17 (BF)
8.2	以下の母乳で育てている母親は、赤ちゃんが欲しがるだけ長く哺乳させるべきだと言われたと報告している。 Y=yes N=no, 0=回答なし ( )1 ( )2 ( )3 ( )4 ( )5 ( )6 ( )7 ( )8 ( )9 ( )10 ( )11 ( )12 ( )13 ( )14 ( )15 ( )16 ( )17 ( )18 ( )19 ( )20 ( )21 ( )22 ( )23 ( )24 ( )25 ( )26 ( )27 ( )28 ( )29 ( )30	総計：_____人：_____のうち_____％	Q18 (BF)
第9条	母乳で育てられている赤ちゃんに人工乳首やおしゃぶりを与えないようにしましょう。		
9.1	以下の母乳で育てている母親は、知っているかぎりで、赤ちゃんが哺乳びんで液体を飲まされていないと報告している。 Y=yes N=no, 0=回答なし ( )1 ( )2 ( )3 ( )4 ( )5 ( )6 ( )7 ( )8 ( )9 ( )10 ( )11 ( )12 ( )13 ( )14 ( )15 ( )16 ( )17 ( )18 ( )19 ( )20 ( )21 ( )22 ( )23 ( )24 ( )25 ( )26 ( )27 ( )28 ( )29 ( )30	総計：_____人：_____のうち_____％	Q21 (BF)
9.2	以下の母乳で育てている母親は、知っている限りで、赤ちゃんはおしゃぶりを吸ったことはないと報告している。 Y=yes N=no, 0=回答なし ( )1 ( )2 ( )3 ( )4 ( )5 ( )6 ( )7 ( )8 ( )9 ( )10 ( )11 ( )12 ( )13 ( )14 ( )15 ( )16 ( )17 ( )18 ( )19 ( )20 ( )21 ( )22 ( )23 ( )24 ( )25 ( )26 ( )27 ( )28 ( )29 ( )30	総計：_____人：_____のうち_____％	Q22 (BF)
第10条	母乳育児を支援するグループづくりを後援し、産科施設の退院時に母親に紹介しましょう。		
10.1	以下の母親は、自宅に帰ってから、栄養法（授乳）で困ったときに、どこで援助が得られるかについて提案を受けていると報告している。 Y=yes N=no, 0=回答なし ( )1 ( )2 ( )3 ( )4 ( )5 ( )6 ( )7 ( )8 ( )9 ( )10 ( )11 ( )12 ( )13 ( )14 ( )15 ( )16 ( )17 ( )18 ( )19 ( )20 ( )21 ( )22 ( )23 ( )24 ( )25 ( )26 ( )27 ( )28 ( )29 ( )30	総計：_____人：_____のうち_____％	Q24 (BF) and Q18 (NBF)
10.2	以下の母親は、自宅に帰ってから栄養法（授乳）で困ったときに得られる援助について、スタッフからもらっている有用で適切な提案を少なくとも1つ述べることができる。 Y=yes N=no, 0=回答なし ( )1 ( )2 ( )3 ( )4 ( )5 ( )6 ( )7 ( )8 ( )9 ( )10 ( )11 ( )12 ( )13 ( )14 ( )15 ( )16 ( )17 ( )18 ( )19 ( )20 ( )21 ( )22 ( )23 ( )24 ( )25 ( )26 ( )27 ( )28 ( )29 ( )30	総計：_____人：_____のうち_____％	Q25 (BF) and Q19 (NBF)

前ページよりつづく

「国際規準」遵守

C.1	「国際規準」の遵守 記録と領収書は、特殊ミルク・授乳のために使われる供給品を含め、いかなる母乳代用品について、値以上で購入していることを示している。 □はい　□いいえ　□母乳代用品を使っていない		
C.2	以下の母親は、人工栄養を推進する製薬会社からのリーフレットや、人工乳・哺乳びん・そのほかの関連製品を含むおみやげや試供品を決して受け取っていないと報告している。 Y=yes N=no, 0=回答なし ( )1 ( )2 ( )3 ( )4 ( )5 ( )6 ( )7 ( )8 ( )9 ( )10 ( )11 ( )12 ( )13 ( )14 ( )15 ( )16 ( )17 ( )18 ( )19 ( )20 ( )21 ( )22 ( )23 ( )24 ( )25 ( )26 ( )27 ( )28 ( )29 ( )30	Q23 (BF) and Q17 (NBF)	総計：＿＿人：＿＿%

お母さんにやさしいケア

MF.1	以下の母親は、産前健診でスタッフに、陣痛中や出産時に付添人がついてもよいと言われ、痛みに対処するための（鎮痛薬や麻酔以外の）母と子によりよい代替方法を教えられたと報告している。 Y=yes N=no, 0=回答なし ( )1 ( )2 ( )3 ( )4 ( )5 ( )6 ( )7 ( )8 ( )9 ( )10 ( )11 ( )12 ( )13 ( )14 ( )15 ( )16 ( )17 ( )18 ( )19 ( )20 ( )21 ( )22 ( )23 ( )24 ( )25 ( )26 ( )27 ( )28 ( )29 ( )30	Q2	総計：＿＿人：＿＿%
MF.2	以下の母親は、陣痛中に歩いたり動いたりするように足されたと報告している。そうでない場合は、医学的な理由があった。 Y=yes N=no, 0=回答なし ( )1 ( )2 ( )3 ( )4 ( )5 ( )6 ( )7 ( )8 ( )9 ( )10 ( )11 ( )12 ( )13 ( )14 ( )15 ( )16 ( )17 ( )18 ( )19 ( )20 ( )21 ( )22 ( )23 ( )24 ( )25 ( )26 ( )27 ( )28 ( )29 ( )30	Q4	総計：＿＿人：＿＿%

HIVと乳児の栄養法（BFHIでこのオプションを含めることになっている場合のみ）

HIV.1	以下の母親は、産前健診で、スタッフから、HIV陽性の女性は赤ちゃんにHIVを感染させる可能性があるという事実に基づく情報を受け取ったと報告している。 Y=yes N=no, 0=回答なし ( )1 ( )2 ( )3 ( )4 ( )5 ( )6 ( )7 ( )8 ( )9 ( )10 ( )11 ( )12 ( )13 ( )14 ( )15 ( )16 ( )17 ( )18 ( )19 ( )20 ( )21 ( )22 ( )23 ( )24 ( )25 ( )26 ( )27 ( )28 ( )29 ( )30	Q3	総計：＿＿人：＿＿%
HIV.2	以下の母親は、産前健診で、スタッフから、なぜHIV検査とカウンセリングが妊娠中の女性にとって大切なのかについての情報を受け取ったと報告している。 Y=yes N=no, 0=回答なし ( )1 ( )2 ( )3 ( )4 ( )5 ( )6 ( )7 ( )8 ( )9 ( )10 ( )11 ( )12 ( )13 ( )14 ( )15 ( )16 ( )17 ( )18 ( )19 ( )20 ( )21 ( )22 ( )23 ( )24 ( )25 ( )26 ( )27 ( )28 ( )29 ( )30	Q3	総計：＿＿人：＿＿%

前ページよりつづく

スコア

「10ヵ条」やそのほかのBFHIの内容を継続して守っていると判断されるためには、以下の応答がほかに少なくとも要求されている。
- □第1条：すべての項目に「はい」
- □第2条：すべての項目に「はい」
- □第3条：70%
- □第4条：3項目に少なくとも80%で2つに70%
- □第5条：3項目に少なくとも80%で2つに50%
- □第6条：80%
- □第7条：80%
- □第8条：両方の項目に80%
- □第9条：両方の項目に80%
- □第10条：両方の項目に80%
- □国際規準遵守：「はい」に80%
- □お母さんにやさしいケア：1項目に70%、そのほかは50%
- □HIVと乳児の栄養法：1項目に70%、そのほかは50%

モニタリングの結果の振り返りと推奨

	□はい □いいえ
保健医療施設は、「10ヵ条」すべてとそのほかのBFHIの内容を完全に守り続けているといえる。	

達成している点：

改善をすべき点：

改善の提案：

お母さま方へのフォローアップの質問紙（♯____）

はじめに：この簡単な質問紙で，赤ちゃんの栄養法と皆さまが今まで受けてきた支援についてお聞きします．ご回答いただけると大変ありがたく存じます．回答は匿名です．皆さまからいただいた回答は，産科スタッフが今後，お母さま方と赤ちゃんたちに最善のサービスを提供する助けにさせていただきます．

1.	今，赤ちゃんは生後何か月ですか．＿＿＿＿＿か月 赤ちゃんの誕生日は＿＿＿＿年＿＿＿＿月＿＿＿＿日	F.1
2.	昨日の今の時刻から今までの間，赤ちゃんは母乳で育てられていましたか． ☐はい　　☐いいえ	F.2
3.	昨日の今の時刻から今までの間に，赤ちゃんは以下のものを飲みましたか． あてはまるものすべてにチェック（✓）してください． ☐水・湯さまし ☐赤ちゃん用イオン飲料など ☐果汁・野菜ジュースなど ☐麦茶・番茶など ☐人工乳 ☐牛乳・豆乳など ☐そのほかの液体 ☐固形の食べ物（離乳食），半固形物（どろどろした食べ物）（重湯や野菜スープなど） ☐経口補水塩，経口補水液（ORS） ☐ビタミン，ミネラルのサプリメント，薬剤 ☐そのほか（教えてください）＿＿＿＿＿＿＿＿＿＿＿＿＿＿＿＿＿＿＿＿＿＿ ☐わからない	F.3
4.	（母乳で育てている場合）昨日の今の時刻から今までの間に，赤ちゃんは何かを哺乳びんで飲みましたか． ☐はい　　☐いいえ　　☐母乳で育てていない "はい"の場合何を飲みましたか：＿＿＿＿＿＿＿＿＿＿＿＿＿＿＿＿＿＿＿＿	F.4
5.	赤ちゃんへの栄養法（授乳）について今まで何か問題（困ったこと）がありましたか． ☐はい　　☐いいえ "はい"の場合どのような問題があったか教えてください． ＿＿＿＿＿＿＿＿＿＿＿＿＿＿＿＿＿＿＿＿＿＿＿＿＿＿＿＿＿＿＿＿＿＿＿＿ そのときに，病院・クリニック・支援グループから必要な援助はもらえましたか． ☐はい　　☐いいえ "はい"の場合援助をしてくれたのは誰ですか．＿＿＿＿＿＿＿＿＿＿＿＿＿＿	F.5
お時間をとってご回答いただき，ありがとうございました．		

SECTION 4.2

BFHI モニタリング：調査結果の要約（フォローアップ質問紙より）

保健医療施設名と住所：＿＿＿＿＿＿＿＿＿＿
フォローアップの日付：＿＿＿＿＿＿＿＿＿＿
フォローアップ・チームの構成員：＿＿＿＿＿＿＿＿＿＿

F.1	母親は、赤ちゃんの月齢を以下のように報告した。 ＿＿1　＿＿2　＿＿3　＿＿4　＿＿5　＿＿6　＿＿7　＿＿8　＿＿9　＿＿10 ＿＿11　＿＿12　＿＿13　＿＿14　＿＿15　＿＿16　＿＿17　＿＿18　＿＿19　＿＿20 ＿＿21　＿＿22　＿＿23　＿＿24　＿＿25　＿＿26　＿＿27　＿＿28　＿＿29　＿＿30	1. 赤ちゃんの平均月齢：＿＿＿か月
F.2	以下の母親は、最近 24 時間に赤ちゃんは母乳で育てられていると報告した。 Y＝yes　N＝no,　0＝回答なし （　）1　（　）2　（　）3　（　）4　（　）5　（　）6　（　）7　（　）8　（　）9　（　）10 （　）11　（　）12　（　）13　（　）14　（　）15　（　）16　（　）17　（　）18　（　）19　（　）20 （　）21　（　）22　（　）23　（　）24　（　）25　（　）26　（　）27　（　）28　（　）29　（　）30	2. 総計：＿＿＿人 　　のうち 　　＿＿＿％
F.3	以下の母親は、赤ちゃんは母乳、ビタミンやミネラルのサプリメント、薬剤以外は何も飲んでいないと報告した。 Y＝yes　N＝no,　0＝回答なし （　）1　（　）2　（　）3　（　）4　（　）5　（　）6　（　）7　（　）8　（　）9　（　）10 （　）11　（　）12　（　）13　（　）14　（　）15　（　）16　（　）17　（　）18　（　）19　（　）20 （　）21　（　）22　（　）23　（　）24　（　）25　（　）26　（　）27　（　）28　（　）29　（　）30	3. 総計：＿＿＿人 　　のうち 　　＿＿＿％
F.4	以下の母親で育てている母親は、最近 24 時間に、哺乳びんで何も飲んでいない。 Y＝yes(母乳で育てている場合、哺乳びんで何も飲んでいない) N＝no(母乳で育てている場合、哺乳びんで何かを飲んだ) 0＝回答なし、もしくは、最近 24 時間に母乳で育てていない。 （　）1　（　）2　（　）3　（　）4　（　）5　（　）6　（　）7　（　）8　（　）9　（　）10 （　）11　（　）12　（　）13　（　）14　（　）15　（　）16　（　）17　（　）18　（　）19　（　）20 （　）21　（　）22　（　）23　（　）24　（　）25　（　）26　（　）27　（　）28　（　）29　（　）30	4. 総計：＿＿＿人 　　のうち 　　＿＿＿％
F.5	以下の母親は、栄養法（授乳）に関する問題があり、病院・クリニック・支援グループのうち1つから必要な援助を得た。 Y＝問題があり、病院、クリニック、もしくは支援グループから、必要な援助を得た。 N＝問題があったが、必要な援助が得られなかった。 0＝問題がなかった、もしくは回答なし。 （　）1　（　）2　（　）3　（　）4　（　）5　（　）6　（　）7　（　）8　（　）9　（　）10 （　）11　（　）12　（　）13　（　）14　（　）15　（　）16　（　）17　（　）18　（　）19　（　）20 （　）21　（　）22　（　）23　（　）24　（　）25　（　）26　（　）27　（　）28　（　）29　（　）30	5. 総計：＿＿＿人 　　のうち 　　＿＿＿％

前ページよりつづく

スコア

注：フォローアップの質問紙は、施設で出産した母親が自宅に帰ってから、どのくらいうまく授乳ができていたかを施設は知ることができます。母と子が退院してから満たす必要のある評価基準をもうけてはいません。しかしながら、収集した情報は、乳児の栄養法（授乳）や母親への支援に関して改善が必要かどうかを施設が決定するのにとても有用です。該当する場合、施設は「10ヵ条」の実践をいかに強化し、どのように地域でさらに母乳育児支援を提供するためにほかの人々と協力するかを考える必要があるでしょう。BFHIは、母乳以外の栄養法（授乳）や母親への支援に関して改善して育児支援を受けた。

以下の応答は、オプションとなります。

□ Q.1 施設は、ほとんど同じくらいの月齢の赤ちゃんにフォローアップ質問紙を送った。
□ Q.2 少なくとも80％が"はい"と答えた。
□ Q.3 少なくとも80％がビタミンやミネラル、薬剤を除けば、母乳以外は飲んでいなかった。
□ Q.4 母乳で育てられている赤ちゃんの少なくとも80％が哺乳びんから何も飲んでいなかった。
□ Q.5 栄養法（授乳）に関して問題があった母親の少なくとも80％が、施設、地域のクリニック、もしくは支援グループから援助を受けた。

フォローアップ調査結果と推奨

達成した点

推奨する改善点と可能な方法

435

SECTION 4.2

付録 4.2-4

「赤ちゃんにやさしい病院運動」の再アセスメント・ツールとモニタリングへの利用の可能性

　国によっては，「赤ちゃんにやさしい」と認定された施設の現在の状態を追跡するための唯一の手段として，内部によるモニタリングのシステムを使用している国もあります．外部による再アセスメントは，外部アセスメント委員の移動や時間を含むので，通常，内部によるモニタリングに比べてその過程で経費がかかります．一方，内部によるモニタリングは，保健医療施設内のスタッフが行います．外部によるアセスメントは偏りが生じにくいことを保証するには最善の方法ですが，内部によるモニタリングも，スタッフに率直な意見を述べようという意欲があれば，役立つ結果が得られるでしょう．アセスメントされる人々に関係のない施設内の部門から内部モニター（モニタリングをする人）を任命できれば，公平に行うことが保証できるでしょう．

　BFHIのセクション5.3の文書では（訳注：非公開），再アセスメントのさまざまな方法論や再アセスメントの過程での主要な条項について検討しています．そして「BFHI病院再アセスメント・ツール」（これは「BFHI病院外部モニタリング・ツール」の縮約版です）を提示しています．

　このツールはまた，モニタリングの目的でも利用できます．これは，通常，UNICEF職員，「赤ちゃんにやさしい病院運動」の国内の担当機関，そして再アセスメントにかかわる委員のみが利用できます．しかし，内部のモニタリングが唯一の方法ならば，UNICEFの職員または国内のBFHI担当機関は，モニタリングの過程において，その再アセスメント・ツールを利用できるように決めるかもしれません．

（実際のツールは非公開）

索 引

英・数

2人以上の赤ちゃんへの母乳育児　210
「10ヵ条」各条項のチェックシート　369
18時間コース　3
AFASS　69, 80, 317
B型肝炎　359
BFHI（赤ちゃんにやさしい病院運動）　33
——，世界中の　20
——のための世界共通評価基準　345
——のモニタリング　391, 426, 434
——のモニタリング・ツール　400, 413
——プロジェクトの行動計画　337
C型肝炎　359
EPI（拡大予防接種計画）　305
HIVと乳児の栄養法についての勧告　389
HIVカウンセリング　79
HIV検査　74
HIVと乳児の栄養法　354, 383
HIV陽性の女性
　——と乳児栄養法　79
　——のための乳児栄養法に関する推奨　94, 288
I-131　358
IBLCE（ラクテーション・コンサルタント資格試験国際会議会）　22
IBFAN（乳児用食品国際行動ネットワーク）　22
ILCA（国際ラクテーション・コンサルタント協会）　22
IMCI（小児疾患統合管理）　305, 324
LAM（授乳性無月経法）　285
LLLI（ラ・レーチェリーグ・インターナショナル）　22
Safe Motherfood Program（安全な母性プログラム）　305, 323
SGA　358
UNAIDS（国連エイズ合同計画）　36
UNICEF（国連児童基金）　17
WABA（世界母乳育児行動連盟）　23
WHO（世界保健機関）　17

あ

赤ちゃん主導の授乳　178
「赤ちゃんにやさしい」アセスメント　320
「赤ちゃんにやさしい」実践　314
赤ちゃんにやさしい病院運動（BFHI）　33
——のための世界共通評価基準　345
——の目的　36
——のモニタリング　391, 426, 434
——のモニタリング・ツール　400, 413
赤ちゃんの抱き方（授乳姿勢）　144
赤ちゃんの抱き方についての母親への支援　167
アルコール　293, 359
安全な母性プログラム（Safe Motherfood Program）　305, 323
アンフェタミン　293, 359

い

医学的な理由　214

う

ウェルスタート・インターナショナル　23
乳母　237

え

栄養法（授乳）記録　399, 403, 405
エクスタシー　293, 359
嚥下反射　138

お

黄疸　212, 289
　——，生理的　220
　——，遷延性　220
　——，病的な　220
お母さんにやさしいケア　353, 381
オキシトシン　134
おしゃぶり　184
オピオイド　293, 358, 359

か

ガイドライン　391
外部アセスメント　321, 366
外部再アセスメント　322
化学療法　358
鵞口瘡（カンジダ感染症）　267
　——の治療　268
カップ授乳　230, 238, 280
合併症の予防と対処法　212
ガラクトース血症　214, 357
カンガルー・マザー・ケア　22, 208
カンジダ感染症（鵞口瘡）　267
　——の治療　268
カンジダ症　254, 267
感染性乳腺炎　249
陥没乳頭　245, 264
　——をもつ母親への支援　264

き

吸啜反射　138
吸着
　——，適切な　137
　——，不適切な　137
吸着がむずかしい赤ちゃん　160
　——のアセスメント　137

く

空腹のサイン　179
クラッチ抱き　165

け

経管栄養　229
結核　359

こ

効果的な哺乳　141
抗けいれん薬　358
交差横抱き　165
口唇・口蓋裂　220
コカイン　293, 359
呼吸　213
「国際規準」のコンプライアンス　380
「国際規準」の適用範囲　103
極早産児　358
極低出生体重児　358
古典的ガラクトース血症　357
コミュニケーション・スキル　43
　——のリスト　43
　——の練習　56
コミュニケーション・スキル・ワークシート　43, 58, 61

さ

再アセスメント　393, 401, 436
災害などの緊急事態における寄付　106

搾乳　234
　——した母乳の保存方法　241
搾乳器　239
　——の選択　240
搾母乳の使用　219
搾母乳の飲ませ方　229
産前検診　71

し

自己査定質問票　367
自己査定ツール　320
　——，病院の　363
質の保証　398
嗜眠傾向　289
自由回答方式(オープン・クエスチョン)の質問　46, 75
重症な黄疸の治療　220
手術を要する赤ちゃん　221
出産前クラス　73
出産前チェックリスト　84
授乳姿勢(赤ちゃんの抱き方)　144
　——，さまざまな　145
授乳性無月経法(LAM)　285
授乳と薬についてのリスト　289
授乳の観察　169
初回授乳　122
シリンジ，スポイトによる授乳　229
シリンジを用いた陥没乳頭への対処　265
真菌感染　253
神経学的な問題　213
人工乳首　139, 184
人工乳のコスト　97
新生児治療室での母乳育児支援　207
心臓　220
陣痛中の支援　115

す

スーパーバイズ　6
スタッフのトレーニング記録およびレポート　400, 407
スプーン授乳　229
　——の不利な点　231
　——の利点　230

せ

正常な成長パターン　194
精神疾患治療薬　358
世界共通水準　392
世界共通評価基準　345
　——，「10ヵ条」各条項の　369

——, HIVと乳児の栄養法に関する　383
——, お母さんにやさしいケアに関する　381
——, 「国際規準」のコンプライアンスに関する　380
——のチェックシート　369
舌小帯　254, 269

そ

添い寝　188
早期産児の授乳姿勢　209
早期接触の重要性　118
早産　206
早産児　358
添え乳　157, 165

た

退院後のフォローアップ　299
退院時の母親への質問紙やインタビュー　416
退院準備　296
体重増加　203
大豆乳　96
大麻　293, 359
ダウン症　213
脱水　212
単純ヘルペス1型　358

ち

置換栄養法　95, 289
直接授乳　159
直接授乳観察用紙　166
直接授乳のアセスメント　146
直接授乳の姿勢　165

て

啼泣の原因　189
低血糖　212, 219
低出生体重　206
手による搾乳　224, 278

と

同床　188
特殊ミルク　96, 357
特別な援助が必要な赤ちゃん　205
閉じた質問　47

な

ナーシング・サプリメンンター　238
泣いている赤ちゃん　181
内部モニタリング　395

に

ニコチン　293, 359
ニップルシールド(乳頭保護器)　255, 267
乳管閉塞　249
乳児の栄養法(授乳)記録およびレポート　403
乳汁産生抑制因子　135
乳汁摂取量を改善する　196
乳汁の産生　133
乳汁分泌　132
乳腺炎　250, 359
　——の薬物療法　251
乳頭痛　252
乳頭の大きさと形　244
乳房緊満　246
乳房と乳頭の観察　244
乳房膿瘍　266, 359
乳房の各部位　132
乳房の観察　263
乳房のケア　140
乳幼児の栄養に関する世界的な運動戦略　34
妊娠中の乳房の観察　77

ね

熱処理した母乳　237
眠りがちの赤ちゃん　181

は

肌と肌とのふれあい　114, 118
母親同士の支援　299
母親の病気と母乳育児　286, 292
母親の薬物使用　287
反射　138

ひ

ピア・ファシリテーター　306
非感染性乳腺炎　249
非言語的コミュニケーション　45
病院機能評価制度　398
病院のデータ・シート　367
病院の方針チェックリスト　328, 386
病院の方針のアセスメント　326
評価的な言葉　50

ふ

ファシリテーターを選ぶ　6
フェニルケトン尿症(PKU)　214, 357
フォロー・アップミルク　96
双子　211

不必要な補足　182
ブラジャーによる圧迫　149
ブレストシールド　77
ブレストシェル　77
プロラクチン　133
プロラクチン分泌　199

へ
変化のための計画　333
ベンゾジアゼピン　293，359
扁平乳頭　244
補完食　304

ほ
母子同室　176，188，337
　——の重要性　176
　——の障壁　177
母子分離　115
補足の危険性　183
母体糖尿病児　358
母乳育児
　——，帝王切開後の　123
　——と緊急事態　89
　——と職場復帰　302
　——と母親への薬剤投与　294
　——と母乳の重要性　86
　——の開始　127
　——の保護　302
母乳育児成功のための10ヵ条
　　　　　　　　　　　　42
母乳育児中の母親の栄養ニーズ
　　　　　　　　　　　284
母乳産生不足の原因　193，202
母乳産生を増やす　196

母乳が充分でないと母親が考える
　サイン　192
母乳銀行　228
哺乳困難　139
母乳摂取量が少ない　194
母乳摂取量と産生の改善　195
母乳代用品
　——の使用が許容される医学的
　　理由　356
　——のマーケティングに関する
　　国際規準　102，352，388
母乳中の栄養素　92
母乳で育てないことのリスク
　　　　　　　　　　88，96
母乳による感染防御　90
母乳の搾り方　234
母乳の独自性　90
哺乳のパターン　180
母乳の風味　93
母乳の保存方法　241
哺乳びん　184
母乳不足　191
母乳復帰　203
母乳分泌不足のごくまれな原因
　　　　　　　　　　　203
哺乳力低下　289
哺乳を嫌がる赤ちゃん　160
ポピドンヨード　358

ま
マーケティング　100
　——，母乳代用品の　101
　——に関するチェックリスト
　　　　　　　　　　　101
満腹のサイン　180

め
メープルシロップ尿症　214，357

も
モニタリング　322，393
モニタリングと再アセスメント
　　　　　　　　　　　392
　——のためのツールの見本　399
もらい乳　228，237
モルヒネ　358

や
薬剤と母乳育児　289

ゆ
ユニバーサル・プリコーション
　　　　　　　　　　　117
ゆりかご抱き　165

よ
ヨード　358
横抱き　165

ら
ラ・レーチェリーグ・インターナ
　ショナル（LLLI）　22

ろ
ロールプレイング　11，46
　——台本　64

わ
脇抱き　165